护理学基础

（第4版）

主　编　绳　宇

副主编　王红红　吴晓英

中国协和医科大学出版社

北　京

图书在版编目（CIP）数据

护理学基础 / 绳宇主编. —4版. —北京：中国协和医科大学出版社，2022.12
ISBN 978-7-5679-2093-4

Ⅰ.①护… Ⅱ.①绳… Ⅲ.①护理学－医学院校－教材 Ⅳ.①R47

中国版本图书馆CIP数据核字（2022）第202694号

护理学基础（第4版）

主　　编：绳　宇
责任编辑：杨小杰
封面设计：邱晓俐
责任校对：张　麓
责任印制：张　岱

出版发行：**中国协和医科大学出版社**
（北京市东城区东单三条9号　邮编100730　电话010-65260431）
网　　址：www.pumcp.com
经　　销：新华书店总店北京发行所
印　　刷：北京联兴盛业印刷股份有限公司

开　　本：880mm×1230mm　　1/16
印　　张：30.5
字　　数：730千字
版　　次：2022年12月第1版
印　　次：2022年12月第1次印刷
定　　价：88.00元

ISBN 978-7-5679-2093-4

编者名单

主　　编　绳　宇

副 主 编　王红红　吴晓英

编　　者　（按姓氏笔画排序）

王红红　中南大学护理学院

乔　雪　北京中医药大学护理学院

刘溢思　首都医科大学护理学院

孙文彦　中国医学科学院北京协和医院

苏春香　北京中医药大学护理学院

李　灵　中南大学湘雅二医院

吴晓英　北京大学人民医院

张　欢　北京协和医学院护理学院

张　欣　北京协和医学院护理学院

张　艳　首都医科大学护理学院

张　慧　北京协和医学院护理学院

张雅琴　中国医学科学院北京协和医院

胥小芳　北京大学人民医院

姚秀钰　北京协和医学院护理学院

郭欣颖　中国医学科学院北京协和医院

黄　婵　北京大学人民医院

康晓凤　北京协和医学院护理学院

绳　宇　北京协和医学院护理学院

彭伶丽　中南大学护理学院

蒋玉琼　湖南省宁乡市人民医院

秘　书　张　慧　北京协和医学院护理学院

序　言

　　"护理学基础"是护理专业中相对成熟和经典的课程，其内容确定历经多代护理前辈的实践与坚守。随着社会的发展及科学技术的不断进步，护理专业发展及临床护理实践日新月异，护理新知识、新技术和新方法更新迭代，护理专业新的行业标准也随之出台。一本与时俱进、科学性与实用性兼具的教科书对于培养护理人才是十分必要和重要的。

　　数十年的学科发展证明，护理专业需要吸收多学科理论，并将理论与专业特点相结合，才能形成本学科的学科思想和完整的专业体系。

　　《护理学基础》（第4版）最大的特色是在延续旧版教材中的经典内容，保留护理专业教育精髓的基础上，补充了指南或标准内容，更新了实践技能操作，增加了患者安全和职业防护的单独章节，不但体现了学科发展的动态前沿和内容创新，提升了教材所涵盖知识的深度和广度，而且符合我国高等护理教育一流本科课程及教材的目标定位。本版教材的另一突出特色在于在章节构成上精心思考，在内容组织上与专业发展和健康需求相呼应，反映了编者对护理学科体系、学科内容和教学方法新的思考和追求，是一本能够体现科学性、先进性和实用性的教材。

　　本版教材由资深护理专家、教学和临床中青年教师执笔完成，编写队伍实力雄厚。教材的编写充分体现了编者严谨的治学态度和全身心投入护理事业发展的拳拳之心。本版教材是护理学专业本科生学习护理专业知识的启蒙教材，是引领学生入门护理专业学习、胜任护士工作岗位、做合格护士重要的职业生涯指导教材。本版教材的出版将为广大临床护理工作者提供有价值的参考。

中华护理学会理事长　吴欣娟

2022 年 4 月

前　言

　　"护理学基础"作为护理学专业本科生必修的主干课程之一，是衔接基础医学课程与临床护理课程至关重要的桥梁课程。本课程强调学生能够将前期学习的基础医学知识运用于临床护理实践，培养学生良好的职业操守，提高解决患者临床问题的能力。

　　《护理学基础》（第4版）在保持第3版教材主要框架结构的基础上，继续注重打牢基础，将"三基"内容列为教材的重点，保持"以患者为中心，以满足患者需求为目标"的教材定位，强化学科人文精神。

　　与第3版教材相比，第4版教材有两个突出的变化：一是结构的调整，本版教材将第3版中的第一章和第二章合并为第一章，将"患者安全与职业防护"作为单独章（第十四章）进行编写；二是内容编写强调以研究成果、实践指南为指导，贴近临床，突出专业前沿发展的原则，适当增加知识广度，开阔学生视野，提供思考空间，提高教材的可读性。

　　本版教材共21章，每一章前面有本章知识层面、技能操作层面和态度层面的学习目标，便于学生明确学习和考核的重点。章末增加了"思考与练习"，采用简答或论述题形式与学习目标相呼应，强化学生对知识的掌握，并引导学生对所学习知识的应用进行总结。同时，每章增加的"知识拓展""循证资源"是本次教材修订的亮点，针对教材中的概念、知识点和技能方法为学生提供证据和来源。

　　本版教材的编者包括北京协和医学院护理学院、北京中医药大学护理学院、中南大学护理学院等高校的护理专业教师，以及中国医学科学院北京协和医院、北京大学人民医院、中南大学湘雅二医院等医院的临床护理专家，组成了一支团结、严谨、专业、敬业的编写队伍。各位专家在编写思路上提供宝贵建议，在编写过程中倾注了大量的时间和精力，作为本教材的主编，在此向全体编者表达深深的谢意！

　　由于护理专业发展快速及编写时间有限，教材中难免会存在需要继续完善之处。在此，我真诚地希望所有使用本版教材的教师、学生及临床护理同仁能够不吝指教，对本版教材存在的不足提出宝贵的建议和意见，以保证教材能够真正跟上时代发展的脚步，保持教材的科学性和严谨性。

绳　宇

2022年4月

目　　录

第 **1** 章 　绪 　　论

学习目标

知识层面：

1. 说出护理学的概念。
2. 解释护理学的4个基本概念：人、健康、环境、护理。
3. 描述护理学的任务和研究范围。
4. 简述护理模式的转变。
5. 简述护士的素质要求。
6. 讨论21世纪我国护理发展的趋势。
7. 概述护理学的发展史和不同阶段的护理特点。
8. 简述中国护理发展史。
9. 叙述南丁格尔对护理工作的重大贡献。
10. 简述我国护理教育的概况。

态度层面：

1. 通过学习，认识21世纪我国护理发展的趋势，了解医学模式的转变对护理工作的影响。随着社会对护士的素质、价值及在医疗卫生行业中所起的作用提出越来越高的要求，我们应运用专业的知识和技术为人类健康提供高质量的护理。

2. 通过对护理专业发展史的学习，能够加深对专业内涵的理解，坚定职业信念。

第一节　护理学的基本概念及内涵

一、护理学的概念

护理学（nursing）是一门在自然科学与社会科学理论指导下的综合性应用学科，研究预防保健与疾病防治过程中的护理理论与技术。随着社会的进步，科学技术的迅猛发展，人民生活水平的提高及健康需求的增加，护理学已经由简单的医学辅助学科逐渐发展成为健康科学中一门独立的学科。

护理学是为人的健康服务的，是综合了自然科学、社会科学知识的应用学科。护理学研究的是人类对"健康问题"的"反应"，限定了护理学是为健康服务的一门科学。但人类对健康问题的反应是多方面的，需要综合应用自然科学、社会科学知识来处理。因此，护理学是解决人的健康问题的一门综合性应用学科。

护理工作的任务是促进健康、预防疾病、协助康复和减轻痛苦。护理学的定义限定了护理工作的任务：护理工作是根据人们不同的健康状况采取不同的护理方式。对于尚未患病和健康状况良好的人，护理工作的任务是促使他们更加健康或保持健康；对于尚未患病、尚未有健康问题但存在危险因素，有可能引起健康问题的人，护理工作的任务是预防疾病；对于已经患病或出现健康问题的人，护理工作的任务是协助他们康复；而对于病情危重或生命垂危的人，护理工作的任务则是尽量减轻痛苦或使之能平静、安宁和有尊严地死去。

护理工作的进行需要系统的工作方法，即护理程序。由于护理是诊断和处理人类对健康问题的反应，要求从事护理工作的人必须具备识别反应的能力（评估、诊断）、制订处理方案的能力（计划）、实施处理方案的能力（实施）、判断处理效果的能力（评价）。

1980年，美国护士协会（American Nurses Association，ANA）把护理学定义为"护理学是诊断和处理人类对现存和潜在健康问题反应的科学"，受到许多国家的赞同。

二、护理学的相关概念及内涵

（一）人

1. 人是一个整体　人是一个受自然生物学规律控制的生物人，是一个有意识、有思维、有情感、从事创造性劳动、过着社会生活的人。因此，人具有生物和社会双重属性。人的整体包括生理、心理、精神、社会文化等方面，任何一个方面失调都会对整体造成影响。

2. 人是一个开放系统　不仅人体内部各个系统之间不停地进行各种物质和能量交换，同时人作为一个整体，又不断地与周围环境（包括自然环境和社会环境）进行物质和能量交换以适应环境。同时，人也可以改造环境。因此，人既受环境的影响又可以影响环境，既可以适应环境又可以改造环境。

3. 人有基本需要　作为一个生物人，人从出生到衰老死亡要经过不同的生长发育阶段，在每个发育阶段会有不同的需求。从生理的角度讲，所有的人都有维持生存的基本需要。作为一个社会人，人也有基本需要，如感知、思维、表达情感、获得友谊、被尊重及实现人的价值等。人的基本需要主要是通过个人的生长发育、参与社会活动等实现的。

4. 人对自身健康有所追求　每个人都希望自己有健康的身体和健全的心理状态，会通过不同的方式满足自己对健康的追求。同时，人有责任维持和促进自身健康，在患病后努力恢复健康。这种需求和责任是不能完全由医务人员代替的。护士有责任帮助人们认清和实现任务。

（二）健康和疾病

1. 健康的定义　从人是一个整体的概念出发，健康应该包括生理、心理和社会等方面的完好状态。1946年，世界卫生组织（World Health Organization，WHO）提出健康的定义："健康不仅是没有疾病和身体缺陷，还要有完整的心理状态和良好的社会适应能力。"1989年，世界卫生组织又提出了有关健康的新概念："健康不仅是躯体没有疾病，还包括躯体健康、心理健康、社会适应良好和道德健康。"

2. 健康和疾病是连续、动态的过程　健康是一种状态，是不断变化的。因此，没有绝对静止的健康状态。健康和疾病这对矛盾在一定的条件下可相互转化。健康和疾病之间很难找到明显的界限，每个人每时每刻都处在健康和疾病连续过程中的某一点上，并不断地变化着。当一个人的机体介于健康和疾病之间的边缘状态，临床检查无明显疾病，但机体各系统的生理功能和代谢过程活力降低，表现为身心疲劳，创造力下降，并伴有自感不适症状时，这种生理状态称为亚健康状态。健康和疾病的连续、动态过程可通过健康－疾病连续模式（图1-1）来表现。

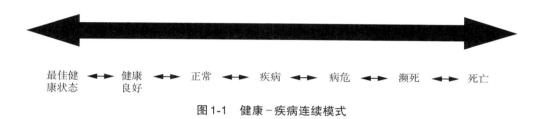

| 最佳健康状态 | 健康良好 | 正常 | 疾病 | 病危 | 濒死 | 死亡 |

图 1-1　健康－疾病连续模式

3. 健康水平受多方面因素影响　健康是人的生理、心理和社会诸多方面的良好状态。因此，影响健康的因素也是多方面的。

（1）生理因素：①生长和发育水平；②遗传和家庭因素。

（2）心理精神方面因素：①情绪、性格；②自我概念和期望。

（3）社会因素：①生活方式和行为习惯；②生活水平和生活环境；③文化、信仰和传统习惯；④社会支持体系和人际关系。

（三）环境

1. 环境和人相互依存　环境包括人的内环境和外环境。内环境指人体内的生物、化学和物理环境。外环境则分为自然环境和社会环境。内外环境在人类的生命过程中不断地相互作用、相互影响、相互依存，关系密不可分。

2. 环境与人的健康有密切关系　人类赖以生存的自然环境和社会环境对人的健康的影响越来越受到全世界的普遍重视。自然资源滥用、空气和水污染、噪声污染、滥用化学制剂、温度过高或过低等都给人类的健康带来不同程度的影响。环境和健康的关系见图1-2。

（四）护理

1. 护理是科学和艺术相结合的活动　护理是在科学指导下进行的一种活动。护理是以自然科学、社会科学知识为指导的，如化学、物理、生物、生物医学、心理学、伦理学等。护理工作必须严格遵循科学知识的规律性，而不是蛮干或不讲科学；同时，护理又是充满创造性的艺术性工作，护理对象千差万别、情况各不相同，要求护士灵活、因人而异地应用科学知识，把每个人都看作独特的个体。

2. 护理是一种助人的活动　护理是帮助人们获得最大限度健康的一种活动。这种帮助基于不同的需要而有不同的形式和方法。对于完全没有能力照顾自己的人，如危重患者、失去自理能力

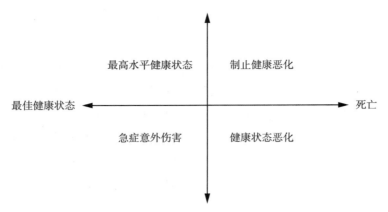

图 1-2　邓恩（Dunn）健康－环境坐标
横坐标为健康轴；纵坐标为环境轴。

的老年人、尚未获得自理能力的婴幼儿（在其父母或抚养人无法照顾时），护理就要帮助他们满足一切生存的需要；对于自我照顾能力有缺陷的人，如因治疗或手术影响不能完全依靠自己满足基本需求的人，护理要协助他们满足基本需求，以使他们逐步恢复健康；而对于有能力照顾自己的人，护理则是要提供必要的知识、技能，帮助他们保持健康、预防疾病。

3．护理是一个过程，需要按照护理程序进行　护理活动是与其他医务人员、服务对象和家属互动的过程。在这个过程中相互关系的各方面相互影响、相互作用。若能够和谐一致，过程进展就会顺利，否则就会影响护理的质量和效果。护理的工作方法是护理程序，详见第4章。

4．护理是一个专业　传统的护理工作仅限于单纯地辅助医生的工作，由于护理学的不断发展，护理已从一门职业或单纯的技术逐渐发展成为一个专业。作为一个专业，护理有其专业的约束和要求的行为，有理论基础及实践，有独立性工作，有与其他专业合作的条件。护理人员应该经过考试取得执业资格和专业执照，在护理实践中用专业人员的职业道德标准要求自己，不断地接受在职教育及接受同行评议，并努力地促进本专业和自身的完善及发展。

第二节　护理学的任务和研究范围

一、护理学的任务

随着社会的发展和人们生活水平的提高，护理学的任务和目标已发生深刻的变化。1965年6月修订的《护士伦理国际法》规定：护士的权利与义务是维持生命，减轻痛苦，促进健康；护士的主要任务是帮助患者恢复健康，帮助健康人提高健康水平。

当前世界医疗卫生事业发展的趋势，已由以医疗为主转变为更加重视预防和保健工作。护理学的任务是探索如何使护理人员更好地适应这个转变。世界卫生组织专家委员会提出，护理（全面完整的健康照顾）对健康和疾病的5个阶段均应提供服务。

1．健康维护阶段　帮助人们取得并维持最佳程度的健康状况。

2．危险渐增阶段　在未发生疾病时，协助人们维持健康、预防疾病。

3．早期检测阶段　在人们发病初期，能立即发现问题，凭借早期诊断和治疗防止病情的发展。

4. 临床治疗阶段　帮助危急重症患者解除病痛，或在患者面对死亡时，给予安慰或支持。

5. 康复阶段　帮助人们解除因疾病所带来的虚弱无力感，或帮助他们发挥体内最大的潜能，逐步恢复健康。

随着健康定义的扩展，以患者的生理、心理和社会为中心的整体护理思想已经建立。护士除遵医嘱完成各种治疗、给予患者生活照顾、协助患者康复外，还要重视和研究人患病后的各种心理和情感反应，给予相应的护理措施。

护理的工作范畴由在医院内对已经患病的人进行护理扩大到在医院外对尚未患病的健康人进行护理。护理对象从一个单独的个体扩大到家庭和人群。护理工作的空间也从医院扩展到医院以外的社区、学校、厂矿等。护士不仅要为慢性病患者和老年人提供护理，还肩负着宣传健康知识、指导人们预防疾病、保持人们健康的任务。在许多发达国家和部分发展中国家，护士已经成为向社会提供初级卫生保健的最主要力量。

二、护理学的研究范围

护理学是健康科学（health science）的重要组成部分。护理学有独特的研究任务和内容，主要有8个方面：①各种躯体疾病的护理；②心理和精神支持；③健康指导、咨询和教育；④护理工作中的伦理问题；⑤护士与其他保健人员的合作问题；⑥护理专业人员的自身发展；⑦护理教育、科研及管理；⑧特殊人群和特殊环境的护理任务。

第三节　护理学的发展趋势

一、全球的健康状况

1. 人口增长和人口构成比的变化　自1970年以来，世界的人口增长速度开始减缓。联合国发布的《世界人口展望2022》报告显示，从2020年开始，全球人口年增长率低于1%，预计到2050年下降到0.5%以下。由于生命周期延长，65岁以上老年人口持续增加。截至2021年，全球老年人口约为7.47亿，中国老年人口1.75亿，占全球老年人口的23.46%。预计到2050年，全球老年人口约为20.16亿，中国约为4.37亿，约占全球老年人口的21.6%。老年人口的增加使慢性病患者数量增多，大幅增加了老年护理和慢性病患者的护理需求，护理工作从医院转向社区。

2. 妇女、儿童的健康需求　妇女、儿童一直是所有健康服务对象中最容易受到伤害的群体。据世界卫生组织报道，每年有50万妇女死于妊娠或分娩，主要原因是不安全的分娩和流产。在某些发展中国家，只有20%的产妇是由专业医务人员接生的。在我国部分边远、贫困地区也存在同样的问题。不清洁的接生导致世界上每分钟有一个新生儿死于破伤风，每10分钟有一位产妇死于同样原因。在部分发展中国家，宫颈癌、乳腺癌和艾滋病等重大疾病严重威胁着广大妇女的身心健康；早产、肺炎、先天性心脏病等仍是儿童死亡的主要原因；出生缺陷作为公共卫生问题日益凸显；儿童营养与早期生长发育、妇女和儿童心理疾病等问题也亟待进一步重视和解决。

3. 病因和疾病谱的变化　世界卫生组织关于健康的定义使人们从新的角度审视健康和疾病的关系。目前全球健康状况的特征是疾病的"双重负担"：不仅要与传染病的流行做斗争，还必须应对慢性病（如心脏病、糖尿病、脑卒中和癌症）的流行。近20年来大量研究证明了环境因素、生活方式、卫生服务和生物遗传因素对健康的影响，如癌症、心脑血管疾病、畸形等都与生活习惯、环境有密切关系。除传染病、营养不良等疾病外，在部分发展中国家，心血管疾病、癌症及与烟草、酒精、药物滥用有关的疾病正在增加。为有效地控制以上疾病，要求人们改变不良的行为和生活习惯，而健康教育则是帮助人们改变行为的最佳手段。

二、推进健康中国建设

随着工业化、城镇化、人口老龄化进程的加快，我国居民生产生活方式和疾病谱不断发生变化。心脑血管疾病、癌症、慢性呼吸系统疾病、糖尿病等慢性病导致的死亡人数占总死亡人数的88%，导致的疾病负担占疾病总负担的70%以上。居民健康知识知晓率偏低，吸烟、过量饮酒、缺乏锻炼、不合理膳食等不健康生活方式比较普遍，由此引发的疾病问题日益突出。肝炎、结核病、艾滋病等重大传染病防控形势仍然严峻，精神卫生、职业健康、地方病等方面问题不容忽视。

人民健康是民族昌盛和国家富强的重要标志，预防是最经济、最有效的健康策略。党中央、国务院发布了《"健康中国2030"规划纲要》，提出健康中国建设的目标和任务。党的"十九大"作出实施健康中国战略的重大决策部署，强调坚持预防为主，倡导健康文明的生活方式，预防控制重大疾病。加快推动从以治病为中心转变为以人民健康为中心，动员全社会落实预防为主方针，实施健康中国行动，提高全民健康水平。围绕疾病预防和健康促进两大核心，提出将开展15个重大专项行动，努力使群众不生病、少生病。

三、我国护理发展的趋势

（一）护理工作多元化

1. 社区护理　随着我国经济迅速发展，医疗技术不断提高，人民生活水平日益改善，人口老龄化问题日益突出，慢性病已逐步成为威胁人民健康的主要原因之一，健康保健已面临新的挑战，仅靠现有的医疗机构已不能满足人们治病就医的需求。随着社区卫生保健网络的建立和完善，将会有越来越多的护士走出医院，深入社区开展社区护理，对妇女、儿童、老年人、慢性病患者进行家庭护理，充分发挥护理人员在预防保健、健康教育、健康促进和健康恢复中的作用。

2. 专科护理　21世纪是生命科学的世纪。人类基因组计划的顺利完成，干细胞研究等大量高新技术成果应用于医学领域，极大地促进了医学科学和诊疗技术的发展，提高了护理工作的科技含量，对护理人员的专业知识、技术水平和能力提出了更高要求。因此，护士要对不同专科进行深入学习，从而在某一专科领域具备较高水平与专长。

3. 临床护理专家（clinical nurse specialist，CNS）　指在护理专业的某一领域内，通过学习和实践达到硕士或博士水平，具有较高水平的专业护理知识和技能及丰富临床经验的专家型临床护理人员。临床护理专家有助于拓展护理工作的范畴，对提高护理服务质量、缩短住院天数、降低住院费用、减少并发症等发挥着积极的作用。

（二）护理管理现代化

管理的科学化程度越来越高，护理的标准化管理将会逐步取代经验管理。护理管理突出以人为本的理念，充分发挥护士的自主性，调动其积极性。管理人员专业化，要求护理管理者应具备双学历（护理管理和临床护理双学历），并具有组织、决策、协调、创新等能力。护理信息管理将建立广泛信息网，信息获取和传递向电子化的方向发展。

（三）护理教育高层次化

在护理专业向国际迈进、竞争日益激烈的情况下，护理人员必须不断地学习新的知识和技能来提高自己的护理能力和水平。20世纪末是护理学本科教育发展的加速期，21世纪护理学研究生教育将加速发展。今后护理人员的基本学历将从中专为主逐步转向以大专及本科为主，护理学硕士、博士人数逐步增多。

（四）护理科研专业化

现代护理向着4个研究方向发展：从单纯院内临床护理研究向院外社区护理研究发展，从单纯的疾病观察及护理研究向预防保健研究发展，从单纯生理及病理角度护理研究向心理治疗及康复护理研究发展，从单纯疾病和患者护理研究向患者整体和健康人护理研究发展。

（五）护理工作法治化

随着我国法治化建设的推进，国务院和卫生部相继颁布了《护士管理办法》《医疗事故处理条例》《护士条例》等一系列相关的法律法规，完善护理职业准入制度，保证护士队伍素质，规范护士执业行为，护理工作将更多地受到法律的保障和监督，以保障人民群众健康和生命安全。

（六）护理工作国际化

护理工作国际化主要指专业目标国际化、专业标准国际化、职能范围国际化、教育国际化和人才流动国际化。21世纪跨国护理援助和护理合作日益增多，多元文化护理将成为这一时期护理工作的特点，要求护理人员应具备国际意识、国际交往能力、国际竞争能力和相应知识与技能。

第四节 医学模式及医学模式转变对护理工作的影响

一、医学模式的概念

医学模式是对于医学科学总的看法和观点，指在一定的历史条件下，人们用什么观点和方法研究、处理健康和疾病的问题，是医学科学的指导思想，决定了人们对于生命、生理、病理、预防、治疗、护理和保健等问题的基本观点，是宇宙观、世界观在医学领域的反映，会随着人们对自然和自身认识的不断加深而不断变化。

医学模式可直接影响医学实践和医学科学的研究方向，包括卫生管理总的方针、医疗保健机构的设置、医学实践的工作方法和思维方式、医学教育的专业和课程设置及医学科学的研究重点等。

二、医学模式的转变

近代医学模式经历了从生物医学模式向生物-心理-社会医学模式的转变。

（一）生物医学模式

1. 生物医学模式的产生　生物医学模式是以近代自然科学的进步和巨大成绩为基础的。15世纪下半叶开始，自然科学进入了新的发展时期，特别是哥白尼、伽利略、牛顿等在自然科学领域所取得的伟大成绩极大地推动了医学科学研究方法和实验手段的发展。近代解剖学、生理学、病理学、微生物和免疫学、诊断学相继建立。诸多生物学研究结果证实生物学的改变与人的健康和疾病有密切关系。例如，细菌感染可以引起组织和细胞病理性改变，通过化学或物理手段可以使发生异常的组织得到修复和复原，疾病也随之治愈。应用新的发明和发现，人能够更清楚地研究人体各个部分极其细微的结构，从而可以有效地诊断、治疗和控制疾病。由于生物学与医学的密切关系强化了人对生物科学的重视和依赖，生物医学由此产生并进一步将之作为对医学的总体看法，进而提出了生物医学模式。

2. 生物医学模式的特点　生物医学模式的基础是生物学。其出发点是把人作为一个生物体来研究，从生物学的角度来认识健康和疾病的问题。生物医学模式认为，人的一切不适和功能紊乱都能从躯体上找到原因和病理的变化，如果各种检验和检查（即生理指标）都没有异常，人就是健康的。

生物医学模式的提出极大地促进了医学科学的发展，同时在防病治病、保护健康方面发挥了巨大的作用。疾病的诊断方法和治疗手段的很大进步，极大地降低了疾病的发病率和死亡率，人的生命有了根本保障，大幅延长了人的平均寿命。

尽管生物医学模式在以往显示了巨大的作用，但随着社会的发展、科学技术的进步及人需求的提高，生物医学模式的局限性也日益凸显。第一，生物医学模式只重视了人的生物学属性而忽略了人的社会学属性，从而导致在重视生物致病因素的前提下，忽视和否认了社会、心理、精神、行为对人健康的影响。这种"身心二元论"的思想束缚了医务人员的思维方法，阻碍和限制了从更广阔的范围研究健康和疾病的关系，将对健康和疾病的研究局限在生物因素上，因此具有片面性和不客观性。第二，单纯从生物学的角度来研究人和人的健康，忽略人的心理因素及社会因素，毫无疑问地会忽略建立良好的医患、护患关系对恢复健康和预防疾病的重要作用，不能很好地发挥人们在维护自身健康时的主观能动性。种种局限性使寻找一种新的、更客观反映当代医学科学现状的医学模式势在必行。

（二）生物-心理-社会医学模式

1. 生物-心理-社会医学模式的产生　在生物医学模式的指引下，生物医学得到充分发展，为人科学地认识疾病的产生和防治奠定了基础，并且为人认识社会、心理等因素作用于人体提供了前提条件。正是生物医学的进步，可以使人类较好地控制传染病、营养不良性疾病、感染性疾病等严重威胁人类健康的问题。同时，也解决了生物医学不能完全解释和控制的，如焦虑、紧张、行为改变等原因引起的健康问题。

与此同时，医学心理学、精神科学的重大进步揭示了心理因素、精神因素、环境因素在保持健康和促进疾病发生、发展及病程转归中的重要作用，更使视健康、疾病为生物因素单一作用的观点难以坚持。

20世纪40年代，系统论的创立使人们得以从系统的角度研究人，即把人的机体作为一个开放的系统。系统论的提出从理论上为新的医学模式找到了研究的基本方法。应用这种方法可以研究和解释人体与环境、社会之间的相互作用。人的生物学特征和社会学特征同样是一个系统，一个统一的整体。系统论的观点较好地解决了不同组织的层次，如分子、细胞、器官等与整体的关系，也解决了生物医学模式的还原论与生物－心理－社会医学模式的整体论之间的矛盾，使生物、心理、社会三种因素在各自不同的方位和层次上解释各自对健康的影响，互为补充，形成了新的医学观。因此，生物－心理－社会医学模式不是对曾经为医学科学的发展作出巨大贡献的生物医学模式的否定，而是在此基础上的进一步发展和延伸。

2. 生物－心理－社会医学模式的特点 生物－心理－社会医学模式的基本出发点是将研究对象和服务对象作为一个整体，研究人体的生物学变化（疾病）必须研究有主观意识的人。因此，更需要重视人的主观能动性在维持自身健康方面的重要作用。

在对健康和疾病的看法上，生物－心理－社会医学模式与生物医学模式具有根本的不同。前者是身心一元论，即认为人的健康不仅与生物因素有关，还与人的心理因素、环境因素有密切的关系。因此，在诊断观和治疗观上，必须把人的生理、心理和社会等多因素综合起来考虑。

在方法论方面，生物－心理－社会医学模式是以系统论为基础的。重视整体并从整体的角度考虑各系统内部的相互作用和影响，局部和整体、内因和外因、静止和运动等的统一和协调。

生物－心理－社会医学模式的提出为医学科学的健康、快速发展确定了正确的指导思想，也带来了医学科学各个领域的根本性变化和巨大进步。

三、医学模式转变对护理工作的影响

（一）基本概念的转变

护理学是医学科学的重要组成部分之一。医学模式直接影响护理学的指导思想、工作性质、工作任务，以及学科的发展方向。医学模式的转变毫无疑问地对护理专业理论、实践等各个方面都产生巨大的影响，其中首先表现在一些基本概念的转变上。

1. 人概念的转变 生物－心理－社会医学模式对人的认识直接影响了现代护理学中其他的主要概念。由于护理学所研究和服务的对象是人，对人的认识是护理理论、护理实践的核心和根本，影响整个护理专业的发展。生理－心理－社会医学模式关于人的概念主要包括以下几点。

（1）人是有生物学和社会学双重属性的一个整体，而不是各个器官单纯的集合体。同时，每个人又是不同于他人的独立个体。生物医学模式只注重人的生物学属性的变化，基本不认为人的心理和精神因素会对人的健康产生影响。而生物－心理－社会医学模式认为，整体中任何一个方面不适和功能障碍都会对整体造成影响。生理疾病会影响人的情绪和功能，心理压力和精神抑郁

也会导致和加重生理的不适和疾病。从这个概念出发，就没有单纯的"疾病护理"，而是对"患病的人的护理"。

因为人的生理、心理和社会是不可分割的整体，所以每个人就有不同于他人的心理特点和生活经历。尽管绝大多数人的生理结构很相似，但其社会学属性的很多特点却是独特的。因此，每一个人都是一个独立的个体。从这个概念出发，对每个人的护理都应有很强的针对性。

（2）人是一个开放系统，既受环境影响，又可以影响环境。按照系统论的观点，人是自然系统中的一个次系统，是一个开放系统。人要保持机体平衡，包括内部各次系统间及机体和环境间（自然环境和社会环境）的平衡。人必须不断地调节自身的内环境以适应外环境的刺激，避免机体受到伤害。强调人是一个开放系统，是要求护士重视帮助服务对象调节机体的内环境，同时尽力创造良好的外环境，以利于人的健康。

（3）人对自身的健康负有重要的责任。生物－心理－社会医学模式强调人的心理和社会因素对人的健康的重要影响，人不应被动地接受患病后的治疗和护理，而应积极主动地追求自身良好的健康状态，并有责任采取措施维持和促进自身健康，在患病后努力恢复健康。生物－心理－社会医学模式充分地认识到调动人的主观能动性对预防疾病和促进健康是十分重要的。这个概念的变化要求护理人员不仅要对患者提供必需的照顾，还应该给予健康教育和指导，以便服务对象最大限度地进行自我护理，特别是心理和精神卫生的自我保健。

（4）人的范畴不断扩大。随着护理学科的发展，其专业的服务范畴与服务内容都在不断地深化和扩展，护理的服务对象已经从单纯的患者扩大到健康的人，并随着现代医学模式的不断发展及现代护理观念的不断更新，逐步渗透到各个层面，包括个人、家庭、社区、社会。护理的最终目标是提高整个人类社会的健康水平。

2. 健康概念的转变　对健康的认识一直是医学模式关注的焦点。生物－心理－社会医学模式从根本上否认生物医学模式"身体没有疾病就是健康"的观点。

（1）健康指身体、心理和社会适应力都处于良好的状态。世界卫生组织对健康的定义是生物－心理－社会医学模式对健康的最好解释。生物－心理－社会医学模式还认为，健康和疾病不是截然分开的两个阶段，而是一个连续的过程，任何人的健康状况都会在健康和疾病的连续线上的某一点，这一点又处在不断的变化之中。因此，健康的状态不是一成不变的，既可以向更健康的方向转化，又可能向疾病的方向转化。护理人员的责任是不仅要护理已经患有疾病的人，使之向健康的方向发展；还应关注尚未出现症状的健康人，预防其健康状况向疾病方向转化。这个观念的变化导致护理学研究方向、护理人员的工作任务和范围都发生了重大变化。

（2）健康促进：美国健康教育学家格林教授将健康促进定义为"健康促进是包括健康教育及可促使行为与环境有益于健康改变的相关政策、法规、组织的综合"。1986年，世界卫生组织在渥太华召开第一届国际健康促进大会，发表的《渥太华宣言》指出："健康促进是促进人们提高、控制和改善他们自身健康的过程。"1995年，世界卫生组织西太平洋地区办事处发表的《健康新地平线》指出："健康促进是个人与家庭、社区和国家一起采取措施，鼓励健康行为，增强人们改进和处理自身健康问题的能力。"健康促进的目的是提高个体和群体的认知水平，提供社会支持，引起社会和环境改变。健康促进不仅要针对某一疾病的危险因素，还要促进个体、群体、社会的健康行为，动员人群自觉参与健康活动。

3．环境概念的转变　医学模式的转变使护理学对环境有以下认识。

（1）环境不仅包括自然环境，还包括人所处的社会环境。生物医学模式在认识环境与疾病的关系时，也注意了环境对健康的影响，特别是自然环境如环境卫生、空气质量、食品营养、饮水卫生等与健康的密切关系。生物－心理－社会医学模式认为，环境分为自然环境和社会环境。社会环境指经济条件、劳动条件、卫生和居住条件、生活方式、人际关系、社会安全和保障、健康服务条件等。人的生存和发展既不能脱离自然环境，又无法脱离社会环境。

（2）环境与人的健康有密切的关系。环境对人的健康有重要的影响。良好的环境可以促进人的健康，帮助患病的人康复。不良的环境则会给人的健康造成危害，特别是社会环境与健康的关系在生物－心理－社会医学模式中被充分地重视和强调。护士有责任识别服务对象所处的环境，尽可能地利用和创造良好的环境，改造不良的环境。生物－心理－社会医学模式也同时要求护士认识到自己的言行是对服务对象造成影响的社会环境的重要组成部分，从而约束自己，创造良好的人际关系，促进他人和自身健康。

（3）自然环境和社会环境都在不断变化，既要求人积极适应，又可以被人改造。如果人不能随着环境的变化而调整自己的生理和心理状态，就不能保持自身的健康。人必须不断地调节自己以适应环境。同时，生物－心理－社会医学模式还认为，在环境和人的矛盾中，人不是完全被动地适应环境，人能够通过自身的力量创造和改造某一环境。护士可以帮助服务对象创造一个有利于健康的环境。

4．护理概念的转变　基于对人、健康和环境新的认识，传统的护理概念也发生了很大的变化，主要表现在以下方面。

（1）护理工作的服务对象是整体的人。传统的护理工作是护士在医生的指导下护理患病的人，工作重点是执行医嘱、协助治疗、进行生活和身体的照顾。生物－心理－社会医学模式对人的整体的认识，要求护理工作不仅要考虑人的生物学的局部改变，还要注意人的心理和精神的整体状态；不仅要护理已经患病的人，还要满足不同健康状态下的人的不同健康需求。因此，护理工作的任务已经扩展到帮助整体的人维持和促进健康、预防疾病、协助康复及减轻痛苦。

（2）护理学是综合自然科学知识和社会科学知识的应用性科学。在生物医学模式的指导下，护理人员主要是应用生物医学知识，因此护理学也被认为属于自然科学范畴，附属于生物医学。培养护理人员的课程内容与培养医生的十分相似。生物－心理－社会医学模式要求护理人员不仅要具备生物医学知识，还必须具有丰富的人文和社会科学知识。合格的护理人员必须具备与医生有不同侧重的知识结构和研究领域。在生物－心理－社会医学模式的指导下，护理学发展将成为与医疗专业相互配合、各有侧重、相互依赖又彼此平等的应用性学科。

（二）对护理实践的影响

1．护理模式（nursing mode）的转变　护理模式指用一组概念和假设来阐述与护理活动有关的现象及护理目标和工作范围。在生物医学模式下，护理工作是以疾病为中心的疾病护理模式。指导和支配护理工作的是疾病观念。这一时期护理工作模式为功能制护理。

在生物－心理－社会医学模式下，护理模式转变到以整体护理（holistic care）思想为指导，即护士除应加强对患者身体的关注外，还需要把注意力放到患者所处的环境、心理状态、物理因素等对疾病康复的影响因素上。整体护理观念包括以下内容。

（1）人是由身心、社会、文化各方面组成的，其健康也受到各种因素的影响，整体护理要面向整体的人。

（2）人的生命健康需要护理，护士要关心人的生命全周期的整体健康。

（3）护理是连续的，护士不仅是当人生病时给予照顾，还要关心人的康复、自理，达到个人健康最佳水平。

（4）人是生活在社会中的，通过整体护理促使护理从个人向家庭、社区延伸。

责任制护理（primary care）是在生物医学模式向生物-心理-社会医学模式转变过程中逐渐发展而来的。20世纪60年代，人本主义对护理领域造成了深刻影响，患病群体呈现越来越复杂的趋势，责任制护理模式应运而生。该模式由美国学者莉迪亚·哈尔（Lydia Hal）提出，指患者从入院到出院均有1名护士给予连续性护理，给患者提供整体、连续、协调、个性化的护理。责任制护理从以疾病为中心转向了以患者为中心，使护士增加了责任感，真正把患者作为"我的患者"，患者增加了安全感，具有护士是"我的护士"的所属感，使护患关系更加密切。同时，护士与医生的关系也发生了变化，护士不再是医生的助手，而是合作关系。20世纪80年代初，这一工作模式引入我国。

为全面贯彻2010年卫生工作会议精神，自2010年3月起我国推行"优质护理服务"活动，各大医院全面实行责任制整体化护理工作模式。优质护理服务以患者为中心，强化基础护理，全面落实护理责任制，深化护理专业内涵，整体提升护理服务水平。护士以责任护士方式对患者进行全程护理和管理。责任护士为患者提供全面、全程、无缝隙的整体护理，包括生活护理、病情观察，将患者的治疗、康复和健康指导融为一体。

在卫生事业改革发展的今天，面对患者的多种需求，护士只有坚持优质护理服务理念，从人的基本需要出发，实行人性化、个性化的优质护理服务，才能不断地提高护理服务质量，提高患者的满意度。

2. 护理管理的变化　基本概念的变化带来了一系列管理思想、规章制度、机构建立等方面的变化，如护理质量的控制标准、病房布局和管理规定、护士的排班方式、护士晋升的考察重点、探视和陪床制度、医院内各部门的职责和分工、护士在社区的职责和岗位等。护理管理的科学化程度越来越高，护理的标准化管理将逐步取代经验管理。现代护理管理者应具有更高的文化层次，要具备组织能力、决策能力、判断能力、分析能力、指挥能力、协调能力、创新能力等。

3. 护理教育的变化　生物-心理-社会医学模式使护理教育也发生了改变。护理教育重新定位培养目标与层次，重新设置课程体系与内容，注意课程和内容的整体功能，扩大学生知识面，着眼于提高学生的整体素质。护理教育是医学教育的重要组成部分，担负着为人民的卫生保健事业培养各级护理人才的重任。护理人才的培养以护理教育为依托，在一定程度上可保证护理队伍的整体素质。

4. 护理研究的变化　生物-心理-社会医学模式为护理研究提供了更为广阔的领域。除研究与人的生物学属性有关的问题外，还有很多与人的心理、行为、护理教育等有关的问题需要护士研究。医学模式的转变对所有与人的健康有关的专业都产生了巨大影响。这种转变是不以人的意志为转移的。理解医学模式转变的必然性和必要性，可以帮助更好地了解护理发展的趋势，加速发展我国的护理专业。自觉地、主动地完成医学模式的转变是每一个护士的责任。

第五节 护士角色与基本素质

一、护士角色

护士角色（nursing role）指护士应具有的与护士职业相适应的社会行为模式，其形式源于职业的要求。护士的角色伴随着护理专业任务的变化而不断地发展和延伸。随着医学模式的转变和现代护理的发展，护士的形象发生了根本性变化，护士角色从广度到深度上得到了较大的发展。护士作为一个受过护理教育、有专业知识的实践者，被赋予了多元化角色。

1. 照顾者 护士应用护理的专业知识和技能满足服务对象的生理、心理、社会、文化、精神等方面的需要，帮助服务对象最大限度地保持及恢复健康。

2. 决策者 护士应用护理专业的知识和技能，收集服务对象的有关资料，判断其健康问题及原因或诱因，做出护理诊断，并根据服务对象的具体情况制订护理计划，执行计划并判断及评价。在整个护理活动中，护士是服务对象具体情况及护理的决策者。

3. 沟通者 包括收集资料及传递信息。为了提供适合服务对象的个体化的整体护理，护士必须与服务对象、家属、医生及其他健康工作者沟通，以更好地了解服务对象的情况，使各种健康服务人员更加明确服务对象的需要及疾病的发展过程，最大限度地满足服务对象的需要。

4. 教育者 健康教育是护理工作的重要内容之一，是一种有计划、有目的的活动。护士在学校、医院、家庭、社区等各种场合发挥着不同的教育者职能。护士是健康教育的主要力量，应以生物-心理-社会医学模式为指导，全面评估患者的健康问题，利用各种方法，因人而异地对患者进行健康教育，使患者了解有关疾病和康复保健的知识，教会患者自理的知识和技术，使患者减轻心理负担，主动配合治疗和护理。健康教育应贯穿于护理的全过程。

5. 倡导者 指对于某种行为、活动发起意见或建议，并且帮助人们形成这一行为的人。在护理情境下，也可以称为患者利益的维护者。

6. 管理者 每个护士都在促进健康和预防疾病的工作中执行着管理的职责。作为领导者，要管理物质资源、人力资源，制订本单位的发展战略。作为普通护士，要管理患者及相关人员，为服务对象制订护理计划，组织诊疗和护理措施的实施，解决患者的问题等。

7. 协调者 护士在工作中需要与有关人员进行联系与协调，维持有效的沟通网，使诊断、治疗、护理工作得以顺利进行，保证护理对象获得最适宜的整体医护照顾。在社区护理中，卫生保健工作的涉及面更广，护士更需加强与社会各机构及有关人员的协调与配合。

8. 合作者 现代护理学要求护士与服务对象、家属及其他健康工作者紧密合作，以提供更好的护理服务。

9. 研究者 护士要实施护理科研以检验成果，促进护理专业的发展，提高护理质量，并进一步丰富护理理论及专业基础知识；应将自己的科研结果写成论文或专著，在会议上宣读或在专业杂志上发表，以利于专业知识的交流。

二、素质要求

素质指人在先天基础上，通过教育和实践活动发展而来的主体性品质，是人的智慧、道德、审美性的系统整合。护士素质指在一般素质的基础上，结合护理专业特性，护理工作者具备的基本素质要求。包括以下几方面。

1. 思想品德素质　是做好护理工作的前提和基础。

（1）政治思想：热爱祖国，热爱人民，热爱护理事业，具有为人类健康服务的奉献精神。

（2）职业道德：具有高尚的情操、诚实的品格、较高的慎独修养。对患者一视同仁，充满爱心，用整体护理的理念来满足患者的需要。

2. 专业素质　包括理论和技能两个方面。

（1）理论知识：应具备扎实的基础文化知识、自然科学知识、人文科学知识、系统专业知识等立体知识结构来指导护理实践；应具备解决问题的能力，即细致敏锐的观察能力、准确的分析能力、果断的判断力及灵活的应变能力；要具有评判性思维及协调管理能力，才能保证沉着、冷静地解决工作中的各种问题，应对各种突发事件，保证工作质量，提高工作效率。

（2）专业技能：护理工作是一门实践性很强的科学，具备规范、熟练的护理操作技能是一名护士应具备的基本条件。

3. 身体、心理素质　是做好护理工作的保障。

（1）身体素质：护理工作是一个特殊的职业，是体力和脑力劳动相结合的工作，要有健康的体魄，才能有精力、体力适应工作。

（2）心理素质：护士应具有健康的心理，乐观、开朗的性格，稳定的情绪，宽容豁达的胸怀，强烈的进取意识，始终保持一种平和的心态去护理患者。

第六节　世界护理发展史

护理学的形成和发展与人类社会的发展密切相关。学习和了解护理发展的历史，可以使我们认识到，在人类生存的历史长河中，护理工作的存在和发展是客观的需要，并发挥了重大的作用，从而更加热爱并献身于这一救死扶伤、增进人们健康的专业。同时，了解专业发展过程中曾经存在的问题，继往开来，对护理专业未来的发展作出更大的贡献。

一、远古、古代与中世纪护理学发展历程

在这个阶段，医院很少，护理工作缺少科学的内容，仅从自我护理、家庭护理逐步走向社会化，尚未形成一门专业。

（一）远古时期

远古人类居住在山林和洞穴中，靠渔猎和采集谋生，生活条件十分恶劣。经过种种艰辛和磨练，逐渐学会以树枝或石块为工具获取食物，后又学会钻木取火，生活条件有所改善，但一旦患病或受伤，不会救治，经常受到死亡的威胁，寿命很短。后来模仿动物的做法，如用舌头去舔伤

口，或用溪水冲掉血污，以防止伤口恶化。用火后，开始食用熟食，并发现熟食可减少胃肠道疾病，从而认识到饮食与胃肠道疾病的关系，还将烧热的石块置于患处以减少疼痛，即最早的热疗。

为了在艰苦的环境中求生存，人们逐渐聚居，以便互助而抵御天灾人祸，并按血缘关系组成以家族为中心的母系氏族公社。此时，人们开始定居并组成家庭，男人从事渔猎和耕种等，妇女则负责料理家务和抚育子女等。人们有了伤病，便留在家中由妇女用一些原始的方法治疗和护理，如伤口包扎、止血、热敷、按摩及调剂饮食等，为伤病者解除痛苦，促进康复。如伤病者死亡，则为死者包裹尸体。这些就是最早的医疗和护理。此时，医疗和护理不分，并由自我护理进入家庭护理阶段。

当时，人们对天灾、人祸或一些自然现象发生的原因迷惑不解时，常认为与鬼神的存在有关，于是产生宗教和迷信，如拳击患者、放血、冷水泼浇，也有了巫师。他们用祷告、念咒等方法祈求神灵的帮助，或恶味药物引吐、开颅等驱魔方法为人治病。也有人在祈求神灵的同时应用草药或一些治疗手段。此时，迷信、宗教与医药混合在一起，巫医不分。后来，经过实践和思考，一些人抛弃了祈求和巫术，治病时只用草药和一些治疗手段，加上生活照顾和饮食调理，形成了集医、护、药于一身的原始医生，与医巫分开。

（二）古代（公元前后）

1. 世界文明古国的历史中均有医护的记载，对后世影响较大。

（1）埃及：以木乃伊的制作闻名于世，为尸体防腐、尸体包裹，即绷带包扎术的创始。当时已应用各种草药、动物药及矿物药治病，并制成各种制剂，如丸、膏等。已有应用催眠（麻醉）、止血、伤口缝合，以及用催吐、灌肠净化体内以维持健康的记载。但宗教与医药不分，寺院与医院相连接，仍以驱魔为治病的主要手段。

（2）希腊：以希波克拉底（Hippocrates，公元前460至公元前400年）为代表人物，他破除宗教迷信，将医学引上科学之途。他认为，从事医疗的步骤为观察、诊断、记录、治疗。治病时应探求病因，对症下药，还从解剖尸体方面寻找病因。他认为，人体有4种主要体液，即血液、黄胆汁、黑胆汁及痰（黏）液。他重视饮食调养，给发热患者进流食。另外，还强调个人卫生，使用冷、热、泥敷等疗法，以"工作""音乐"治疗精神病患者。他的《希波克拉底誓言》是医学伦理学的典范，至今仍广为流传，他的贡献非常卓著，被誉为"西方医学之父"。

（3）罗马：受巫术和巫医的影响，医学并不发达。直至公元前300年前后，医学才开始从希腊传入，多以寺庙为治疗场所。但罗马人非常重视个人卫生及环境卫生，认为沐浴可使人长寿，建立了很多公共浴室，还修建上下水道，供应清洁的饮水，建造大型体育运动场等以促进健康。由于罗马扩张领土，连年征战，战伤外科中的截肢术、整形术、静脉切开术等相当发达。当时的医院主要收治军队中的伤病者，兼为奴隶治病，已有未经训练但品德良好的男女护理人员负责照顾伤病者。

（4）印度：最早有关医学的记载见于公元前1600年前后婆罗门教的经典《吠陀》（Vedas）。该书包括治疗各种疾病的论述和要求人们有良好的卫生习惯，如每日刷牙、按时排便和沐浴等。统一印度的国王阿索卡（Asoka）深恶战争的残酷，按佛教宗旨建立了多所医院，从而形成了东方最早的一批医院。他还创办学校培养从事医护工作的人员，使公元前500年至公元前200年成为印度早期医药发展的鼎盛时期。当时妇女不能外出工作，只有男性在医院里担任护理工作，可视为最早的"护士"。当时要求护士必须忠于职守，不辞辛苦，谦虚谨慎，身体健康，情绪乐观，满足患者需要及遵医嘱工作等，仍可为今日借鉴。

2. 基督教的影响　公元初年，基督教神职人员除传播宗教信仰、广建修道院外，还开展医病、济贫等慈善事业。最初收容徒步朝圣者的休息站后来发展成为治疗精神病、麻风等疾病的医院及养老院，在这些地方，既传教又治病。

当时，有一些从事宗教活动的女信徒除从事教会工作外，还帮助和护理老弱病残，被称为女执事。贡献卓著的有希腊人菲比（生于公元60年），在医院和家庭中照顾贫病交加的人。罗马人玛希拉（生于公元300年）组织的主妇会或妇女会等，使护理工作开始从家庭走向社会。她们多出身于贵族之家，受过良好的教育，有较好的文化知识及高尚的品德，有的人还献出自己的住所收容患者。她们当中多数人虽未受过护理方面的训练，但因有奉献精神，工作认真，服务热忱，受到社会的称赞和欢迎，是早期护理工作的雏形，对护理事业的发展有良好的影响。

（三）中世纪与文艺复兴时期

1. 中世纪　这一时期护理工作的兴衰主要受到宗教和战争两个方面的影响。

（1）宗教：公元330年后，罗马以天主教为国教，教徒日增，至13～14世纪，罗马天主教皇掌握了欧洲不少国家的宗教大权，在这些国家里修建了许多教堂和修道院，修道院内多设医院，其中的护理工作主要由修女承担，她们以丰富的经验和良好的道德品质提高了护理工作的地位，推动了护理事业的发展。

（2）战争：12～13世纪，欧洲基督徒和穆斯林教徒为争夺耶路撒冷，展开了长达200年的宗教战争，因参战士兵佩戴白十字标识，被称为十字军。一位名叫圣约翰的基督徒联合一些教徒组织了十字军救护团，专门救治参战士兵中的伤病者及大批长途跋涉朝圣人员中的患者和伤亡者。救护团开办了许多收容所和分别收容男、女患者的医院。救护团中有男骑士团负责运送伤病者并采取各种紧急救护措施，被认为是军队护理之始。女骑士团只在医院里护理伤病者。多数医院的技术、设备良好，管理有序，对患者认真护理，收效显著，对贫困者还给予补助，受到社会的赞扬和捐助。除圣约翰外，还有圣弗朗西斯、圣凯瑟琳及奥斯丁护士等，均自愿从事救济及护理工作。他们热爱护理工作，重视对青年护理人员的培养，还经常走出医院至患者家中访视，对精神病患者、麻风患者、孕妇及婴幼儿等关怀备至，使护理工作保持良好声誉，并进一步摆脱家庭走向社会化。

由于战争持续不断，伤寒、麻风、丹毒、疟疾等疾病大肆流行。后来，虽建立了不少医院以收治众多的患者，但很多医院条件很差，管理混乱，加上医疗水平落后，床位不足，护理人员人数少，护理质量差，传染病患者与内、外科患者混住在一起，患者的死亡率很高。有些医院在神职人员的控制下，只知道让患者多祷告和斋戒以拯救灵魂，不致力于提高医疗护理质量。

2. 文艺复兴时期（公元1400—1600年）　从15世纪开始，文学、艺术、科学包括医学等领域均有了长足进步，在医学领域里出现了许多著名的先驱者，代表人物有：①帕拉塞尔萨斯（Paracelsus，1493—1541年），瑞士人，在内科疾病的治疗及药物化学方面作出贡献，如以汞治疗梅毒；②维萨利亚斯（A.Vesalius，1514—1561年），比利时人，编写了第一部科学的《人体解剖学》，被称为"近代解剖学之祖"；③威廉·哈维（William Harvey，1578—1675年），英国人，生理学家，对血液循环中心脏与血管的关系进行了科学的描述，被誉为"近代医学之父"；④阿巴拉斯·帕里（Ambroise Pare，1510—1590年），法国人，研究解剖学，是一位手术精湛的外科医生。

但此时护理工作的发展却与医学的进步背道而驰，主要原因有3个方面：①社会上重男轻女，妇女得不到良好的教育；②中世纪末期，教会逐渐腐败，向信徒们搜刮钱财，引起群众的不满，1517年德国人马丁·路德（Martin Luther）实施宗教改革，脱离罗马教会，另外成立路德新教派，新旧教派矛盾迭起，并加剧引发战争，很多教会和修道院受到摧毁，医院被迫停办，男女修士亦离开医院，不再照顾患者；③工业革命虽带动了经济繁荣，但使人们更重视现实的利益，削弱了牺牲、奉献和助人为乐的精神，很少再有人愿意参与济贫扶弱的社会福利事业。

后来，大多数教会医院关闭，许多公、私立医院成立。护理工作不再由具有仁慈博爱精神的人员担任。新招聘的护理人员多为谋生而来，缺乏文化素养和专门的训练，服务态度差，护理质量大幅下降，致使很多人患病后不敢去医院，此时期长达200年，被称为护理史上的黑暗时代。

其后，法国天主教神父圣文森·德保罗（St.Vincent De Paul，1576—1660年）在巴黎倡议成立慈善姊妹会，成员不都是信徒，经一定培训后，她们到病弱、贫困的群众中去服务，深受欢迎，也使护理逐级摆脱教会的束缚，向职业化方向发展。

二、现代护理学发展历程

19世纪，随着科学的不断发展和医学的进步，医院的数量不断增加。由于天花的大流行和战争，社会对护理的需求不断增加。1836年，德国路得会牧师西奥多·傅立德（Theodor Fliedner）夫妇倡议改善监狱工作，为出狱人员建立收容所，创办凯撒斯韦特护士训练班，被视为世界上第一个较为正规的护士训练班。但现代护理学的发展主要从南丁格尔时代开始。

（一）现代护理学奠基人弗洛伦斯·南丁格尔的事迹和贡献

1820年5月12日，弗洛伦斯·南丁格尔（Florence Nightingale）出生于英国一个富有家庭。她的父母皆博学多才，并给予她良好的家庭教育。除英语外，她的父亲还教她学习拉丁文、希腊文、法文、德文、意大利文，以及数学、哲学、历史、音乐等。当时从事护理工作的人绝大多数为未经正式培训的教会女执事、修女或没有文化知识的妇女。她去做护士是有失身份的，还会影响家庭的声誉，因此遭到父母的反对。但她不改初衷，利用远赴埃及、意大利等国旅游的机会，了解各地护理工作的情况，还于1850年在条件艰苦的德国凯撒斯韦特护士训练班参加培训。学习结束后，她首先在巴黎的医院里和修女们一起工作。1853年在伦敦一所妇女医院里任院长，她管理有方，成绩卓越。

1854年3月，克里米亚战争爆发。因战地救护条件恶劣，负伤英军的死亡率很高，引起英国本土很多人士的不满。同年10月，南丁格尔获准组织了38位护理人员，克服重重困难，前往前线护理伤病员。在医院里，她除组织护士精心护理伤病员外，还尽力改善医院的管理工作。她设法筹集资金并拿出自己的钱财为士兵购置必需的用物，动员士兵的家属和护士一起改善士兵的饮食和个人卫生，清除医院的垃圾污物，消灭老鼠虫害，并消毒物品，为伤病员清洗伤口。病房里虽十分拥挤，但环境清洁、安静、舒适并有足够的营养，给士兵们带来了希望和生命。她为士兵建立了阅览室和游艺室等以调剂他们的生活，帮助士兵们书写家信，鼓励他们寄回部分军饷以补助家用。她经常在夜里手持油灯巡视各个病房，亲自安慰那些受重伤和生命垂危的士兵，被称为"提灯女神""克里米亚天使"。她和全体护理人员的努力赢得了伤病员的崇敬和感谢。半年后，士兵的死亡率由50%下降到2.2%，她们的功绩受到前线和本土的赞誉。她献身于护理事业，终生未嫁，1910年8月13日逝世，享年90岁。她留下遗嘱，谢绝国葬而葬于自己家族的墓园里。后来，伦敦、圣托马斯医院、印度及佛罗伦萨等地均为她塑像，供后人景仰。

南丁格尔在护理学科的建立和护理专业形成过程中作出了开创性的贡献，主要介绍如下。

1. 提出了科学的护理理论　南丁格尔一生撰写了大量报告和论著，包括《护理札记》《医院札记》《健康护理与疾病护理》《工人护理》《农村护理保健》《地段访视及家庭护理》等。最著名的是《护理札记》，阐述了护理工作应遵循的指导思想和原理，详细论述了对患者的观察及精神、卫生、饮食对患者的影响。该书被誉为护理工作的经典著作。

2. 开创了护理的学校教育　1860年，南丁格尔在英国圣托马斯医院创办了世界上第一所护士学校——南丁格尔护士学校，以传授科学的护理专业知识和高尚的道德为主，培养了一批新型护士，使护理由学徒式教导成为正式的学校教育，为护理教育奠定了基础。医院办护士学校的出现开启了护理教育历史发展的新阶段。直至20世纪50年代，医院办护士学校一直是世界各国培养正规护士的主要途径。

3. 创立了护理管理的典范　南丁格尔在克里米亚战争中做了大量的管理工作。她努力地推进病房基本建设、医院规章制度的建立，保证了医疗护理技术的实施，提高了护理质量，这些都成为护理管理的典范。在她的代表作之一《医院札记》中，还对医院建筑、管理和卫生保健工作提出了很多有针对性和实用价值的改进意见。

4. 开创了公共卫生护理和家庭护理　南丁格尔很重视家庭访视、环境卫生等方面，并支持护士开展这方面工作。瑞士银行家亨利·杜南（Henri Dunant）在她的影响下，于1864年在日内瓦成立国际红十字会，救治当时欧洲战场上的伤病士兵。

南丁格尔博学多才，眼光远大，用慈爱之心和科学知识为伤病者解除痛苦，维护和尊重患者的利益。南丁格尔认为，护理既是艺术又是科学。她对待事业和工作严肃认真，深思熟虑，勇于进行开拓和改革；面对困难和阻力，意志坚强，坚韧不拔；为人谦虚恭谨，有功不居。她孜孜不倦，把毕生精力奉献于开创现代护理学，不愧为一位世界伟人。

为了永久纪念南丁格尔的功绩和贡献，国际护士会成立了南丁格尔国际基金会，向各国优秀护士颁发奖学金供进修学习之用，并把每年的5月12日定为国际护士节。红十字会国际委员会在第二十九次代表大会上决定颁发南丁格尔奖章，这是国际护士界的最高荣誉奖。从1983年开始至2021年，我国已有84人获此奖章（表1-1）。

表1-1 我国历届南丁格尔奖章获得者

获奖届	获奖年份	获奖者
第29届	1983	王琇瑛
第30届	1985	梁季华、杨必纯、司堃范
第31届	1987	陈路得、史美黎、张云清
第32届	1989	林菊英、陆玉珍、周娴君、孙秀兰
第33届	1991	吴静芳
第34届	1993	张水华、张瑾瑜、李桂美
第35届	1995	孙静霞、邹瑞芳
第36届	1997	汪塞进、关小英、陆冰、孙芙蓉、黎秀芳
第37届	1999	曾熙媛、王桂英、秦力君
第38届	2001	吴景华、王雅屏、李秋洁
第39届	2003	叶欣、钟华荪、李淑君、姜云燕、苏雅香、章金媛、梅玉文、李琦、陈东、巴桑邓珠
第40届	2005	刘振华、陈征、冯玉娟、万琪、王亚丽
第41届	2007	泽仁娜姆、陈海花、丁淑贞、聂淑娟、罗少霞
第42届	2009	刘淑媛、张桂英、潘美儿、杨秋、鲜继淑、王文珍
第43届	2011	孙玉凤、张利岩、陈声容、陈荣秀、吴欣娟、姜小鹰、赵生秀、索玉梅
第44届	2013	蔡红霞、成翼娟、林崇绥、王海文、王克荣、邹德凤
第45届	2015	杜丽群、宋静、王新华、邢彩霞、赵庆华
第46届	2017	李秀华、杨辉、杨惠云、杨丽、殷艳玲、游建平
第47届	2019	李红
第48届	2021	成守珍、胡敏华、脱亚莉

（二）西方现代护理学发展历程

西方现代护理学发展历程是护理学科建立和护理专业形成的历程。世界各地受经济发展、文化、教育、宗教、妇女地位等各方面因素的影响，对护理工作和护理教育的重视程度大相径庭，因此各国护理专业的发展很不平衡。美国、加拿大、澳大利亚、英国、泰国等国家的护理教育水平高，护理工作也受重视，发展较快，但仍有许多国家只有中等护理教育或以中等教育为主，加上其他条件的限制，发展较慢。总体来看，现代护理从职业向专业发展的过程，主要表现为以下几个方面。

1. 建立了多层次的护理教育体系 受南丁格尔办学指导思想的影响，欧美许多国家和地区开始广泛建立护校，逐步培养了许多高水平的护理人才，因而大幅提高了护理工作在卫生保健中的地位，也是促使护理成为专业的基础。

1901年，美国约翰斯·霍普金斯大学成立第一所护理学院，将临床实践与理论培训结合起来。1929年，耶鲁护校创立护理硕士学位课程。1950年，各护校增设了为期2年的准学士学位（近似大专）课程，以满足对护士的需求。1964年，加州大学旧金山分校开创护理博士学位课程。此时，美国和一些国家及地区已形成了多层次、多渠道的护理教育体系。

2．向专科化发展　随着医学分科越来越细，护理工作也形成了不同的专科，并逐步培养了许多不同专科的护理专家。特别是第二次世界大战以后，随着某些新技术的实施，护理专科化的趋势越来越明显，除传统的内、外、妇、儿等分科外，还开展了器官移植和重症监护等护理。

1965年后，由于医疗费用急剧上涨，美国很多有专长的护士自己开业，成为独立进行护理工作的开业者（practitioner），以更接近群众和收费较低的服务，满足人们对卫生保健的需求。

3．专业学术团体的建立　1887年，英国成立了世界上第一个护士专业团体——英国皇家护士协会（Royal College of Nursing，RCN）。时隔9年之后，美国护士校友联盟在马里兰州创建了美国护士协会，旨在加强对美国士兵的健康照护。

1899年，国际护士会（当时称为"万国护士会"）作为一个国际性的护士团体在英国伦敦正式成立。随后，其他国家的护理专业团体组织也逐渐开始建立起来，如丹麦护士组织、澳洲护理联盟和加拿大护士协会等。

4．护理期刊的大量出版　1900年，《美国护理杂志》（*American Journal of Nursing*）创刊。1952年，《护理研究杂志》（*Nursing Research*）创刊。护理专业的刊物促进了护理科研成果的传播与发表。护理刊物越来越多，涉及内、外、妇、儿、精神、老年、社区护理等专业领域。

5．护士注册与执业认证　20世纪初期，新西兰、日本和美国等国家均开始举行护士注册考试。

早在1903年，美国就通过州立法的形式建立了护士注册制度，规定凡直接从事护理专业技术工作的人员，必须完成护理专业培训课程，通过州注册护士考试，取得注册护士执照。护士执业资格认证制度的建立，标志着护理事业的发展日趋完善和规范。

6．开展科研工作　最初的护理科研起源于19世纪，南丁格尔完成了控制医院内感染的第1篇研究报告，标志着护理科研的开始。随后护理科研的重点主要集中在护理教育领域。

1950年，护理研究开始快速发展。1953年，美国哥伦比亚大学首先成立了护理教育研究所。1955年，美国护士协会成立了美国护士基金会（American Nurse's Foundation）。1957年，第一个护理研究系在美国沃尔特里德陆军研究所成立，重点开展临床护理研究。随后，护理科研发展加快，特别是20世纪90年代，护理科研进入"成熟期"，越来越多的护理研究得到科研经费的资助。1993年，美国国家护理研究所诞生。

7．护理理论的探讨　最初，护理借鉴医学或行为科学的理论来指导护理实践，随着护理向专业化方向发展，也需要自己的知识体系和理论作为实践的基础。

1960年以后，一些护理理论专家在护理概念方面提出自己的见解，对护理专业的实质进行探讨，形成相应的护理模式（理论），如罗伊（Roy）的适应模式、奥瑞姆（Orem）的自理模式、约翰逊（Johnson）的行为系统模式和佩普罗（Peplau）的人际关系模式等并通过研讨、实践和科研来论证。护理模式在完善护理程序的应用、推动整体护理的实施、指导护理教育和护理科研等方面均发挥了很大作用。但发展理论是一项艰巨的任务，目前不少学者的见解还不够成熟，仍需要进一步探索和完善。

第七节 中国护理发展史

医学的发生发展往往受到特定的传统文化、时代背景、政治经济等因素的影响。中西方护理医学的发展出现了不同的发展轨迹。不同于西方护理发展与宗教的密切关联，中国早期护理受传统医学和传统文化影响，而现代护理则是在西医学传入中国后逐步建立和发展起来的。

一、中国传统医学与护理

（一）中国传统医学的特点及贡献

中国传统医学有自己独特的理论体系，按阴阳、五行、四诊、八纲辨证施治，病因方面考虑内伤七情、外感六淫等心理及环境因素。治疗时不是头痛医头，脚痛医脚，而是要把患者作为一个"人"来全面考虑。医、护、药不分，有"三分治、七分养"之说，养即指护理。传统医学博大精深，是几千年来中国人民生存、繁衍的重要保障之一，积累了很多宝贵的经验，并著书立说广为流传，也是中国人民对世界作出的伟大贡献之一。

（二）中国历代医、护、药发展的概况

我们的祖先在与生存环境的灾害和疾病漫长的斗争中，发现食用某些植物可以减少病痛，遂有神农尝百草而著《神农本草经》的传说。实际此书至汉代才写成，其中包括了汉代以前用药的知识，为了不忘前辈的贡献，取名《神农本草经》，为中草药最早的著作。另外，还发现用尖利的石块刺破脓肿可达到治疗的效果，称为"砭石"或"砭针"；烤火时，其热效应可减轻疼痛，可视为中国针灸的起源。从殷墟出土的甲骨文中发现"蛊（腹中寄生虫）""龋"等疾病名称和"沐（洗脸）""浴"等有关个人卫生方面的措施。医学已有分科，即食医（为君主调理饮食）、疾医（为平民百姓治病）、疡医（外科）及兽医（为动物治病）。

春秋战国时期中国医药学发展很快。春秋末年，齐国名医扁鹊不但医术高明，而且反对求神问卜，治病时除用药和针刺外，还采用热敷保持体温等护理措施。

中国最早的医学经典《黄帝内经》中强调了对人的整体观念和对疾病的预防思想，如心理创伤可导致躯体疾病，即"怒伤肝、喜伤心……"，说明除药物治疗外，对患者还应多做耐心开导；还有饮食调节的重要性，应"五谷为养，五果为助，五畜为益，五菜为充"及"肾病勿食盐"等。此时亦总结出四诊（望、闻、问、切）及八纲（表里、虚实、寒热、阴阳）等作为观察、诊断和辨证施治的理论和方法。

东汉名医张仲景总结自己及前人的实践经验著《伤寒杂病论》，发明了猪胆汁灌肠法、舌下给冲药、发汗帮助药效发挥、病后饮食应有禁忌等治疗护理方法，提倡生活有规律、劳逸结合、饮食有节制等养生之道。

东汉末期名医华佗擅长外科，手术时用自己配制的麻沸散作麻醉药。他还模仿虎、鹿、猿、熊、鸟的动作创造了增强体质、预防疾病的"五禽戏"。

唐代名医孙思邈专长妇科，著有《千金要方》及《千金翼方》，他重视对疾病的预防，如消渴患者不宜行针灸，以防刺破皮肤后不易愈合而发生脓肿或溃疡；提出"凡衣服、巾、节、枕、镜不宜与人共之"的预防和隔离观点；他还改进了前人筒吹导尿法，用细葱管进行导尿。

明代著名医药学家李时珍经30年的实践和考证，著成《本草纲目》一书，被译为多国文字，对中国及世界药物学的发展均有很大贡献。

随着医药学的发展，有许多行之有效的调养和护理方法散在地记录于中医的著作之中，但由于自古以来，中国的医、护、药不分，护理没有得到独立发展的机会，直到现代，护理才逐步成为一门独立的专业。

二、中国现代护理学的发展史

（一）西方护理工作的传入

中国现代护理工作是1840年前后西方医疗护理工作传入中国后，逐步发展起来的。

1803年，英国借口天花流行，派医生来华。1820年，英国医生在澳门开设医院。1835年，美国传教士兼医生帕克在广州设立的眼科医院里培训男护理员，作为廉价劳动力供使用。1854年，曾在南丁格尔护校受过教育的美国护士麦克奇妮在上海妇孺医院开展护理工作并开设护士训练班。1888年，美国人约翰逊在福州一所医院里开办了中国第一所护士学校，当时人们对这种新型工作缺乏认识，因此第一班只招到3名女生。1900年，随着八国联军的入侵，各国派来的传教士、医生和护士越来越多，他（她）们以教会名义开办医院等慈善机构。人手不足时，多就地办学校或开办训练班培养男女护士。北京、天津、苏州、福州、南京、广州、保定等城市均设有护校。这些学校的教师是外国医生或护士，教材是外国的，护士的服装、培养方法和护理操作规程亦仿效外国，要求正规严格，学制3～4年，为中国培养了最早的护理人员。1909年，中国护理人员的学术团体——中国看护组织联合会在江西牯岭成立。该会于1914年改名为中华护士会。1915年，长沙雅礼医院开办了雅礼护病学校，后改为湘雅护士学校。1920年，《护士季报》创刊，为中国第一份护理专业报刊。同年，中国第一所本科水平的护校在北京协和医学院建立，学制4～5年，在燕京大学等5所大学内设预科，授课内容还包括公共卫生护理，为中国培养了大批护理骨干。1932年，中央护士学校在南京成立，学制3～4年，招收高中毕业生，是中国第一所公立的护校。1934年，教育部成立医学教育委员会，下设护理教育专门委员会，将护理教育纳入国家正式的教育体系。

与此同时，在中国共产党领导的革命根据地也有一些发展：1931年，傅连暲医生利用教会医院作掩护，在汀州开办了红军自己的护校。1933年，很多知识分子奔赴延安，开办了和平、中央、边区等医院，在医院里也培养了许多护理人员。1941年，在党中央、毛主席的直接关怀下，成立了中华护士会延安分会，共产党领导的人民军队护理工作第一次有了专业组织和学术指导机构。

（二）抗日战争时期和解放战争时期的护理工作

1. 在解放区的护理工作　当时，许多有爱国热忱的护理人员奔赴延安，他们不惧艰苦的环境和简陋的条件，克服种种困难，出色地完成了救治伤病员的任务。因此，毛主席于1941年及1942年两次为护士题词："尊重护士，爱护护士""护理工作有很大的政治重要性"，以表示党中央对护理工作的重视和关怀，对全体护理人员也是很大的鼓舞。在此期间，加拿大护士琼·尤恩曾随白求恩大夫到过延安。印度医生柯棣华亦来华支援抗战，他对护理工作十分重视，亲自到卫校讲课，撰文介绍南丁格尔的事迹，并以身作则，用自己良好的护理知识和职业道德教育学生。

在解放战争中有许多为抢救伤员勇于献身的英雄模范护士，如李兰丁、蒋南屏、赵英熙、李桂英等，被誉为"中国的南丁格尔"。李兰丁是她们当中的杰出代表，被授予"模范医务工作者"和"华东一级人民英雄"称号。

2. 在抗战后方的护理工作　日军占领中国大片领土后，许多护校被日本人接管或关闭。但也有一些护校迁到后方继续办学，如北京协和医学院护校的部分教师在校长聂毓禅的带领下，冒着生命危险，长途跋涉地将学校迁到成都，借用华西大学的校园继续办学，在战争中保存了中国唯一的护理高等教育学府。

3. 在沦陷区的护理工作　中华护士会总干事田粹励留在了沦陷区，她勇敢机智地与日寇多方交涉，使学会在南京新建的永久会所得到完好的保存，未被敌人占用，并继续开展工作，坚持护士会考和发证等制度，保持了护理教育的质量。

从以上历史可以看到，中国护理事业的发展历经坎坷。护理前辈们在创业时遇到很多困难，至1949年全国仅有180多所护校，护士3万人，按当时人口为6亿计算，护理人员的数量远远不能满足医疗保健任务的需要。

（三）中华人民共和国成立后的护理工作

卫生工作在"面向工农兵，以预防为主，团结中西医及卫生工作与群众运动相结合"的正确方针指引下，新中国的卫生事业有了很大发展，护理专业因受到政府的重视和客观的需求，迅速得到发展。

1. 护理教育方面　在1950年召开的第一届全国卫生工作会议上，确定中等专业教育作为培养护士的途径，停办高等护理教育。由中央卫生部负责制定全国统一的教学计划，编写统一的教材，使护理教育步入国家正规教育系列，全国各地纷纷建立护校，培养大量护士。

1966—1976年，全国多数护校停办，由于缺少护士，许多医院招收了未受过正规护校教育的人员从事护理工作，极大降低了护理工作的质量。1976年后，为解决护士短缺的困难，许多医院开办了两年制的护士培训班。1979年，中央卫生部为了保证护理质量，恢复对护士的正规培训，下达了《关于加强护理教育工作的意见》，重新统一下发了护校的教学计划，编写了教材和教学大纲，原有的护校多数恢复招生，同时又建了很多新的护校。

1984年1月，教育部联合卫生部在天津召开了全国高等护理专业教育座谈会，宣布了在一些医学院校内增设护理专业的决定，培养本科水平的高级护理人才，充实教学和管理等岗位，以提高护理工作质量，促进学科发展，尽快缩小与先进国家的差距。截至2020年，我国已有280余所普通高等教育学校开办本科护理学专业。

1992年，北京医科大学护理系开始招收护理专业硕士生。随后中国协和医科大学和天津医科大学等校建立了硕士学位授权点，培养护理专业硕士生。1994年，中国8所医学院校的护理系与泰国清迈大学护理系合作，在美国中华医学基金会的资助下，在西安医科大学内开办了护理专业硕士班，已培养护理师资近百人。

1996年，中国协和医科大学将护理系改建为护理学院。

2004年，中国首个护理博士项目由中国协和医科大学护理学院和美国约翰斯·霍普金斯大学护理学院联合创建，旨在为中国护理教育、护理科研及行政管理方面培养高级人才。至此，中国形成了中专、大专、本科、硕士和博士5个层次的护理教育体系。另外，各护理院校还广泛开展多种形式的继续教育，通过研讨会、培训班、函授、电视广播等途径为广大在职护士提供学习和提高的机会，为中国护理教育的进一步发展打下良好的基础。

2010年1月，国务院学位委员会第二十七次会议审议通过护理硕士专业学位设置方案，增设护理硕士专业学位教育。

2011年3月，国务院学位办颁布新的学科目录设置，其中护理学从临床医学二级学科中分化出来，成为一级学科，与中医学、中药学、中西医结合、临床医学等一级学科平行，为护理学科提供了更大的发展空间。

2. 临床实践方面　自1950年以来，临床护理工作一直是以护理疾病为中心，医护分工明确，护士是医生的助手，护理技术操作常规亦围绕完成医疗任务而制订，护理人员处于从属地位。1980年以后，由于改革开放政策的实施，许多人接受了国外有关护理的概念和理论，同时认识到人的健康和疾病还受社会、心理、生活方式、饮食习惯等诸多因素的影响，广大护理人员开始探讨以人为中心的整体护理模式并付诸实施，增强了独立分析、判断患者需要和解决问题的能力，加强了对患者的基础护理，实现了护理概念的转变。护理的内容、方法和场所发生了很大的变化，护理水平不断提高。2000年浙江邵逸夫医院借鉴美国罗马琳达医学中心的管理经验，开始设立专科护士（advanced practice nurse，APN）。专科护士为在某一专业领域受过进一步或特定专业教育并具有实践经验的注册护士。该医院培养了中国第一位糖尿病专科护士和造口专科护士，迈出了中国高级护理实践的第一步。此后，北京护理学会、上海护理学会、安徽省、江苏省、广东省、湖南省、内蒙古自治区相继开展重症监护、急诊、糖尿病、手术室专科护士培训。

2007年，卫生部制定并公布《专科护理领域护士培训大纲》，对于临床护理技术性较强的专科，如重症、手术室、急诊、器官移植及肿瘤的护士培训及认证工作进行了明确规定。

3. 加强领导，健全管理体制　1950年后，各医院实行科主任负责制，曾取消护理部，后因护理工作被削弱，1960年又恢复了护理部的建制。1966—1976年，护理部再次被取消。1979年，卫生部发布《关于加强护理工作的意见》，又恢复了护理部。为了加强对全国护理工作的领导，1982年，在卫生部医政司内成立了城市护理处。1986年，卫生部召开首届全国护理工作会议，会后公布了《关于加强护理工作领导，理顺管理体制的意见》，对各级医院护理部的设置做了具体的规定。各级医院健全了护理管理体制，负责护理人员的培训、调动、任免、考核、晋升、奖励等工作，在提高护理人员素质、保证护理质量、发展专科护理等方面发挥了重要作用。1993年3月，卫生部颁布了第一个关于护士执业和注册的部长令和《中华人民共和国护士管理办法》。2008年1月31日，国务院颁布了《护士条例》，并于同年5月12日开始实施。2020年3月27日，国务院公布了《护士条例》修改版，并自公布之日起施行。《护士条例》包括总则、执业注册、权利和义务、医疗卫生机构的职责、法律责任和附则，共6章35条。《护士条例》的制定旨在保障和维护护士的合法权益，严格规范护士的执业行为，强化医疗卫生机构的职责，促进护理事业发展，保障医疗安全和人体健康，维护护理对象的合法权益。

4. 护理科研方面　1990年后，高等护理教育培养的毕业生走向临床、教育和管理等岗位，推动了中国护理科研的发展。特别是开展护理研究生教育以来，护理科研在研究范围和内容上表现出广域、前瞻、综合的特点，对护理学科理论体系的完善、临床护理质量的提高起到很大的推动作用，护士撰写论文的数量和质量显著提升。1993年中华护理学会第二十一届理事会设立了护理科技进步奖，每两年评选一次。

5. 护理学术团体　中华护理学会日益发挥作用。1950年，中华护士会在北京召开了中华人民共和国成立后第一次全国代表大会，改选了新的理事会，沈元辉任理事长，陈坤惕任代理理事长，特聘妇联主席邓颖超及卫生部部长李德全为名誉理事长，会所由南京迁至北京。1964年改名为中华护理学会。在中国科学技术协会和卫生部的双重领导下，学会已成为政府联系广大护理工作者的纽带，为促进学术交流、提高护理人员的整体素质、推动护理事业的前进作出很大贡献。

6. 建立了晋升考试制度　1979年，国务院批准卫生部颁发《卫生技术人员职称及晋升条例（试行）》，规定正规护校的毕业生可获得以下技术职称：护士、护师、主管护师、副主任护师及主任护师。各省、市、自治区根据这一条例制订护士晋升考核的具体内容和办法。

7. 建立全国护士执业考试及执业注册制度　1993年3月，卫生部公布了《中华人民共和国护士管理办法》。1995年6月，全国举行首次护士执业考试，考试合格获职业证书后方可申请注册，中国护士执业管理走上了法治化轨道。

8. 加强国内外学术交流　1950年以后，中华护士会积极组织国内的学术交流。1980年以后，中国与美国、加拿大、日本、澳大利亚、新加坡等国的国际交流日益增多，除中华护理学会及其各地分会外，各医学院校的护理系也参与组织国际交流活动。另外，还选派一批护理骨干出国深造或短期进修。1986年，英国皇家护理学院授予原中华护理学会理事长王琇瑛先生荣誉校友的证章和证书。1989年，美国密苏里州堪萨斯大学授予原中华护理学会理事长林菊英先生人文学科荣誉博士学位。目前，中国已与许多国家建立了良好的护理学术关系，采取互访、互派讲学、培训师资、联合培训等方式从多层面、多角度、多渠道与国际护理界进行交流。

9. 出版护理书刊及科普读物　1950—1985年，除为中专护校出版了教科书外，其他著作不多，护理期刊也只有《中华护理杂志》一种。1985年后，护理期刊、报纸增加到十几种。《护理学杂志》《解放军护理杂志》《护理研究》《护理学报》等均进入了国家核心期刊和科技论文统计源期刊的行列。护理本科、大专、中专均有统编或专门编写的教材，各种专著、科普读物及各专科如肿瘤、急重症、骨科等疾病护理学的出版物日益增多，成为护理人员主要的学习和参考资料。

随着中国社会改革的发展，人民群众更加关心自身的健康和生活质量问题，必将对护理工作提出更多新的要求，护理专业也将迎接新的机遇和挑战。

知 识 拓 展

我国杰出的护理前辈及其事迹

1. 聂毓禅——中国高等护理教育第一人

聂毓禅1903年出生于河北省抚宁县。1923年，聂毓禅放弃保送南开大学的机会，考入北京协和医学院医预科。1927年毕业后即被聘为北京协和医院病房的副护士长。1929年，聂毓禅由于出色的表现被派往美国进修，获公共卫生护理和理学学士学位。回国后聂毓禅任北平第一卫生事务所公共卫生护理主任，承担了培养中国早期的公共卫生护士工作，由此开创了中国公共卫生护理工作的新领域。1938年，国内抗日战争爆发，在美国攻读完理科硕士的聂毓禅放弃继续学习的机会，启程回国。1940年，她成为第一位担任协和护校校长的中国人。1942年太平洋战争爆发，北京协和医院被日军占领，聂毓禅克服了极度困难，带领师生辗转多地，终于在四川华西大学尚未竣工的新医院复校。在烽火连天的抗战时期，聂毓禅深怀爱国之心，坚持抗战办学，保存了中国唯一的护理高等教育学府。因为她的努力，在如此艰难的境遇下我国护理队伍也没有出现断层，为中华人民共和国成立后培养了领军人才。

2. 王琇瑛——中国第一位南丁格尔奖章获得者

王琇瑛1931年毕业于北京协和医学院。1936年，她被保送到美国哥伦比亚大学师范学院护理系进修，获硕士学位，回国后潜心教学。中华人民共和国成立前夕，她毅然放弃了出国深造的机会，以极大的热情投入新中国的建设中。中华人民共和国成立后，她曾任中华护理学会副理事长。抗美援朝时，她带领第一支护士教学队赴沈阳，为后方医院培训了50名护士长。1983年5月12日，红十字国际委员会公布第二十九次奖章颁发通告，授予中国优秀的护理工作者王琇瑛国际护士最高荣誉奖——南丁格尔奖章。这是中华人民共和国成立后护理工作者首次荣获的最高荣誉。"国家不可一日无兵，亦不可一日无护士。护士的工作必须像田园中的水一样灌注到人们生活中的每个角落。"王琇瑛对护理工作的诠释正是她一生履行的誓言。

3. 林菊英——中国第一位两次被国外著名大学授予博士学位的护理专家

林菊英1941年毕业于北京协和医学院护士学校。1989年获得第三十二届南丁格尔奖章。林菊英在任中华护理学会理事长期间，对将护理专业纳入国家认定的专业技术职称、恢复高等护理教育、促进与国际间的专业交流及多元化护理在中国的开展作出了杰出贡献。1990年5月，她荣获美国堪萨斯大学人文学科荣誉博士学位，2000年再次荣获美国密歇根州立大学荣誉博士，成为我国唯一两次被国外著名大学授予博士学位的护理专家，2001年在泰国曼谷接受由泰国王太后基金会颁发的"王太后基金会2001年度护理奖"。

思考与练习

1. 讨论护理的基本概念,谈谈自己的理解和认识。

2. 查阅文献,了解当代国际护理发展的趋势,讨论21世纪中国护理工作应如何适应社会发展要求。

3. 讨论护理发展史中一些重要事件对护理学科发展所产生的重要意义。

(吴晓英 张 欢)

参 考 文 献

[1] 刘华平,李峥. 护理专业发展现状与趋势[M]. 北京:人民卫生出版社,2016.

[2] 刁振明,许慧红. 护理学概论[M]. 第4版. 北京:科学出版社,2019.

[3] 王彩云. 护理学概论[M]. 北京:高等教育出版社,2013.

[4] 李小妹,冯先琼. 护理学导论[M]. 第4版. 北京:人民卫生出版社,2017.

[5] 甄雪燕,耿敏. 古代中西方护理学发展史比较[J]. 中华现代护理杂志,2011,17(35):4373-4375.

[6] 协南. 聂毓禅:中国高等护理教育第一人[J]. 中国卫生人才,2008(5):48-51.

[7] 王云峰,赵雁. 中国护理百年发展史的主要历程及其评价[J]. 中华现代临床护理学杂志,2010,4(11):641-644.

第**2**章 护理理论和护理模式

学习目标

1. 描述护理理论和护理概念模式的特征及重要意义。
2. 陈述各护理理论和护理概念模式的基本概念。
3. 陈述各护理理论和护理概念模式的主要内容。
4. 运用各护理理论和护理概念模式对具体个案进行分析并制订护理计划。

20世纪中叶，国外许多护理学家开始摸索并发展了一些护理概念框架和理论模式，为护理知识体系的建立和学科知识范畴的确立奠定了良好的基础，逐步形成了护理学专业独特的理论体系。理论通过对实践中现象的描述、解释、预测和控制，为提高实践水平提供了知识基础，同时又通过实践检验和完善了理论。我国于20世纪90年代初引进一些美国护理理论家的理论和概念模式，受到国内护理同仁的重视。护理学理论体系由基础理论、应用理论、方法技术理论三部分组成，本章着重介绍护理学的基础理论。

第一节 概 述

护理理论是对护理现象及本质的规律性认识，是护理学科独立和发展的基础。护理理论揭示了实现护理活动目标的合理途径和形式，为护理实践活动提供了方向、方法和指导。因此，应提高护士对护理理论和护理概念模式中有关概念的认识，从而加深对护理理论的理解，以加强护理理论在护理实践中的运用。

一、护理概念模式

（一）护理概念模式的相关基本概念

1. 概念（concept） 是描述物体或事件的一些词组，是对现象的一种抽象表达。概念的形成是通过比较、分析、综合、抽象和概括来处理感性材料的过程。在社会实践中，人们通过对现象或事物的属性进行分析、分类和概括，然后用适当的词或词组命名和表达，从而形成概念。概念有具体和抽象之分。概念是人类思维的基本单位，是人们进行命题和推理的基本要素，人类科学认识的成果需要通过形成各种概念并加以总结和概括，才能构成理论。因此，概念是形成模式和理论的基本元素，同时也反映了理论的主题。

护理学中研究的主要概念有人、健康、环境和护理，在各个护理理论和护理模式中都有对这4个概念的解释和陈述。由于各个理论或模式基于的理论基础和观念不同，对4个概念解释和陈述的角度亦有所不同。

2. 模式（model）　是一组关于概念之间关系的语言陈述，解释各个概念是如何相互关联的，并初步提出如何应用这些内容进行解释、预测和评价各种不同行动的后果。模式在理论的发展过程中非常重要，被认为是理论的雏形，需要在实践和科研中不断加以检验和修正，以发展成为较完善的理论。

护理模式是用一组概念和假设来阐述与护理有关的现象，以及护理的目标和工作范围。

3. 概念模式（conceptual model）　是抽象和一般概念（或想法）及阐明它们之间特定关系的假设的组合，又称概念框架（conceptual framework）、概念体系（conceptual system）、范式（paradigm）等。概念模式提供的是一种系统结构和原理，有助于对某些现象的思考和观察。

4. 护理概念模式（conceptual models of nursing）　是用一组概念和假设来描述与护理有关的现象，阐明护理的目标和范围。护理概念模式是护理理论家根据自己的护理实践及对护理4个核心概念（人、环境、健康、护理）的认识，用高度概括、抽象的方法，将护理的特征进行归纳而成。护理概念模式不仅阐述护理的指导思想和基本观点，还描绘出护理的总体结构和方法。

护理概念模式常应用于护理理论结构的初期及护理科研、教育和实践之中。通过概念模式把护理学所研究的不同概念联系起来，研究其中的相关性和相互影响，继而形成护理研究、课程设置或临床实践的基本框架。

广为人知的概念模式有纽曼的系统模式（Neuman systems model）、奥瑞姆的自理模式（Orem self-care framework）、罗杰斯的整体人科学模式（Rogers science of unitary human beings）和罗伊的适应模式（Roy adaptation model）、约翰逊的行为系统模式（Johnson behavioral system model）和金的概念框架模式（King conceptual system）。

（二）护理概念模式的重要性

护理概念模式的倡导者认为，使用概念模式有利于护士间的交流，有助于促进护理知识体系的发展和完善，并且可为护理实践、护理研究、护理教育和护理管理提供系统方法。美国护理理论家约翰逊在谈到护理概念模式的重要性时说："概念模式对护士很重要，因为它们对护士为患者提供的服务进行哲学的和实用的指导，这种服务是只有护士才能够提供的全方位的服务，区别于任何其他卫生保健专业所能够提供的（服务）。"

护理概念模式不仅为护士也为全社会提供了明确的护理目的和范围，还为护理效果的客观记录提供了一种范式。约翰逊解释说："概念模式向护士和全社会说明护理专业的任务和领域，澄清护理责任的范围，并使从业者和/或整个专业将服务及其结果规范化。"

二、护理理论

（一）概念及组成部分

理论（theory）是由一组概念和命题组成，通过设计概念间的具体关系反映对研究对象的一种系统观点，以达到描述、解释、预测和控制事物发展的目的。胡佛（Hoover）认为，理论对建立学科科学基础的贡献在于：①以理论为基础，对观察到的现象和有关材料进行解释；②以理论为指导，把研究结果联系起来，使科学知识得以积累；③为研究概念和变量提供理论框架，使这些概念和变量在研究的现象中获得特殊的意义；④为解释研究结果以外的研究发现提供理论框架，从而扩充学科的知识基础。

护理理论主要研究的是人、健康、环境和护理等概念及其相互联系。每个理论家都基于自己的理论观点对这4个概念进行定义，并阐述它们之间的相互联系。

（二）基本特征

1990年特瑞斯（Torres）提出了以下7条理论的基本特征。

1. 理论可以将不同的概念有机地结合，以产生对一特定现象不同角度的看法。一个理论必须识别出一个以上的概念，这些概念之间的关系应该明确。例如，自理模式中提出"自理缺陷"和"护理"两个概念，"自理缺陷"被描述为个体没有能力完成有关促进健康的活动，"护理"被描述为协助个体完成促进健康的活动。自理需要理论指导护理实践，以识别个体的自理缺陷或需要，并给予帮助。

2. 理论必须有自然的逻辑。概念之间的相互联系必须按指定顺序，并且始终保持一致。

3. 理论必须简单易懂，且易于推广应用。

4. 理论可以作为假说的基础而经受检验，或能继续发展。

5. 理论通过科研及验证以促进和协助学科知识体系的发展。对理论的科研和验证可以加强护士对实践的描述、解释、预测和控制。

6. 理论可以被实践者应用于指导和改进实践。实用性是理论的一个最重要特征。

7. 理论必须与已经证实的理论、定律和原理相一致，但仍留有进一步探讨和发展的余地。

三、护理理论与护理概念模式的区别

概念模式和理论都是由一组表示关系的陈述组成，试图描述和解释现象和系统。两者的区别主要有以下几个方面。

1. 抽象程度和目的　概念模式中的概念通常具有高度的抽象性。因此，所构建的概念间的关系也极其抽象，无法从现实世界中直接观察到，且具有的经验依据有限。而理论中的概念则更具体，包含完整的概念定义和连接概念的命题。同时，理论比概念模式展示更为具体的现象，更详细地解释所推测的关系，因而理论具有更强和更为可靠的预测性。

总之，护理概念模式是由多个抽象、综合性的概念和命题构成；而护理理论则侧重于一个或多个相对具体和固定的概念和命题。

2. 实际应用 概念模式与理论的另一重要区别是它们在用于实际工作之前需要的步骤数量。例如，如果某一论著是确认生理需要可作为一种评估参数，而没有解释身体各系统正常和病理功能之间的区别，通常此论著为一种概念模式，该论著不能直接用于实践，正常的和病理的身体功能理论须与概念模式相结合以做出对身体功能的判断。反之，如果某一论著包括详细的行为描述，或对影响特定行为的特定因素的解释，则此论著一般为理论，可直接用于实践。

总之，无论在研究、临床实践、教育或管理中，概念模式是不能被直接应用的。也就是说，一种概念模式须结合一个或多个理论，以符合实施所需要的概念——知识理论体系。

四、护理理论和护理概念模式对护理发展的影响

护理理论和护理概念模式的发展促进了护理知识体系的发展和完善，为护理实践、教育、研究和管理提供了科学的依据。同时，护理理论和护理概念模式在护理实践、教育、研究和管理的应用中得到检验和完善。

1. 护理理论和护理概念模式与护理实践 护理实践是产生护理理论和护理概念模式的根源。护理学家通过对护理实践中的现象进行科学观察、分析和研究，发现其中相互关联的概念并总结规律，从而塑造护理理论和护理概念模式。将理论或模式应用于护理实践，可以解释和预测护理实践中的现象，改变了护士只凭传统经验和直觉工作的方式，从而指导护士采取有效的护理措施，提高实践水平，使护理工作朝着科学性、自主性和独立性的方向发展。

同时，护理实践对护理理论和模式的完善亦起着非常重要的作用。实践对护理理论进行验证、修正和支持，护理理论进而又指导实践。

2. 护理理论和护理概念模式与护理教育 护理理论和护理概念模式为护理教育提供了指导思想和理论依据。在不同的护理理论和模式指导下，学校制订了自己独特的教育宗旨和课程设置，并贯穿于整个教学活动之中。

3. 护理理论和护理概念模式与护理研究 护理理论和护理概念模式通常是护理研究的理论基础和框架，以帮助研究者确定研究问题的方向、目的、方法和工具，并应用理论或模式对结果进行分析和解释。护理研究是护理理论发展的基础，针对某一理论研究得越多，对护理实践的指导和应用价值就越高。只有不断地进行检验和修正，理论或模式才能不断地发展和完善。

4. 护理理论和护理概念模式与护理管理 护理理论和护理概念模式中对人、健康、环境和护理的定义及其相互联系的阐述，可以帮助护理管理者确立护理机构的护理宗旨、服务方向及工作目标和方法，促进护理管理的科学化，确保护理工作有效进行和质量提高。

第二节 奥瑞姆自理理论

多萝西娅·奥瑞姆（Dorothea E.Orem）是美国著名的护理理论家。奥瑞姆1914年出生于美国马里兰州巴尔的摩市，1934年在华盛顿特区普洛威顿斯（Providence）医院护校的护理证书班毕业，1939年在美国天主教大学获得护理学学士学位，1945年在美国天主教大学获得护理学硕士学位。她工作经历丰富，先后担任临床护士、护士长、实习带教老师、护理部主任、护理教育咨询家、护理研究者等职务，对临床护理、护理教育、护理科研等领域有深刻的体验和感受，为其理

论发展奠定了坚实的实践基础。

奥瑞姆丰富的护理实践经验激发了她对"什么是护理，什么是合适的护理工作，何时提供护理更恰当，护士与接受护理者之间的关系如何，护士与其他保健人员之间的关系如何，为什么人需要护理"等问题进行深刻思考，她认识到，"当人们在无法照顾自己时就需要护理"，从而开始发展自理缺陷护理理论（self-care deficit nursing theory），并逐渐形成理论概念和框架，并于1971年在其出版的《护理：实践的概念》（*Nursing：Concepts of Practice*）中首次公开阐述较为成熟的理论思想。目前，此书已被翻译成日语、意大利语、法语、西班牙语、荷兰语、德语等多种语言，其理论思想已应用于十余个国家。

知 识 拓 展

自 理 理 论 的 构 建 和 发 展 历 程

自理理论的构建始于1958年，此时奥瑞姆担任华盛顿州卫生教育福利部教育司护理咨询顾问。1959年，她出版了《职业护理教育课程设置指南》（*Guidelines for Developing Curricula for Education of Practical Nurses*），指出当人们因健康问题无法自我护理时，就产生了对于外来照护的需求，而护理则是为人们提供照护的职业。该书被认为是自理理论的雏形。

1971年正式出版的《护理：实践的概念》（*Nursing：Concepts of Practice*）一书则被认为是奥瑞姆自理理论的精髓和结晶，将她丰富的个人工作经验与哲学、心理学、物理学、社会学、逻辑学等相结合。该书于1980年、1985年、1991年、1995年及2001年5次再版。第1版中主要针对个人，阐述了个体的自理、自理需要和自理能力；第2版则延伸到家庭、团体及社会，阐述了人群的自理概念；第3版将自理理论进一步发展成为自理理论、自理缺陷理论和护理系统理论；第4版重点阐明自理缺陷理论，并增加了儿童、团体和社会应用方面的内容；第5版从个体、家庭、群体和社会方面综合阐明了自理理论在临床护理、护理管理、护理教育和护理科研等领域的应用；第6版进一步强调了人际护理，增加了对心理健康的重视。每一版除包括奥瑞姆本人所做的相关修改外，也融入了同期不同护理专业人士在不同情境下对自理理论的应用研究。

（资料来源：姜安丽. 护理理论［M］. 北京：人民卫生出版社，2009.）

一、奥瑞姆自理理论的主要观点

奥瑞姆自理理论由3个相互联系的分理论组成，即自理理论、自理缺陷理论和护理系统理论。

（一）自理理论

自理理论重点说明了什么是自理，人有哪些自理需要，哪些因素会影响个体的自理能力。奥瑞姆认为，每个人都有自己自理的需要，而自理需要根据个人的不同健康状况及生长发育的不同阶段而有所不同。当自理需要小于或等于个体的自理能力时，人就可以完成自理。该理论包括自理、自理能力、自理需要等概念。

1. 自理（self-care）　即自我护理，是个体为维持生命、个体功能、自身发展和精神完好状态而采取的一系列活动。当个体能有效地进行自理时，则有助于维护人的整体性并促进个体功能的发展。自理可以通过学习或经他人的帮助、指导而获得。自理是一系列连续的、有目的的活动，有效地执行自理活动有助于维持人体结构完整及功能正常，并有利于个体的发展。健康人不需要他人的帮助，具有进行自理的能力。而一旦健康状态发生变化，必须依赖他人才能生活或维持生命时，自我护理者就会变为护理接受者，就需要通过护理活动，弥补体力、意志、知识的不足，使其逐步恢复自主生活的能力，适应社会需要。

2. 自理能力（self-care agency）　即自我护理能力，是一个身心发展趋于成熟或已成熟的人后天获得的一种综合能力，指人所具有的参与自我照顾、完成自理行动的能力。这种能力可受年龄、性别、生长发育阶段、健康状况、生活方式、家庭因素、社会文化背景、卫生保健系统状况、可获取资源等条件的影响。不同的人甚至同一个人在不同的阶段或处于不同的状况下其自理能力也是不同的。人的自理能力可以在生活中得到不断发展，一方面可通过自我尝试、思考及经验积累得到提高，另一方面可通过向他人学习得以提高。在正常情况下，成人能主动照顾自己，婴儿、儿童、患者、残疾人则需要部分或全部护理或帮助。

3. 治疗性自理需求（therapeutic self-care requisite）　指在一定时间内执行的、通过有效方法或一系列相关行动来满足已知自理需求的自理行动的总和，简单地说是在某一阶段个体自理需要的总和。每个人的治疗性自理需求在一生中都有所不同。

4. 自理需要（self-care requisite）　指那些公认的或假设的，为管理个体的功能、发展和精神完好而必须执行的活动需要。奥瑞姆指出，为帮助个体选择合适的自理行为，自理需要的表达中应包括 2 个方面：一是应执行什么活动；二是执行该活动的目的。她将人的自理需要分为 3 类：一般的自理需要、发展的自理需要和健康欠佳时的自理需要。

（1）一般的自理需要（universal self-care requisite）：指与维持和保持机体结构和功能的完整性及生命过程息息相关的需要。一般的自理需要是所有人在生命周期的各个发展阶段必不可少的。这些需要相互关联、相互影响。具体包括：①摄入足够的空气、水和食物等；②排出体内的代谢产物，主要包括排泄过程的控制和调节；③维持活动和休息的平衡；④维持独处和社会交往的平衡；⑤预防或避免对生命、机体功能和精神完好有危害的因素；⑥满足个体符合社会期望的渴望。

（2）发展的自理需要（developmental self-care requisite）：指与发生在人的各个发育阶段的事件及可能影响个体发展的事件有关的需要。具体包括 3 个部分：①提供促进发展的条件，主要指为保证婴幼儿或生理/心理异常者的生理、心理、精神社会发展，照顾者应向其提供各种条件（如水、食物等具体物资，安全的环境，情感的支持，适当的教育等）；②积极参与自我发展，主要指个体应主动、有意识地参与自身的发展，如认清自我、明确自己的社会角色和社会责任、促进精神和心理发展；③在人的各个发育阶段，可能会有各种各样的情境或问题干扰个体的发展，应予以重视并及时采取适当的应对措施。

（3）健康欠佳时的自理需要（health deviation self-care requisite）：指个体在遭受疾病、损伤，

以及诊疗过程中产生的自理需要。例如，腿部骨折后需使用拐杖进行行走；结肠癌患者手术后需自我护理人工肛门。这方面的需要常包括以下几类：①寻求及时而适当的医护帮助；②预防和警惕疾病所产生的并发症（身、心两方面），出现后及时给予处理；③有效地采取诊断、治疗和康复措施；④认识到治疗措施所引起的不适或不良反应，并进行相应的调整及护理；⑤改变自我概念或自我形象，适应自身健康状况的改变和接受需要医护照顾的事实；⑥在患病或诊断、治疗时，学会调整生活方式，以促进个人发展。

（二）自理缺陷理论

自理缺陷指自理能力不足以满足自理需要。自理缺陷理论是奥瑞姆护理理论的核心，主要阐述了人什么时候需要护理。她认为，当个体的自理能力能够满足治疗性自理需求时，个体处于一种平衡状态，当个体的自理能力无法满足治疗性自理需求时，平衡被破坏，即出现了自理缺陷。自理缺陷包括2种情况：一种是个体的自理能力无法满足其个人的治疗性自理需求；另一种是照顾者的自理能力无法满足被照顾者的治疗性自理需求。自理缺陷出现的时候就是需要护理的时候。这也就是说，当治疗性自理需求超过自理能力时，就需要护士提供帮助。

奥瑞姆认为，有5种方法可以用来弥补自理缺陷：①代替做；②指导和监督；③提供生理和心理上支持；④提供并保持促进个人发展的环境；⑤教育，包括技能和知识教育。护士在护理患者的过程中可运用其中一种或多种方法。

（三）护理系统理论

护理系统理论主要阐述的是如何通过护理系统帮助个体满足其治疗性自理需求。护理系统（nursing system）是由护士为患者所提供的护理行为和患者自身的行为所构成的行为系统。奥瑞姆将护理系统分成3类。

1. 全补偿系统（wholly compensatory system） 指在患者没有能力进行自理活动或在医嘱不允许活动的情况下，需要护理给予全面的帮助。该系统通常适用于3类患者：①患者在神志和体力上均完全没有能力参与自理活动，如昏迷、全麻未醒的患者；②患者神志清醒，了解自己的自理需求，但在体力上没有能力去完成自理活动，如第3～4颈椎损伤高位截瘫患者；或遵医嘱限制躯体活动的患者，如心肌梗死急性期的患者；③患者虽然具备完成自理需求的体力，但因存在精神障碍无法对自己的自理需求作出判断和决定，需护士提供全面帮助，如精神分裂症患者、阿尔茨海默病患者。

2. 部分补偿系统（partly compensatory system） 指在满足患者治疗性自理需求中，既需要护士提供护理照顾，也需要患者自己采取自理活动，在这一过程中护士和患者均起主要作用。临床上患者无法独立完成自理的主要原因如下：①因病情或治疗需要，限制了其活动能力；②缺乏自理所需的知识技能；③心理上没有做好学习或进行某些自理行为的准备。例如，近期接受了腹部大手术的患者，自己可以完成进食、洗漱等日常自理活动，但换药和行走需要护士帮助。

3. 辅助﹣教育系统（supportive-educative system） 指患者要通过学习才能具备完成某些自理活动所需要的能力。在此过程中，患者能完成所有的自理活动，但需要在协助下作出决策、控制行为及学习相关知识和技能。护士的职责从上述两个系统中的"替/帮他做"过渡为"教育、支持他做"，促进、提高患者的自理能力，促使患者成为自理者。例如，帮助哮喘患者正确使用平喘喷雾剂。

奥瑞姆指出，在运用这3种系统时应持发展、开放的观点，首先要充分估计患者的自理能力，判断患者的治疗性自理需要，然后根据患者不同的病程选择与之相适应的护理系统，切忌将这3个系统视为静态的、彼此孤立的。例如，对一个分娩的产妇，可以在产程早期使用辅助－教育系统对其进行护理；随着产程的进展，护理系统应转变为部分补偿系统。若她需要剖宫产，则在术中及术后麻醉未清醒时，选择全补偿系统对其进行护理，麻醉清醒后可采用部分补偿系统，而出院前又可采用辅助－教育系统对其进行护理。

总之，奥瑞姆认为，护理系统是一个动态的行为系统，由一系列行为构成。选择有效护理系统的目的是选择最佳的护理方法，以帮助患者满足自理需要。护理的终极目标就是恢复和提高患者的自理能力。奥瑞姆提出的3种护理系统中，护士与患者的行为见图2-1。

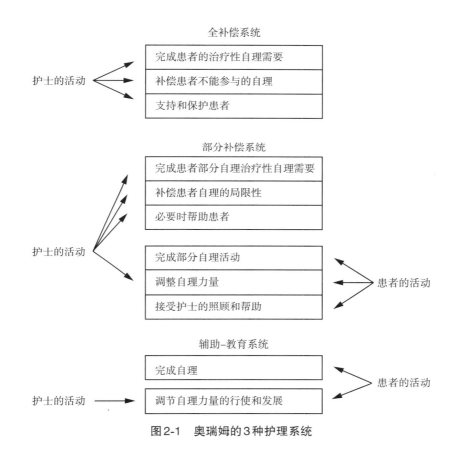

图2-1 奥瑞姆的3种护理系统

二、奥瑞姆理论与4个基本概念

奥瑞姆理论对人、健康、环境、护理4个基本概念做了以下解释。

（一）人

奥瑞姆自理理论中的人指接受护士帮助和照护的人，包括个人、家庭、社区和社会群体，因而护士对患者进行健康教育是促进患者自身能力发展的必要途径。奥瑞姆认为，人是一个有自理能力的个体，其功能包括生理的、心理的、人际的和社会的功能。因此，自理活动也会涉及这几个方面。人与其他生物之间明显的不同之处在于人具有以下能力：①能够反映自己及其环境；②能够总结并解释经验；③能够创造性地为自己和他人谋幸福。

奥瑞姆认为，个体有学习和发展的潜力，人不是通过本能而是通过学习来达到自理的，且其学习可受到年龄、智力、文化、社会和情感状态等因素影响。若个体无法通过学习达到自理，则由他人学习后再提供给他。护理就是其中的一种形式。自理能力的培养和发挥是尊重人的尊严、调动人的主观能动性、尊重人的权利的表现。

（二）健康

奥瑞姆支持世界卫生组织关于健康的定义，即健康不只是没有疾病和衰弱，而是身体、心理和社会方面的完好状态；并指出，健康包括身体、心理、人际关系和社会方面的健康，它们是不可分割的。健康可以有不同的状态，可以从一种状态过渡到另一种状态；保持内外环境的稳定与健康密切相关。奥瑞姆还指出，健康应以预防保健为基础，并采用三级预防概念，包括促进和维持健康（初级预防）、治疗疾病（二级预防）和预防并发症（三级预防）。

（三）环境

奥瑞姆认为，环境是人以外的所有因素，也是人体外在必然存在的影响因素。人类环境可分为理化环境和社会文化环境两大类。奥瑞姆还认为，在现代社会具有以下2种价值观。

1. 人生活在社会中希望能够自我管理，并对自己的健康及其依赖者（如未成年的子女或自理能力严重受损的家人）的健康负责。

2. 大多数社会对那些不能满足自理需要的人们，如患者、老年人、残疾人或任何需要帮助的人是不会拒绝的，并会在他们有困难时，根据他们的现有能力提供帮助。

可见，自我帮助和帮助他人都被社会认为是有价值、有意义的活动。护理是基于上述2种价值观的一种特殊服务形式。社会提倡自我护理，而护理也是合乎社会需要，并且是十分必需的活动。

（四）护理

护理是克服和预防自理缺陷发展，或为不能满足自理需求的个体提供帮助的活动。通过护理，个人或群体得以维持或改变他们自身或周围的环境，从而满足其自理需要。

护士能对个人或群体提供护理的特殊能力称为护理能力。护理能力与自理能力都是执行特殊行为的能力，护理能力的运用是为了他人的利益和幸福，而自理能力则是为自己的利益和幸福。随着个体健康状况的恢复或当个体已学会如何进行自理时，个体对护理的需要也就逐渐减少直至消失。

三、奥瑞姆理论与护理程序

奥瑞姆认为，一个专业护士应对整个护理程序负责，并且还应充分争取和整合其他各种专业人员的援助。奥瑞姆将护理程序分为3个步骤。

1. 诊断与处置　此步骤相当于一般护理程序的护理评估、护理诊断两步骤。包括确定"为什么这个患者需要护理照顾"，即评估患者有哪些治疗性自理需求，患者自理能力如何，是否存在自理缺陷，为什么会出现缺陷，患者在自理能力方面有哪些局限性和潜力等。然后对收集到的资料进行分析和解释，对有关照顾作出判断。

2. 设计护理系统，制订护理计划　此步骤相当于一般护理程序的护理计划步骤。在这一步中，首先，护士应根据第一步的结果，从全补偿系统、部分补偿系统或辅助－教育系统中选出适合患者目前情况的一个护理系统。其次，根据所选择的护理系统，设计提供护理照顾的方案，包括具体的护理方法、措施及实施方案的时间安排、先后顺序、环境条件、所需用物或设备等。

3. 护理系统的产生和管理　此步骤相当于一般护理程序的护理实施和护理评价步骤。在这一步中，护士根据计划和方案对患者实施护理，并且在执行过程中，护士要不断观察患者的反应，以评价护理措施的效果，再根据患者的自理需求和自理能力调整所选择的护理系统，修改护理方案。

奥瑞姆护理程序与一般护理程序的比较见表2-1。

表2-1　奥瑞姆护理程序与一般护理程序的比较

奥瑞姆护理程序	一般护理程序
第一步：诊断和处置。确定为何需要护理，并进行分析和解释，对有关照顾作出判断	护理评估
	护理诊断
第二步：设计护理系统，制订提供照顾的计划	护理计划
第三步：护理系统的产生和管理	护理实施
	护理评价

四、奥瑞姆理论应用现状

20世纪80年代后，奥瑞姆理论迎来了发展的黄金时期，为许多大学和医院所采纳，成为护理教学和临床护理的指导理论，为护理学科的发展作出了重大贡献。

（一）在临床护理中的应用

奥瑞姆自理理论适用于多个患者人群，以慢性病患者为主。自奥瑞姆自理理论问世以来，国内外发表了大量关于自理理论在临床运用研究的文献，涉及对各科患者自理能力的评估、对癌症放化疗患者自理行为的描述，以及将自理理论运用于慢性病患者（尤其是糖尿病患者）、大面积烧伤患者、精神分裂症患者及妇产科和儿科患者等。这些研究证实了自理理论的实用性和可行性。自理理论拓展了护理临床实践领域，是目前临床实践中应用最广泛的护理理论。

（二）在护理教育中的应用

奥瑞姆自理理论可作为护理教学中学习知识的理论框架，该理论在护理教育中已成为课程设置的重要指导思想，引导各个层次的护理教育。目前全球有多个护理学院，包括美国华盛顿特区乔治城大学、俄亥俄州医学院等，都将奥瑞姆自理理论作为课程设置的理论框架，并结合现代合格护士的核心能力，选择教学知识和技能、制订教学大纲，并要求学生在自理理论的指导下进行护理评估和计划、健康教育和日常的护理活动。

（三）在护理科研中的应用

奥瑞姆自理理论已被广泛地应用于护理科研。研究者根据该理论中的概念和内涵，发展了很多研究工具，包括：①普适性量表，如自我护理能力测定量表（exercise of self-care agency scale，ESCAI）、丹尼斯自理能力测量工具（Denyes self-care agency instrument，DSCAI）和丹尼斯自理实践测量工具（Denyes self-care practice instrument，DSCPI）等；②特异性量表，如高血压自我护理量表（HBP self-care profice，HBPSCP）、减盐自我护理能力量表（dietary sodium reduction self-care agency scale，DSR-SCA）等。利用发展的研究工具，评估不同研究对象的自理能力水平并探讨其影响因素，或探讨自理理论中的主要概念与其他健康领域相关概念之间的相关性。另外，学者们也开展了大量的干预性研究，研究以奥瑞姆自理理论为理论基础，针对不同人群构建并验证干预方案的效果。

第三节　纽曼系统模式

贝蒂·纽曼（Betty Neuman）1924年出生于美国俄亥俄州，1947年在俄亥俄州阿克伦人民医院护校获得护士证书，1957年在加州大学洛杉矶分校获得护理本科学位，1966年获得精神卫生和公共卫生咨询硕士学位，1985年获得西太平洋大学临床心理学博士学位。纽曼的工作经历涉及临床护士、护士长、护理部主任、公共卫生护士、精神病咨询专家、护理系教授及主任等，在公共卫生护理、社区精神及心理护理方面尤有建树。

1970年，纽曼在为加州大学硕士研究生设计课程时，为帮助学生从广度而非深度理解护理相关概念时提出该模式的基本观点。1972年她在《护理研究》（*Nursing Research*）杂志上发表了《以教育整体的人来对待患者问题的一个教育模式》（*A Model for Teaching Total Person Approach to Patient Problems*），正式提出了系统模式。之后，纽曼对该模式进行了修改，于1974年被编入《护理实践的概念模式》一书中。其著作《纽曼系统模式》在1982年首次出版，于2010年发行了第5版。

纽曼系统模式（system model）是一个综合的、以开放系统为基础的护理概念性框架。纽曼认为，个体、群体（家庭）和社区是多维的，与环境中的应激源不断地进行互动。该模式着重阐述了个体系统对其环境中现存和潜在的应激源的反应，以及如何运用一级预防、二级预防及三级预防的活动来维持或恢复系统平衡。纽曼系统模式被广泛应用于指导临床护理实践。

一、纽曼系统模式的主要观点

纽曼系统模式重点阐述4个方面的内容：与环境互动的个体系统、应激源、个体面对应激源的反应及对应激源的预防。

（一）个体系统

在纽曼系统模式下，人被定义为个体系统（clients system）。纽曼系统模式的核心是应用整体论、系统论的观点来看待个体。纽曼认为，个体系统是整体的、多维的，个体系统状态的稳定性及正常防御线都会受到环境中已知、未知应激源不同程度的威胁。个体系统在应对应激源刺激时，其稳定水平是由个体系统的变量、基本结构、抵抗线、防御线和相互作用的5个方面的状态及它们之间相互的协调程度决定的。纽曼个体系统模式可用图2-2表示。

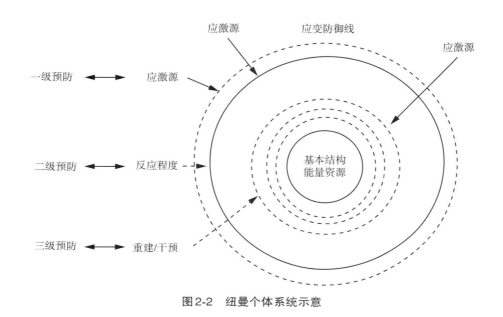

图2-2 纽曼个体系统示意

1. 个体系统的变量 个体系统包含5个变量：①生理变量，指身体结构和功能；②心理变量，指个体的心理过程和内、外互动环境的影响；③社会文化变量，指社会和文化的功能及影响；④发展变量，指生命的发展过程及活动；⑤精神变量，指精神信仰和信念。无论个体处于健康还是疾病状态，个体系统都由这5个相互联系的变量组成，它们之间的关联程度决定了个体系统对于环境应激源的抵抗能力。

2. 基本结构（basic structure） 又称能量源，是个体所需的生存因素和其先天内外部特征的综合，包括生物体维持生命所需的基本因素，如解剖结构、生理功能、认知能力等。基本结构受个体系统5个变量的功能状态和相互作用的影响。基本结构一旦遭到破坏，人体便有患病的风险。

3. 防御线

（1）弹性防御线（flexible line of defense）：又称动态防御线，位于最外层，是个体系统的第一道防御机制，可保护正常防御线免受应激源的破坏，从而维持系统的稳定性。它是动态的，能在短期内迅速发生变化。当环境施加压力时，它是正常防御线的缓冲剂，可以防止应激源侵入系统；而当环境给予支持并有助于成长和发展时，它是正常防御线的过滤器，受个体生长发育、身心状况、社会文化等影响，其功能会因某些变化，如失眠、营养不良或其他日常生活变化而降低。

纽曼认为，弹性防御线是一种手风琴样的作用机制，可以在正常防御线之间快速扩张和回缩，该防御线越远离正常防御线，其缓冲、保护作用越强；越靠近正常防御线，保护作用越弱。当弹性防御线不能再保护个体系统对抗应激源时，应激源才会破坏正常防御线，个体才会表现出对应激源产生的反应和症状。

（2）正常防御线（normal line of defense）：位于弹性防御线和抵抗线之间的一层实线圈，是个体系统的第二道防御机制，是每个个体系统经过一定时间逐渐形成的对外界反应的正常范围，能反映个体系统的稳定状态及通常的健康良好状态。正常防御线是一个动态的圆圈，可扩展或收缩，与弹性防御线相比，较稳定，变化速度相对慢得多。正常防御线的存在有利于个体抵抗各种应激源，维持个体日常的健康稳定状态。正常防御线的动态变化与系统需要随时应对各种应激源、保持系统的稳定有关，其扩张反映健康增进，回缩则反映健康衰退。当应变防御线的应变作用不能再保护系统对抗应激源时，应激源就会破坏正常防御线而导致疾病。

4. 抵抗线（line of resistance） 位于最里层，是个体系统的第三道防御机制，是保护基础结构、防御应激源的一些内部因素。它可以防止外界应激源的直接入侵，保护正常防御线，使个体系统免受应激反应的影响。如果抵抗线的作用是有效的，则系统平衡可以恢复；如果抵抗线的作用是无效的，则系统会因能量耗尽而崩溃。

总之，个体对应激源的防御力表现为弹性防御线、正常防御线和抵抗线的强度，弹性防御线保护正常防御线，抵抗线保护基础结构。弹性防御线对个体的应激源立即产生反应并试图维持系统的稳定。如弹性防御线未奏效，正常防御线就被打破，应激反应或症状则会出现，抵抗线开始作用，如有效则系统恢复健康。应变防御线的状态决定着应激源出现时个体系统是否会有反应。个体系统本身的各种防御线和抵抗线彼此间相互运作，以保护个体的基本结构，并与环境互动，促进个体系统的稳定，达到最佳的健康状态。纽曼的这一论述为国内外护理界广泛认同，并反映了整体护理哲学思想的核心观点。

（二）应激源

在纽曼系统模式中，应激源（stressor）定义为来自环境中的威胁个体弹性防御线和正常防御线，引发紧张并影响个体稳定和平衡状态的所有刺激或力量。应激源可以独立存在，也可以多种同时存在。应激源按其性质可分为个体内应激源、人际应激源和个体外应激源。

1. 个体内应激源（intrapersonal stressor） 指来源于个体内部、与个体的内环境相关的应激源，如缺氧、疼痛、孤独等。

2. 人际应激源（interpersonal stressor） 指来源于2个或2个以上个体之间、在近距离内作用的应激源，如护患冲突、家庭关系危机等。

3. 个体外应激源（extrapersonal stressor） 指来源于个体系统之外、作用距离比人际应激源更远的应激源，如社会政策的变更、环境污染等。

个体外和人际应激源均与外部环境有关。纽曼认为，应激源是中性的，而承受应激源的结果可能是有益的、积极的或有害的、消极的。因而，护士应仔细评估应激源的数量、强度、持续时间及对该系统的意义和系统既往的应对能力等，这对实施护理干预是非常重要的。

（三）反应

纽曼认同汉斯·塞利（Hans Selye）对应激及应激反应的观点。纽曼强调应激反应不是仅局限在生理方面，而是生理、心理、社会文化、发展和精神反应多方面的综合反应；并非所有应激反应对个体都有害，其应激反应的结果可以是负性的，也可以是正性的。

（四）预防

护理活动的主要功能是控制应激源或增强人体各种防御系统的功能，以促进个体系统保持或恢复稳定，达到最佳的健康状态。纽曼认为，护士应根据个体系统对应激源的反应采取以下3种不同水平的预防措施，以获得、恢复或维持系统的平衡。

1. 一级预防（primary prevention） 指在只是怀疑或已确定有应激源而尚未发生反应的情况下就开始进行的干预。目的是避免应激源或减少危险因素，保护正常防御线，加强弹性防御线，以预防不适应状况的发生，维护健康状态。一级预防的主要内容是健康促进和健康维护。干预措施可包括预防免疫、健康教育等。

2. 二级预防（secondary prevention） 指个体系统对应激源已发生反应时进行的干预。护士的任务主要是早期发现病例、早期治疗症状并且试图增强内部抵抗力以减少反应，保护个体系统的基本结构，如进行各种治疗和护理。纽曼指出，如果二级预防措施有效则护理对象恢复健康；如果二级预防措施失败，护理对象则会发生疾病，严重者可死亡。

3. 三级预防（tertiary prevention） 指经过二级预防措施的干预后，个体系统达到一定程度的稳定时进行的干预。目的是维持现状，避免其他应激源的刺激或目前健康状况进一步恶化。其干预措施与一级预防有些类似，如进行健康教育、提供康复条件等，不同的是，三级预防措施实施在不良反应发生之后。

总之，一级预防的目的主要是保持系统的稳定，二级预防的目的主要是获得系统的稳定，三级预防的目的主要是维持系统的稳定。针对个体系统的不同状况，可采取一种或多种预防措施进行护理干预。

二、纽曼系统模式与4个基本概念

在纽曼系统模式中，纽曼对护理的4个基本概念（人、环境、健康、护理）做了以下解释。

（一）人

人被定义为个体系统。人以基本结构为核心，其外被三层防御体系环绕形成一个开放系统。

（二）环境

环境被定义为"在一定时间内围绕个体系统的所有内部和外部因素或影响"。环境也是动态的，环境与系统之间的影响是相互的，既可以是正性影响，又可以是负性影响，并且系统和环境的变化可以影响应激反应的方向。环境可分为3种：内环境、外环境和自生环境。

1. 内环境（internal environment） 指个体系统内部所有相互作用的影响因素。包括存在于个体内部的因素或个体内部的应激源及相互作用，如疾病、先天缺陷、不良情绪等。内环境是个体系统内部应激源的来源。

2．外环境（external environment） 指个体系统外部所有相互作用的影响因素。包括气候、贫穷、人际关系、护患冲突等。外环境是个体系统之外和人际应激源的来源。

3．自生环境（created environment） 指处于开放系统中的个体应对应激源的威胁，为保护和维持自身稳定性、统一性和整合性，对系统的基本结构、防御功能等各种变量进行有意或无意的动员和利用，使能量在内环境和外环境之间相互交换而形成的独特环境。因此，自生环境能够保护个体系统远离体内的、人际的和体外的应激源，以维持个体系统的稳定性。

（三）健康

健康被定义为在特定的时间内，个体系统在对应激源的正常反应范围内所达到的最理想的稳定和协调状态。纽曼建议把健康置于与疾病相应的一个连续统一体中，即健康－疾病连续状态。健康是动态的，在任何特定的时间处于一个在正常范围内变化着的不同水平，由于基础结构因素和对环境中应激源的调节情况不同，在整个生命周期中健康水平可上升或下降。

纽曼还将健康看成生活的能量，不断地在个体系统和环境之间流动。最佳健康指可获得能量以支持系统处于连续体上的最佳状态。

（四）护理

纽曼强调护理的整体性和系统性，护理应从整体的角度来考虑个体系统的问题。纽曼认为，护理是关注影响个体应激反应的所有相关变量的独特专业，与影响人类对应激源反应的所有变量相关联。护理的主要目标是帮助系统获得、保持和恢复系统稳定，即护士通过有目的的干预使个体减少与应激源的接触，或通过在3个防御水平间的有效干预来减弱个体对应激源的反应，从而帮助个体、群体（家庭）和社区获得、恢复或维持最高水平的健康。

三、纽曼系统模式护理程序

纽曼提出的护理程序包括3个步骤：护理诊断、护理目标和护理结果。

1．护理诊断 在做出护理诊断前，护士首先要进行护理评估。评估内容主要包括个体的基本结构、三层次防御线的特征；个体内、外、人际存在和潜在的应激源；个体为达到健康状态可利用的、潜在的或现存的内部和外部资源；个体以往的、现有的或将来可能有的应对方式；个体在生理、心理、社会文化、生长和精神5个方面对应激源的反应。根据评估结果，分析并明确个体偏离健康的问题，即护理诊断，排列护理问题的优先顺序。相当于一般护理程序中的"护理评估"和"护理诊断"。

2．护理目标 护士以保存能量，恢复、维持和促进个体系统的稳定性为总目标，与护理对象共同商讨所期望的结果及为达到这些目标应采取的护理措施。纽曼强调应用一级、二级、三级预防原则来制订具体的护理干预计划。此步骤与一般护理程序中的"护理计划"等同。

3．护理结果 护士评价护理干预的有效性。评价内容包括个体对应激源的变化和排序的更改、个体防御线的变化、个体应激反应的缓解程度，以及与护理对象确认护理目标是否已经达成。

通过对护理结果的有效性进行评价，进一步修订和调整护理计划。此步骤与一般护理程序中的"护理措施"和"护理评价"相一致。

四、纽曼系统模式应用现状

纽曼系统模式在国内外护理学实践领域中应用十分广泛。

（一）在临床护理中的应用

纽曼系统模式被广泛用于各类人群中，包括不同疾病的住院患者，如高血压、糖尿病、脑卒中、癌症等患者的护理中。此外，还被应用于对患者家属的评估和指导，以及对护士、护理专业学生的评估等。

（二）在护理教育中的应用

纽曼系统模式最初是作为一种教育模式提出的。随着纽曼系统模式的不断完善和发展，它在护理教育实践中得到了广泛应用。纽曼系统模式被广泛应用于护理教育各个层次的课程设置，如指导护理课程设置、构建护理教学方法、作为高年级实践教学的理论框架、完善和修改学科领域总的课程体系等；也可作为教学评价工具开发的理论指导框架，已广泛应用于社区教学效果评价工具、临床护理实践评价工具、情景模拟教学效果评价工具的开发。此外，纽曼系统模式在世界多个国家的护理教育评价中也得到了广泛应用，如评价课程设置的科学性、学生的学习效果和教学效果等。

（三）在护理管理中的应用

纽曼系统模式已被用作社区卫生管理和医院护理部门结构及功能重组的指导框架，以及护理管理者在教育和实践中管理和领导角色的指导框架，后者还发展了一个工具来评价"护理管理者建立和改变目标的条件"；被应用于各类型医疗机构的护理管理中，如综合性医院、儿童医院、社区护理机构、临终关怀机构和心理医院等。

纽曼系统模式是以整体人的方式看待人与环境不断相互作用的模式，该模式提出的问题包括应激反应、健康变化和保持系统稳定，出现这些问题的原因来自应激源。

随着当前对自理、初级预防的重视，以及人们促进健康意识的加强，保健工作者纷纷转向最佳健康照顾领域，护理也从面向疾病转至面向健康，因而该模式符合世界卫生组织提出的2000年实现综合保健的目标，与美国护理学会着重关心的潜在压力和初级预防保健也是一致的。

第四节　罗伊适应模式

卡利斯塔·罗伊（Sister Callista Roy）1939年出生于美国洛杉矶，1963年取得洛杉矶圣玛丽学院护理学学士学位，1966年取得加利福尼亚大学护理学硕士学位，并分别于1973年及1977年获得加利福尼亚大学社会学硕士及博士学位。罗伊的实践经验非常丰富，曾担任儿科护士长、圣玛丽学院护理系主任、医院的护理部主任、美国护理学会的委员等。

罗伊在攻读硕士学位期间注意到儿童在成长发展阶段的心理变化及对环境的适应能力和潜能，

认识到适应是描述护理的最佳途径，为此不断地进行此方面的研究，1964—1966年形成了罗伊适应模式（Roy adaptation model），并在此后多年对该模式进行不断地改善及发展。罗伊的理论专著主要包括《护理学简介：适应模式》《护理理论框架：适应模式》及《罗伊的适应模式》等。

一、罗伊适应模式的主要观点

罗伊适应模式的重点在于人的适应性，她关于护理、人、健康、环境的定义都围绕这个中心概念。人作为一个开放的、有生命的系统，不断地接受来自外环境和自身的刺激，人必须适应变化才能保持完整性。人对变化是否能够适应取决于输入的刺激和人的适应水平。

人的行为可分为适应性反应和无效性反应两种。适应性反应发生在人积极地应对环境变化的过程中，这种适应能促进人的整体性，从而达到健康。对刺激的无效性反应则可导致整体性破坏。护理目的是帮助人们通过控制环境中的刺激和提高人的适应水平，减少无效性反应，促进适应性反应。适应的最终结果是人们能够达到最高水平的良好健康状态。人的适应水平取决于主要刺激、相关刺激和固有刺激的联合作用。

罗伊适应模式有2个相互联系的次系统，称为过程和效应者。过程由调节者和认知者组成应对机转。人通过与生俱来的或后天习得的生物本能和精神力量来应对不断变化的环境，以维持生理、心理和社会的完整性。效应者由4个适应方面组成：生理功能、自我概念、角色功能和互相依赖。人对刺激的反应是通过这4个方面表现的。护士可按照这4个方面来评估人的行为是适应性行为还是无效性行为（图2-3）。

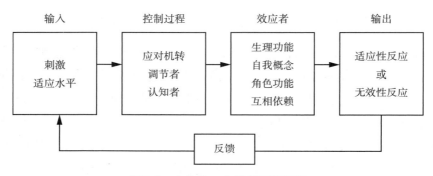

图2-3　人作为一个适应系统示意

1. 输入（input）　适应系统的输入可以来自外界环境，也可以来自人的内部。罗伊将这些输入称为刺激。罗伊将刺激分为3类。

（1）主要刺激（focal stimuli）：指人当前面临的必须对其做出反应的刺激，也是促使行为发生、引起人最大限度变化的刺激。主要刺激处于动态变化中。主要刺激可能是一种环境改变，如住院；也可以是一种关系改变，如新生儿的到来；还可能是生理改变，如疾病、外伤等。例如，对于一个术后的患者，在术后的两三天，疼痛可能是一个主要刺激；但随着疼痛程度的减轻及其他问题的出现，疼痛可能不再是患者所关注的焦点，即疾病不再是主要刺激。

（2）相关刺激（contextual stimuli）：指除主要刺激外，对人的行为变化有影响的其他内在或外部刺激。相关刺激对机体产生的影响可能是负性的，也可能是正性的。相关刺激可能是外在的，也可能是内在的，包括遗传因素、性别、年龄、自我概念、角色功能、相互依赖、应对机转与形式、生理与精神压力、文化、宗教背景等。例如，焦虑患者听舒缓的轻音乐有助于缓解焦虑，焦虑是患者的主要刺激，而轻音乐便是一个正性的相关刺激。

（3）固有刺激（residual stimuli）：指原有的构成本人特征的刺激。可能对当前行为有影响，但其影响作用不确切或未得到证实，通常不易观察和测量，如患者的性格、文化背景、以往的经历及过去的经验、态度、嗜好等。

以上3种刺激并非恒定不变，会在人与环境互动过程中相互转化。

2. 过程（process） 罗伊使用应对机转来说明人作为一个适应系统面临刺激时的内部控制过程。人通过与生俱有的或后天习得的生理调节和心理调节来应对不断变化的环境，如血管破裂后断端的收缩，手触到过热物体时的退缩，人在遇到不幸事件时的否认心理等。罗伊对这些应对机转提出了独特的护理科学概念，调节者（regulator）和认知者（cognator），为应对机转的次系统。前者是通过神经-化学-内分泌机制调节个体对刺激的自主性反应，后者是通过感知与信息处理、学习、判断和情感控制等过程调控个体对刺激的认知与情感反应。

3. 效应者（effector） 又称适应方式，是个体/群体应对刺激后的反应和表现形式，包括生理功能、自我概念、角色功能和相互依赖4个适应方面。

（1）生理功能（physiological function）：指与人的基本适应需要相关的生理需要，如呼吸、循环、营养、排泄、活动、休息、水电解质平衡、皮肤完整性等。生理方面的适应目的是维持人的生理完整性，反映人的生理健康水平。

（2）自我概念（self-concept）：指人在某一特定时间对自己的情感、信心与评价。自我概念反映个体的心理与精神完整性，以及心理与精神健康状况。自我概念包括：①躯体自我，是个体对自己的外形、外貌、身体功能的感知与评价；②人格自我，是人们对自己的智力、能力、性情、伦理道德、精神自我及社会地位等方面的感知与评价。自我概念方面的适应目的是维持人在心理方面的完整性，与人的心理健康有关。

（3）角色功能（role function）：指人根据社会所赋予的角色行使其责任的表现。一个人可能同时有几个不同的角色。角色功能的适应目的是维持人在社会方面的完整性，与人的社会健康有关。

（4）互相依赖（interdependence）：指人与其重要关系人或支持体系的关系，包括爱、尊重、彼此看重与在乎的付出与拥有。人们通过相互依赖获得帮助和情感，以保持精神健康。

4. 输出（output） 指人的行为。人的行为有内部的，也有外部的，可被观察到，也可被测量和记录。人的输出可以称为系统的反馈。罗伊把输出分为适应性反应（adaptive responses）和无效性反应（ineffective responses）两类。适应性反应有利于促进人的完整性，是个体/群体对刺激的调节与控制所产生的对人的生存、成长、繁衍、自主、自我实现及群体的稳定和成长起促进作用的行为反应。无效性反应则不利于维持人的完整性，是个体/群体对刺激的调节与控制所产生的对人的生存、成长、繁衍、自主、自我实现及群体的稳定和成长起威胁和阻碍作用的行为反应。

人作为适应系统面对刺激时，都会做出反应（输出）。反应是适应性还是无效性取决于人的适应水平。适应水平就是人对刺激以正常的努力形成适应性反应的范围。每个人的反应范围都是不同的，每个人的适应水平也因受个人应对机转的影响而不断地变化。当全部刺激作用于适应范围以内，输出的将是适应性反应；若全部刺激作用于适应区以外，输出的是无效性反应。

二、罗伊适应模式与4个基本概念

罗伊对护理的4个基本概念（人、环境、健康、护理）做了以下解释。

（一）人

罗伊认为，接受护理的对象可以是个人、家庭、集体、社区或社会，这些都应被视为一个整体的适应系统，包含适应和系统两个概念。

首先，人是一个系统。人是由各个部分在一起行动所形成的整体。人作为一个有生命的系统，包括输入、输出、调节和反馈过程。其次，人是一个开放的系统，处于与环境持续互动的状态，在系统与环境之间存在着信息、物质与能量的交换。最后，人是一个整体的适应系统，人与环境间的不断互动既引起内部变化，又引起外部变化。而在这变化万千的世界中，人通过内在的心理调节和生理调节过程来维持其生理功能、自我概念、角色功能和相互依赖4个方面的适应。

（二）环境

根据罗伊适应模式，人体内、外刺激是构成环境的主要成分，并将环境定义为围绕并影响个人及群体发展和行为的所有情况、事件和影响。环境是人作为适应系统的输入部分，包括内在与外在因素。这些因素有大有小，有积极的也有消极的。任何环境的变化都需要人付出更多的精力和能量来适应。环境中对人产生影响的因素可分为主要刺激、相关刺激和固有刺激。

（三）健康

罗伊认为，健康是"处于和成为一个完整的和全面的人的状态和过程"。人的完整性表现为有能力达到生存、成长、繁衍和自我实现及群体的完整、稳定和成长的目的。没有完整性就没有健康。而适应是促进人的生理、心理和社会完整的过程。当人能够不断地适应时就能保持健康，即适应性反应。当一个人应对无效时就会导致疾病，即无效性反应。

（四）护理

罗伊认为，护理是一门应用性学科，通过促进人与环境的互动及整合来增进个体或群体的整体性适应。适应性反应是对健康有利的反应。罗伊认为，护理目的是减少或消除无效性反应和促进适应性反应，即促进人在生理功能、自我概念、角色功能和互相依赖这4个方面的适应性反应。护士通过评估个体或群体在4个适应方面的行为和影响因素，运用护理措施控制主要刺激、相关刺激和固有刺激的强度以增强个体的适应能力。

三、罗伊适应模式护理程序

罗伊适应模式的护理程序包括一级和二级评估、诊断、制订目标、干预和评价，基本上与一般护理程序的5个阶段相对应。

1. 一级评估　又称行为评估（behavior assessment），指护士运用观察、交谈及必要的检查工具，收集与生理功能、自我概念、角色功能和互相依赖这4种适应性反应有关的行为，然后判断其是适应性反应还是无效性反应。确认出无效反应和需要护士帮助才能达到的适应性反应，主要的无效性反应如下。

（1）生理功能：如分泌物增多、缺氧、休克、负荷过重、疼痛、乏力、营养不良、恶心、呕吐、便秘、腹泻、腹胀、便失禁、尿潴留、失眠、压疮等。

（2）自我概念：如自我形象紊乱、无能为力感、焦虑、自卑、自责等。

（3）角色功能：如角色差距、角色转移、角色冲突等。

（4）互相依赖：如分离性焦虑、孤独、无助等。

2. 二级评估 又称刺激评估（stimuli assessment），收集各种刺激的资料，将资料分类，识别主要刺激、相关刺激和固有刺激。

3. 诊断 针对4个适应方面提出护理诊断。如果属于不同方面的行为，但与同一刺激关系较近，可一并提出诊断。例如，因病截肢的患者会有术后疼痛，诊断为"疼痛：与截肢手术有关"。但截肢手术还可引起自我概念问题，可诊断为"自我形象紊乱：与截肢手术有关"。

完成一级评估、二级评估和诊断后，应排列护理诊断的优先次序。排列时应依据威胁或影响个体、家庭、社会的生存、成长、繁衍和发挥潜能的程度来考虑。

4. 制订目标 短期目标指在主要、相关和固有刺激经过处理后的一些期望行为，也就是列出一些能说明认知者和调节者应对的行为。长期目标则应反映适应性问题的解决，以及有余力达到的其他一些目标。需要注意的是，目标的制订应以服务对象为中心，且应是可观察、可测量、服务对象可以达到的。目标陈述应包括预期行为、预期变化及时间范围。

5. 措施 可对作用于适应系统的各种刺激加以改变和控制，也可着重于扩展人的应对能力或适应范围，使全部刺激均在人的适应能力范围以内。

6. 评价 继续运用一级评估、二级评估的方法收集有关资料，将所制订的目标行为与患者的输出性行为进行比较，并测出其间的差距，以确定目标是否达到，检验措施的有效性。对没有达到预期目标的问题应再按罗伊适应模式护理程序的6个步骤继续进行，开始下一个新的护理计划。

四、罗伊适应模式应用现状

罗伊适应模式在护理实践、护理教育和护理科研中运用较为广泛。

（一）在临床护理中的应用

为方便临床应用，罗伊等国内外学者以适应模式为概念框架，先后发展了数十种普适性或针对特定专科患者的护理实践工具，如罗伊护理程序操作手册（Roy nursing process manual）、适应评估表（adaptation assessment form）、罗伊患者评估表（Roy patient assessment form）、罗伊护理诊断分类（Roy nursing diagnostic categories）等。自问世以来，适应模式已用于指导多种急慢性病，如心肌梗死、脑卒中、糖尿病、癌症及手术患者等的护理。

（二）在护理教育中的应用

罗伊适应模式最早应用于护理课程的设置，在之后的发展中才逐步面向护理实践和研究。1976年，美国迈阿密大学首次引入罗伊适应模式用于构建护理开业者的培训课程。随着研究不断深入和完善，罗伊适应模式又被应用于助产士培训、护理准学士学位的课程设置及护理本科课程框架的建立等。罗伊适应模式在我国护理教育中起步较晚，主要作为概念框架，评估护生实习期间在生理功能、自我概念、角色功能、相互依赖方面的无效性行为及其相关原因，并在评估基础上制订实施有针对性的适应促进措施。

（三）在护理研究中的应用

自问世以来，罗伊适应模式已被广泛用于定量研究和定性研究，包括个人或群体对环境中各类刺激源反应的描述性研究，各类刺激源与不同适应方式的适应活动的相关性研究，以及基于适应模式构建干预方案并测试其效果的干预性研究。此外，国内外学者们以罗伊适应模式为概念框架开发了十余种量表。其中，最具代表性的有适应水平评估量表（self-perceived adaptation level scale）、认知适应过程评估量表（cognitive adaptation processing scale）、自我一致性评估量表（self-consistency scale）等。这些量表的开发为罗伊适应模式在护理研究中的应用奠定了工具学基础。

第五节　科尔卡巴舒适理论

凯瑟琳·科尔卡巴（Katharine Kolcaba）1944年出生于美国俄亥俄州克利夫兰市，1965年获得美国圣路加医院护理学院护理文凭，1987年在弗朗西斯博尔顿护理学院毕业并获得护理硕士学位，1997年获该校护理学博士学位。科尔卡巴工作经历丰富，涉及内科、外科、老人院阿尔茨海默病病房等，曾任护士、护士长、护理教师、教授等。科尔卡巴硕士毕业后，在俄亥俄州北部阿克伦大学护理学院任教直至退休，现仍为该校的退休后续聘副教授。她获奖较多，其中2007年获俄亥俄州圣路加护士校友会杰出校友奖，2008年获凯斯西储大学校长奖，她被美国护理界名人收录。科尔卡巴论文与著作颇丰，代表作如《护理的舒适理论》（*A Theory of Holistic Comfort for Nursing*）、《舒适理论与实践》（*Comfort Theory and Practice: a Vision for Holistic Health Care and Research*）、《舒适照护的艺术》（*The Art of Comfort Care*）等。

知 识 拓 展

科尔卡巴是如何提出舒适理论的？

科尔卡巴舒适理论研究是基于许多护理理论家的早期研究成果。她长期从事内外科护理、长期照护、家庭护理等临床实践，这样的环境让科尔卡巴逐渐开始关注患者的舒适需求。1992年，她在阿尔茨海默病护理照顾框架会议上提出了舒适理论框架，当时有学者对舒适理论的概念提出质疑："你对舒适做了概念分析吗？"科尔卡巴当时回答："现在没有，但这将是我下一步要做的事。"自此，她便开始了对"舒适"概念的长期探索和分析。在此过程中，科尔卡巴受到了贝弗利·罗伯茨（Beverly Roberts）等多位教授的指导，帮助她不断地对舒适理论进行优化，并最终提出了舒适理论。为了让舒适理论更好地应用，科尔卡巴对理论进行了精练。

一、科尔卡巴舒适理论的主要观点

科尔卡巴认为，有效的舒适干预可提高服务对象的舒适水平。护士应根据患者的情况评估在现有的支持系统下尚未满足的舒适需求，并制订舒适干预措施以满足患者各个方面的舒适需求。在制订个体化的舒适干预措施时应充分考虑影响干预效果的协变量因素。恰当的干预措施有助于提高患者的舒适水平。患者的舒适感增强，有助于促进其寻求健康行为，而寻求健康行为又可进一步提高患者的舒适水平。因此，寻求健康的行为与舒适之间存在着相互促进关系。此外，患者良好的寻求健康行为将有力地促进医疗机构的完整性。同时，机构的完整性也能提高患者的满意度。科尔卡巴将其理论框架用较简化的图（图2-4）来展示。

舒适理论不仅适用于患者和家属，同样也适用于护士。科尔卡巴指出，护士的舒适不仅会影响护士的工作满意度、离职率等，也会影响机构的完整性。

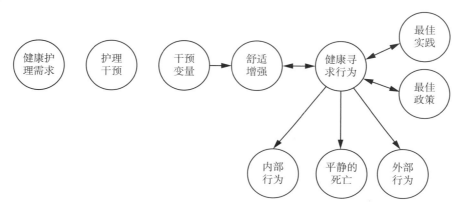

图2-4　科尔卡巴舒适理论框架示意

1. 舒适

（1）舒适的概念：舒适（comfort）指通过舒适干预达到个体身体处于轻松、满意、自在、没有焦虑、没有疼痛的健康、安宁状态。科尔卡巴认为，舒适是一个复杂的、具有整体观的术语。舒适是舒适理论中最核心的概念。舒适的描述有多种，是一个过程也是一个结果。若服务对象接受了持续的舒适护理，就会提高其舒适水平及健康行为，以及对医疗机构服务结局的良好评价。

（2）舒适的类型：①没有痛苦（relief），指某种特定需求得以满足或部分满足，不适感减轻或消除的状态；②轻松自在（ease），指某种特定的不舒适的解除，是一种安静、平和的状态；③超越（transcendence），指一种不受病痛折磨、超越困难的超然状态。为达到超越，护士可以通过促进环节、增加社会支持等措施，帮助患者及其家庭成员感到舒适。

（3）舒适的情境：从整体的角度对舒适的情境（contexts of comfort）进行分析，可将舒适分为4个方面：①生理舒适（physical comfort），指个体身体上的舒适感觉；②心理-精神舒适（psycho-spiritual comfort），心理舒适指信仰、信念、自尊、生命价值等精神需要的满足，是心理直接感受；精神舒适指信仰、信念等带来的舒适等；③社会文化舒适（socio-cultural comfort），指个体与个体、家庭、社会之间的相互关系及文化习俗的适应性，如个体的家庭、社会支持或角色适应良好等；④环境舒适（environmental comfort），指人周围的外界环境因素，如光线、噪声、温湿度等方面的舒适。

科尔卡巴将舒适的类型与情境相结合，以舒适的4种情境为纵轴，以舒适的3种类型为横轴，形成了舒适的分类结构图，即舒适十二格图（图2-5）。

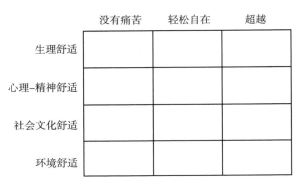

图2-5　舒适十二格图

2．舒适需求（comfort needs）　指由患者和家属所确定的在其生理、心理－精神、社会文化和环境方面没有痛苦、轻松自在和超越感的不足或期望。舒适需求通常需要借助各项检查及语言或非语言形式表现出来。

3．舒适干预（comfort interventions）　指医务人员制订的增进患者或家属舒适的干预性方法与措施；也指医疗机构为提高护士的工作舒适感而进行的改善工作环境的措施。

4．干预协变量（intervening variables）　指不易被医务人员控制但又对舒适干预计划或措施的结果产生正性或负性影响的因素，如患者的社会支持系统、经济状况、疾病预后、当时的身体和心理状况、生活习惯、医疗机构的办院宗旨和条件等。

5．寻求健康行为（health seeking behaviors）　指患者或家属有意识地或潜意识地朝着个体更加健康的方向迈进的行为。这种行为可以是寻求内在的行为，如伤口愈合、免疫功能增强等，也可是外在的行为，如与健康相关的行为，甚至是平静死亡的行为。

6．机构的完整性（institutional integrity）　指机构为促进健康、提高民众的健康水平在服务宗旨、服务质量、服务效率等方面的总体运行情况。与机构完整性相关的指标包括降低发病率、降低入院率和再入院率、成本－效应比、提高与健康相关的结局指标等。

二、科尔卡巴舒适理论与4个基本概念

科尔卡巴舒适理论对人、健康、环境、护理4个基本概念做了以下解释。

1．人　人是一个具有生物、心理、社会文化属性的统一体。人包括患者、家庭或社区，也可以是医疗机构中的护士。

2．健康　健康是个体、家庭或社区在舒适需求得到满足的基础上所表现出的最佳功能状态。

3．环境　环境是可以被调控以增进人舒适的所有外在因素，如房间的物理条件、机构的政策

等。人与环境相互作用，人会利用环境满足自身需要，环境也能影响人的各个方面。

4. 护理　护理是护士有意识地评估服务对象的舒适需求、制订并实施舒适干预措施、评价干预前后舒适状况改善情况的一系列动态过程。护理的目的是促进舒适的行为，增强患者和家庭的舒适。舒适需求的评估可以是主观的也可以是客观的。

三、科尔卡巴舒适理论护理程序

科尔卡巴舒适理论并没有明确提出具体的工作程序，但护理工作的过程可以包括护理评估、护理诊断、护理计划、护理实施和护理评价5个部分。护理评估主要评估患者的舒适需求，即生理、心理-精神、社会文化和环境的舒适需求，以及患者舒适的3种类型，即没有痛苦、轻松自在和超越。同时评估客观资料和主观资料。根据评估结果，列出护理诊断并制订护理计划。最终目的是满足患者的舒适需求。

四、科尔卡巴舒适理论应用现状

舒适理论目前主要应用于护理实践和护理研究。

（一）在临床护理中的应用

在护理实践领域，舒适理论作为理论基础，已被广泛地用于指导产房、重症监护室、放化疗、骨科、住院老年患者的护理等。舒适是一个通用的概念，舒适理论的适用对象可以是临床护理实践中有舒适需求的任何个人、家庭或社区，因为该理论可以指导护士系统地评估服务对象的整体性舒适需求，指导护士制订并实施有针对性的舒适干预方案，并评价干预措施的有效性。同时科尔卡巴强调除要增强患者及家属的舒适外，还要增强护士的舒适。护士的舒适感提高，将更好地服务于医疗机构，提高工作效率，提升护理质量，降低离职率。

（二）在护理研究中的应用

在护理研究领域，为了准确测量研究对象的舒适度，科尔卡巴及其同事先后开发了数个舒适相关量表，包括普通舒适量表（general comfort questionnaire）、简化版普通舒适量表（shortened general comfort questionnaire）、乳腺癌放疗患者舒适量表（radiation therapy comfort questionnaire）、尿失禁患者舒适量表（urinary incontinence and frequency comfort questionnaire）、临终关怀舒适量表（hospice comfort questionnaire）及舒适行为查核表（comfort behaviors checklist）等。这些量表的开发及应用为深入研究和验证舒适理论提供了良好的研究工具。此外，为了探索舒适干预的效果，科尔卡巴及其同事还尝试开发了舒适管理/干预工具包，其中常用的干预手段有意象引导、渐进式肌肉放松术、触摸、聆听、教育、音乐治疗、情感支持、心理辅导、降低环境中的不良刺激等。

思考与练习

1. 患者，男性，34岁。平面设计师。直肠癌人工肛门术后7天，身体恢复良好，但对人工肛门始终难以接受，不愿与人交往，每日依赖护士处置人工肛门。请结合奥瑞姆自理理论分析以下问题。

（1）该患者目前是否存在自理缺陷？其尚未满足的治疗性自理需求主要是什么？

（2）该患者目前应选择哪种护理系统？请简述原因。

2. 患者，女性，36岁。某公司经理，平日工作忙碌，经常加班和出差。家中儿子今年中考，丈夫为某三级甲等医院骨科主任。该患者近期医院体检时发现血压为155/100mmHg，主诉无其他不适，但有高血压和糖尿病家族史。请结合纽曼系统模式分析以下问题。

（1）该患者目前存在哪些应激源？

（2）对该患者宜采取三级预防体系中的哪级预防？干预的目的是什么？具体干预措施有哪些？

（苏春香）

参 考 文 献

［1］袁长蓉，蒋晓莲. 护理理论［M］. 北京：人民卫生出版社，2018.
［2］李小妹，冯先琼. 护理学导论［M］. 北京：人民卫生出版社，2017.

第**3**章 与护理学相关的理论

学
习
目
标
1. 说出一般系统论、人类基本需要层次论、应激与适应理论、角色理论的概念与理论内容。
2. 在临床护理实践中应用相关理论知识。
3. 在理论知识学习中，认真主动，独立思考，做到理论联系实际。

在护理理论发展及护理实践中，经常借助和运用其他学科的理论，如一般系统理论、人类基本需要层次理论、应激与适应理论、角色理论等，了解这些理论，可以更好地了解人的需求，认识和理解护理问题，更好地实践整体护理。

第一节 一般系统理论

一、一般系统理论的产生

一般系统理论最早由美籍奥地利生物学家路·冯贝塔朗菲（Ludwig Von Bertalanffy）于1937年提出，1968年他发表著作《一般系统论——基础、发展与应用》，全面总结了其40多年的研究成果，该书目前已成为整个系统科学的理论纲领。

20世纪60年代后，一般系统理论得到广泛发展，其理论框架和思想广泛应用于生物、物理、工程、管理及医学等许多科学领域。

二、一般系统理论的主要内容

（一）系统的概念与特点

系统（system）作为一种思想由来已久，古希腊哲学家德谟克利特（Demokritos）最早使用"系统"一词。系统是由相互联系、相互依赖、相互制约、相互作用的事物和过程组成的，具有整体功能和综合行为的统一体。系统广泛存在于自然界和人类社会中，如宇宙作为一个系统，由行星、恒星和其他星体组成；人作为一个系统，包括生理、心理和社会等各个方面内容，细胞作为一个系统，由细胞核、细胞质、细胞膜等各部分构成。虽然以上各系统的形式不同，但都具有以下特点。

首先，系统具有边界性。每个系统都具有边界，边界使系统能够与其他系统和周围环境分开。其次，系统具有集合性和整体性。系统是由不同的部分依据一定的方式集合而成，并不是各组成部分的简单罗列和相加，系统各部分间相互作用、相互影响、相互关联，系统中各部分协调作用并完成其整体功能，系统整体的功能大于并且不同于各组成部分功能的总和，且系统的各组成部分不具有或不能代表系统总体的特性。例如，一座房子不是简单地由砖块、水泥、沙子等堆积而成，而是将所有的材料按一定的方法构建才能建成，具有坚固、挡风、挡雨、构成一定的空间供人居住和使用等特性和功能，而沙子、砖块、水泥本身则不具有这些功能。其次，系统具有目的性和环境适应性。一个系统的基本目标是维持其内部环境的稳定和平衡。系统需要不断地与其所处的环境相互作用，系统内部各组成部分之间也持续地相互作用、调整，以达到适应环境、保持内环境平衡和稳定的目标。例如，人体不断地吸入氧气，并运送到各器官、组织，以补充体内消耗的氧，同时将二氧化碳运送至肺部，呼出体外，供植物利用，以维持人体和整个生态系统的平衡。

（二）系统的分类

1. 次系统和超系统　系统按其复杂程度和层次不同分为次系统和超系统。次系统指较简单和较低层次的系统；超系统指相对较复杂和较高层次的系统。一个系统可以由许多较简单、较小的次系统相互关联、相互作用构成，同时又与其他系统相互作用，构成一个更高层次的超系统。例如，自然界包括生物系统、物理化学系统等，生物系统包括几百万种动物和植物，可见生物系统是各种动物和植物的超系统，同时又是自然界的一个次系统；再如图3-1所示，人是家庭的次系统，很多家庭共同构成一个超系统——社区。因此，一个系统是次系统还是超系统是相对而言的，

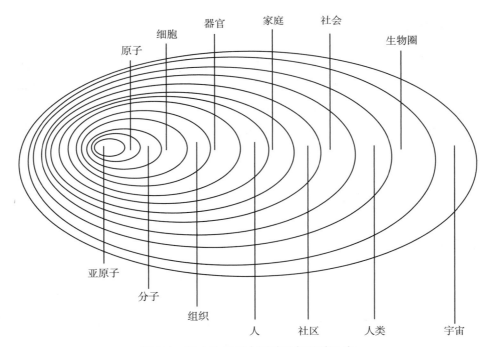

图3-1　以人为例的次系统及超系统示意

一个系统在作为其各组成部分的超系统的同时，又可作为其上一层系统的次系统。

2. 闭合系统和开放系统　系统按照其与环境的关系不同分为闭合系统（close system）和开放系统（open system）。闭合系统指与环境间不发生相互作用的系统，系统与环境间不存在任何物质、信息或能量的交换。实际上，绝对闭合的系统是不存在的，闭合只能是相对的和暂时的。开放系统指与周围环境不断进行物质、信息和能量交换的系统，系统通过与环境间持续的相互作用和影响，以达到适应环境、维持系统内部平衡和稳定的目标。开放系统与环境间的作用通过输入、输出和反馈过程完成（图3-2）。

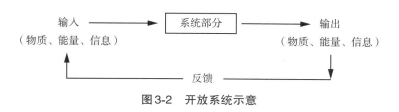

图3-2　开放系统示意

输入指环境中的物质、信息和能量进入系统的过程。一般物质、信息和能量进入系统后，系统会对其进行加工、处理，其中部分内容被系统吸收、转化，部分则输出体外。输出指系统中的物质、信息和能量进入环境的过程。反馈是系统将输出结果与预期目标比较后，反馈给输入过程，从而调节输入的物质、信息和能量。反馈是系统对其与环境间的相互作用进行控制的过程。因此，开放系统是一个能与环境相互作用、具有自我调控能力的系统。例如，人是一个开放系统，摄入各种谷类、蔬菜、水果等食物后，消化系统进行加工和处理，其中部分在肠道内吸收，参与机体代谢活动，未被吸收的部分和代谢后的产物则以热量、粪便和尿液等形式排出体外，这些排出体外的物质及反映机体各项功能的指标等就是系统的输出部分。人体将这些信息与预期目标相比较，如果出现异常情况，系统就会将异常结果反馈给输入部分，进行适当调整，如排便干燥者适当多饮水、多吃粗纤维食物，血压过高者应控制盐的摄入等，均是系统的反馈和自我调控。由此可见，开放系统是通过输入、输出和反馈过程，与环境间保持协调，从而维持系统内部的平衡和稳定。

三、一般系统理论在护理学中的应用

（一）培育整体护理思想

在一般系统理论的指导下，护士可以更好地认识和理解人、家庭和社区作为一个系统的特点，进而提供更全面和整体的护理。人作为一个整体，由生理、心理、社会等各次系统组成，各次系统间相互影响、相互作用，其中任何一个次系统的变化，都可能影响其他次系统甚至人整体的平衡和稳定。因此，护士在护理患者时，应形成人是一个有机整体的观念，考虑到各系统间的相互影响。

人是自然界的一个次系统，是其所属家庭、社区的一个次系统，人不仅会影响其所在的超系统，同时其周围环境或超系统也会对人造成影响。因此，护士不能将一个人从其所属的超系统中孤立出来，应考虑到个体患病对其家庭等外环境的影响和家庭、社会等环境因素对患者的影响。

（二）作为护理程序发展的依据

护理程序是在一般系统理论的基础上进一步形成的。评估是护理程序的第一步，也是整个系统的输入过程。评估所得的患者健康状况是输入信息，护士根据输入信息，得出护理诊断，制订护理计划，实施护理措施。输出信息则是计划实施后患者健康状况的改变。护士根据输出信息，评价预期目标是否实现，进一步调整、修改计划，即反馈的过程。

（三）构建护理理论的基本框架

一般系统理论是护理学的基础理论。罗伊适应模式、纽曼系统模式、伊莫吉恩·金（Imogene M. King）互动系统结构和达标理论等一些护理理论和模式的提出均以一般系统理论作为其基本框架。

第二节　马斯洛人类基本需要层次理论

一、马斯洛人类基本需要层次理论的产生

人类基本需要指所有人得以生存的共同需要，包括生理、心理和社会需要等几个方面。任何时代、地区、民族和年龄的人必须满足这些基本需要才能得以生存、生长和发展。美国心理学家亚伯拉罕·马斯洛（Abraham Maslow，1908—1970）经过多年对人类基本需要的研究，提出了人类基本需要层次理论，在社会心理学中有很大影响，现已被广泛应用于心理学、管理学、行为科学和护理学等各个学科领域。

二、马斯洛人类基本需要层次论的主要内容

（一）人类基本需要层次

马斯洛认为，人类的基本需要有5个层次，按照由低到高的顺序依次为生理需要、安全需要、爱与归属需要、尊重需要和自我实现需要（图3-3）。

1. 生理需要（physiological needs）　指维持个体生存所必需的一切物质方面的需要，包括对氧气、营养、水、体温、排泄、休息、避免疼痛等的需求。生理需要是人类最低层次、最基本的需要。

2. 安全需要（safety and security needs）　指人们对安全、保障、被保护和避免受到伤害的需要。马斯洛认为，人们希望生活在一个安全、有保障、有秩序、有组织的世界里，人们希望不被伤害，不受难以控制、难以预测和危险的事情所困扰。安全需要是在人们的生理需要得到相对满足之后产生的。

3. 爱与归属需要（love and belonging needs）　指人们对爱、感情和归属的需要，包括爱、被爱和有所归属感等。马斯洛认为，人们渴望归属于某一群体并参与群体的活动和交往，希望在群体中有一个适当的位置，并渴望与他人建立深厚的情感。

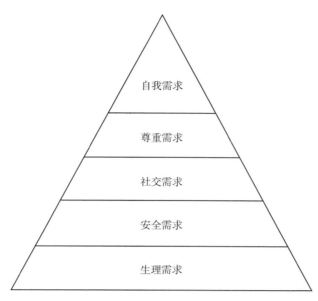

图3-3 马斯洛人类基本需要层次

4．尊敬需要（esteem needs） 指人们对被尊重和自尊的需要。马斯洛将尊重分为内部尊重和外部尊重两大类，内部尊重是指人们希望自己有实力、能独立自主和有自尊心；外部尊重指人们希望自己有地位、有荣誉、有威望，受到别人的尊重。

5．自我实现需要（self-actualization needs） 指人们希望自己的能力和潜能得到充分发挥，实现自己的理想和抱负，成为社会所期望的人。自我实现是人类最高层次的需要。

（二）人类基本需要层次的一般规律

1．人类的基本需要是按层次顺序逐级上升的。较低层次需要满足后，较高层次需要才会出现。例如，人的生理需要得到满足之后，安全需要才会逐渐出现；生理和安全需要得到满足之后，爱与归属等更高层次的需要才会产生。一个长期处于饥饿状态的人会对食物产生强烈的需求，成为他采取行动的主要动机，而其他的需要可能会全部消失或处于隐蔽的状态。

2．维持生存所必需的低层次需要必须立即和持续地予以满足。氧气、食物、水等生理需要必须首先给予满足，否则会直接威胁人们的健康和生存；而爱与归属、尊重、自我实现等更高层次的需要则可被推迟满足，因为它们不会直接对生存造成威胁。因此，生理需要虽然是最低层次的需要，但也是最重要的需要，必须优先予以满足。

3．通常一个层次的需要被满足后，更高一层的需要才会出现，并逐渐明显和强烈。高层次需要并不是在低层次需要得到百分之百的满足后才会产生，如人们不是在生理需要和安全需要完全满足后才产生爱与归属需要。低层次需要也没有完全和绝对的满足状态。马斯洛认为，一般人大概满足了85%的生理需要，70%的安全需要，50%的爱与归属需要，40%的尊重需要，10%的自我实现需要。

4．人们满足较低层次需要的活动基本相同，而越是高层次需要越具有个体的特性，人们采取的满足方式越有差异。例如，人们对氧的需要通过呼吸运动来满足，对食物的需要通过进食来满足；而自我实现需要的满足则个体差异较大，如作家从事写作、科学家做研究、运动员参加竞赛等。随着需要层次越向高层次移动，各需要满足的意义对每个人来说越具有差异性，满足方式的差异也越大。

5. 人类不同层次的基本需要会出现重叠甚至颠倒的现象。低层次需要不会因为高层次需要的出现而停止。因此，在同一时期内个体可以存在多种基本需要，各需要层次之间会出现相互重叠的现象。而由于个体对各需要满足的意义认识不同，在有些情况下个体会优先满足高层次的需要。例如，前线战士将保卫祖国作为自己的第一要任，甚至不惜牺牲生命，将自我实现需要放在第一位，生理和安全需要则有可能被推迟满足。

6. 各需要层次之间可相互影响。例如，爱与归属需要没有满足，可能引起焦虑、抑郁等情绪，进而影响食欲，影响生理需要的满足；某些较高层次需要满足后能促进机体的生理功能，促进健康。

7. 人类基本需要被满足的程度与健康状况成正比。当所有的需要被满足后，就可以达到最佳的健康状态。反之，基本需要不被满足，健康就有可能出现问题，甚至威胁生命。

（三）影响人类基本需要满足的因素

人类基本需要的满足受到多方面的影响。

1. 生理方面　由于各种原因引起的疾病、疲劳、疼痛、躯体活动障碍等可能影响其基本需要的满足，如患上消化道疾病可影响食物摄入的需要。

2. 心理方面　人处于焦虑、恐惧、愤怒、兴奋或抑郁等状态时会影响基本需要的满足，如焦虑引起失眠、精力不集中，也可影响食欲等。

3. 知识方面　有效地满足个体的基本需要应具备一定的知识。例如，缺乏合理膳食的知识会导致营养的摄入不平衡。

4. 环境方面　环境中的某些物理、化学、生物因素会影响人类基本需要的满足，如环境空气污染、温度过高、湿度过大、噪声过大等会影响睡眠、休息等生理需要的满足。

5. 社会方面　社交能力差、人际关系紧张、与亲人分离等会影响尊重、爱与归属等基本需要的满足。例如，人际关系紧张可引起焦虑、缺乏安全感，进而影响睡眠、食欲和活动等生理需要的满足。

6. 文化方面　社会的道德观、文化风俗、宗教、信仰等会对人类基本需要的满足造成不同程度的影响。例如，信仰佛教的人因不杀生的信仰而主张吃素食；某些文化群体的性禁忌观念会阻碍正常性需要的满足。

7. 个人方面　个人的生活习惯、文化背景、信仰、价值观和生活经历会对人类基本需要的满足造成影响，如个人的饮食、生活习惯可影响饮食、排泄等生理需要；价值观和生活经历可影响其工作的态度，影响自我实现需要的满足。

三、马斯洛人类基本需要层次理论在护理学中的应用

人类的健康状况与基本需要满足的程度成正比。运用马斯洛人类基本需要层次理论有助于护士更为系统、全面地满足人们不同层次的需要，促进健康的恢复、维持和增进。

（一）帮助护士识别患者未满足的需要

在护理实践中应用人类基本需要层次理论指导护理工作，有助于护士识别患者当前存在或可能出现的尚未满足的需要，同时更好地理解患者的言行。患病时可能出现的未满足的需要包括以下几方面。

1. 生理需要

（1）氧气：缺氧、呼吸道阻塞。

（2）水：脱水、水肿、电解质紊乱、酸碱失衡。

（3）营养：肥胖、消瘦、各种营养素缺乏、不同疾病（如糖尿病、肾脏疾病）的特殊饮食需要。

（4）体温：过高、过低或失调。

（5）排泄：便秘、腹泻、尿便失禁、胃肠手术后的调整。

（6）休息和睡眠：疲劳、各种睡眠型态紊乱。

（7）避免疼痛：各种急、慢性疼痛。

2. 安全需要　人们在生病时安全感可能会降低，包括担心自己的疾病、怕被人遗忘和得不到良好的治疗和护理、易对各种检查和治疗产生恐惧和疑虑及担心经济负担等。在住院期间护士应注意保护患者，避免身体上的伤害和心理方面的威胁，如使用床档防止发生坠床，通过入院介绍和健康教育使患者尽快熟悉环境，了解疾病、治疗、检查等方面知识，减少心理方面的担忧和恐惧。

3. 爱与归属需要　人们在生病时，对爱与归属的需要往往显得更强烈，人们希望得到亲人、朋友和周围人亲切的关怀、理解和支持。因此，在不影响疾病治疗的前提下，应允许家属和朋友来探视，儿童可以让家长陪住，同时帮助患者建立良好的医患关系和病友之间的关系。

4. 尊敬需要　人们可能会觉得由于生病而失去自身价值或成为他人的负担，影响患者尊敬需要的满足。因此，护士应该注意尊重患者，肯定患者，使患者感到自己被重视和接受。例如，礼貌地称呼患者的名字而不是床号；重视患者提出的意见；让患者做力所能及的事；注意尊重患者的隐私，为患者保密，进行检查和各种操作时应遮盖身体的隐私部位；理解和尊重患者的个人习惯、价值观、宗教信仰等。

5. 自我实现需要　患病常影响人们各种能力的发挥，特别是当患有严重的躯体疾病和功能障碍时，如失明、耳聋、失语、瘫痪、截肢等均可能影响患者原有理想的实现。因此，护士应鼓励患者积极接受治疗，根据自己的身体状况重新定位，选择合适的人生目标，完成另一种自我实现。

（二）帮助护士按需要层次的高低排定护理问题的优先顺序

在护理实践中，护士应根据问题的轻、重、缓、急合理地安排护理工作，而根据马斯洛基本需要层次理论确定护理问题的主次或先后顺序，是目前临床最为常用的方法之一。在书写护理计划时，护士首先列出患者的所有护理诊断，将每一诊断归入马斯洛的5个相应层次，然后根据层次由低到高的顺序排列护理诊断的先后，针对护理诊断，列出护理措施。

举例：因消化道出血、休克住院的患者，护士应首先满足危及生命的生理需要，采取止血、补充血容量以维持血液循环，给予吸氧以保证机体氧的供应，严密监测生命体征等护理措施；在血压恢复正常后，注意观察尿量和排便情况，给予保暖、预防感染、减轻疼痛、保持舒适体位等护理措施；病情进一步稳定后，加强饮食管理和帮助患者活动，对患者和家属进行有关合理饮食、观察大便性质和评估出血情况等方面的健康教育。在满足生理和安全需要的基础上，应允许和鼓励亲朋好友探视，介绍患者与其他病友认识和交流，运用治疗性的沟通技巧建立良好的护患关系，同时注意尊重患者的习惯和信仰，保护隐私，满足其爱与归属及尊敬的需要。

马斯洛基本需要层次理论为护理问题排序提供了一个普遍原则，但在具体应用时由于个体不同的文化背景、个性特征，各层次需要的优先次序可能会有所不同。护士应该注意每个患者的具体特征，尤其是在满足高层次需要的时候。

（三）指导护士帮助患者满足其基本需要

护士主要通过3个途径为患者提供帮助。

1. 对于完全不能自行满足基本需要的人，护士应全面帮助满足其生理和心理等各方面的需要，如给昏迷患者翻身、活动肢体、清洁身体、鼻饲营养物质等。

2. 对于能部分自行满足基本需要的人，护士应注意补充患者的不足，替患者完成某些自理活动，满足基本需要。重要的是护士要鼓励患者完成自己力所能及的活动，帮助他们发挥最大潜能以满足需要，最终达到独立状态。

3. 对于基本能够满足自身需要的人，护士可通过健康教育、咨询、指导等途径，增进患者的知识，减少和消除可能影响基本需要满足的因素，预防潜在健康问题的发生。

第三节　应激与适应理论

一、概述

（一）应激

应激（stress）又称压力，指内、外环境刺激作用于个体而使个体产生的一种身心紧张状态，是个体对刺激产生的一种非特异性反应。应激可促进个体积极寻找方法应对，同时也可能降低机体的抵抗力，影响健康甚至导致疾病。人在生活中随时会受到各种刺激的影响，应激贯穿于人的一生，应激的完全解脱意味着死亡。

（二）应激源

任何对个体内环境平衡造成威胁的因素都称为应激源（stressor）或压力源。应激源存在于生活中的各个方面，既可来自个体内部，又可来自外部环境，既可是躯体的，也可是心理社会方面的。常见的应激源分为3类。

1. 一般性应激源

（1）物理性：空气、声、光、电、外力、放射线等。

（2）化学性：酸、碱、化学药品等。

（3）生物性：各种病原体如病毒、细菌等。

2．生理、病理性应激源

（1）正常的生理功能变化：月经期、妊娠期、更年期，或基本的生理需要未得到满足，如饥渴、缺少新鲜空气等。

（2）病理性变化：各种疾病引起的改变如缺氧、疼痛、电解质紊乱、乏力等，以及手术、外伤等。

3．心理和社会性应激源

（1）一般性社会因素：丧失亲人、搬迁、结婚、失业、考试、竞赛、发生人际纠纷等。

（2）灾难性社会事件：地震、火灾、战争、社会动荡等。

（3）心理性因素：自卑、孤独等。

（三）应激反应

应激源作用于个体时，个体出现的一系列表现称为应激反应（stress response）。

1．应激反应的类型　应激反应主要包括4个方面。

（1）生理反应：如心率加快、血压增高、呼吸深快、食欲改变、血糖升高、抵抗力下降、尿频、伤口愈合延迟等。

（2）心理反应：如紧张、焦虑、恐惧、易激惹、自卑、抑郁、绝望等表现。

（3）认知反应：轻度应激可以促进人们集中注意力，学习和解决问题的能力增加；但持续或程度较大的应激可使个体的思维能力下降，出现记忆力减低、思维狭窄、判断力和决策力下降等。

（4）行为反应：如坐立不安、频繁出错、语速增快、无法正常完成工作及反复做一些下意识的、无目的的动作等。

2．应激反应的规律　一个应激源可引起多种应激反应的出现；多种应激源可引起同一种应激反应；几乎所有人对极端的应激源如地震、火灾等灾难性事件的反应都是相同的；另外，并非所有的应激源对人体均产生同样程度的反应。

3．应激反应的影响因素　应激反应的大小取决于以下几个因素。

（1）应激源的数量：当个体在一定时期内同时面对多个应激源的威胁时，可能会出现较多和较严重程度的应激反应。

（2）应激源的强度：应激源的强度越大应激反应也越重，如少量的出血可能仅引起心率加快，大量的出血则可能引起休克。

（3）应激源出现的速度和持续的时间：应激源出现得越突然、持续存在的时间越长，个体越难以维持内环境的平衡。例如，短时间、较大的工作压力个体可能可以耐受，长时间的高压力工作可能造成抑郁等不良情绪。

（4）个人对应激源的感知：个体对应激源的看法和认识会直接影响应激反应，尤其是心理、社会方面的应激源。例如，乳腺切除术对老年人的应激可能会小一些，而对大多数年轻人造成的影响可能会比较大，出现较多的应激反应。

（5）个人以往的经历：对于以往接触过并且成功应对的应激源，当再次接触时对个体的影响会减小；而首次接触或以往未能成功应对的应激源则可能引起较大的应激反应。例如，首次住院患者的紧张程度要高于多次住院的患者。

（四）应对

应对（coping）指个体对抗应激源的过程。应对的方式主要包括两个方面：①通过改变个体的行为或环境条件来对抗应激源；②通过调节自身的情绪情感以维持内环境稳定。面对应激源，个体所使用的应对方式、策略和技巧多种多样。常用的应对方式有5种。

1. 去除应激源　指避免机体与应激源的接触或去除已与机体接触的应激源，如远离过冷、过热的物体，避免食用可引起过敏反应的食物等。一般物理性应激源较易去除或躲避，而心理社会性应激源则较难，如考试、工作、丧失亲人等是人生中难以避免的应激，必须学会如何去正确面对。

2. 增加个体对应激的抵抗力　一方面通过适当的营养、运动、休息、健康的生活方式、免疫接种等增强机体抵抗力，另一方面有意识地总结以往应对应激所采用的方法，吸取经验和教训，增强应对各种应激源的能力。

3. 运用心理防御机制　心理防御机制是用来保护并促进人们自尊和自我概念的一些心理过程和行为，虽不能直接作用于应激源，但如果使用得当，可以减轻应激源造成的紧张和焦虑。人们常用的心理防御机制见表3-1。

表3-1　常用的心理防御机制

心理防御机制	概念和举例
退化	指个人的行为回到以前的发展阶段，而不适其目前的发展阶段，是人们生病时的一个常见反应。如本来能自己穿衣服的儿童生病时要求母亲替他穿衣服
潜抑	对无法接受的观念、感情和事件，不知不觉地抑制到潜意识中去，以后也无法回忆起来，用于忘却不愉快的情境。如曾因某件事情非常生气，但不知不觉忘记了，再也想不起
压抑	有意识地将不愿意接受的想法或情感置之度外，但随时可能回忆起来。如学生暂时忘记上一门课考试不及格，努力复习下一门课的考试
否认	拒绝承认那些会对自身造成威胁的事实，是个体面对突如其来事件时的常见反应。如患者被告知患了绝症时，通常会说：不会吧，肯定是检查弄错了
转移	将情感或行动从一个对象转移到另一个较能接受的代替对象身上。如患者易将对疾病治疗进展不顺利的情绪转移到护士身上，向护士发火
反向作用	对一些不敢正视的动机或行动加以否定，而从相反的方向去表现。如小孩明明非常害怕打针，但故作勇敢说：我一点都不怕疼
仿同化	一个人出于对另一个人的羡慕或喜爱而模仿对方。如新护士可能会下意识地模仿她所欣赏的护士长的说话方式、工作方法
合理化	从众多理由中选出合乎自己需要的理由加以强调，以维持自尊和避免内疚。如学生考试没考好，常常归于考题出偏了
代偿	个体用其他方面的成功来弥补某些方面的缺陷。如用优秀的学习成绩弥补相貌方面的平凡
升华	有意识地将个人的精力从烦恼的事件或无法实现的目标转向较为崇高的方面。如失恋后将主要精力放在工作上，以期取得更大的成绩

4. 采用缓解紧张的方法　通过活动转移注意力，通过深呼吸、按摩、倾诉、讲笑话、自我幽默等缓解紧张。

5. 寻求支持系统的帮助　支持系统指能给个体提供物质、情感和信息方面帮助的人，包括家人、朋友、同事、邻居等，也包括医生、护士、心理咨询人员等专业人员。

（五）适应

适应（adaptation）是机体为保持内环境平衡而作出改变的过程，是应对的最终目的。遭遇应激源时，个体会选择一系列应对行为进行适应，若适应成功，身心平衡；若适应有误，就会导致患病，并需要进一步适应疾病。适应能使生命处于各种复杂的环境，是生物体区别于非生物体的特征之一。

1. 适应的层次　人类对环境的适应可分为4个层次。

（1）生理层次适应：指对发生在机体内的代偿性生理变化进行的适应。例如，刚刚到高原的人一般会感到胸闷、气促，活动无耐力，但随着在高原居住时间的延长，症状逐渐减轻，这主要是由于机体的代偿性红细胞增多，携带氧的能力增强，满足了机体需要，即达到了对环境的生理适应。

（2）心理层次适应：指个体在经历应激时通过调整态度进行的适应。例如，癌症患者逐渐接受自己的病情，并积极配合治疗。

（3）社会文化层次适应：指通过调整个人的行为，使之与各种不同的群体或其他文化相协调进行的适应，如遵守校规、院规，与其他民族、宗教或地方的思想、传统、习俗相适应。

（4）知识技术层次适应：指对日常生活或工作中涉及的知识及使用的设备、技术进行的适应。例如，在计算机广泛应用的今天，护士学习使用计算机就是为了适应新技术的需要。

2. 适应的特征

（1）适应是一种主动的和动态的过程。

（2）适应的最终目的是维持个体身心状态（即内环境）的平衡和稳定。

（3）适应是一种多层次的整体反应过程，包括生理、心理、社会文化和知识技术4个层次。

（4）适应是有一定限度的，一般生理适应的范围较窄，且个体间差异不大；而心理适应范围较广，可使用的应对方式和适应水平也不尽相同。

（5）适应能力有个体差异，与个人的遗传、性格、经历等有关。

（6）适应与时间有关，时间越充分，个体越有可能调动较多的资源来抵抗应激源，适应性就越好，否则就很难适应。例如，急性失血患者易发生休克，慢性失血患者机体容易适应而不发生休克。

（7）适应本身也具有应激性。例如，炎症反应是机体适应的一种表现，由于炎症产生的红、肿、热、痛，对机体又是新的应激源，可引起应激反应。

3. 适应过程　适应过程见图3-4。

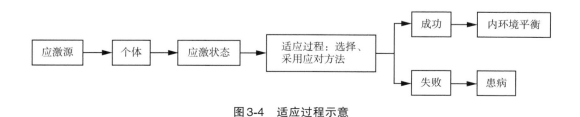

图3-4　适应过程示意

二、应激与适应理论的主要内容

（一）塞利的应激学说

汉斯·塞利（Hans Selye）是加拿大著名的生理学家和内分泌学家，是最早研究应激的学者之一，1950年塞利在《应激》一书中阐述了他的应激学说，被人们称为"应激之父"。

塞利认为，应激是基本的生理现象之一，是身体对任何作用于它的刺激作出的非特异性反应；他把个体面对任何性质的刺激都会产生相同的反应群，称为全身适应综合征（general adaptation syndrome，GAS），其通过神经内分泌途径产生，过程如图3-5所示。全身适应综合征解释了为什么不同的应激源可以产生相同的应激反应尤其是生理反应的原理。此外，塞利将机体对局部应激源所产生的局部反应称为局部适应综合征（local adaptation syndrome，LAS），LAS经常发生在某一器官或区域，如局部炎症、组织修复等。

塞利将GAS和LAS分为3期（图3-6），具体如下。

第一期（警报反应期）：在应激源的作用下，开始时机体的抵抗力有所下降，然后身体开始防御，激活体内的神经内分泌系统，抵抗水平上升，且常高于正常的抵抗水平。

第二期（抵抗期）：在应激源的持续作用下，机体将保持在较高的抵抗水平与应激源抗衡，如果机体成功的适应应激，GAS将在此期结束，机体的抵抗力也有所提高；否则将进入第三期。

第三期（衰竭期）：当应激源过于强烈或持续存在时，机体所有的适应性资源和能量耗尽，抵抗水平下降，引起疾病甚至衰竭死亡。

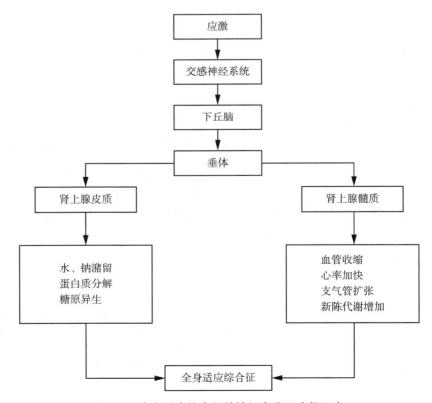

图3-5　全身适应综合征的神经内分泌途径示意

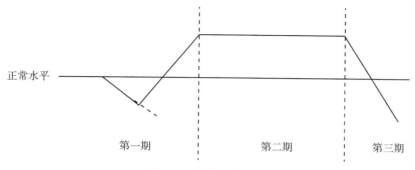

图3-6　应激反应分期

（二）霍姆斯和拉赫的生活变化与疾病的关系模式学说

霍姆斯（Holmes）和拉赫（Rahe）在研究生活变化与疾病的关系中，发现生活中的变化是一种需要生理和心理两方面都进行适应的应激。个体在对生活变化进行适应时，需要消耗能量以维持内环境的稳定。如果个体在短期内经受较多剧烈变化，就会因过度消耗而容易患病。他们用问卷法对相当数量的各种人群进行调查，要求被调查者列出他们生活中的重大事件，并按其重要性排出顺序。根据调查资料，他们进一步总结并形成一套社会再适应评分表（表3-2）。该表主要用于评估个体近两年生活改变的数目，并借由量化方式，给出每个变化的生活变化单位，一般对人影响越大的事件，生活变化单位分数越高；而一个人的生活变化积分越高，随后发生疾病的可能性越大。霍姆斯和拉赫在研究结果中强调，当一个人在短期如1～2年内必须适应很多生活改变时，患严重疾病的危险性就高。

表3-2　社会再适应评分表

变化事件	生活变化积分	变化事件	生活变化积分
配偶死亡	100	子女离家	29
离婚	73	姻亲纠纷	29
夫妇分居	65	个人取得显著成就	28
入狱	63	配偶参加或停止工作	26
亲密家庭成员死亡	63	入学或毕业	26
个人受伤或患病	53	生活条件变化	25
结婚	50	个人习惯的改变（如交际等）	24
被解雇	47	与上级发生矛盾	23
复婚	45	工作时间或条件变化	20
退休	45	迁居	20
家庭成员健康变化	44	转学	20
妊娠	40	消遣娱乐变化	19
性功能障碍	39	宗教活动变化	19
增加新的家庭成员	39	社会活动变化	18

续　表

变化事件	生活变化积分	变化事件	生活变化积分
业务上的再调整	39	少量负债	17
经济状态的变化	38	睡眠习惯变异	16
好友死亡	37	生活在一起的家庭人数变化	15
改行	36	饮食习惯变异	15
夫妻多次吵架	35	休假	13
中等负债	31	圣诞节	12
取消赎回抵押品	30	微小的违法行为	11
所担负工作责任方面的变化	29		

三、应激与适应理论在护理学中的应用

护士可通过对适应过程中的任一环节进行干预，促进个体对应激的成功适应，减少应激对健康的威胁。

1. 应激源方面　护士应注意全面评估可能对患者造成威胁的应激源。医院中常见的应激源有：患者对周围环境、医务人员、医院的有关制度不习惯和不熟悉；与家人分离而思念亲人；疾病本身造成的各种不适症状；检查、治疗或手术等可能带来的痛苦；缺少有关病情、治疗和护理方面的信息；担心疾病预后、药物疗效、手术效果、检查结果等。

另外，根据评估的结果，护士应及时采取措施，预防或控制各种应激源，如做好入院介绍，带领患者熟悉医护人员、病友和病房环境；提供家属探视的机会；正确执行各项护理措施，缓解各种不适；向患者提供恰当的疾病、治疗和检查信息等。

2. 应激状态方面　评估患者面对应激源时出现了哪些生理、心理、认知、行为方面的应激反应，了解应激反应的程度、持续时间，判断患者的应激状态。

3. 应对方面　评估患者目前使用的应对方式，包括：①评估患者采取了哪些去除应激源的措施及这些措施是否合适和有效；②识别患者目前采取的心理防卫机制及所采取的心理防御机制是否有利于治疗和康复；③评估患者目前可用的支持系统及其利用的程度。

发展患者的应对方式，提高适应能力。主要是向患者介绍一些有效的而目前尚未使用的应对方式，包括：①通过健康教育，了解并采取适合疾病治疗要求的生活方式，如合理饮食、适当的活动和休息、控制情绪、坚持服药、定期复查等；②教给患者缓解紧张和焦虑的方法，如教授放松技术；③介绍患者参加同种疾病患者组织如抗癌明星会等，更有效地利用各种社会支持系统。

第四节　角色理论

一、基本概念

（一）角色

角色（role）又称社会角色，指处于一定社会地位的个体，在享有和完成与之相应的权利与义务的过程中，表现出符合社会期望的行为与态度的总模式。社会角色与社会地位紧密相连，处于不同社会地位的人有不同的权利和义务，同时社会对其有不同的行为期待。例如，教师是一种角色，是一种特定的社会位置，教书育人是教师的权利与义务，认真教学、为人师表是社会对其的行为期望。任何一种社会角色都有一套与之相对应的社会行为规范，任何社会角色都享有一定的权利与义务。

（二）角色转变与角色集

角色转变（role change）指个体承担并发展一种新角色的过程，是成长和发展过程中不可避免的。例如，一个成年女子结婚后，她必须逐渐学习、适应作为妻子的角色。每个人一生中会获得多种角色，在同一时期，一个人也往往承担多种角色。例如，一个成年男子在工作中是院长和医生；在家庭中，对妻子是丈夫，对孩子是父亲。院长、医生、丈夫、父亲等多种角色集于他一个人身上。这种多种角色集中于一体，或者说由一种地位配生出一系列复杂的角色，构成一个角色集（role set）。在社会生活中，几乎人人都是一个角色集，都有一定的行为规则要角色的承担者去履行。

（三）角色冲突

角色冲突（role conflict）是当一个角色或行为方式妨碍了另一个角色或行为方式履行其义务和权利时，个体处于的心理上、行为上的不适应和不协调的状态。角色冲突包括角色间冲突和角色内部冲突。角色间冲突指个体同时承担不同的角色，由于不同的角色有不同权利、义务和行为要求，它们之间可能产生矛盾冲突，如一个人在患病的时候要求其多休息，而此时他的工作非常繁忙，不允许他有太多的时间休息。角色内部冲突指他人或社会对同一角色持有相互矛盾的期望，从而引起角色内部冲突的情形，如一名小学教师的角色，有的学生希望老师讲得快一些，有的学生希望老师讲得慢一些，这种相互矛盾的期望会导致角色扮演者感到不知所措和无所适从。

（四）角色紧张

角色紧张（role strain）指个体的时间、精力无法满足其所承担的角色所应履行的义务和相应行为规范时所处的一种心理状态。一般来说，角色紧张多出现于个体的能力下降或承担的角色过多或发展过程中需要角色转变而无法适应新角色时。

二、患者角色

（一）概念

患者角色指一个人被疾病的痛苦折磨，有治疗和康复的需求与行为。作为一种社会角色，患者角色也有其特定的行为模式和权利与义务。美国社会学家帕森斯将患者角色概括为4个方面。

1. 患者可以从其通常扮演的社会角色中解脱出来，根据所患疾病的性质和严重程度，相应地减轻其所承担的社会责任或工作。

2. 患者对其陷入疾病状态没有责任，不应受到责备，因为患病是自己无法控制的。

3. 患者有义务要求痊愈。社会希望每一个成员都健康，承担应有的责任和角色。患者应积极配合治疗，以期尽早恢复健康的状态。

4. 患者应主动寻求可靠的治疗技术帮助康复，有义务与医生、护士等专业人员合作，共同战胜疾病。

（二）权利和义务

权利和义务是两个不可分割的方面，没有不享受权利的义务，也没有不尽义务的权利，任何社会角色都有其特定的权利和义务。患者角色是社会角色的一种，也有其权利和义务。

1. 患者角色的权利　①患者享有平等医疗、护理、保健、康复的权利；②患者有疾病的认知权和知情同意权；③患者有要求尊重其隐私和保密的权利；④患者有因病免除一定社会责任和义务的权利；⑤患者有监督医疗护理实施的权利，有权对医疗、护理措施提出意见；⑥患者有了解医疗费用支配情况的权利；⑦患者有自由选择的权利；⑧患者有身体权。

2. 患者的义务　①患者有及时寻求和接受医疗、护理的义务；②患者有按时缴纳医疗费用的义务；③患者有尊重医护人员的义务；④患者有遵守医院规章制度与规定的义务；⑤患者有保持和恢复健康的义务；⑥患者有病愈后及时出院的义务；⑦患者有出院后配合医院进行随访的义务；⑧患者有承担不服从医护人员提出的治疗计划所致的后果的义务。

（三）患者角色的转变

对于大部分人而言，患者角色往往是迫不得已才承担的。不同的社会、经济、文化背景及个性心理特征等可能影响患者对其新角色的认识与适应。为了适应新的角色，患者需要学习一系列与疾病相关的知识，同时患者原先承担的角色也有可能与其发生冲突，从而导致个体不能正确理解和履行患者的权利、义务和行为规范。患者在角色转变的过程中可能出现以下几种结果。

1. 患者角色适应　指患者基本上已与社会期望的行为相符合，享有患者权利的同时，履行患者的义务。这是一种比较理想的结果，有利于疾病的康复。

2. 患者角色缺如（sick role absence）　指患者不能正视自己的疾病，不承认自己是患者，不能很好地配合治疗与护理。例如，某些年轻人患了心脏病后，认为医生诊断有误，不但不休息，反而以增加活动量来表明自己未患病；或持等待观望的态度，认为症状还不严重，迟迟不治疗。

3. 患者角色消退（sick role regression）　指个体在适应患者角色后，由于需要承担其他社会角色，而使患者从事对疾病治疗康复不利的活动。例如，一位急性心肌梗死的患者在治疗期间，由于其父亲突发脑血管意外，住院无人照顾，他不得不承担起照顾父亲的责任，而过度劳累对心肌梗死的治疗康复是不利的。

4．患者角色强化（sick role strengthen）　指患者经过一段时间的治疗和护理后，恢复或部分恢复社会生活能力，应该继续承担起原有社会角色的全部或部分责任，但患者表现出对自己没有信心，依赖性增强，对将承担的角色感到不安，而安于患者角色的行为或者借生病而逃避某些责任，获得某些权利。

5．患者角色冲突（role conflict）　指在扮演患者角色的过程中，与个体承担的其他角色在期望上发生矛盾或对同一角色，他人存在不同的期望与要求。例如，很多人由于住院而不能正常工作，他所扮演的患者角色与职业角色会发生冲突；再如，对于一位术前的患者，有的护士告知术前8小时禁食禁水，有的护士告知术前12小时禁食禁水，这些相互矛盾的期望行为，会使患者感到不知所措。

为了帮助患者尽快适应患者角色，避免或缓解可能出现的角色转变问题，护士可采取以下措施：①根据患者的年龄、文化、职业及个性特点等，预测可能出现的角色适应不良的问题；②通过交谈和观察，了解患者对角色的认识和目前符合或不符合角色期望的行为，并分析原因；③帮助患者充分认识扮演好患者角色的重要性，引导患者正确对待患者角色，履行和享有作为患者的权利与义务；④建议患者寻求家属、朋友或同事的支持与帮助，协助患者解决角色冲突；同时医护人员之间注意沟通配合，减少对患者角色期望的冲突。

三、护士角色

护士角色指护士应具备的与其职业相适应的社会行为模式。护士作为一种社会角色，处于防治疾病、护理患者的重要地位。而随着社会的发展和疾病谱的改变，护士角色不断地扩展，现代护士应具有以下角色功能。

（一）健康照顾者

为护理对象提供健康照顾是护士的首要职责。护士在各种健康服务场所，为人们提供直接的护理服务，以帮助其减轻病痛、恢复健康，满足服务对象生理、心理和社会等各层次的需要。

（二）健康教育者

护士在医院、家庭和社区等机构内承担健康教育的责任，针对不同人群宣传有关疾病的预防、治疗、护理等各方面的知识，包括如何调整有益于健康的生活方式、如何服药和自我监测等。

（三）健康咨询者

护士应用治疗性的沟通技巧，鼓励护理对象表达自己对疾病的理解和患病后的感受，提供相关的卫生保健信息，解答护理对象提出的问题，使护理对象清楚地认识自己的健康状况，并积极、有效地处理健康问题。

（四）合作者和协调者

现代护理要求护士能与服务对象、家属及其他健康专业人员密切合作，共同承担起人们对健康的责任；在护理和治疗活动中，注意与其他人员相互配合，协调各专业人员、非专业人员之间的关系，有计划、协调地为护理对象提供有效的服务。

（五）护理对象利益的维护者

护士有保护患者利益和权利不受损害的责任，尤其是对不能表达自己意见的人，如老年人、部分心理疾病患者、语言表达障碍者等。护士有责任帮助患者从其他健康服务者那里获得有关的信息，并补充需要的信息，以协助患者作出决定。对一些危害公众健康的行为，护士有责任向相关机构报告。

（六）管理者和决策者

为了顺利展开护理工作，每一个护士在工作中都执行着管理和决策的职责。作为护士长，要管理本病区的物质资源、人力资源、经费的使用，制定本病房的发展方向。作为普通护士，要管理患者和其他相关人员，制订和实施护理计划，合理地分配和利用各种资源，有效地控制医疗费用等。

（七）研究者和变革者

护理研究是促进护理专业发展的手段，也是护理实践的理论基础。每个护士都有责任从事护理研究工作，探讨护理方法的改进和变革，在实践中检验和使用新方法，以提高护理质量，满足人们的需求，增进健康；同时推动护理事业向前发展。

知 识 拓 展

生 态 系 统 理 论

生态系统理论（ecological systems theory）是社会工作领域中一个重要的实务理论，目前也较为广泛地应用于护理心理学、护理管理学等领域，该理论从一般系统理论发展而来。布朗芬布伦纳（Bronfenbrenner）所著的《人类发展生态学》（1979年）一书较系统地将生态学的知识引入人类行为的研究中，提出了具体的系统模型。

布朗芬布伦纳认为，人的发展是人与环境系统的复合函数，人在发展过程中与生态系统发生着千丝万缕的联系与互动，这些生态系统以各种方式和途径影响着人的发展。布朗芬布伦纳将生态系统划分为微系统、中系统、外系统、宏系统及长期系统，构成了生态系统理论的系统模型。系统最里层是微系统，指个体直接接触的系统，如家庭、学校、同伴群体等，对个体的影响深远，个体往往在潜移默化中形成特定的行为方式、价值观念和人际关系模式；中系统指个体所处的不同微系统之间的联系与互动，如家庭和学校、父母与同伴之间的互动；外系统指个体不直接参与但会对微系统产生一定作用的外围系统，如父母的工作单位、学校的领导机构等；宏系统指个体成长所处的整体社会环境，并直接或间接影响个体的成长经历及感受，如价值观念、风俗习惯、社会阶层、经济结构、文化模式、法规政策等；长期系统又称历时系统，指在个体发展中所有的生态系统都会随着时间的变化而变化，强调各生态系统的变迁对个体发展的影响，如随着时间的变化微系统中可能会有弟弟妹妹的出生、父母可能会离异等。布朗芬布伦纳根据系统对人的影响程度和方式的差异，将系统结构化、具体化，并建立不同系统之间的联系，有助于对问题的分析，改进了一般系统理论中过于抽象的系统观。

家庭系统理论

家庭是社会最基本的组成单元，家庭内部的各种问题也会在相当大的程度上影响患者的治疗与康复，而分析家庭对个体的影响对于临床护理工作来说也是至关重要的。

默里·鲍文（Murray Bowen）是家庭系统理论的奠基人。20世纪40年代末以来，他在从事精神科临床工作中对家庭关系的作用产生了兴趣。随着20世纪50年代中期他对精神分裂症患者的家庭进行深入研究，鲍文的系统家庭理论逐渐完善。鲍文的家庭系统理论将家庭视为一个情感单元，并且用系统性思维来描述这个单元中复杂的相互作用。对于一个家庭而言，家庭成员虽然偶尔有距离感或疏离感，但不可否认家人之间的情感联系是紧密的。我们不难理解家庭成员之间会相互影响对方的注意力、感情、认同等，他们的情感自主性比我们看到的和想象的要小得多，日常生活中要做到情感完全独立并不那么容易。家庭系统理论有两个最主要的假设：其一，家庭成员间过度的情感联系和家庭功能失调有直接联系，自我分化（self-differentiation）是家庭成员必要的成长目标。其二，上一代没有解决的问题趋向于传给下一代，即多代传承理论（Multigenerational Transmission）。

思 考 与 练 习

1. 患者，女性，35岁。因支气管哮喘急诊入院治疗。根据马斯洛人类基本需要层次理论，患者目前最主要的需要是什么？护理时应注意什么？

2. 患者，男性，56岁。刚确诊为糖尿病，由于血糖不稳定，需住院调整血糖。患者可能存在哪些应激源？

（乔 雪）

参 考 文 献

［1］Bronfenbrenner U．The Ecology of Human Development：Experiment by Nature and Design，Cambridge［M］．Mass：Harvard University Press，1979．

［2］Goldman HH．Review of General Psychiatry［M］．Norwalk：Appleton & Lange，1988．

［3］Papero DV．Bowen Family Systems Theory［M］．Boston：Allyn And Bacon，1990．

第**4**章 护理程序

在护士的日常专业实践中，护理程序作为科学解决问题的工作方法指导服务对象照护计划的制定和实施，因此熟练使用护理程序是护士应具备的能力之一。评判性思维是护士面临复杂的护理问题时进行的有目的、有意义的自我调控性判断、反思、推理、决策的过程。临床护理的情景往往复杂多变，评判性思维是运用护理程序进行临床决策的重要部分，它贯穿护理程序的全过程。因此，为了更好地适应现代护理的需要，护理人员必须熟练掌握和运用护理程序，发展和提高评判性思维能力。通过本章的学习，学生可以理解护士是照护患者的工作程序，并掌握这些方法为将来的护理专业实践打下基础。

第一节 概　　述

护理程序是一种运用系统方法科学地认识、分析和解决护理问题的工作方法和思想方法，是一个综合的、动态的、具有决策和反馈功能的整体过程。本节从护理程序的概念、特点、发展历程及其在护理中的应用进行阐述。

一、护理程序的概念、特点及发展历程

（一）护理程序的概念

护理程序（nursing process）是以确认和解决服务对象现存或潜在的健康问题为目标而进行的一系列有目的、有计划的护理活动，是一种科学的确认问题和解决问题的工作方法和思想方法。护士通过评估护理对象的健康状态，确认现存的或潜在的健康问题，制定适合护理对象的护理计划并采取适当的护理措施以解决确认的问题，使护理对象恢复健康或达到最佳的健康状态。护理程序是一个持续的、循环的、动态的过程，是一系列有目的、有计划、有步骤的行动，为服务对象提供生理、心理、社会、文化及发展等全方位的整体护理。

（二）护理程序的特点

护理程序作为护理人员用来照顾服务对象的独特的工作方法，其特点如下。

1. 以护理对象为中心，有特定目标　护理程序以保持和恢复服务对象的健康为目的，针对服务对象的健康问题，设计全面的计划和实施护理措施，以满足服务对象的需要。

2. 是一个循环的动态过程　护理程序的内容随着服务对象状态的变化而变化，健康问题发生改变时，护理诊断、计划、措施也随之发生改变。

3. 具有互动性和协调性　护理程序强调护理人员与服务对象的互动与合作，也强调医务人员之间的协作。

4. 具有系统性　护理程序以系统论为理论基础，围绕一定的目标，遵循一定的顺序和步骤开展。

5. 适用范围广泛　护理程序不仅适用于个体服务对象的护理，还适合于家庭、团体、社区的护理。同时，护理程序还可以用在护理教学、科研和管理中。

（三）护理程序的发展历程

护理程序是现代护理学发展的产物。在护理程序发展前，护士只是听从医嘱、执行医嘱，以疾病护理为中心。护理没有自己的理论体系和科学的工作方法。护理实践常常依靠经验和直觉。护士所学知识基本上是临床医学诊断、治疗知识和各种疾病的护理操作程序与常规。随着社会的前进和医学模式的改变，护理的功能也在改变。

1955 年美国利迪亚·赫尔（Lydia Hall）首次提出护理程序的概念，认为护理是一个程序。1959年美国约翰逊（Johnson）将护理程序分为护理评估、护理决定及护理行动 3 个步骤。1961 年奥兰多（Orlando）撰写了《护士与患者的关系》一书，第一次使用了"护理程序"一词，提出护理程序包括护理评估、护理计划、护理评价 3 个步骤。1967 年尤拉（Yura）和渥斯（Walsh）完成了第一部权威性教科书——《护理程序》，将护理程序发展成 4 个步骤：护理评估、护理计划、护理实施和护理评价。1973 年盖比（Gebbie）和拉文（Lavin）则加入了护理诊断，护理程序便成为护理评估、护理诊断、护理计划、护理实施及护理评价 5 个步骤。

1975 年罗伊（Roy）等护理专家提出护理诊断这一概念，至此，护理程序发展为 5 个步骤：护

理评估、护理诊断、护理计划、护理实施和护理评价。

1973年，美国护理学会（American Nurses Association，ANA）将护理程序的5个步骤正式列入护理执业标准中。护理程序的工作方法被世界各国护理界普遍接受和应用。

我国在20世纪80年代初期引入护理程序、责任制护理和系统化整体护理模式，护理程序广泛应用到临床护理实践和护理教学中。

（四）护理程序的步骤及关系

护理程序由护理评估、护理诊断、护理计划、护理实施、护理评价5个步骤组成，这5个步骤是按一定的顺序进行（图4-1）。同时，步骤之间不是各自孤立的和机械的，而是相互联系、相互影响，有时重叠或者循环往复地存在着。

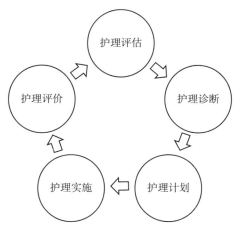

图4-1　护理程序的步骤

二、护理程序的应用目的及意义

在当今医疗环境下，患者照护需求日益复杂，用护理程序指导临床护理，是体现整体护理的核心，具有非常重要的临床意义。

（一）护理程序的应用目的

首先，护士需要通过护理程序询问、观察及体察，仔细评估患者的健康状况，这样可以通过现有的症状和体征确定患者现存或者潜在的健康问题。之后，根据确定的健康问题制订计划，满足患者的健康需求。这个计划不仅是护士采取措施的依据，也是其他医疗人员工作的依据。同时，护理程序可以帮助护士识别患者的特殊需求，提供个体化的整理护理。

（二）护理程序的应用意义

1. 对于患者的意义

（1）患者能获得高质量护理：应用护理程序进行护理是在评估服务对象实际情况的基础上，针对个体、家庭或社区独特的要求有计划地进行护理，满足了患者不同的需要，保证了护理水平。

（2）患者能获得标准化和个性化护理：使用护理程序，可以让护士按照标准的步骤和方法对患者实施护理，可以实现标准化照护；同时，护士需要对患者进行评估，对患者作出护理诊断，制订具体的护理计划，体现个性化护理。

（3）患者能获得连续性护理：护理计划一旦制订好，要求所有参与护理的人员都执行，避免了每个护理人员只解决本班问题的间断性。

（4）增强患者自我保健责任感：护理程序要求服务对象参与护理活动，增强了服务对象对自身健康的责任感，提高了他们的照顾技能。

2. 对于护理人员及专业发展的意义

（1）培养护理人员科学的思维能力：对于护理问题，要知其然，也要知其所以然。使用护理程序，护理人员避免了凭直觉及猜测做护理决策，避免了工作中的盲目性、被动性和机械性。

（2）促进护理人员的学习和成长：要科学实施护理程序，就必须具备良好的专业知识，与他人通力合作，相互交流，促使护理人员积极地学习与成长。

（3）体现护理专业的自主性和独特性：护理程序作为护理专业实践的独特工作方法，为护理专业人员运用专业理论、相关学科理论与技能提供了基础的框架，为提高护理教育水平、发展护理学科开辟了一条途径。它体现了护理的专业性、科学性和独立性，有利于护理事业的发展。

三、护理程序标准化

随着医疗系统信息化的快速发展，护理学知识体系迅速扩展，需要实现护理程序及护理实践语言的标准化，以实现跨时间、跨领域、跨机构、跨地域的护理信息沟通和交流。自20世纪70年代开始，国际多个护理学术组织如北美护理诊断协会（North American Nursing Diagnosis Association，NANDA）、国际护士会等，在护理诊断分类的基础上，发展了多个标准化护理术语分类体系，将护理诊断、护理干预和护理结局用分类、标准化语言及编号表示，其目的是建立护理学专业的国际通用标准化语言及数字编码，有利于临床护理信息的标准化建设，为临床护理评估、诊断、决策、评价提供科学基础，提升护理程序的科学化水平。下面列举3类国际应用广泛的护理分类。

1. 护理诊断分类　北美护理诊断协会国际组织（North American Nursing Diagnosis Association-International，NANDA-I）提供了护理诊断的标准化术语，是护理诊断在类别系统领域中的代表。NANDA-I发展的护理诊断分类体系是一个层级的术语结构体系，2020—2022年护理诊断分类体系Ⅱ中包含13个领域、47个分类、244个护理诊断，每个诊断都有1个5位数字的编码，其编码遵守了国际标准化组织的标准（表4-1）。

表4-1　NANDA-I分类系统Ⅱ中部分护理诊断编码示例

领域及分类	编码	诊断
领域1. 健康促进		
分类1. 健康意识	00097	娱乐活动参与减少
	00262	愿意加强健康素养
	00168	静坐的生活方式

续　表

领域及分类	编码	诊断
分类2. 健康管理	00230	虚弱的老年综合征
	00231	有虚弱的老年综合征的危险
	00215	社区健康缺陷
	00188	有危险倾向的健康行为
	00099	健康维持无效
	00078	健康管理无效
	00162	愿意加强健康管理
	00080	家庭健康管理无效
	00043	保护无效

2. 临床护理分类系统（cinical care classification system，CCC）　是由美国乔治大学护理学院Saba博士及同事研发，最新的版本是CCC 2.5版。其内容架构包括4个层次：①第一层为4种医疗保健模式，包括生理、心理、功能、健康行为；②第二层为21类护理要素，如生理包括循环系统、呼吸系统等8个要素，心理包括认知、应对、角色关系、自我概念4个要素；功能包括活动、营养等6个要素；健康行为包括药物、安全、健康行为3个要素；③第三层包括176个护理诊断（其中主要分类60个，次要分类116个）、804个护理措施及528个护理结局；④第四层由2套术语限定符组成，分别是结局限定符（好转、稳定、恶化）和活动类型限定符（评估、执行、指导、管理）。每种结局限定符分别与176个护理诊断结合使用，最终共生成528个实际或预期的护理结局；每种活动类型限定符分别与201个核心护理措施结合使用，共产生804个护理措施（图4-2）。

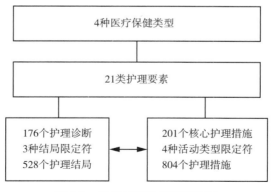

图4-2　临床护理分类系统框架

CCC根据国际疾病与健康问题相关分类的要求进行了系统编码，其编码由1个字母和4个数字组成。护理诊断编码（X##.#.#）＝护理要素（A～U）＋护理诊断（01～99表示主要分类，0～9表示次要分类）＋实际或预期的护理结局（以1、2、3分别表示好转、稳定、恶化），如护理诊断呼吸型态改变的编码为L26.2，如预期结局是改善呼吸型态，其编码为L26.2.1。同样，护理措施编码（X##.#.#）＝护理要素（A～U）＋护理措施（01～99表示主要分类，0～9表示次要分类）＋活动类型限定符（以1、2、3、4分别表示评估、执行、指导、管理），如护理措施执行体液疗法的编码为F15.0.2。

3. 护理结局分类系统（nursing outcome classification，NOC） 是由美国爱荷华大学护理学院研发，是评价护理人员及其他健康专业人员对患者、家庭和社区进行干预影响的一套综合、标准化的分类体系。在NOC中护理结局被定义为"在连续性照护中，可量化的个人、家庭或社区对护理干预反应的状态、行为或观点"。第6版NOC包含7个领域、34个分类、540个结局。每个结局有一系列指标及评分（范围为1～5分，1分为最差，5分为最好）。每个结局有4个数字编码，到具体的指标则有6个编码，如表4-2所示。NOC所涉及的领域及分类与NANDA-1和Gorden的分类系统关联，在临床得到了广泛的应用。我国也将NOC的不同版本进行了翻译，有研究初步测试其可行性。

表4-2　护理结局分类编码示例

患者参与行为—1638

定义：患者通过共同决策主动参与自身医疗保健的行为

护理结局目标分值	维持水平：＿＿＿＿		提升至：＿＿＿＿		
指标		从来没有 1	很少有 2	有时有 3	经常有 4	总是有 5
编码	指标名称					
163801	获得可信健康信息					
163802	评估个人健康危险因素					
165803	识别疾病的原因					
165804	识别影响健康的因素					
165805	遵从健康的生活方式					
165806	治疗轻微的不适					
165807	需要时寻求专业人员帮助					
165808	选择合适的医疗保健人员					
165809	准备一些与医疗保健人员讨论的问题					
165810	携带当前服用的药物清单向专业人员咨询					

第二节　护 理 评 估

护理评估（nursing assessment）是有目的、有计划、有系统地收集与护理对象健康有关的各种资料，以便建立护理对象存在的或潜在的健康问题的基础资料。包括收集资料、核实资料、整理资料。护理评估是一个动态循环的过程，贯穿于护理程序每个步骤，既是确立护理诊断的基础，也是评价护理效果的依据。

一、收集资料的内容、类型、来源与方法

（一）收集资料的内容

收集资料应从整体护理思想出发，所收集的资料不仅涉及身体状况，还包括心理、社会、文化、经济等方面。一般包括以下几方面。

1. 一般资料　包括患者的姓名、年龄、性别、民族、职业、婚姻状况、文化程度、家庭住址、宗教信仰、个人爱好等。

2. 生活状况及自理能力　如饮食、排泄、睡眠或休息、活动、清洁卫生状况等。

3. 现在健康状况　包括现病史、主要病情、目前治疗及用药情况等。

4. 过去健康状况　包括既往史、过敏史、传染病史、家族史等。

5. 健康评估　包括身高、体重、各系统的生理功能及认知型态等，如生命体征、意识、瞳孔、皮肤、口腔黏膜、四肢活动度、营养状况、循环和呼吸功能等。

6. 辅助检查　包括X线、B超、心电图、实验室检查等资料。

7. 社会心理状况　包括患者的自我认知、一般心理状态、对疾病与健康的认知、应激水平与应对能力、人际关系、社会关系与支持程度、经济状况、价值观、宗教信仰等。

（二）收集资料的类型

收集的资料按其性质分主观资料和客观资料。

1. 主观资料　指服务对象本身所经历的、感觉的、想到的，只有通过本人描述才能获得的资料，如瘙痒、头痛、乏力、愉快等。包括服务对象的感知、感受、价值观、信仰、对健康状态的认识和生活的态度等。

2. 客观资料　指通过观察或测量获得的资料，包括通过视、触、叩、听、嗅及辅助器械等获得的资料。如服务对象臀部皮肤破溃、下肢水肿、瞳孔扩大等，亦可借助医疗仪器检查发现血压下降、体温过高、呼吸频率过快、肠鸣音亢进等。

（三）收集资料的来源

1. 服务对象　是资料的主要来源。通过询问、观察、体格检查获得有关资料。

2. 服务对象家属和其他相关人员　护士可以通过家属或朋友等获得资料。特别是服务对象不能提供资料时，如小儿、意识障碍者、智力低下者、不合作者等，家属或其他陪护人员能提供有关病史资料。

3. 其他医务人员　护士可以与服务对象的医生、社会性工作者、营养师、理疗师、其他护士等沟通获得资料。

4. 医疗护理记录及相关文献　通过查阅病历记录、实验室检查报告、医疗和护理文献获得资料。

（四）收集资料的方法

1. 交谈　通过与服务对象及其家属的语言交流获得有关服务对象的资料，是面对面的语言交

流，是收集主观资料的最主要方法。交谈可以相互交流信息、识别相互关心的问题，亦提供支持、教育、咨询或治疗，还可以增进信任，有助于建立良好的护患关系。在交谈前，护士需要了解患者的基本情况，事先考虑一些可能影响交谈效果的因素。在交谈过程中护士要注意运用沟通技巧，针对不明确或者有疑问的地方，需进一步询问，以澄清观点。

2. 观察 就是用感官收集资料，通过视、触、叩、听、嗅等技巧获取所需资料。护理人员对服务对象的观察从一见面就开始，注意要时刻保持有意识的警觉状态。如看到服务对象面容痛苦、双手捂着腹部，就提示患者可能有疼痛，由此促使护士询问患者疼痛部位、性质、持续时间等有何特点。

3. 健康评估 是护理评估中收集客观资料的方法之一。护士要运用视诊、触诊、叩诊、听诊等方法，对患者进行全面的体格检查。重点放在护理评估中出现问题的地方，并侧重于身体各部分、各系统的基本功能检查。

4. 查阅相关资料 查阅有关病历记录、实验室检查报告、文献资料等收集资料。

二、护理评估的步骤

（一）收集资料

收集资料是护士系统、连续收集患者健康相关信息的过程。如果是针对住院患者，护士可以采用医院设计的入院护理评估表，通过交谈、观察、查体等方法系统收集资料。

（二）核实资料

通过观察、交谈等方法收集资料后，如果不经核实可能会出现错误、偏差、相互矛盾，从而影响护理程序的进行。核实可以在资料收集的过程中进行，边收集、边核实，也可收集完再核实，以避免遗漏，保证资料清晰和准确。

（三）整理资料

整理资料就是资料的归类整理，目的是找出护理问题。其方法可以依据护理相关的理论框架或模式，如马斯洛人类基本需要层次理论、奥瑞姆自理模式、罗伊适应模式和NANDA制定的人类反应型态等。

1. 根据NANDA-I人类反应型态Ⅱ进行分类 分为13个领域，包括健康促进、营养、排泄与交换、活动与休息、知觉与认知、自我知觉、角色关系、性学、应对与压力耐受、生命原则、安全保护、舒适、生长与发展（图4-3）。

2. 根据戈登（Gordon）功能性健康型态分类 包括11种功能性健康型态的框架，即健康感知-健康管理型态、营养-代谢型态、排泄型态、活动-运动型态、睡眠-休息型态、认知-感知型态、感知-自我概念型态、角色-关系型态、性-生殖型态、应对-应激耐受型态、价值-信念型态。

3. 根据马斯洛人类基本需要层次理论分类 资料收集和整理依据从低至高的需求，依次为生理需要、安全需要、爱与归属需要、尊重需要、自我实现需要。

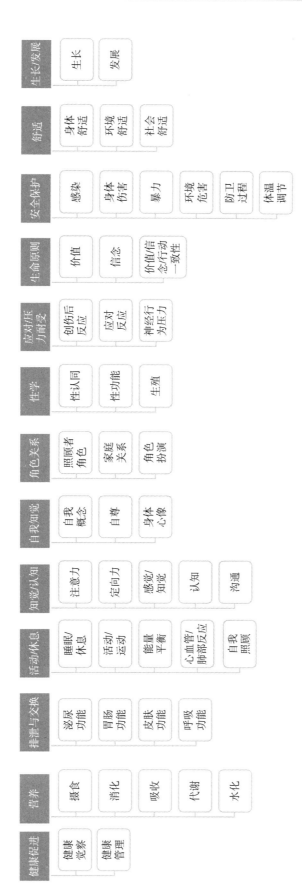

图4-3 NANDA-I 人类反应型态 II 的领域和类别

（四）分析资料

通过分析资料发现健康问题，作出护理诊断。可采用的分析方法有与正常值做比较，与患者健康时的状态做比较；注意并预测潜在的问题。

（五）记录资料

1. 书写要求　全面、整洁、简练、流畅。资料填写要求及时、准确、完整。

2. 主观资料的记录　护士应尽量记录服务对象的原话，对服务对象说的过于通俗的语言可以加以修改，但不能带有护士自己的主观判断。

3. 客观资料的记录　应按医学术语写，书写准确，语言精练。

第三节　护理诊断

护理诊断（nursing diagnosis）是护理程序的第二个步骤，是在评估的基础上对收集的有关健康信息资料进行分析，从而确定服务对象现存或潜在的健康问题及其原因。护理诊断是关于个体、家庭、群体或社区对健康状况/生命过程的反应，或对反应敏感性的临床判断（NANDA-I，2013）。NANDA成立于1982年，被美国护理学会正式批准为制定护理诊断分类的权威组织，专门致力于护理诊断的建立、证实与研究，每隔两年举行一次会议，并公布该会认可的护理诊断。2002年NANDA更名为NANDA-I。NANDA-I是一个会员驱动的民间组织，致力于护理诊断术语体系的发展，旨在为不同水平、不同实践领域的护士提供标准化护理术语。

在2015—2017版的基本基础上，2018—2020版护理诊断新增17项护理诊断，修改72项护理诊断，废弃8项护理诊断，包括244项护理诊断，分13个领域、47种分类。

一、护理诊断分类

1. 问题聚焦型护理诊断（problem-focused diagnosis）　是关于个体、家庭、群体或社区现存的对健康状况/生命过程不良反应的临床判断。例如，自主通气受损：与呼吸肌疲劳有关。

2. 危险性护理诊断（risk nursing diagnosis）　是有关个体、家庭、群体或社区出现的对健康状况/生命过程不良反应易感性的临床判断。例如，有血压不稳定的危险：与体液丢失有关。

3. 健康促进型护理诊断（health promotion diagnosis）　是有关促进健康和实现健康潜力的动机和期望的临床判断。这些反应被描述为愿意加强特定健康行为，并可用于任何健康状态。在个体无法表达其自身愿意加强健康行为的情况下，护士可确定存在健康促进的情况，并干预患者的行为。健康促进反应可存在于个体、家庭、群体或社区。例如，愿意加强健康素养、愿意加强健康管理。

4. 综合征型护理诊断（syndrome diagnosis）　是关于集中出现的特定护理诊断群的临床判断，其目的是可以更好地通过相似干预进行处理。例如，慢性疼痛综合征不同于慢性疼痛，因为除慢性疼痛外，慢性疼痛综合征还显著影响其他反应，由此包括其他诊断，如睡眠型态紊乱、疲乏、躯体移动障碍、角色功能改变等。

二、护理诊断组成及陈述

（一）护理诊断的组成

1. 名称（label） 又称标签，是用简明的术语或词组对服务对象的健康状态进行概括性的描述，包括两个部分：①描述语或修饰语；②诊断核心或诊断的核心概念。如"体液容量不足"，"体液容量"为诊断核心，"不足"为修饰语。常用无效、危险、缺乏、受损、愿意加强词来反映健康型态。有一些护理诊断只有一个词，修饰语和核心均在同一个词里面，如焦虑、疲乏、便秘等。

2. 诊断性指标

（1）定义性特征：是对诊断名称的一种清楚、精确的描述。它既描述了其意义，又有助于区别其他的护理诊断。如"清理呼吸道无效"这个护理诊断的定义为：个体处于无法清理呼吸道中的分泌物和阻塞物以维持呼吸道畅通的状态。

（2）相关因素：是与护理诊断相关的原因、环境、事实或影响（如病因、致病因素）。相关因素是所有问题聚焦型护理诊断的必须构成要素。如"便秘：与长期卧床有关"，"长期卧床"就是相关因素。

（3）危险因素：是增加个体、家庭、群体或社区对非健康事件易感性的影响，如环境性、心理性、遗传性因素。

（4）危险人群：一些具有某种危险性高的特征的人群组合。这些特征不能通过专业护士的处理而改变。

（5）相关情况：包括有关医疗诊断、病理过程、医疗器械使用、药用成分等。这些情况不能被护士单独处理。

表4-3 NANDA-I分类系统Ⅱ护理诊断组成示例

领域2·分类1·诊断编码00002	
营养失衡：低于机体需要量 定义：营养摄入量不足，未满足机体代谢需要。	
定义性特征	
−腹部绞痛	−肌张力不足
−腹痛	−信息错误
−味觉改变	−感知错误
−体重低于理想体重范围的20%	−黏膜苍白
−毛细血管脆性增加	−感知摄入食物无力
−腹泻	−进食后立即饱足感
−脱发过多	−口腔痛
−厌食/食欲缺乏	−咀嚼肌无力
−食物摄入低于日常需求推荐量（RDA）	−吞咽肌无力
−肠鸣音亢进	−伴随摄食充分的体重下降
−信息缺乏	
−对食物的兴趣下降	

续 表

相关因素	
-饮食摄入不足	
危险人群	
-生物学因素	-经济窘迫
相关情况	
-无法吸收营养	-无法摄入食物
-无法消化食物	-心理障碍

（二）护理诊断的陈述

护理诊断不需要包括所有的诊断性指标类型（即定义性特征、相关因素和/或危险因素）。问题聚焦型护理诊断包括定义性特征和相关因素。健康促进型护理诊断一般仅有定义性特征，如果相关因素可以促进对诊断的理解也可以使用。仅有危险型护理诊断具有危险因素。

在陈述护理诊断时，常用格式如下。

1. 问题聚焦型护理诊断 _____（护理诊断）与_____相关（原因/相关因素）证据为_____（症状/定义性特征）。例如，呼吸型态无效：与肺发育不良有关，证据为间歇性锁骨下凹和肋间凹下陷，呼吸过速，腹式呼吸，需要持续的氧气支持。

2. 危险型护理诊断 有_____的危险，证据为_____。例如：有皮肤完整性受损的危险：与身体局部长期受压有关。

（三）陈述护理诊断的注意事项

1. 护理诊断并非医疗诊断。

2. 勿将服务对象的症状或体征当作问题。如"尿少：与水的摄入量不足有关"。

3. 勿将护理诊断的问题与相关因素混淆。如"知识缺乏：与缺乏糖尿病知识有关"。

4. 诊断陈述应避免引起法律纠纷的用词，避免伤害自尊的个人价值判断。如"皮肤完整性受损：与护理人员未给予定时翻身有关""社交障碍：与个人品德不良而人际关系不好有关"均是错误的护理诊断。

5. 护理诊断不是用来反映护理人员工作困难的。如认为服务对象"不合作""哆嗦""要求多"等，是护理工作中遇到的困难，并非反映服务对象的健康问题。

6. 护理诊断应能反映服务对象的健康状况，一个诊断针对一个具体问题。每个护理诊断都有其充分的依据，从护理诊断中能反映服务对象健康的整体情况。

7. 护理诊断要随服务对象健康状况变化而修改。健康问题会随着护理措施的实施而解决，护理诊断需要随时修改。

三、护理诊断与医疗诊断的关系

"诊断"并非某一专业所特有的，它实际上是任何一个人对条件、环境或问题的性质所做的结论或说明。由于护理诊断的发展历史短暂，人们往往容易与医疗诊断混淆，难以区别。护理诊断与医疗诊断既有联系又有区别。其共同点是诊断的方法都是通过收集资料、采集病史、体格检查等建立基础资料，分析资料，作出诊断；诊断需要相同的技巧，如观察、交谈、体格检查；都需要以医学知识为基础；目的都是确立问题、制订计划、解决问题、满足需要。其不同点体现在以下几个方面：①医疗诊断针对的是疾病。护理诊断针对的是人们对健康问题和生命过程现存或潜在的反应。例如，心肌梗死的医疗诊断提供了关于患者病理的信息。疼痛、心肌灌注减少、焦虑的护理诊断则提供了心肌梗死对患者身心的影响——这些诊断也指明了护理干预措施，以达到患者特定的结局。②当医疗诊断仅仅关注患者时，护理则注重患者及其家庭。因此，关于家庭的诊断至关重要，因为它们会积极或消极地影响护士努力帮助患者达到的结局。

第四节　护理计划、护理实施与护理评价

一、护理计划

护理计划（nursing plan）是制订护理对策的过程，是护士在评估及诊断的基础上，制订护理目标及护理措施，以预防、减少或消除服务对象的相关健康问题的过程。护理人员在制订计划的过程中起主要作用，但为了计划能更好地落实，服务对象、家属及其他健康专业人员需共同参与制订计划。护理计划包括以下4个方面。

（一）排列护理诊断顺序

1．排顺原则

（1）危及服务对象生命的问题始终摆在护理行动的首位。

（2）按马斯洛人类需要层次理论，先考虑满足最基本的需要，然后再考虑高水平的需要。

（3）考虑服务对象主观需求的迫切性。尊重服务对象的意愿，在护理人员的设想与服务对象的想法不相符时，需要共同讨论，以达成一致，取得服务对象对护理人员的信任与合作。

（4）考虑资源设备及实施所需时间。在制订护理措施时，要考虑在现有条件下能实施，如果措施无法实施，问题也得不到解决。

（5）现存的问题优先解决，但不要忽视潜在的高危问题。

（6）治疗计划相一致。护理计划要符合服务对象总的治疗计划，要考虑与医疗措施不相抵触。

2．排序方法　根据健康问题轻、重、缓、急，将护理诊断按首优、中优、次优的顺序进行排列。

（1）首优诊断（high-priority problem）：涉及的问题直接威胁服务对象生命并需要立即采取行动解决的，如气体交换受损、有清理呼吸道无效的危险、组织灌注不足等。

（2）中优诊断（medium-priority problem）：涉及的问题不直接威胁生命，但能给其躯体或精神上带来痛苦，导致其身心不健康，如皮肤完整性受损、急性疼痛、恐惧等。

（3）次优诊断（low-priority problem）：涉及的问题不立即解决不会导致身心障碍的产生或加

重，但并不是说这些问题对服务对象不重要，而是仅需护理人员少量的支持就可以解决或可以暂放后考虑，如语言沟通障碍、自尊紊乱、家庭作用改变等。

（二）确定预期护理目标

预期护理目标（expected nursing outcome）是护理活动的预期结果，是护理人员拟定在护理措施实施后，服务对象的状态或行为改变达到的程度。确定预期目标的目的是为制订护理措施提供方向，为护理效果评价提供标准。

1. 分类

（1）短期目标：又称近期目标，指目标在较短时间内就可以实现，通常少于1周。例如，患者体温在3天内恢复正常。

（2）长期目标：又称远期目标，指目标需在较长一段时间内才能实现，通常为数周或数月。例如，患者在住院期间无压疮发生。

2. 陈述方式　主语＋谓语＋行为标准＋状语。

（1）主语：指服务对象或服务对象的任何一部分或与服务对象有关的因素。如服务对象的血压、脉搏、尿量等。

（2）谓语：定义主语要完成的动作，用行为动词来陈述。如说明、解释、告诉、陈述、演示等。

（3）行为标准：指行为应达到的标准或水平。这个标准应是可以测量或评价的，如时间、速度、重量、容量、计量单位（个、件等）、应用无菌技术等。

（4）状语：指在什么样的条件下达到目标。如在什么时间、地点、什么状态下完成行为动作。如在护士的帮助下、在护士的指导下、在学习后、在借助扶手后等。

3. 陈述注意事项

（1）以服务对象为中心：目标的陈述针对的是服务对象的行为，并非护理人员的行为。在陈述时应避免"使服务对象""让服务对象""允许服务对象""要服务对象""教服务对象""指导服务对象"等。

（2）针对性：目标陈述要清楚，要针对某护理诊断而制定。一个目标可来自一个护理诊断，一个护理诊断可有多个目标。

（3）现实性：目标的实现既应在服务对象能力范围内，又要能激发服务对象的能动性，不能制定虚高的目标。

（4）协调性：目标应能得到其他医务人员认可，与医疗方案一致。

（5）可测量性：目标制定要能具体量化，或者用患者的行为改变描述，可以观察到。避免使用"增加每日活动量""提高对自我疾病的认识""能行走"等模糊、难以评估的目标。

（三）制订护理措施

护理措施是围绕已明确的护理诊断和拟定的护理目标所设计的护理活动。护理措施的设定应遵循以下原则：对服务对象是安全的，应用现有资源切实可行，与服务对象的价值与信仰不相违背，与其他医务人员的处理方法不相冲突，符合医学与护理专业知识及科学经验的理论依据，与服务对象个体年龄、健康状况相适应。

1. 分类

（1）独立性护理措施：指护士围绕评估中确立的护理诊断，在法律允许的范围内独立进行的护理活动。如为患者更换卧位，q2h。

（2）依赖性护理措施：指护士遵医嘱执行的措施。如哌替啶50mg，肌内注射。

（3）合作性护理措施：指护士与其他专业人员合作完成的护理活动。如心搏骤停的抢救配合。

2. 注意事项

（1）针对性：护理措施是针对护理目标的，一个护理目标可通过几项护理措施来实现。按主次、承启关系排列。

（2）可行性：护理措施要具体、明确、切实可行，结合患者的身心状态、护理人员的配备及专业技术水平和医疗设备情况来制定。

（3）安全性：护理措施要保证患者的安全，使患者乐意接受。

（4）合作性：有些护理措施需与其他医务人员及患者协商取得合作。

（5）差异性：针对不同护理对象，护理措施应因人而异。

（6）科学性：护理措施应有科学依据，要基于护理科学及相关学科的理论。

（四）书写护理计划

护理计划的书写即将已确定的护理诊断、目标、措施书写成文，以便指导护理活动和评价护理活动。书写时应注意写明制订计划的日期和责任护士书写者签名；应用标准的医学术语；计划中应包括参与护理活动的合作者；计划中要包括出院和家庭护理的内容等。

标准护理计划是根据临床实践经验，针对某特定疾病，提出一些此类疾病患者共性问题，由此而形成的护理计划表格。护士只需要根据某患者具体的特点，勾选与患者有关的护理诊断，按标准护理计划去执行。

随着医院信息系统的广泛应用，标准护理计划也可以在系统中智能生成。护士需要根据患者的评估结果，勾选相关的护理诊断、护理目标及护理措施，根据护理诊断首优原则进行排序，这样可生成个性化护理计划。

二、护理实施

护理实施（nursing implementation）是将护理计划中的护理措施付诸行动，是落实护理计划的过程。其工作内容包括实施措施、书写记录、继续收集资料。

（一）实施内容

在实施护理过程中，需要运用护理专业理论知识、医学基础知识和专业实践技能。具体活动如下。

1. 沟通交流　贯穿于整个护理活动中，促进护患关系，营造一个有利于服务对象康复的良好氛围。

2. 提供专业护理　运用专业知识和技能帮助服务对象，满足健康需求。

3. 执行医嘱　将医疗与护理进行结合，保持医疗与护理活动协调一致。

4. 健康教育　在护理活动过程中，运用健康教育的技能，教育服务对象及其家属，提高服务对象自我照顾能力。

5. 咨询　通过咨询提供有助于健康的信息，提高服务对象对自我健康的认识和应对心理社会压力的能力。

6. 管理　在护理活动中抓住"以服务对象为中心"，组织和利用对服务对象健康有益的相关人员参与护理活动，给予护理上的援助和鼓励，指导和督促他们发挥作用。

7. 继续收集资料　在护理实施过程中，继续收集服务对象的资料，及时、准确进行记录，评价、修订、补充护理计划。

（二）实施步骤

1. 准备　包括进一步评估患者、审阅计划、分析实施计划所需的护理知识与技术，预测可能会发生的并发症及预防措施，安排实施计划的人力、物力与时间。

2. 实施　选择适当的实施方式，完成各项护理措施，为患者提供高质量的护理服务。实施护理计划的过程中，要调动患者及家属的积极性，并注意与其他医护人员相互协调配合，同时密切观察实施后患者的反应，及时收集资料，迅速、正确地处理新的健康问题。

3. 记录　实施护理措施后，要及时、准确地进行记录。临床护理记录的格式有多种，这里介绍几种常用的记录方法。

（1）PIO格式：记录内容包含问题（problem）、措施（intervention）、结果（outcome）3项内容。

（2）SOAPIE格式：记录内容包含主观资料（subjective material）、客观资料（objective material）、分析（analysis）、计划（plan）、实施（implementation）、评价（evaluation）。

（3）APIE格式：记录内容包括评估（assessment）、问题（problem）、干预（intervention）、评价（evaluation）。

三、护理评价

护理评价（nursing evaluation）是在护理计划实施后，将服务对象的健康信息与预期目标相比较，按标准对护理效果、护理质量进行评定的过程。评价是有目的、有组织的活动，其结果可以决定护理措施是否终止还是继续。评价在护理程序既是终止步骤，又是中间步骤，它贯穿护理程序的每个过程。评价作为终止步骤，是因为对服务对象实施了有计划的护理后，评价某项护理目标完全达到，而终止对应的某项护理措施。作为中间步骤，评价活动存在于整个护理活动实施过程中，对每项护理措施都需评价服务对象的反应，根据服务对象的反应和变化修改护理措施，以达到预定的护理目标。一般护理评价的步骤如下。

（一）建立评价标准

根据护理程序的基本理论和原则，选择能验证预期目标、可观察、可测量的指标作为评价标准。护士根据计划阶段制定的预期目标确定评价时收集资料的类型和评价标准。

（二）收集资料

收集患者经护理后的实际健康状态，包括主观资料和客观资料。

（三）评价目标是否实现

将收集的资料与预期目标进行比较，衡量目标实现的情况。按目标实现的程度可分为：①目标完全实现；②目标部分实现；③目标未实现。

例如，预期目标为"患者1周内能行走100m"。

1周后评价的结果为：

患者已能行走100m——目标完全实现。

患者能行走50m——目标部分实现。

患者拒绝下床行走——目标未实现。

（四）分析目标未实现的原因

目标未实现的原因一般可考虑以下情况：原始资料是否准确；护理诊断是否正确；预期目标是否切实可行；护理措施是否正确；服务对象情况是否有变化，导致原有护理诊断、计划不适应；是否存在护理关系不协调，导致患者不合作等。

（五）重审护理计划

1. 停止　对已实现的预期目标，停止原有的措施。

2. 继续　问题仍然存在，目标与措施恰当，继续实施原来的计划。

3. 取消或删除　原有危险性的护理诊断，危险不再存在时，可取消相应的护理诊断、预期目标和护理措施。对于不合适的护理诊断，则应删除。

4. 修订　如果目标部分实现或未实现，应找出原因，修订原计划；对评价中发现的新问题，应重新收集资料，作出新的护理诊断并制订新的护理计划，即开始下一轮护理程序的循环。

护理程序是一种连续、循环的工作方法。在护理工作中，可以说为服务对象解决一次问题，即完成一次护理程序循环。由于人是一个开放的系统，不断与环境相互作用，健康问题不是一成不变的，而是处于动态的不断变化之中，原有的问题解决了，新的问题往往又出现了。为了不断地解决新出现的问题，仍需要收集资料，进行评估，做出正确的护理诊断，制订切实可行的护理计划，付诸实现和进行效果评价，才能解决服务对象的健康问题，保证最大限度地满足服务对象的需要。

第五节　评判性思维与护理程序

在临床护理实践中，护士很多时候需要作出正确的临床决策，有些决策是常规的，而有些临床决策是复杂的，要求护士必须能够运用评判性思维来分析和判断，作出有利于患者健康的最佳护理决策。现今评判性思维能力已经成为护士的核心能力，护士评判性思维的水平直接关系到临床护理服务的质量。护士在运用护理程序制订护理计划或实施护理计划时，应通过对与护理问题相关的因素进行评判性分析来解决患者的健康问题。因此，评判性思维与护理程序的关系密不可分，是护理程序的重要组成部分。

一、评判性思维的概念

美国哲学协会认为，评判性思维是一种有目的、自我调整的判断过程，这种判断建立在对特定情景运用一定标准，采用循证、科学方法进行分析、评价推理、解释和说明的基础之上。具体来说，评判性思维指个体在复杂情境中，能灵活地应用已有的知识和经验对问题的解决方法进行选择，在反思的基础上加以分析、理解，作出合理的判断，在面临各种复杂问题及各种选择的时候，能够正确进行取舍。评判性思维并不是通常所说的用评判、挑剔的眼光来看待事物，它要求个体能动地、全面地分析事物的各方面因素，并在分析过程中不断地反思自己或他人的思路，以期达到对该事物的一种正确理解或作出合理的决定。

从护理的角度来看，评判性思维是指对护理问题解决方法的思维和推理过程，而非单一的解答，其中包括护理提供者的态度、技能、专业知识经验、标准。护理专业中的评判性思维是关于护理决策有目的、有意义的自我调控的判断和反思过程。

二、评判性思维的特点及妨碍因素

（一）特点

1. 评判性思维是主动思考的过程　评判性思维必须对外界的信息和刺激、他人的观点或权威的说法进行积极的思考，主动运用知识和技能作出分析判断。

2. 评判性思维是质疑、反思的过程　评判性思维通过不断提出问题而产生新的观点。在此过程中，始终注意反思自己和他人的思维过程是否合理，客观判断相关证据，坚持正确方案，纠正错误选择。

3. 评判性思维是审慎开放的过程　运用评判性思维思考和解决问题过程中，要求审慎广泛地收集资料，分析需求问题发生的原因和证据，经过理性思考得出结论。但必须认识到评判性思维在审慎的同时，要求个体有高度的开放性，愿意听取和交流不同观点，使所做的结论正确、合理。

（二）妨碍因素

1. 自我中心思维　虽然自我中心行为在成年期不那么突出，但克服自我中心可能是一个终身的过程。以自我为中心的思维是一种自然的倾向，以自己的关系来看待一切。这种类型的思考导致无法与他人产生共鸣，也无法分析和评估不同的观点。遗憾的是，由于大多数以自我为中心的人不愿意或看不到自己的性格缺陷，这增加了克服障碍的难度。

2. 集体思维　依赖集体思维会导致不健康的决策模式。就像以自我为中心的思维一样，也是很难克服的。打破这种思维局限需要个人脱离群体，质疑从众的观点、思想。

3. 思维定式　是按照积累的思维活动经验教训和已有的思维规律，在反复使用中所形成的比较稳定的、定型化的思维路线、方式、程序、模式，从而阻碍创新思维和评判性思维。

4．个人偏见　偏见会阻止评判性思维，因为它们会妨碍思考者变得公平、好奇和开放。这种思维方式也会妨碍个人利用经验、推理和常识作出明智的决定。

5．傲慢态度　傲慢会阻碍评判性思维能力。它使人有闭塞的心态，认为自己知道一切，没有进一步学习新知识的必要。

6．害怕失败　这不仅是培养批判性思维的障碍，也是一个人整体成长和发展的障碍。害怕使其不自信，失去动力。当遇到问题时不能灵活地跳出固有的思维模式，想出办法和策略。

7．惰性　评判性思维需要做大量的研究，查阅相关的文献和信息，并为了成长和发展而开放地学习和尝试新事物。但当一个人惰性比较强时，就阻碍了评判性思维的发展。

三、评判性思维的层次与组成

（一）层次

1994年Kataoka-Yahiro和塞利（Saylor）发展了评判性思维模式，把评判性思维分为3个层级，从低级至高级分为基础层次、复杂层次、尽职层次（图4-4）。

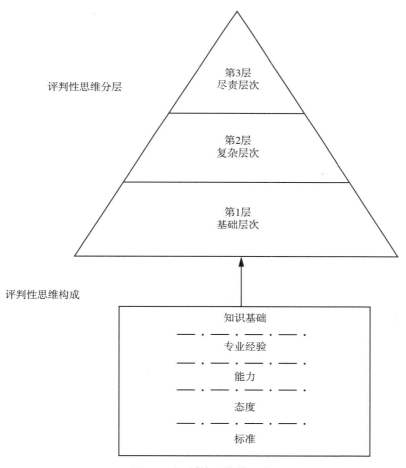

图4-4　评判性思维的层次

1. 基础层次（basic level）　在此层次，评判性思维建立在一系列规则之上，是一种具体的思维。处于此层次的护士相信专家对每个问题都有正确的答案。例如，实习护士会根据操作规则进行导尿术，操作时会按规则一步一步进行，尚不能根据患者的具体需求来调整操作（如调整体位缓解患者疼痛），因为他们没有足够的经验去思考操作的个体化。初学者可通过接受专家的不同观点和价值观来发展评判性思维。当护士缺乏经验、能力不强或者态度固执时，会限制其评判性思维能力向高层次发展。

2. 复杂层次（complex level）　在此层次，护士开始走出权威的影响，可以根据具体问题，独立分析和检查选择方案。护士的思维能力在提升，主动寻求专家意见以外的方法。护士认识到问题有不同的解决方法，而每种方法都各有利弊，需要去权衡利弊作出适合患者的决策。在面临复杂问题时，护士愿意超越常规的束缚进行思考，在一定程度上用不同的方法来创造性地解决问题。

3. 尽职层次（commitment level）　在此层次，护士开始在专业信念的指导下，以维护缓和的利益为基础，进行专业决策。尽职层次的护士不仅要能对解决各种复杂临床问题的备择方案进行思考，还要能根据方案的可行性来选择合适的护理方法，并以专业要求的原则来执行方案。

（二）组成

许多学者认为评判性思维的组成主要包括知识、认知技能和情感倾向性的专业能力。

1. 知识基础　具备专业领域内的知识对评判性思维是非常必要的。护理学的专业知识包括医学基础知识、人文知识、护理知识。护士在进行护理评判性思维时必须运用相应的专业知识，才能判断服务对象的健康需要，作出合理的临床推理。

2. 认知技能　能够使个体在评判性思维过程中综合运用知识和经验，做出符合情景的判断和推理。美国哲学协会提出评判性思维由6个方面的核心认知技能组成（表4-4）。

表4-4　评判性思维需具备的核心认知技能

核心认知技能	含义
解释	指对推理的结论进行陈述以证明其正确性。护士需要明晰患者数据的含义，如判读患者实验室检查结果、生命体征及体格检查信息的重要性，理解患者主诉及行为的含义
分析	指鉴别陈述，提出各种问题、概念或其他表达形式之间的推论关系，如根据患者评估信息来确定患者的健康问题
评价	指对相关信息的可信程度进行评定，对推论性关系之间的逻辑强度加以评判。在护理程序中，护士在实施护理措施后通过收集相关信息评价患者的预期目标是否达到，如果没有达到预期目标，需分析原因，以便调整护理措施和预期目标
推论	指根据相关信息推测可能发生的情况以得出合理的结论。例如，护士通过仔细监测患者，以确定患者的健康状况是改善还是恶化
说明	指理解和表达数据、事件、规则、程序、信仰等的意义及重要性。说明包含护士对理论、模式、伦理框架、科研证据转化到护理实践的应用
自我调控	指有意识地监控自我的认知行为，进行及时地自我调整。护士必须能够计划、执行、监控和评估自身的学习，并发展能力的知觉，成为终身自学者

3. 情感倾向性　指在评判性思维过程中个体应具备的意愿、态度及倾向。在进行评判性思维

时，护士应该具有自信负责、诚实公正、好奇执着、谦虚谨慎、独立思考、有创造性的情感倾向特征。

四、评判性思维在护理程序中的运用

护理程序体现的是整体护理观的临床思维和工作方法，其中的每一步骤都需要作出科学的抉择，而科学的抉择来源于对信息的科学分析和判断。这种有意识的、自觉的思维模式就是评判性思维。所以，在护理程序的实施中运用评判性思维可以提高护理实践的质量和水平。评判性思维就是护理过程中判断和决策的思维转换过程。护理程序与评判性思维相互关联，在护理程序的每个步骤均需要用到评判性思维的技能（表4-5）。

表4-5　评判性思维在护理程序中的应用

护理程序	评判性思维技能
护理评估	需要护理学知识作为基础，护士询问相关的问题
	需要询问技巧
	需要临床经验
	运用实践标准
	注意个人态度
护理诊断	资料核实、分类、分析
	确立护理诊断
护理计划	确认护理诊断优先排序
	建立护理目标
	制订解决问题的方法（护理措施）
护理实施	持续地评估和分析
	采取行动
	应用态度、标准及综合资料等技巧
护理评价	根据护理目标收集资料
	根据照护治疗标准进行评价

五、发展护理专业学生评判性思维的教学方法

发展护理专业学生评判性思维是护理教育的目标之一。教育者可以通过以下教学方法培养学生的评判性思维。

1. 苏格拉底式问答法　是苏格拉底使用的教学或讨论的辩论方法，先问一组容易解答的问题，引导回答者自然地得出发问者预期的逻辑结论。

2. 回顾讨论法　是一种在课堂教学和临床实践后进行的，积极、主动、有效的教学方式。很多学者认为回顾讨论可以充分调动学生的主动性和参与欲，利于培养学生对现象、问题的观察，也可以提高学生的口头表达能力，增强自信心和适应性。

3. 访谈法　是一种让学生走出课堂、走向社会、亲身实践体验的教学方法。实践证明，访问交谈能有效地培养学生主动寻找问题、发现问题的能力，更重要的是能够帮助学生建立健康向上

的职业道德观和价值观，这是学生主动思维、积极探索学科问题的情感基础，是进行合理批判性思维的内在动力。

4. 概念图法　又称思想、知识地图或概念树。是以"同化理论"为概念框架的概念图，是一种等级式的略图，是对一个既定情境下所需知识的一系列概念进行有意义的再现。概念图法通过对患者心理、生理健康状况的描述来判断医疗诊断、护理评估信息、病理生理、医嘱、实验室检查结果、护理干预和预期目标之间的联系。

5. 以质疑为基础的学习法　通常使用学生自己护理的病案进行讨论，教师的作用是鼓励和启发学生围绕案例提出相关问题并展开探讨，一旦学生发现他们需要进一步了解的信息（学习问题），他们就分头查找资料再进行分享和讨论，不断修正假设和干预措施。在整个形成问题、解决问题的过程中训练学生解决问题的能力，进而使他们的批判性思维能力得以提高。

6. 实践反思学习法　首先让学生到临床实习基地见习，在见习过程中收集资料，找出问题，作出判断决策，要求始终保持探究、质疑的态度，通过见习验证所学的知识，在见习中积极思维，形成自己的观点和论据再进行讨论。

思 考 与 练 习

1. 由你接诊一位糖尿病合并高渗性昏迷的患者，如何对患者进行护理评估？
2. 护理诊断分哪几类？请举例说明。
3. 评判性思维如何体现在护理程序的各个步骤中？

（王红红）

参 考 文 献

［1］李小妹，冯先琼. 护理学导论［M］. 北京：人民卫生出版社，2017.

［2］T Heather Herdman，Shigemi Kamitsuru. NANDA-I 护理诊断：定义与分类（2018—2020）［M］. 李小妹，周凯娜，译. 北京：世界图书出版有限公司，2020.

［3］饶堃，彭刚艺. 北美国际护理诊断定义与分类（2018—2020）修订解读［J］. 中华护理教育，2020，17（3）：285-288.

［4］刘霖，Coenen A，陶红，等. 国际护理术语分类体系发展概况及其对我国护理的启示［J］. 中华护理杂志，2015，50（5）：593-597.

［5］张红燕，韩琳，张秀娟. 国外临床护理分类系统的应用现状及启示［J］. 2018，53（7）：810-812.

［6］马玉霞，张园园，王玉坦. 临床护理分类系统在护理实践中的应用进展及启示［J］. 2021，56（1）：132-136.

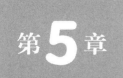

第5章 预防与控制医院感染

学习目标

知识层面：

1. 说出医院感染、清洁、消毒、灭菌、无菌技术、无菌区域的定义。
2. 陈述医院感染链的构成及医院感染预防与控制的措施。
3. 说出无菌技术操作原则及无菌物品的保管原则。
4. 能正确区别医院清洁、消毒、灭菌方法的分类。
5. 叙述隔离的种类及原则。

技能层面：

1. 洗手法。
2. 无菌技术。
3. 穿脱隔离衣技术。

态度层面：

在理论知识学习中，认真主动，独立思考，做到理论联系实际；在技能学习中，表现出良好的职业素养，表现出对患者的尊重与关爱。

医院感染（nosocomial infection）是目前医学界十分重视的一个问题，它与医院的建立相依并存。随着现代社会和医学的发展，各种新的医疗仪器、诊疗技术、治疗手段不断增加，造就了一大批免疫力低下的人群；抗生素的大量使用及不合理应用，造成患者微生态失衡、菌群紊乱和药物不良反应，增加了患者的易感性和内源性感染，给抗感染治疗带来了困难；特殊病原体感染仍没有很好的治疗措施，新的病原体感染不断出现，使医院感染成为感染性疾病领域里一个具有挑战性的难题；医院感染已成为各级医疗机构所面临的突出公共卫生问题。世界卫生组织提出有效控制医院感染的关键措施为：清洁、消毒、灭菌、采用无菌技术、隔离、合理使用抗生素、进行消毒与灭菌效果监测。这些措施与护理工作密切相关，并贯穿于护理活动的全过程。护理人员成为预防与控制医院感染的主力军。护理人员应该正确认识预防与控制医院感染的重要性，正确掌握预防与控制医院感染的有关知识和技能。

第一节 医院感染

一、医院感染的概念

1. 广义的医院感染（healthcare associated infection）指任何人员在医院活动期间遭受病原体侵袭而引起的任何诊断明确的感染和疾病。

2. 狭义的医院感染即卫生部颁发的《医院感染管理办法》中的定义，指住院患者在医院内获得的感染，包括在住院期间发生的感染和在医院内获得、出院后发生的感染；但不包括入院前已开始或入院时已处于潜伏期的感染。医院工作人员在医院内获得的感染也属于医院感染。

3. 医院获得性感染暴发（healthcare acquired infection outbreak）指在医疗机构或其科室的患者中，短时间内出现3例以上同种同源感染病例的现象。

4. 疑似医院获得性感染暴发（suspected outbreak of healthcare acquired infection）指在医疗机构或其科室的患者中，短时间内出现3例以上临床综合征相似、怀疑有共同感染源的感染病例或3例以上怀疑有共同感染源或共同感染途径的感染病例的现象。

二、判断医院感染的一般原则

1. 对有明显潜伏期的感染性疾病，自入院第一天起，超过平均潜伏期发生的感染为医院感染；潜伏期不明确的感染，一般认为入院后48小时后发生的感染可初步判定为医院感染。

2. 患者出院后发生的感染，认定与住院有直接关系（包括潜伏期），可初步判定为医院感染。

3. 由损伤产生的炎症反应或理化因素刺激导致的炎症不列为医院感染。若分泌物中检出10^5/ml（g）细菌，或10个/ml（g）脓细胞或其他病原微生物，可判为医院感染。

4. 在皮肤、黏膜的开放性伤口或分泌物中培养出少量细菌，但无任何临床症状和体征者，只认为是细菌定植，不列入医院感染。

5. 一般慢性感染性疾病在医院内急性发作，如未发现新的病原体，不能判为医院感染；但在患者身体其他部位发现新的感染，并排除慢性感染的迁徙，可判断为医院感染。

6. 患者入院时已经存在或处于潜伏期的感染或传染病，为社会性获得感染或传染病，不列入医院感染。

三、属于医院感染的情况

根据上述判断原则，一般认为下列情况属于医院感染：①无明显潜伏期的感染，在入院48小时后发生；有明确潜伏期的感染，入院至发病时间超过该感染平均潜伏期；②本次感染与上次住院密切相关；③在原有感染的基础上出现其他部位新的感染（除外脓毒血症迁延病灶），或在原有感染基础上又分离出新的病原体（除外污染和原有的混合感染）的感染；④新生儿在分娩过程中或产后获得的感染；⑤由于诊疗措施所激活的潜伏性感染，如疱疹病毒感染、结核分枝杆菌感染；⑥医务人员在医院工作期间获得的感染。

四、医院感染的分类

医院感染通常根据病原体的来源、种类和感染发生的部位等进行分类。

1. 根据病原体的来源分类　可将医院感染分为外源性感染和内源性感染两类。

（1）外源性感染（exogenous infection）：又称交叉感染（cross infection），指患者遭受医院内非本人自身存在的各种病原体侵袭而发生的感染。病原体来自住院患者（大部分医院感染是通过人与人之间传播的。患者在疾病的潜伏期一直到病后一段恢复期内，都有可能排出病原体传播给周围人。对患者及早作出诊断并采取治疗措施，是控制和消灭传染源的一项根本措施）、带菌者（有些健康人可携带某病原体但不产生临床症状，如乙型肝炎病毒、耐甲氧西林金黄色葡萄球菌携带者。有些传染病患者恢复后，在一定时间内仍可继续排菌。这些健康带菌者和恢复期带菌者是很重要的传染源，因其不出现临床症状，不易被人们察觉，故危害性有时甚于患者）、医务人员、陪护人员、医院环境和医疗器具的污染。

（2）内源性感染（endogenous infection）：又称自身感染（autogenous infection），指寄居在患者体内的正常菌群或条件致病菌，当人的免疫功能受损、健康状况不佳或抵抗力下降时才会发生的感染。

2. 根据病原体的种类进行分类　医院感染可分为细菌感染、病毒感染、真菌感染、支原体感染、衣原体感染和原虫感染等。其中细菌感染最常见，对常用的3类或3类以上抗菌药同时呈现耐药的细菌称为多重耐药菌（multi-drug resistance bacteria，MDRO），常见多重耐药菌包括耐甲氧西林金黄色葡萄球菌、耐万古霉素肠球菌、产超广谱β-内酰胺酶细菌、耐碳青霉烯类抗菌药物肠杆菌科细菌（如产Ⅰ型新德里金属β-内酰胺酶或产碳青霉烯酶的肠杆菌科细菌）、耐碳青霉烯类抗菌药物鲍曼不动杆菌、多重耐药/泛耐药铜绿假单胞菌和多重耐药结核分枝杆菌等。

3. 根据感染发生的部位分类　全身各个系统、各个部位都可发生医院感染。

（1）呼吸系统感染：如上呼吸道感染、下呼吸道感染等。

（2）消化系统感染：如胃肠道感染、肝炎、食管炎、腹腔感染等。

（3）泌尿系统感染：如肾炎、输尿管感染、膀胱炎、尿道感染。

（4）运动系统感染：如骨髓炎、关节炎、感染性肌炎等。

（5）循环系统感染：心肌炎、心内膜炎、心包炎、败血症等。

（6）神经系统感染：如颅内感染、脊髓炎、脑炎等。

（7）生殖系统感染：如盆腔炎、阴道炎、输卵管炎等。

（8）皮肤与软组织感染：疖、乳腺炎、脐炎、坏死性筋膜炎等。

（9）手术部位感染：外科浅表切口感染、深部切口感染、腔隙感染等。

五、医院感染的感染链及阻断措施

感染链指感染源的传播及感染的发展过程。医院感染的发生必须具备感染源、传播途径、易感宿主3个基本条件，当三者同时存在并有互相联系的机会，就构成了感染链，导致感染。

1. 感染源（source of infection）　又称病原微生物的贮源，指病原微生物自然生存、繁殖及排出的场所或宿主（包括人或动物），是感染的来源。在医院感染中，主要的感染源如下。

（1）已感染的患者：是医院感染中最重要的感染源，因其不仅可排出大量的病原微生物，而且排出的病原微生物致病力强，常具有抗药性，易感者一旦受到病原微生物污染后，极易在其体内定植。

（2）病原携带者：是医院感染中重要的感染源。病原携带者包括携带病原体的患者、医院工作人员和探视陪护人员，因为病原携带者无自觉症状而常常被忽视，但其体内携带的病原微生物不断繁殖，并经常排出体外，对易感者造成很大的威胁。

（3）患者自身正常菌群：当机体抵抗力下降或发生菌群移位时，可能引起患者自身感染或传播感染。

（4）动物感染源：各种动物都可能感染病原微生物而成为动物感染源。

（5）医院环境：医院的设备、器械和物品、垃圾、食物等容易受各种病原微生物的污染而成为感染源。

医院感染暴发的常见病原菌见表5-1。

阻断措施：①对感染患者进行隔离和积极治疗；②严格消毒、灭菌和日常卫生工作；③合理应用抗生素；④消灭蚊、蝇、鼠；⑤注意环境卫生和个人卫生，以减少感染机会。

表5-1　医院感染暴发的常见病原菌

部位	常见病原菌
下呼吸道	铜绿假单胞菌、金黄色葡萄球菌、白念珠菌、肺炎克雷伯菌、鲍曼不动杆菌、大肠埃希菌、阴沟肠杆菌、嗜麦芽窄食单胞菌
胃肠道	沙门菌属（德尔卑沙门菌、乙型伤寒沙门菌、斯坦利沙门菌、鼠伤寒沙门菌、猪霍乱沙门菌、C群伤寒沙门菌、布洛兰沙门菌）、大肠埃希菌、志贺菌属、耶尔森菌属、难辨梭状芽孢杆菌、轮状病毒、诺如病毒、柯萨奇病毒
血液系统	丙型肝炎病毒、人类免疫缺陷病毒、乙型肝炎病毒、大肠埃希菌、白念珠菌、凝固酶阴性葡萄球菌某些种、金黄色葡萄球菌、肺炎克雷伯菌、铜绿假单胞菌、肠球菌属、阴沟肠杆菌、鲍曼不动杆菌
手术部位	龟分枝杆菌等非结核分枝杆菌、大肠埃希菌、金黄色葡萄球菌、铜绿假单胞菌、凝固酶阴性葡萄球菌某些种、粪肠球菌、阴沟肠杆菌、鲍曼不动杆菌
眼部	流感嗜血杆菌、铜绿假单胞菌、变形杆菌、化脓性链球菌、金黄色葡萄球菌、凝固酶阴性葡萄球菌某些种
皮肤软组织	金黄色葡萄球菌、铜绿假单胞菌、大肠埃希菌、表皮葡萄球菌、阴沟肠杆菌、白假丝酵母菌、鲍曼不动杆菌、粪肠球菌
泌尿道	大肠埃希菌、阴沟肠杆菌、产气肠杆菌、白念珠菌、粪肠球菌、屎肠球菌、热带念珠菌、铜绿假单胞菌、肺炎克雷伯菌、鲍曼不动杆菌
中枢神经系统	大肠埃希菌、克雷伯菌属、沙门菌属、弯曲菌属、金黄色葡萄球菌、凝固酶阴性葡萄球菌某些种、铜绿假单胞菌

2. 传播途径（mode of transmission）　指病原微生物从感染源排出后侵入宿主的途径。医院感染的传播途径包括接触传播、空气传播、消化道传播、注射传播、输液传播、输血传播和生物媒介传播等传播途径。常见医院感染暴发的疾病及主要传播途径见表5-2。

表5-2　常见医院感染暴发的疾病及主要传播途径

疾病名称	主要传播途径
丙型肝炎（HCV）、乙型肝炎（HBV）	主要经血液传播。使用未经规范消毒的内镜、牙科器械、注射器、针头、血液透析机，以及医务人员在使用和处理医疗器械过程中导致职业暴露
肠道病毒感染	主要经粪口传播。通过人与人之间的直接接触传播，也可通过被肠道病毒污染的医院环境、医用设施、生活用品、医务人员污染的手等间接传播，还可通过呼吸道传播
手术部位感染	主要经接触传播。细菌经手术人员的手、器械、纱布、冲洗液等直接进入手术野，被细菌污染的器械、敷料、消毒液和绷带可将细菌直接传入切口，也可经空气传播，皮屑、飞沫、头发上的细菌通过流动的空气和污染的媒介进入切口
新生儿感染	主要通过医务人员污染的手直接或间接接触传播。产程中可以通过污染的羊水吸入感染，产后与母体的接触及被污染的环境、医用设备器械、生活用品等的间接传播均可导致感染。室内空气污染，以及室内的医疗器械和某些固定装置如导管、插管、雾化器、面罩、暖箱、蓝光箱、治疗车、婴儿床及空调机等也可导致感染
血流感染	病原体直接进入血流或间接接触传播。动静脉留置导管、血液透析及介入治疗等也可导致感染，或者因血管内注射的药物、液体、血液、血浆不洁引起
烧伤感染	主要经接触传播。环境中一些生活设备如水龙头、床单被服及治疗设备等，以及与工作人员污染双手接触等引起病原体的传播
呼吸道感染	主要经空气和飞沫传播。带有病原微生物的飞沫核长时间大范围悬浮在空气中导致疾病的传播，或感染者在咳嗽、打喷嚏和说话时带有病原微生物的飞沫进入易感人群的眼、口腔、鼻咽喉黏膜等时发生传染；也可经接触传播，病原体污染医务人员的手、医疗器械、纱布、冲洗液等引起传播

阻断措施：①消毒；②接触患者前后洗手和手消毒；③接触患者时戴口罩、穿隔离衣；接触不同病种的患者时更换隔离衣和口罩；④接触破损皮肤或接触患者血液、体液、分泌物、排泄物时戴手套；有可能被血液、体液污染面部时要戴护目镜或防护罩；⑤使用一次性注射器、输液、输血器，一次性医疗用品使用后按规定进行处理。

3．易感宿主（susceptible host）　指对感染性疾病缺乏免疫力而易感染的人。医院是易感宿主相对集中的地方，易发生感染和感染的流行。

阻断措施：①加强营养，提高机体抵抗力；②对免疫功能低下者实施保护性隔离；③注意监测感染征象；④对儿童按计划免疫要求，定期进行预防接种，可减少传染病的发生。

六、医院感染的预防与控制

医疗机构应当按照有关医院感染管理的规章制度和技术规范，加强医院感染的预防与控制工作。

1．加强医院感染的组织管理，建立医院感染管理责任制，制定并落实医院感染管理的规章制度和工作规范，严格执行有关技术操作规范和工作标准，有效预防和控制医院感染，防止传染病病原体、耐药菌、条件致病菌及其他病原微生物的传播。

2．按照《消毒管理办法》，严格执行医疗器械、器具的消毒工作技术规范，并达到以下要求：①医疗卫生机构使用的进入人体组织或无菌器官的医疗用品必须达到灭菌要求；②各种注射、穿刺、采血器具应当一人一用一灭菌；③凡接触皮肤、黏膜的器械和用品必须达到消毒要求；④医疗卫生机构使用的一次性使用医疗用品用后应当及时进行无害化处理。

3. 制定具体措施，保证医务人员的手卫生、诊疗环境条件、无菌操作技术和职业卫生防护工作符合规定要求，对医院感染的危险因素进行控制。

4. 严格执行隔离技术规范，根据病原体传播途径，采取相应的隔离措施。

5. 制定医务人员职业卫生防护工作的具体措施，提供必要的防护物品，保障医务人员的职业健康。

6. 严格遵照《抗菌药物临床应用指导原则》，加强抗菌药物临床使用和耐药菌监测管理。

7. 按照医院感染诊断标准及时诊断医院感染病例，建立有效的医院感染监测制度，分析医院感染的危险因素，并针对导致医院感染的危险因素，实施预防与控制措施。及时发现医院感染病例和医院感染的暴发，分析感染源、感染途径，采取有效的处理和控制措施，积极救治患者。

8. 加强医院感染知识的教育和人员培训

（1）重视医院感染管理的学科建设，建立专业人才培养制度，充分发挥医院感染专业技术人员在预防和控制医院感染工作中的作用。

（2）建立医院感染专业人员岗位规范化培训和考核制度，加强继续教育，提高医院感染专业人员的业务技术水平。

（3）制订对本机构工作人员的培训计划，对全体工作人员进行医院感染相关法律法规、医院感染管理相关工作规范和标准、专业技术知识的培训。

（4）医院感染专业人员应当具备医院感染预防与控制工作的专业知识，并能够承担医院感染管理和业务技术工作。

（5）医务人员应当掌握与本职工作相关的医院感染预防与控制方面的知识，落实医院感染管理规章制度、工作规范和要求。工勤人员应当掌握有关预防和控制医院感染的基础卫生学和消毒隔离知识，并在工作中正确运用。

（6）按照《病区医院感染管理规范》（WS/T 510—2016），工作人员应积极参加医院感染管理相关知识和技能的培训。应遵守标准预防的原则，落实标准预防的具体措施，手卫生应遵循《医务人员手卫生规范》（WS/T 313）的要求；隔离工作应遵循《医院隔离技术规范》（WS/T 311）的要求；消毒灭菌工作应遵循《医疗机构消毒技术规范》（WS/T 367）的要求。保洁员、配餐员等应掌握与本职工作相关的清洁、消毒等知识和技能；病区医院管理小组应对患者、陪护及其他相关人员进行医院感染管理相关知识如手卫生、隔离等的宣传及教育。

第二节　清洁、消毒、灭菌

清洁（clearing）指用物理方法清除物体表面的尘埃和有机物。其目的是去除和减少微生物的数量，是物品消毒、灭菌前不可缺少的步骤。

消毒（disinfection）指用物理、化学、生物方法清除或杀灭除芽孢以外的所有病原微生物。

灭菌（sterilization）指杀灭或者消除传播媒介上的一切微生物，包括致病微生物和非致病微生物，也包括细菌芽孢和真菌孢子。

一、物理消毒灭菌法

物理消毒灭菌法指利用过滤、热力、光、电辐射等物理因素的作用，使微生物的蛋白质凝固变性，酶失去活性或结构破坏而死亡。目前常用的物理消毒灭菌方法有以下几种。

（一）自然净化法

自然净化法指被污染的物体（大气、地面、物体表面和水）中的微生物，不经人工消毒，而是经过日晒、雨淋、风吹、干燥或温度、湿度的作用逐步达到无害的过程。通风是一种自然减少微生物、消除异味和清洁净化空气的有效方法。一般通风30分钟可使新鲜空气替换室内的污浊空气。因此，在扫地、为患者更换床单、扫床和治疗换药后应及时开窗通风。

（二）机械除病原体法

机械除病原体法指利用机械的方法除去有害微生物的方法。此法虽然不能将病原微生物杀死，但可减少其数量，减少感染的机会。例如，在日常生活中利用冲洗、刷、擦拭、扫、抹、铲除和过滤等方法，可除去物体表面、地面、空气中、水中、人畜表面有害的微生物。常用的机械除病原体法有空气洁净技术。

空气洁净技术指对室内局部空间污染空气的净化处理，主要应用过滤除掉空气中的微粒、尘埃（直径在$0.5 \sim 5.0\mu m$），以使局部空间的空气达到要求的洁净度。洁净度级别的高低与室内局部空间安装的滤材过滤效果及通风方式密切相关。室内空间空气洁净度的级别按美国国家航空航天局（NASA）的标准可分为100级、10 000级和100 000级3级。我国执行的是4级标准，即100级、1000级、10 000级、100 000级。

过滤器按其效能可分为高、中、低3级。高级过滤器指空气中颗粒、尘埃的过滤率达到$99.95\% \sim 99.99\%$者。中级过滤器指过滤率达到$50\% \sim 90\%$者。低级过滤器指过滤率在50%以下者。按气流方式可将过滤器分为乱流型、矢流型和水平流型。

空气净化设备在医院的应用有洁净手术室、洁净病房和洁净层流罩（包括洁净病床、洁净操作台如配制静脉滴注的营养液等）。

（三）热力消毒灭菌法

热力消毒灭菌法是一种应用最早、简单、价廉、效果可靠的方法，包括干热消毒灭菌法和湿热消毒灭菌法。其杀灭微生物的机制主要是利用高热破坏微生物的蛋白质、核酸、细胞壁和细胞膜，从而导致微生物死亡，达到灭菌的目的。热力灭菌法可灭活一切微生物，包括细菌繁殖体、真菌、病毒和细菌的芽孢。

1. 干热消毒灭菌法　干热指相对湿度在20%以下的高热。干热消毒灭菌法所需温度高、时间长、传热速度较慢，热能均匀散布在物体表面，靠物品的传导使热力投入物体内部，达到摧毁微生物的目的。

（1）焚烧法：是一种最简单、迅速、彻底的灭菌方法。临床上常用于某些特殊感染（如破伤风梭状芽孢杆菌、气性坏疽梭状芽孢杆菌、铜绿假单胞菌感染）的敷料处理；其他已污染且无保留价值的物品，如污纸、医用垃圾、病理标本等，可直接焚烧。

（2）烧灼法：即直接用火焰灭菌。常用于微生物实验室接种环的消毒灭菌；某些耐高温的器械，如金属类、搪瓷类，在急用或无条件用其他方法消毒时，可用烧灼法消毒。器械放在火焰上烧灼 20 秒；搪瓷容器类，倒入少量 95% 乙醇，慢慢转动容器，使乙醇分布均匀，点火燃烧至熄灭，应烧足 3 分钟或烧至炽热，甚至发红。

应用烧灼法时应注意，在燃烧时不得添加乙醇，以免引起火焰上窜导致灼伤或火灾；开启和关闭培养试管时，塞子和试管口须在火焰上烧灼，来回旋转 2 ~ 3 次；燃烧时，须远离易燃易爆物品，如氧气、汽油、乙醚等；贵重器械及刀剪等锐器，不宜用烧灼灭菌法，以免锋刃变钝或损坏器械。

（3）干烤法：利用专用密闭烤箱进行灭菌。适用于耐高温、高热、不蒸发的物品，如油剂、粉剂、金属制品和玻璃器皿灭菌。其热力传播和穿透主要依靠空气对流和介质传导。灭菌效果可靠。干烤所需要的温度和时间应根据烤箱的类型和微生物的种类来考虑，一般灭菌时间和温度为：160℃，2小时；170℃，1小时；180℃，30分钟。

注意事项：①灭菌前先将物品洗净擦干，玻璃器皿需要干燥；②物品包装不超过10cm×10cm×20cm，放置物品时不得与烤箱底部和四壁接触，物品的量不超过烤箱的2/3；③灭菌过程中不要打开烤箱，以防玻璃类器皿骤冷碎裂；④有机物灭菌时，温度不超过170℃，以防炭化。

2. 湿热消毒灭菌法　是由空气和水蒸气导热，传热速度快，穿透力强。湿热消毒灭菌法比干热消毒灭菌法所需温度低、时间短。

（1）巴氏消毒法：是将水或蒸汽加热至60 ~ 80℃，消毒 10 ~ 15分钟，能有效地杀死各种细菌繁殖体和一般细菌，常用于碗盆及搪瓷用品的消毒。

（2）煮沸消毒法：是最早应用的消毒方法之一，适用于耐热、耐湿、耐高温的物品，如金属、玻璃和橡胶类物品等。

方法：物品洗净、全部浸没在水中，加热煮沸。一般要求煮沸 5 ~ 15 分钟。煮沸5分钟可杀灭细菌繁殖体、结核分枝杆菌、真菌和病毒。对病毒性肝炎污染的物品要求煮沸15 ~ 20分钟，杀灭芽孢需要煮沸1 ~ 3小时，而且效果不可靠，一般外科器械的灭菌不宜用此法。

注意事项：①物品洗净擦干，打开轴节或盖，放入水中，空腔导管先在腔内灌水；②物品不宜放置过多，大小相同的碗、盆不能重叠；③根据被消毒物品的性质确定其放入水中的时间：玻璃类应冷水放入，橡胶类在沸水后放入；④水中加入碳酸氢钠配成 1% ~ 2% 的浓度，可提高沸点达 105℃，有增强杀菌、去污、防锈等作用；⑤水的沸点受气压影响，海拔高的地区，气压低，水的沸点也低，煮沸消毒时需要适当延长时间，一般海拔每增高 300m，消毒时间延长 2分钟；⑥煮沸计时，从水沸后开始，中途加物品，则从再次水沸后重新计时；⑦煮沸时应将锅盖严，消毒后应将物品及时取出，放入无菌容器内。

（3）压力蒸汽灭菌法：是目前最常用、最普遍、灭菌效果最可靠的一种热力灭菌方法，此法灭菌经济、快捷、无嗅、无味和无毒性。适用于耐高温、耐高压、耐潮湿的医用器械和物品的灭菌。布料、敷料、手术器具及物品、各种穿刺针、注射器等首选压力蒸汽灭菌；而尼龙、毛织品、化纤类、凡士林等油剂和粉剂则不能用。

目前医院常用的压力蒸汽灭菌器的类型有下排气式压力蒸汽灭菌器（包括手提式小型压力蒸汽灭菌器、卧式压力蒸汽灭菌器）、预真空、脉动真空压力蒸汽灭菌器和快速压力蒸汽灭菌器。

下排气式压力蒸汽灭菌是利用重力置换原理，使热蒸汽在灭菌器中从上往下将冷空气由下排气孔排出，全由饱和蒸汽替代。当压力达 102.97 ～ 137.30kPa，温度达 121.3 ～ 126.2℃，15 ～ 30 分钟可杀灭一切微生物，包括芽孢，达到灭菌目的。

预真空压力蒸汽灭菌器是利用机械抽真空方法，在灭菌前先抽出灭菌器内冷空气，形成 2.00 ～ 2.67kPa 的负压，再导入蒸汽，在负压吸引下蒸汽能迅速渗透至物品内，蒸汽压力可达 205.95kPa，温度高达 132℃，只需 5 ～ 10 分钟即能达到灭菌目的。分为预真空法和脉动真空法两种。脉动真空法采用多次抽真空的方法，灭菌效果更可靠。

快速压力蒸汽灭菌，温度可达 132℃，适用于对器械的快速灭菌。目前医院常用的快速蒸汽灭菌器有下排气式、预真空和正压排气 3 种，其灭菌温度和时间与被灭菌器械的种类、物品是否充分裸露、是否带孔有关（表 5-3）。

表 5-3　快速压力蒸汽灭菌裸露物品灭菌时间（分钟）

物品种类	预真空	正压排气	下排气
不带孔物品	3	3	3
带孔物品	4	3	10
不带孔＋带孔物品	4	3	10

压力蒸汽灭菌时应注意：①被灭菌器械或物品灭菌前必须清洗干净并擦干或晾干；②物品包装和载重量合适，下排气式压力蒸汽灭菌器灭菌物品包的体积不超过 30cm×30cm×25cm，装载量不得超过柜室容量的 80%；预真空压力蒸汽灭菌物品包的体积不超过 30cm×30cm×50cm，装载量不超过柜室容量的 90%，但不得小于 10%；③灭菌包放置合理，各包之间留有空隙，布类物品放于金属、搪瓷类物品之上；盛装物品的容器带盖、带孔者必须将容器盖和孔打开以利于蒸汽进入；消毒完毕，及时关闭容器的盖和孔；④尽量排除灭菌器内的冷空气，每日要检测排气效果；⑤注意安全操作，操作人员要经过专业训练合格才能上岗；⑥控制加热速度，使柜室温度的上升与物品内部温度的上升趋向一致；随时观察压力及温度情况；⑦被灭菌物品待干燥后才能取出备用；⑧定期监测灭菌效果。

（四）辐射消毒灭菌法

辐射消毒灭菌主要利用紫外线的杀菌作用，使菌体蛋白质光解、变性导致细菌死亡。

紫外线属电磁波，消毒灭菌使用的多为 C 波紫外线，其波长范围 200 ～ 275nm，最佳杀菌波段 250 ～ 270nm。杀菌机制是破坏菌体蛋白质中的氨基酸，使菌体蛋白光解变性；促使微生物的 DNA 失去转化能力；降低细菌体内氧化酶的活性，使氧化能力丧失；使空气中氧电离产生具有极强杀菌作用的臭氧。紫外线辐射能量低，穿透力弱，不能穿透固体、玻璃、尘埃、纸张，只能杀灭直接照射到的微生物，因而只适用于室内空气、物体表面、水及其他液体的消毒。

紫外线的光源装置主要是石英低压汞灯，电流通过时，使汞蒸气辐射出紫外线光波，有

15W、20W、30W、40W 4种功率，还有低臭氧紫外线灯、高臭氧紫外线灯、高强度紫外线灯。使用时可采用悬吊式、移动式灯架照射或紫外线消毒箱照射，配用抛光铝板做反射罩，可增强消毒效果。

1. 空气消毒　先做好清洁卫生工作，保持室内清洁干燥，减少尘埃和水雾；关闭门窗，停止人群走动，在室内有人活动时选用高强度紫外线空气消毒器间接照射；室内无人时，可采用紫外线灯悬吊式或移动式直接照射，每 $10m^2$ 地面面积安装 30W 紫外线灯管 1 支，有效距离不超过 2m，照射时间不少于 30 分钟。

2. 物品表面消毒　最好使用便携式紫外线消毒、近距离照射，也可采用紫外线灯悬吊式照射，小件物品可放入紫外线消毒箱内照射，消毒物品时将物品摊开或挂起，以扩大照射面，有效距离为 25 ～ 60cm，照射时间不少于 30 分钟。

3. 水和其他液体消毒　可采用水内照射或水外照射，水层厚度 < 2cm，根据紫外光源的强度确定水流速度，消毒后的水要达到国家规定标准。

注意事项：①紫外线辐射能量低，穿透力差，消毒时应将物品摊开或挂起，并根据有效消毒时间翻动物品，使物品的各个方面都接受紫外线照射；②保持紫外线灯管清洁，每 2 周用乙醇棉球擦拭灯管表面 1 次，以减少对紫外线穿透力的影响；③应用紫外线照射时人应离开或用布单遮盖人体的暴露部分，以防眼和皮肤受损；④消毒时环境应清洁、干燥，调节温度为 20 ～ 40℃，相对湿度为 40% ～ 60%；⑤定期检测紫外线的强度及监测灭菌效果，当照射强度小于 $70\mu W/cm^2$ 或使用时间超过 ≥1000 小时，应更换灯管；⑥消毒时间必须从灯亮后 5 ～ 7 分钟开始计时，若关灯后需再次开灯，应停 3 ～ 4 分钟再开，消毒后通风换气。

（五）微波消毒灭菌法

微波是一种波长 0.001 ～ 1.000m、频率为 300M ～ 300 000MHz 的超高频电磁波。干燥和消毒采用工作频率为 915MHz 和 2450MHz 两个专用频率。其杀菌原理是在电磁波的高频交流电场中，物品中的有机物如细胞中的蛋白质、脂肪、碳水化合物和许多组织，在电场的作用下都具有极性分子的性质，极性分子发生极化进行高速运动，并频繁改变方向，相互摩擦，使温度迅速升高而达到杀菌的目的。

微波消毒适用于食物、陶瓷餐具等耐热非金属物品的消毒。微波消毒的特点是节能、选择性作用强、作用温度低，可杀灭各种微生物和原虫。微波消毒方法无毒、无残留物、不污染环境及清洁卫生。

注意事项：①微波对人体有一定的伤害，应避免小剂量长期接触或大剂量接触；②微波无法穿透金属面，故不能用金属容器盛放消毒物品；③被消毒的物品应为小件或不太厚。④水是微波的强吸收介质，用湿布包裹物品或在微波炉内放一杯水可提高消毒效果。⑤使用一段时间后，微波炉内会散发异味，应用软布蘸洗涤液擦拭干净，除去异味。

二、化学消毒灭菌法

化学消毒灭菌法指利用液体或气体化学药物抑制微生物的生长繁殖或杀灭微生物的方法。其原理是利用化学药物渗透到细菌体内，使其蛋白质凝固变性，酶蛋白失去活性，引起微生物代谢障碍，或破坏细胞膜的结构，改变其通透性，使细胞破裂、溶解，从而达到消毒灭菌的目的。

（一）化学消毒灭菌剂的使用范围和使用方法

凡不适用于热力消毒灭菌的物品都可采用化学消毒灭菌法。常用的使用方法有浸泡法、喷雾法、擦拭法和熏蒸法。

1. 浸泡法　是化学消毒灭菌最常用的方法。将被消毒物品洗净擦干后，完全浸没于消毒剂内，在标准浓度与一定的时间内达到消毒灭菌作用。适用于人体体表、锐利器械、化学纤维制品、精密器材等。

2. 喷雾法　是借助于喷雾器的作用，使消毒剂产生微粒气雾弥散在空间，进行空气和物品表面（如墙壁、地面）的消毒，在标准浓度和一定时间内达到消毒作用。

3. 擦拭法　选用易溶于水、穿透性强、无显著刺激、标准浓度的消毒剂，擦拭物品表面如桌椅、地面、墙壁等，达到消毒作用。

4. 熏蒸法　将消毒剂加热或加入氧化剂而使消毒剂呈气体，在标准浓度与时间内，对室内物品、空气或精密贵重仪器进行消毒灭菌。

（二）化学消毒灭菌剂的使用原则

1. 根据物品的性能及微生物的特性，选择合适的消毒剂。
2. 严格掌握消毒剂的有效浓度、消毒时间和使用方法。
3. 消毒剂应定期更换，易挥发的消毒剂要加盖，并定期检测、调整其浓度。
4. 待消毒物品先洗净擦干，再浸没在消毒液内，注意打开物品的轴节或套盖，管腔内注满消毒液。
5. 消毒液中不能放置纱布、棉花等物，以防降低消毒效力。
6. 消毒后的物品使用前须用无菌蒸馏水或无菌生理盐水冲净，以避免消毒剂刺激人体组织。
7. 熟悉消毒剂的使用方法和副作用，做好自身防护。

（三）常用化学消毒灭菌剂

1. 戊二醛（灭菌剂）

（1）作用原理：戊二醛有2个活泼的醛基，能与菌体蛋白中的巯基、氨基发生反应，形成无生物活性的物质，从而杀死微生物。

（2）适用范围与方法：适用于不耐热的医疗器械和精密仪器的消毒与灭菌。常用的为2%碱性（强化酸性）戊二醛。常用浸泡法，消毒时间为20～45分钟，灭菌则需10小时。

（3）注意事项：①容器加盖，定期检测浓度。一般每周过滤一次，2周更换一次；②对手术刀片等碳钢制品有腐蚀性，浸泡消毒前应先加入0.5%的亚硝酸钠防锈；③灭菌效果受pH的影响很大，应用碱性戊二醛时，先加碳酸氢钠调节pH至7.5～8.3；④对皮肤、黏膜有刺激性，使用时应注意防护；⑤灭菌后的物品使用前用无菌蒸馏水冲洗干净。

2. 甲醛（灭菌剂）

（1）作用原理：能与菌体蛋白的氨基结合，使蛋白质变性、酶失去活性，具有强大的杀菌作用。

（2）适用范围与方法：适用于易腐蚀、对潮湿敏感的物品的消毒灭菌。常用方法：①室内物品消毒用40%甲醛溶液2～10ml加水4～20ml加热；②柜内熏蒸可用40%甲醛溶液40～60ml/m³，加高锰酸钾20～40g，密闭6～12小时；③器械消毒可用10%甲醛溶液浸泡消毒；④4%～10%甲醛溶液用于解剖材料、病理组织标本的固定。

（3）注意事项：①器械、物品必须在消毒灭菌箱中进行；②因其蒸气穿透力弱，被消毒物品必须摊开或挂起；③消毒效果易受温度、湿度影响，消毒时要求调节室温为18℃，相对湿度为70%～90%；④有一定毒性和刺激性，使用时注意防护，消毒后应去除甲醛气体；⑤甲醛有致癌作用，不宜用于室内空气消毒。

3．过氧乙酸（灭菌剂）

（1）作用原理：过氧乙酸能产生新生态氧，有强氧化作用，可将菌体蛋白氧化而使微生物死亡，能有效地杀灭各种细菌、真菌、病毒和芽孢。

（2）适用范围和方法：适用于耐腐蚀物品、皮肤和环境的消毒、灭菌等。常用方法：①0.2%溶液用于手、纺织品和日用品的消毒，擦拭或浸泡；②0.5%溶液用于消毒地面、墙壁、家具，擦拭或喷洒；③1%溶液用于体温计消毒，浸泡30分钟；④2%溶液每平方米用8ml，可进行空气消毒。

（3）注意事项：①有腐蚀性和刺激性，可造成化学烧伤，使用时要注意安全；②光照、遇热可使其氧化分解，高热可引起爆炸，需存放在暗色带盖的塑料容器中，放置在阴凉通风处，现配现用；③空气消毒完成后15分钟，方可进入室内。

4．环氧乙烷（灭菌剂）

（1）作用原理：环氧乙烷属于气体杀菌剂，是一种化学性质活泼的环氧类烷基化合物，能与细菌蛋白质的各表面基团结合，阻碍细菌的新陈代谢，使其失去活力而死亡。环氧乙烷低温时为无色液态，当温度超过10.8℃时变为气态。穿透力强，对消毒物品无损害。

（2）适用范围与方法：适用于不耐热、怕潮湿物品的消毒灭菌，如电子仪器、光学仪器、书籍、棉毛化纤、塑料、橡皮制品、透析器、一次性诊疗用品。常用的消毒方法有保温瓶消毒法、塑料袋消毒法、丁基橡胶袋法、塑料篷幕消毒法和消毒柜法。

（3）注意事项：①环氧乙烷易燃、易爆，且有一定毒性，使用时必须注意安全，严格遵守操作规程；经环氧乙烷消毒的物品，必须将残留药物驱散后才能使用；②经常检查有无漏气处，以便及时采取措施，防止继续渗漏；③环氧乙烷应存放于阴凉通风及远离火源、静电处；储存温度不可超过40℃，相对温度要求在40%～60%；④由于环氧乙烷遇水后可形成有毒的乙二醇，故不宜用于食品类和油脂类的灭菌。

5．二溴海因（高效消毒剂）

（1）作用原理：释放有效溴，使菌体蛋白变性，达到杀菌的目的。

（2）适用范围与方法：适用于诊疗用品、环境、餐具、瓜果、蔬菜、水的消毒。常用方法：①一般消毒，250～500mg/L二溴海因，浸泡30分钟；②致病性芽孢污染物品消毒，1000～2000mg/L，浸泡30～60分钟；③物体表面喷洒消毒，500～1000mg/L，作用30分钟。

（3）注意事项：①现配现用，在有效期内使用；②消毒剂应置于阴凉、干燥处密封保存；

③用于金属制品消毒时，应加入0.5%亚硝酸钠防锈；④瓜果、蔬菜、餐具消毒后应用清水冲洗干净。

6．碘酊（中效消毒剂）

（1）作用原理：碘能直接与菌体蛋白结合，使其变性而死亡。

（2）适用范围与方法：2.5%碘酊溶液用于创伤、手术、注射部位的皮肤消毒。

（3）注意事项：①碘酊在常温下可挥发，应保存于密闭容器内；②碘酊对黏膜及伤口有刺激性，不宜使用；碘酊消毒皮肤后要用70%乙醇脱碘；③碘酊对金属有腐蚀性，不能用于金属器械的消毒；④对碘过敏者禁用。

7．聚维酮碘（又称碘伏）（中效消毒剂）是碘与表面活性剂不稳定络合物。

（1）作用原理：破坏细菌胞膜的通透性屏障，使蛋白漏出或起碘化反应。

（2）适用范围与方法：适用于皮肤、黏膜等的消毒。常用方法：①0.5%～2.0%聚维酮碘手术、注射部位皮肤消毒；②0.05%聚维酮碘黏膜、创面消毒；③0.1%聚维酮碘浸泡消毒体温计等。

（3）注意事项：①聚维酮碘应避光密闭保存于阴凉、干燥处，定期检测浓度；②稀释后稳定性差，应现配现用；③皮肤消毒后无须乙醇脱碘；④对二价金属制品有腐蚀性，应避免对相应金属制品的消毒。

8．含氯消毒剂（中、高效消毒剂）　常用的有84消毒液、液氯、漂白粉、漂白粉精、次氯酸钠、二氯异氰脲酸钠、酸性氧化电位水。

（1）作用原理：含氯消毒剂在水溶液中能释放有效氯与菌体蛋白的氨基结合，破坏细菌酶的活性，使菌体表面蛋白质凝固变性而达到消毒灭菌目的。

（2）适用范围与方法：适用于餐具、环境、水、疫源地等的消毒。常用方法有浸泡、擦拭、喷洒及干粉消毒等。常用方法：①物品消毒：用含有效氯500mg/L的消毒液，将物品浸泡10分钟以上；被乙型肝炎病毒、结核分枝杆菌、细菌芽孢污染的物品：用含有效氯2000～5000mg/L的消毒液，浸泡30分钟，如用喷洒法，有效氯的含量、消毒时间均要加倍；②排泄物消毒：将干粉加入排泄物中，按有效氯10 000mg/L搅拌，放置2～6小时；③医院污水消毒：将干粉按有效氯50mg/L加入污水中搅拌，2小时后排放。

（3）注意事项：①密封于阴凉、干燥、通风处保存，以减少有效氯的丧失；②现配现用，按测定的有效氯计算校正后取量；③有腐蚀金属及织物漂白作用，不宜用于金属制品、有色织物及油漆家具的消毒；④消毒时如存在大量有机物，应延长作用时间或提高消毒液的浓度；⑤对皮肤黏膜有刺激性，消毒后的物品应用清水冲净。

【84消毒液】84消毒液原液有效含氯量不少于5%，为中效消毒剂，高浓度（≥667mg/L）时为高效消毒剂。

适用范围与方法：①浸泡法。对一般细菌繁殖体污染物品，用含有效氯500mg/L消毒液作用10分钟以上，对分枝杆菌和致病性芽孢污染物品，用含有效氯2000～5000mg/L消毒液作用30分钟以上。②擦拭法。对不能用浸泡法消毒的大件物品，可用擦拭法。消毒液浓度和作用时间参见浸泡法。③喷洒法。对一般物品表面，用含有效氯500～1000mg/L消毒液均匀喷洒，作用30分钟以上；对芽孢杆菌和结核分枝杆菌污染的物品，用含有效氯2000mg/L消毒液均匀喷洒，作用

60分钟以上。84消毒液对各种物品的消毒使用方法见表5-4。

表5-4　84消毒液使用方法

消毒清洗对象	医疗器械	玻璃、橡胶、塑料制品	手指	便器、痰盂、痰杯	餐具	瓜果、蔬菜	家具、地面、物表	患者血及排泄物污染严重者
原液∶清水	1∶200～1∶100	1∶200	1∶200	1∶100	1∶500～1∶200	1∶500	1∶100	1∶50～1∶25
有效含氯量（mg/L）	250～500	250	250	500	100～250	100	500	1000～2000
消毒时间（分）	30	30	1～2	30～60	5		2～5	30	30

注意事项：①84消毒液不稳定，易挥发，应于阴凉、干燥处密封保存；②配制使用时应测定有效含氯量，并现用现配；③浸泡消毒物品时应将待消毒物品浸没于消毒液内，加盖，且在消毒液有效期内使用（消毒液有效期为3个月）；④消毒液有腐蚀和漂白脱色、损坏的作用，不应用于有色织物的消毒；⑤高浓度的84消毒液对皮肤、黏膜有刺激性和氯臭味，配制时应戴口罩、手套；⑥有机物可消耗消毒剂中有效氯，降低其杀菌作用，应提高使用浓度或延长作用时间。

9. 乙醇（中效消毒剂）

（1）作用原理：乙醇的脱水作用能使细菌蛋白质变性；乙醇具有很强的渗透作用，破坏细菌的细胞壁；对微生物酶系统造成破坏，干扰了细菌的新陈代谢。

乙醇的脱水作用在70%浓度下作用更强，低于70%浓度时对菌体细胞的脱水、蛋白质凝固作用减弱，杀菌效力降低；高于80%浓度其脱水、蛋白质凝固作用加快，使菌体表面迅速凝固形成保护膜，阻止乙醇分子继续渗入而影响杀菌效果。故95%以上的乙醇不宜用于消毒。

（2）适用范围与方法：适用于皮肤、物体表面和医疗器械消毒。常用方法：①70%～75%乙醇消毒皮肤；②75%乙醇浸泡被细菌污染的物品，10分钟；③95%乙醇燃烧灭菌。

（3）注意事项：①使用浓度不能超过80%，浓度过高、过低均影响杀菌效果；②易挥发、易燃，应加盖保存于避火处，定期检测浓度，以保持有效浓度；③有刺激，不用于黏膜和创面消毒；④不能杀灭芽孢，不能用于手术器械消毒。

10. 季铵盐类消毒剂（苯扎溴铵、消毒净等）（低效消毒剂）

（1）作用原理：具有表面活性作用，在菌体表面凝集，阻碍细菌代谢，使细胞膜结构紊乱；改变细胞的渗透性；使菌体蛋白变性，破坏细菌的酶系统等达到杀菌目的。

（2）适用范围与方法：适用于皮肤、黏膜、物品和环境的消毒。常用方法包括浸泡、擦拭、喷洒等。①皮肤消毒：500～1000mg/L的消毒液，作用3～5分钟；②黏膜消毒：500mg/L的消毒液，作用3～5分钟；③环境和物品表面消毒：1000～2000mg/L的消毒液，作用30分钟。

（3）注意事项：①苯扎溴铵水溶液易受污染，应现配现用；②易与肥皂、洗衣粉等阳离子表面活性剂起反应而影响消毒效果；③易受有机物的影响，不宜消毒处理污染物品，必要时应提高消毒液的浓度或延长消毒时间。

11. 氯己定　属胍类消毒剂（低效消毒剂）。

（1）作用原理：是阳离子表面活性剂，能破坏细胞膜，抑制细菌代谢酶系统，直接凝聚细胞质，对细菌繁殖体有较强的杀灭作用，但不能杀灭芽孢、分枝杆菌和病毒。

（2）适用范围与方法：适用于皮肤、黏膜消毒。①皮肤消毒：4%氯己定乙醇溶液擦拭2遍，作用2分钟；②创面、阴道、膀胱黏膜消毒：0.05%～0.10%氯己定水溶液冲洗。

（3）注意事项：①切勿与肥皂等阳离子表面活性剂混合；②有机物降低杀菌作用，消毒皮肤必须清洁，带垢物品不可用氯己定消毒。

三、医院清洁、消毒、灭菌

医院清洁、消毒、灭菌工作是根据一定的规范、原则对医院物品、医院环境和患者的分泌物及其排泄物等进行消毒处理，防止医院感染发生。

（一）医用物品对人体的危险性分类

医用物品对人体的危险性指物品污染后对人体造成危害的程度。根据其危害程度将其分为3类。

1. 高度危险物品　是穿过皮肤或黏膜而进入无菌组织或器官内部的器材，或与破损的组织、皮肤、黏膜密切接触的器材和用品，如手术器械和用品、穿刺针、输血器材、输液器材、注射的药物和液体、透析器、血液和血液制品、导尿管、膀胱镜、腹腔镜、脏器移植物和活体组织检查钳等。

2. 中度危险性物品　仅与破损皮肤、黏膜相接触，而不进入无菌的组织内，如呼吸机管道、胃肠道内镜、气管镜、麻醉机管道、子宫帽、避孕环、压舌板、喉镜、体温表等。

3. 低度危险性物品　虽有微生物污染，但在一般情况下无害，只有当受到一定量的病原微生物污染时才造成危害。这类物品仅直接或间接地和健康无损的皮肤接触，包括生活卫生用品和患者、医护人员生活和工作环境中的物品，如毛巾、面盆、痰盂（杯）、便器、餐具、茶具、地面、墙面、桌面、床面、被褥、一般诊断用品（听诊器、听筒、血压计袖带等）等。

（二）医院清洁、消毒、灭菌方法及原则

1. 使用经卫生行政部门批准的消毒药、械，并按照批准使用的范围和方法在医疗卫生机构等消毒中使用。

2. 根据物品污染后的危害程度选择消毒、灭菌的方法。

（1）高度危险性物品：必须选用灭菌方法处理。

（2）中度危险性物品：一般情况下达到消毒即可，可选用中水平或高水平消毒法。但中度危险性物品的消毒要求并不相同，有些要求严格，如内镜、体温表等需采用高水平消毒法消毒。

（3）低度危险性物品：一般可用低水平消毒方法，或只做一般的清洁处理即可，仅在特殊情况下才做特殊的消毒。例如，在有病原微生物污染时，必须针对所污染病原微生物的种类选用有效的消毒方法。

3. 根据物品上污染微生物的种类、数量和危害性选择消毒、灭菌方法。

（1）对受到细菌芽孢、真菌孢子、分枝杆菌和经血液传播病原体（乙型肝炎病毒、丙型肝炎病毒、人类免疫缺陷病毒等）污染的物品，选用高水平消毒法或灭菌法。

（2）对受到真菌、亲水病毒、螺旋体、支原体、衣原体和病原微生物污染的物品，选用中水

平以上的消毒方法。

（3）对受到一般细菌和亲脂病毒等污染的物品，可选用中水平或低水平消毒法。

（4）对存在较多有机物的物品消毒时，应加大消毒药剂的使用剂量和/或延长消毒作用时间。

（5）消毒物品上微生物污染特别严重时，应加大消毒药剂的使用剂量和/或延长消毒作用时间。

4. 根据消毒物品的性质选择消毒方法。选择消毒方法时需考虑，一是要保护消毒物品不受损坏，二是使消毒方法易于发挥作用。应遵循以下基本原则。

（1）耐高温、耐湿的物品和器材，应首选压力蒸汽灭菌；耐高温的玻璃器材、油剂类和干粉类等可选用干热灭菌。

（2）不耐热、不耐湿及贵重物品，可选择环氧乙烷或低温蒸气甲醛气体消毒、灭菌。

（3）器械的浸泡灭菌，应选择对金属基本无腐蚀性的消毒剂。

（4）选择表面消毒方法，应考虑表面性质，光滑表面可选择紫外线消毒器近距离照射或液体消毒剂擦拭；多孔材料表面可采用喷雾消毒法。

（三）医院清洁、消毒、灭菌基本程序

1. 被甲类传染病患者及肝炎、结核、艾滋病、炭疽等患者的排泄物、分泌物、血液等污染的器材和物品，应先消毒再清洗，于使用前再按物品危险性的种类选择合理的消毒、灭菌方法。新型冠状病毒肺炎是乙类传染病按照甲类传染病管理，患者排泄物、分泌物、血液等污染的物品，应先完全清除污染物再消毒，清除污染物后，应对污染的物体表面进行消毒。

2. 普通患者用过的物品，可先清洗后消毒。

（四）医院日常清洁、消毒、灭菌

1. 医院环境消毒

（1）病室空气消毒：对细菌繁殖体和病毒污染的病室，经密闭后，每立方米用15%过氧乙酸溶液7ml（1g/m³）消毒；对新型冠状病毒肺炎污染的病室空气消毒，在无人条件下可选择过氧乙酸、二氧化氯、过氧化氢等消毒剂，采用超低容量喷雾法进行消毒；对细菌芽孢的污染用20ml（3g/m³）过氧乙酸溶液消毒，放置瓷或玻璃器皿中加热蒸发，熏蒸2小时，即可开门窗通风或以2%过氧乙酸溶液（8ml/m³）气溶胶喷雾消毒，作用30～60分钟。

（2）医院地面消毒：医院地面经常受患者排泄物、呕吐物、分泌物的污染，由于人员的流动量大，如果不能及时清除地面污染，极易造成病原菌的扩散。①当地面无明显污染情况下，通常采用湿式清扫，用清水或清洁剂拖地，每日1～2次，清除地面的污秽和部分病原微生物。②当地面受到病原菌污染时，通常采用二溴海因消毒剂200～500mg/L消毒，作用30分钟，致病性芽孢污染用1000～2000mg/L作用30分钟，或用有效氯或有效溴500mg/L的消毒液拖地或喷洒地面。③对结核病患者污染的表面，可用0.2%过氧乙酸或含氯消毒剂或二溴海因消毒液擦洗。④对烈性传染病如霍乱、炭疽、新型冠状病毒肺炎等传染病病原体污染的表面，采用不同的消毒方法。其中霍乱、炭疽等传染病可用有效溴或有效氯1000～2000mg/L作用30分钟消毒；新型冠状病毒肺炎可用有效氯1000mg/L的含氯消毒液或500mg/L的二氧化氯消毒剂擦拭或喷洒消毒。喷药量为

$100 \sim 300ml/m^2$，消毒作用时间应不少于30分钟。

（3）医院墙面消毒：医院墙面在一般情况下污染情况轻于地面，通常不需要进行常规消毒。当受到病原菌污染时，可采用化学消毒剂喷雾或擦洗，墙面消毒一般为$2.0 \sim 2.5m$高即可。

对细菌繁殖体、肝炎病毒、芽孢污染者，分别用含有效氯或有效溴$250 \sim 500mg/L$、$2000mg/L$与$2000 \sim 3000mg/L$的消毒剂溶液喷雾和擦洗处理，有较好的杀灭效果。喷雾量根据墙面结构不同，以湿润不向下流水为度，一般$50 \sim 200ml/m^2$。

（4）各类物品表面消毒：病床、床头柜、床旁桌、椅、病历夹、门把手、水龙头、门窗等表面一般用清洁的湿抹布或蘸取消毒液的抹布进行常规擦拭；如这些物品表面受到病原微生物的污染，可用化学消毒剂喷洒或擦拭，也可用紫外线灯照射消毒。

2. 被服类消毒　医院被服室有环氧乙烷灭菌间的可将各科患者使用过的被服集中送被服室，经环氧乙烷灭菌后再送洗衣房清洗、备用。如无条件者可根据不同物品污染情况和性质采用不同的消毒方法。

（1）被细菌繁殖体或病毒污染时，耐热、耐湿的纺织品可煮沸消毒30分钟，或用流通蒸汽消毒30分钟，或用$250 \sim 500mg/L$有效氯的含氯消毒剂浸泡30分钟；不耐热的毛衣、毛毯、被褥、化纤尼龙制品等，可采取过氧乙酸薰蒸消毒。薰蒸消毒时，将欲消毒衣物悬挂室内（勿堆积一处），密闭门窗，糊好缝隙，每立方米用15%过氧乙酸7ml（$1g/m^3$），放置瓷或玻璃容器中，加热薰蒸$1 \sim 2$小时；被新型冠状病毒肺炎病毒污染时，怕湿的衣物可选用环氧乙烷或干热方法进行消毒处理。

（2）被细菌芽孢污染时，也可采用过氧乙酸薰蒸消毒。薰蒸消毒方法与被繁殖体污染时相同，用药量为每立方米15%过氧乙酸20ml（$3g/m^3$）；或将被消毒物品置环氧乙烷消毒柜中，在温度54℃、相对湿度80%的条件下，用环氧乙烷气体（800mg/L）消毒$4 \sim 6$小时或用高压灭菌蒸汽进行消毒。

（3）感染患者的被服应与普通患者的被服分开清洗和消毒。

（4）工作人员的工作服与值班室的被服应与患者的被服分开清洗与消毒。

（5）注意加强工作人员的防护及被服室、洗衣房、洗衣机、接送车、收集袋等的消毒。

3. 皮肤与黏膜消毒　皮肤与黏膜是人体的保护屏障，其表面有一定数量的微生物，其中有一些是致病性微生物或条件致病菌，应加强对皮肤黏膜的消毒。

（1）一般肌内、静脉或其他部位注射与穿刺前的皮肤消毒：①用无菌棉签浸润2%碘酊，涂擦注射部位皮肤1遍，作用1分钟后，再用75%乙醇擦拭2遍，擦净残余碘，干燥后即可注射；②用无菌棉签浸润含有效碘5000mg/L的聚维酮碘，直接涂擦注射部位皮肤2遍，待半干燥即可注射。静脉注射时，可用75%乙醇棉签脱碘。其消毒范围是肌内、皮下及静脉注射、针灸部位，各种诊疗性穿刺等消毒方法主要是涂擦，以注射或穿刺部位为中心，由内向外缓慢旋转，逐步涂擦，共2次，消毒皮肤面积不小于5cm×5cm。血管内留置导管及其他部位分流导管和引流处每日按要求处理后用无菌敷料封盖。

（2）肠道传染病病原体污染手和皮肤消毒：可采用含有效碘5000mg/L的聚维酮碘擦拭作用$3 \sim 5$分钟，或用乙醇、异丙醇与醋酸氯己定配制成的消毒液等擦拭消毒，作用$3 \sim 5$分钟，也可用氧化电位水冲洗消毒。

（3）血源性传染病病原体污染皮肤黏膜消毒：对于污染的手，可用流水、除菌皂液洗手后用5000mg/L聚维酮碘消毒或乙醇、异丙醇与醋酸氯己定配制成的消毒液搓洗5分钟，然后用水冲洗。

4．医院诊疗用品的清洁与消毒

（1）接触未破损皮肤的器具清洁与消毒方法：①接触未破损皮肤的一般诊疗用品如血压计袖带、听诊器保持清洁，若有污染应随时用清洁剂和水清洁；②血压计袖带若被血液、体液污染应在清洁的基础上使用含有效溴或有效氯250～500mg/L的消毒剂浸泡30分钟后清洗干净，晾干备用；③听诊器可在清洁的基础上用乙醇擦拭消毒；④腋下体温表每次用后应在清洁的基础上选用75%乙醇或含有效溴500～1000mg/L的二溴海因浸泡30分钟或过氧乙酸1000mg/L浸泡10～30分钟后，清水冲净，擦干，清洁干燥保存备用。

（2）接触未破损黏膜的器具清洁与消毒方法：①接触未破损黏膜的器具如扩阴器、开口器、舌钳子、压舌板、口表、肛表等器具，用后应清洗去污，擦干；②耐高温的器具如扩阴器、开口器、舌钳、压舌板可在清洁的基础上，选择压力蒸汽灭菌后清洁干燥保存备用；③不耐高温的器具如口表、肛表等可在清洁的基础上采用75%乙醇或二溴海因或含有效氯消毒剂500mg/L浸泡30分钟或过氧乙酸1000mg/L浸泡10～30分钟后，清水冲净，擦干，清洁干燥保存备用。

（3）通过管道间接与浅表体腔黏膜接触的器具清洁与消毒方法：通过管道间接与浅表体腔黏膜接触的器具，如氧气湿化瓶、呼吸机和麻醉机的螺纹管、氧气面罩、麻醉口罩、胃肠减压器、吸引器、引流瓶等，可清洁处理，耐高温的管道和引流瓶可采用压力蒸汽灭菌；不耐高温的部分清洁后可在含有效氯或含有效溴消毒剂500mg/L浸泡30分钟后，清水冲净，晾干，清洁干燥封闭保存备用。有条件的医院可采用洗净消毒装置进行洗净、80～93℃消毒、烘干自动完成，清洁干燥封闭保存备用。

（4）分枝杆菌、经血传播病原体污染器具消毒灭菌方法：①分枝杆菌、炭疽杆菌、气性坏疽杆菌、肝炎病毒、人类免疫缺陷病毒等感染患者污染的器具应先采用含有效氯或含有效溴消毒剂1000～2000mg/L浸泡30～45分钟后，清水冲净，擦干；②耐高温的管道与引流瓶、开口器、舌钳、压舌板等可在清洁后采用压力蒸汽灭菌；③不耐高温的部分在清洁后可再次用含二溴海因消毒剂1000～2000mg/L浸泡30～60分钟后，清水冲净，晾干，清洁干燥封闭保存备用；④有条件的医院可直接放置在洗净灭菌装置内洗净灭菌依次完成，可有效地减少环境污染及保护医务人员。

5．一次性使用物品的用后处理

（1）注射器：用后针头放入锐器收集器，针柄放入双层黄色垃圾袋，统一处理。

（2）输液器：用后将针头剪下放入锐器收集器，其余部分与针柄放入同一双层黄色垃圾袋内。

（3）针头、刀片等锐器：用后一律放入锐器收集器中。

（4）药瓶及安瓿（属锐器类）：用后单独放入双层黄色垃圾袋内。

（5）一次性引流袋、引流管、胸腔引流瓶、假肛袋等塑料类废弃物：须倒掉引流液后再放入双层黄色垃圾袋内。

（6）病房内使用过的手套、内镜、敷料、绷带、棉球、纱条、压舌板、棉签等：直接放入黄色垃圾袋内。

（7）特殊感染如气性坏疽、铜绿假单胞菌感染、破伤风、艾滋病等患者所用废弃物：直接放入双层垃圾袋内，并在袋外予以注明。

（8）生活垃圾：包括剩饭菜、果皮、手纸、未接触患者的外包装（盒、袋）等，一律放入黑色垃圾袋内。

凡装入黄色垃圾袋内的医用垃圾，由医院专人负责回收。

6. 医院感染性废弃物的消毒处理

（1）液体污物的处理：液体污物主要指患者吃过的剩饭剩菜、排泄物、呕吐物等。处理方法：①可做动物饲料的剩饭剩菜须煮沸30分钟后才能运出；②没有利用价值的剩饭剩菜和排泄物、呕吐物加1/5量的漂白粉，搅匀后作用2小时，倒入专用化粪池或运出。要求：综合性医疗机构接触池出口排放标准为总余氯3～10mg/L，粪大肠菌群≤500MPN/L，不得检出肠道致病菌、肠道病毒；预处理标准为总余氯2～8mg/L，粪大肠菌群≤5000MPN/L。设有传染病或结核病科室的综合性医疗机构，这些科室的污水处理应单独分开；不能分开的，纳入全院污水处理系统，监测按照传染病、结核病医疗机构要求操作。每月监测一次粪大肠菌群，每季度监测一次沙门菌，每半年监测一次志贺菌。

（2）固体污物的处理：①无利用价值的可燃性污物，在条件允许的情况下可采用焚烧处理；②非可燃性固体污物应先消毒，然后根据物品的再利用价值，送废旧物品收购站或城市垃圾处理站，消毒方法可选用含有效氯或有效溴500～1000mg/L的消毒液、含二氧化氯1000～2000mg/L的消毒液或0.5%过氧乙酸消毒液浸泡60分钟；③高危废物如病原体的培养基及微生物标本和菌种、毒种保存液等，应先采用耐高温塑料袋打包，放入灭菌器后，打开袋口或在袋上多处戳洞，以便蒸汽穿透，在实验室内采用内循环式压力蒸汽灭菌（121℃，102.9kPa，20～30分钟）消毒，然后按感染性废物收集处理。

7. 感染患者污物的消毒处理

（1）患者的粪便加2倍量10%～20%漂白粉乳液；呕吐物加1/5量干漂白粉，搅匀后加盖作用2小时，再倒入厕所。

（2）伤寒患者的尿液每100ml加漂白粉3g，搅匀后加盖，作用2小时。

（3）新型冠状病毒肺炎患者的粪便用含有效氯2000mg/L的消毒液，按粪、药比例1∶2浸泡消毒2小时。

（4）患者使用过的便器用1%漂白粉上清液、含有效氯2000mg/L的消毒液、0.5%过氧乙酸浸泡30分钟。

（5）病毒性肝炎患者衣物可用具有消毒杀菌作用的洗涤剂进行浸泡清洗；也可采用甲醛、环氧乙烷进行熏蒸消毒。

（6）结核病患者的痰盒收集后焚烧；也可加等量10%～20%漂白粉乳液（或1/5量的干粉），作用2～4小时或加等量1%过氧乙酸作用30～60分钟。

（7）真菌患者使用过的毛巾、衣物等可用含0.2%过氧乙酸溶液浸泡30分钟后清洗；也可采用甲醛、环氧乙烷进行熏蒸消毒。

（8）无经济价值的可燃性污物采用焚烧处理。

8. 预防性消毒和疫源性消毒

（1）预防性消毒（prophlactical disinfection）：在未发现明确感染源的情况下，为预防感染发生对可能被病原微生物污染的环境、物品、人体等进行消毒及对粪便、污染物进行无害化处理。

（2）疫源性消毒（disinfection of epidemic focus）：在有感染源或曾经存在病原微生物污染的情况下，为预防感染播散而进行的消毒。消毒措施包括随时消毒和终末消毒。

1）随时消毒（concurrent disinfection）：指直接在患者或带菌者周围进行，随时杀灭或清除由感染源排出的病原微生物的消毒方法。根据病情做到"三分开""六消毒"，即分居室、分饮食、分生活用具；消毒分泌物或排泄物、消毒生活用具、消毒双手、消毒衣服和床单、消毒患者居室、消毒生活用水和污物。

2）终末消毒（terminal disinfection）：指感染病患者出院或死亡后对隔离病室消毒，杀灭感染源遗留下来的病原微生物的消毒方法。应根据消毒对象及其污染情况选择适宜的消毒方法。

（五）医院消毒工作中的个人防护

消毒因子大多对人是有害的，进行消毒时工作人员一定要有自我保护的意识和采取自我保护的措施，以防止消毒事故的发生和因消毒操作方法不当可能对人体造成的伤害。

1. 干热灭菌时应防止燃烧；压力蒸汽灭菌时应防止发生爆炸事故及可能对操作人员造成的灼伤事故。

2. 紫外线、微波消毒应避免对人体直接照射。

3. 使用气体化学消毒剂时应防止有毒有害消毒气体的泄漏，经常检测消毒环境中该类气体的浓度，确保在国家规定的安全范围之内；使用环氧乙烷气体消毒剂时严防发生燃烧和爆炸事故。

4. 液体化学消毒剂应防止发生过敏和可能对皮肤、黏膜的损伤。

5. 处理锐利器械和用具应采取有效防护措施，以避免可能对人体的刺、割等伤害。

（六）医院清洁、消毒、灭菌效果的监测

消毒灭菌效果的监测是评价医院消毒设备运转是否正常、消毒方法是否合理、消毒药剂是否有效、消毒效果是否达标的唯一手段。医院感染管理科应加强对医院消毒灭菌效果的监测，并加强消毒效果监测人员的专业培训，提高监测水平。各类环境空气、物体表面、医务人员手的消毒卫生标准（表5-5）。

表5-5　各类环境空气、物体表面、医护人员手细菌菌落总数卫生标准

环境类别	范　围	空气（cfu/m³）标准	物体表面（cfu/cm²）	医护人员手（cfu/cm²）
Ⅰ类	层流洁净手术室、层流洁净病房	≤10	≤5	≤5
Ⅱ类	普通手术室、产房、婴儿室、早产儿室、普通保护性隔离室、供应室无菌区、烧伤病房、重症监护病房	≤200	≤5	≤5
Ⅲ类	儿科病房、妇产科检查室、注射室、换药室、治疗室、供应室清洁区、急诊室外、化验室、各类普通病房和房间	≤500	≤10	≤10
Ⅳ类	传染病科及病房	—	≤15	≤15

在医院环境中，对不同环境及物品消毒灭菌效果的要求如下。

1. Ⅰ类、Ⅱ类环境中不得检出金黄色葡萄球菌、大肠埃希菌及铜绿假单胞菌。Ⅲ类、Ⅳ类环境中不得检出金黄色葡萄球菌及大肠埃希菌。母婴同室、早产儿室、婴儿室、新生儿室及儿科病房的物品表面和医务人员的手上不得检出沙门菌、溶血性链球菌、金黄色葡萄球菌及大肠埃希菌。

2. 器械物品消毒效果监测　高度危险性医疗用品必需无菌，不得检出任何微生物；中度危险性医疗用品细菌菌落总数应≤20cfu/g 或 100cm^2，致病性微生物不得检出；低度危险性医疗用品细菌菌落总数应≤200cfu/g 或 100cm^2，致病性微生物不得检出。

3. 消毒液监测　定期测定消毒液中的有效成分，符合规定的含量；使用中的消毒液含菌量≤100cfu/ml，致病微生物不得检出。但消毒液不能用于灭菌处理或浸泡、保存灭菌器械，也不能用于空气喷洒。无菌器械保存液必须无菌。

4. 餐具消毒效果监测　采用灭菌滤纸片于消毒后、使用前进行检测，如细菌总数 ≤5cfu/cm^2，大肠埃希菌未检出，乙型肝炎表面抗原阴性并且未检出致病菌为消毒合格。

5. 卫生洁具消毒效果监测　未检出致病菌，乙型肝炎表面抗原阴性为消毒合格。

6. 饮水消毒效果监测　细菌总数＜100cfu/ml，肠菌数＜3cfu/100ml为消毒合格。

7. 洗衣房衣物、医用污物消毒效果监测　未检出致病菌为消毒合格。

8. 污物处理效果监测　污染物品无论是回收再使用或废弃的物品，必须进行无害化处理，不得检出致病性微生物。

第三节　无 菌 技 术

一、概述

无菌技术（aseptic technique）指在医疗、护理操作中，防止一切微生物侵入人体和防止无菌物品、无菌区域被污染的操作技术。

无菌技术是医疗、护理操作中预防医院感染的一项重要的基本技术，直接关系到人的安危与医疗效果。因此，每个医护人员在进行医疗、护理操作时都必须加强无菌观念，认真遵守无菌技术操作原则，熟练掌握无菌技术操作的每一个环节，严格遵守无菌技术操作规程。在执行无菌技术操作前应先明确以下概念。

1. 非无菌物品（non-aseptic supplies）　指未经处理或消毒灭菌后又被碰脏的物品。

2. 无菌物品（aseptic supplies）　指经过物理或化学方法灭菌后，保持无菌状态的物品。

3. 相对无菌物品（relatively aseptic supplies）　指自无菌容器内取出的物品。

4. 无菌区（aseptic area）　指经过灭菌处理且未被污染的区域。

5. 相对无菌区（relatively aseptic area）　指无菌区边缘向内 3cm 的区域。

6. 非无菌区（non-aseptic area）　指未经灭菌处理，或经过灭菌处理但又被污染的区域。

二、无菌技术操作原则及原理

1. 在进行无菌操作时环境要清洁，无菌操作前 30 分钟通风，停止清扫地面及更换床单等，减少人群走动。

原理：降低室内空气中的尘埃，避免尘埃落入无菌区，操作时避免碰触污染。

2．执行无菌操作前工作人员修剪指甲，洗手，戴好帽子、口罩，必要时穿无菌衣，戴无菌手套。

原理：避免头发上的微生物和呼吸道内的飞沫落入无菌区，预防医院感染。

3．无菌物品必须存放在无菌容器、无菌包装或无菌巾内，平时要包好或盖严，保持干燥。

无菌包外要注明物品名称、灭菌日期，粘贴化学指示胶带，无菌物品按灭菌日期先后顺序安放。无菌包在未污染的情况下，保存期以7天为宜，过期或包布受潮均应重新灭菌。

原理：避免空气中的微生物污染无菌物品；潮湿后微生物可通过毛细管进入无菌区内。

4．在打开无菌包前要检查无菌包装的名称、灭菌日期和灭菌标记（指示胶带是否变色）。

原理：在有效期内保持无菌状态，标记物品是否已经过灭菌处理。

5．进行无菌操作时，操作者应面向无菌区，身体应与无菌区保持一定距离，手臂须保持在腰部或治疗台面以上水平，不可跨越无菌区域。

原理：在视线以外的区域或物品碰触时不易觉察，手臂经过无菌区的上方时微生物可落入无菌区。

6．要用无菌持物钳夹取无菌物品；无菌物品一经取出，即使未使用，也不可放回无菌容器内。

原理：取出的物品即认为是相对无菌，不能再放回无菌容器内以防污染无菌物品。

7．进行无菌操作时，不可面对无菌区讲话、咳嗽、打喷嚏。

原理：防止强力喷出的飞沫穿过口罩落入无菌区。

8．非无菌物品应远离无菌区，无菌物品应放在距无菌区边缘3cm以内的安全区内。

原理：避免非无菌物品污染无菌物品或相互混淆。

9．一套无菌物品只能供一位患者使用一次。

原理：防止医院感染（交叉感染和自身感染）。

三、无菌物品的保管原则

（一）消毒物品与无菌物品的管理

1．储存

（1）无菌物品和非无菌物品应分别放置，灭菌后物品应分类、分架存放在无菌物品存放区，并设置明显的标志，防止混淆。

（2）无菌物品贮存在离地＞20cm、离天花板＞50cm、距墙壁＞5cm的地方，以减少来自地面、屋顶、墙的污染。宜使用开放式的物架。

（3）无菌物品必须存放在无菌容器或无菌包内，无菌包外要注明物品名称、灭菌日期，粘贴化学指示胶带，无菌物品按灭菌日期先后顺序安放。

（4）物品放置应固定，设置标识。接触无菌物品前应洗手或手消毒。

（5）消毒后直接使用的物品应干燥、包装后专架存放。

（6）有效期：无菌物品存放区达到相应环境标准时（相对湿度＜70%），使用纺织品材料包装的无菌物品有效期宜为14天；未达到环境标准时，有效期宜为7天。过期或包布受潮均应重新灭菌。

2．发放

（1）应遵循先进先出的原则。

（2）应确认无菌物品的有效性，不得发出散包、湿包、落地包、不洁包、失效及标识不明确的包、灭菌不合格的包。植入物及植入性手术器械应在生物监测合格后，方可发放。紧急情况下灭菌植入物时，应使用含第5类化学指示物的生物PCD进行监测，化学指示物合格可提前放行，生物指示物监测的结果及时通报使用部门。

（3）发放记录应具有可追溯性。

（4）运送无菌物品的器具使用后，应清洁处理，干燥存放。

（二）一次性医疗器械的管理

1．储存　库房整洁、干燥。产品按有效期的先后顺序贮存于货架上，距地面＞20cm，距墙＞5cm，距天花板＞50cm。

2．发放　小包装破损、过期、不洁的产品不得发放。

四、无菌技术基本操作

（一）戴工作帽及口罩

护士在进行无菌操作前要戴圆帽和口罩。

1．目的　避免飞沫、头屑和头发脱落，污染无菌区和无菌物品。

2．戴工作帽的方法　要求把头发全部遮住，工作帽要保持清洁，每日更换一次，一旦被污染或潮湿应立即更换。

3．佩戴医用外科口罩和普通医用口罩的方法

（1）将口罩下方带系于颈后。

（2）将口罩上方带系于头顶上方。

（3）将双手示指尖放在鼻夹上（不要用一只手捏鼻夹），从中间位置开始，用手指向内按压，并逐步向两侧移动，根据鼻梁形状塑造鼻夹。

（4）根据颜面部形状，调整系带的松紧度。

（二）洗手和卫生手消毒

1．目的　洗手和卫生手消毒是无菌技术中一项基本操作，也是做好消毒隔离、预防医院感染的一项重要措施。医务人员每天接触各种患者及污染物品，手上带有不同致病菌，在医院感染中医务人员的手被认为是最主要的传播媒介。因此，医务人员在进行无菌操作前、接触患者前后、离开病房前都必须认真地洗手，以防止医源性感染的发生。

2．洗手与卫生手消毒指征　医务人员应遵循世界卫生组织提出的手卫生5时刻，即"两前三

后"洗手和/或使用手消毒剂。

（1）接触患者前。

（2）清洁、无菌操作前，包括进行侵入性操作前。

（3）暴露患者体液风险后，包括接触患者黏膜、破损皮肤或伤口、血液、体液、分泌物、排泄物、伤口敷料等之后。

（4）接触患者后。

（5）接触患者周围环境后，包括接触患者周围的医疗相关器械、用具等物体表面后。需注意，戴手套不能取代手卫生。若符合上述手卫生指征且需戴手套时，则戴手套前或脱手套后仍须执行手卫生。

下列情况时医务人员应先洗手，然后进行卫生手消毒：①接触传染病患者的血液、体液和分泌物及被传染性病原微生物污染的物品后；②直接为传染病患者进行检查、治疗、护理或处理传染病患者污物之后。

3．使用肥皂和流水洗手的方法 适用于一般护理操作前、后。

（1）打湿：取下手上的饰物及手表，卷袖至前臂中段，打开水龙头，湿透双手。

（2）涂抹：接取肥皂液或用洁净的肥皂，涂抹双手所有皮肤。

（3）揉搓：以环形动作按七步洗手步骤快速有力地揉搓，每个步骤至少做5次，时间不少于15秒。具体揉搓步骤如下。

第一步：掌心相对，手指并拢，相互揉搓（图5-1A）。

第二步：手心对手背沿指缝相互揉搓，交换进行（图5-1B）。

第三步：掌心相对，双手交叉指缝相互揉搓（图5-1C）。

第四步：弯曲手指使关节在另一手掌心旋转揉搓，交换进行（图5-1D）。

第五步：右手握住左手拇指旋转揉搓，交换进行（图5-1E）。

第六步：将5个指尖并拢放在另一手掌心旋转揉搓，交换进行（图5-1F）。

第七步：必要时增加对手腕的清洗。

（4）冲洗：用流动水由手腕、手至指尖冲洗，勿使水反流。

（5）干燥：擦干双手或用手烘干器烘干。

（6）关水：如为手接触式水龙头，用一次性干手纸巾关闭水龙头。

洗手条件受限时，若手无明显污染，可用快速手消毒剂揉搓双手；若手被污染，应先用含清洁剂的毛巾将双手擦净，再用快速手消毒剂揉搓，待自然干燥，以取代洗手。

4．手的消毒法 用快速手消毒剂揉搓双手或用消毒剂浸泡双手加肥皂及流水洗手。

（1）凡侵入性诊疗操作、接触免疫力低下患者和新生儿及破损的皮肤、黏膜之前，应先按洗手方法洗手并擦干，再用快速手消毒剂3～5ml揉搓双手至少15秒，待干；搓擦步骤：手掌对手掌→手掌对手背→两手手指及手指侧面相互对擦→指尖对手掌→手指掌面及手掌擦手腕，待干；或用含氯消毒液浸湿的毛巾擦手至少15秒，待干。

（2）若双手直接为传染病患者、感染患者诊疗、护理和处理其污物后，或接触血液、体液、分泌物、排泄物和被其污染的物品之后，应将双手浸泡于消毒液中并互相搓擦2分钟，再用肥皂及流水洗手法洗2遍后擦干。也可将污染的双手浸泡在消毒液内用小毛巾或手刷按前臂、腕部、

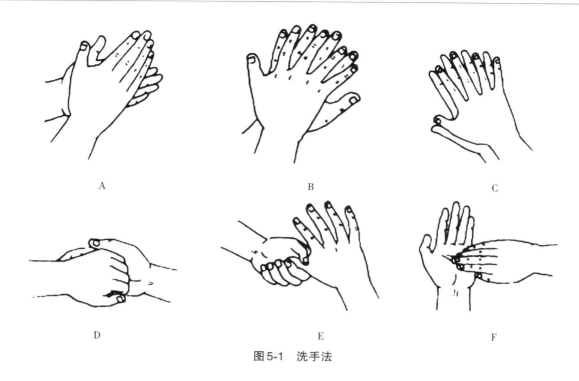

图5-1　洗手法

手掌、手背、手指各面、指蹼、拇指、指腹、指尖顺序反复擦洗，范围应超过被污染的部位，每只手搓擦或刷洗30秒，然后用流水冲净，再重复刷洗1次，共洗刷2分钟，再用肥皂及流水洗手法洗2遍后擦干。

（3）连续为传染病患者或感染患者进行诊疗、护理时，每接触一位患者或同一患者不同感染部位之后，用快速手消毒剂3～5ml揉搓双手至少15秒，待干；搓擦步骤：手指掌面及手掌擦手腕→手掌对手掌→手掌对手背→两手手指及手指侧面相互对擦→指尖对手掌；或用含氯消毒液浸湿的毛巾擦双手至少15秒，待干。

5. 外科洗手和刷手　适用于外科手术前、分娩前、为无菌伤口换药前。

刷手（搓手）的顺序为指尖、手指、手、手腕、前臂，肘上10cm刷洗（揉搓）。冲洗时手指抬高，指尖向上，避免污水流向手指（保持最清洁的部位），擦干后，用消毒液浸泡5分钟或用聚维酮碘纱布（或快速手消毒液）按刷手的顺序擦洗2遍。

（三）戴脱无菌手套

1. 目的　保护患者的伤口和皮肤以免感染。

2. 指征

（1）戴手套：进行无菌操作之前；接触血液或其他体液之前；接触实施接触隔离患者和其周围物品之前。

（2）脱手套：手套破损或已有破损时；接触血液、其他体液、破损皮肤和黏膜组织之后；操作结束之后；接触患者及其周围环境或污染的身体部位之后；脱隔离衣后。

3. 戴无菌手套的方法

（1）准备：戴手套前护士应剪指甲（以免指甲刺破手套）、洗手，准备用物，选择适合自己手掌大小的消毒手套。检查手套包上的消毒日期及消毒标志。

（2）方法

1）打开手套包布，平放在清洁干燥的桌面上，一手掀起口袋的开口处（图5-2A）。

2）另一手捏住手套翻折部分（手套内面）取出手套，对准5指戴上（图5-2B）。

3）掀起另一只袋口，已戴着无菌手套的手指插入另一只手套的翻边内面，将手套戴好（图5-2C），然后将手套的翻转处套在工作衣袖外面（图5-2D）。

4）有粉手套应采用无菌方法除去表面粉末。

（3）注意事项：戴手套时或操作无菌技术时，如发现手套有破损，应立即更换；双手应保持在腰部以上、视线范围内；在操作前应将手套上的滑石粉用无菌纱布擦掉或用无菌生理盐水冲洗干净。

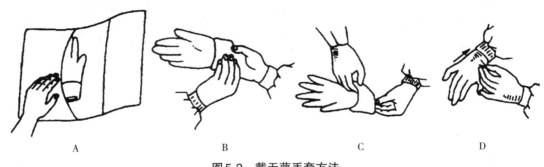

图5-2　戴无菌手套方法

4．脱手套的方法

（1）用戴着手套的手捏住另一只手套污染面的边缘将手套脱下（图5-3A）。

（2）戴着手套的手握住脱下的手套，用脱下手套的手捏住另一只手套清洁面（手套内面）的边缘，将手套脱下（图5-3B）。

（3）用手捏住手套的内面丢至指定容器内（图5-3C）。

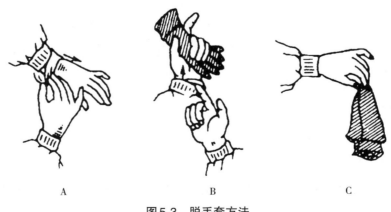

图5-3　脱手套方法

（四）无菌持物钳的使用

无菌持物钳是取用和传递无菌物品的器械。常用的有三叉钳、卵圆钳和长镊、短镊。配备和使用无菌持物钳时要遵守无菌技术操作原则，确保无菌物品不被污染。

无菌持物钳经过压力蒸汽灭菌后，保存在盛有消毒液的大口有盖容器内，液面以浸没钳轴节以上 2～3cm 或镊子 1/2 长为宜。若使用无菌干罐保存无菌持物钳，应 4 小时更换 1 次。

使用无菌持物钳前应洗手，备齐用物。取无菌持物钳时，手握无菌持物钳将其移至容器中央，使钳端闭合后垂直取出，保持钳端向下（以免消毒液倒流而污染钳端）。取、放时不可触及容器边缘及液面以上的容器内壁；手不可触及持物钳无菌部分；自无菌容器内取出无菌物品后保持与无菌区 15cm 的距离（不可低于操作台面），小心放入无菌区内。用后立即将无菌持物钳放回容器中，并松开钳轴。

如需取远处物品，应连同容器一起移至操作处，以免无菌持物钳在空气中暴露过久。

注意：不可用无菌持物钳夹取油纱布、消毒皮肤或换药，防止污染。无菌持物钳及其浸泡容器每周清洁、灭菌 2 次，同时更换消毒液。手术室、门诊换药室、注射室等使用次数较多的部门应每日清洁、灭菌。

（五）无菌容器的使用

1. 目的　盛放无菌物品的容器称无菌容器，如无菌盒、无菌罐、无菌贮槽等，既保持无菌又便于随时取用。无菌容器必须配有能严密盖住容器口全部边缘的盖子，以保证已灭菌的物品处于无菌状态。

2. 方法

（1）洗手后准备用物。

（2）打开无菌容器时，保持无菌容器盖内面向下，在视线范围以内；若将盖放置于操作台面上，应使盖的内面向上。盖容器盖，将容器盖向下移至容器口上，小心盖上。若从台面上将容器盖拿起，避免触及盖的内面及边缘，再反转将盖向下，小心盖好。

（六）倒无菌溶液

1. 目的　保持无菌溶液的无菌状态，以供无菌操作用。

2. 方法

（1）护士洗手、备齐用物。

（2）取无菌溶液瓶，擦净瓶外的灰尘；认真检查并核对瓶签上的药名、剂量、浓度和有效时间；检查瓶盖有无松动；瓶身有无裂缝；检查溶液有无变质、沉淀、混浊或变色。

（3）用启瓶器打开铝盖，取出塞，手握瓶签拿起无菌溶液瓶，先倒出少量溶液冲洗瓶口，再倒所需要的溶液量于无菌容器中。

（4）将溶液瓶放置在稳妥的地方，塞进瓶塞，消毒后盖好。

（5）在瓶签上记录开瓶日期和时间，放回原处。

（七）打开无菌包

1. 目的　保持物品无菌状态，供无菌操作用。

2. 方法

（1）护士洗手、备齐用物。

（2）将无菌包放在清洁干燥的桌面上，检查无菌包包装的名称、消毒日期及有效消毒标记。

（3）打开包布的手只能接触包布的外面，不可接触包布的里面。包布打开后用无菌钳夹出所需物品，置于已经准备好的无菌容器中。

（4）如为一次性无菌物品包，则应注意查看无菌物品包的名称、出厂日期、有效期，如包装漏气或破损，则不能使用。

（八）铺无菌盘（半铺半盖法）

1. 目的　保持无菌盘内物品的无菌状态。

2. 方法

（1）护士洗手、备齐用物。

（2）检查无菌包装的消毒日期及有效消毒标记。

（3）以打开无菌包的方法取出无菌巾，将无菌巾铺在治疗盘内，形成一个无菌区。

（4）将所需无菌物品放置在无菌面上。捏住无菌巾上层外面的两角，与底层边缘对齐，覆盖在无菌物品上，将双层边一起向下反折两次。两边向下反折，或三边向下反折。

（5）铺好的无菌盘若不能立即使用，应注明铺盘时间，有效时限不超过4小时。

第四节　隔离原则与技术

一、概述

（一）隔离的目的

隔离的目的是控制传染源，切断传播途径，保护易感人群。

（二）隔离的基本概念

1. 传染性隔离（infectively isolation）　指将传染病患者及带菌者安置在特定区域，与易感人群暂时分开，防止病原体向外扩散。对具有传染性的分泌物、排泄物、用物进行集中处理，防止病原微生物直接或间接向外传播，引起传染病蔓延。

2. 保护性隔离（protective isolation）　又称反向隔离，指将抵抗力特别低下或极度易感者置于特定区域（基本无菌的环境）中，使其免受感染。

（三）隔离病区的管理

传染病区与普通病区分开设置，远离食堂、水源、学校和其他公共场所，相邻病区楼房相隔大约30m，侧面防护距离10m，防止空气对流传播。病室配置必要的卫生、消毒设备；病区设有多个出入口，以便工作人员和患者分道进出。

病区污染区、半污染区、相对清洁区分区明确，并设工作人员值班室，通过间（包括更衣室、浴室、厕所等卫生设施）应设消毒室或消毒柜（箱）及消毒员浴室；各病室应有流水洗手设施。

不同传染病患者分开安置，每间病室不超过4人，床间距应≥1.1m，每个患者有单独的环境与用具。严密隔离病室入口应设缓冲间，室内设卫生间（含盥洗室、浴室、厕所等设施），卫生间有单独出入口。

（四）隔离单位的划分

1. 以患者为单位　每个患者有单独的环境与用具，应与其他患者隔离。
2. 以病种为单位　同种传染病患者可住一起，与其他病种的患者隔离。
3. 其他　凡未确诊或发生混合感染，或烈性传染病及垂危患者应住单独隔离室。

（五）清洁区与污染区的划分与隔离要求

传染病区内根据患者接触与否分清洁区、半污染区及污染区。

1. 清洁区（clean area）　指患者不进入、未被病原微生物污染的区域，如医护人员办公室、更衣室、治疗室、值班室、配膳室、库房等工作人员使用的场所。

隔离要求：患者及患者接触过的物品不得进入清洁区，工作人员接触患者后需刷手或消毒双手后、脱去隔离衣及鞋方可进入清洁区。

2. 半污染区（half contaminated area）　指可能被病原微生物污染的区域，如走廊、检验室、消毒室等。

隔离要求：患者或穿隔离衣的工作人员通过走廊时，不得接触墙壁、家具等物体；各类检验标本有一定的存放盘和架，检验完的标本及容器等应严格按要求处理。

3. 污染区（contaminated area）　指与患者直接或间接接触、被病原微生物污染的区域，如病房、患者盥洗间、污物处理间等。

隔离要求：污染区的物品未经消毒处理，不得带到他处；工作人员进入污染区时，务必穿隔离衣，戴口罩、帽子，必要时换隔离鞋；离开前脱隔离衣、鞋，消毒双手。

二、隔离消毒原则

（一）一般消毒隔离

1. 根据隔离种类，应在病室门前及病床床尾悬挂隔离标志，门口放消毒液浸湿的擦脚垫，门外设隔离衣悬挂架（柜或壁橱）、手刷、泡手设施及消毒用具，另备避污纸。

2. 工作人员进入隔离单位应按规定戴口罩、帽子，穿隔离衣。穿隔离衣前，必须备齐所用物品，不易消毒的物品放入塑料袋内避免污染。穿隔离衣后，只能在规定范围内活动。

3. 一切操作严格遵守隔离规程，每接触一位患者或污染物品后必须消毒双手。

4. 病室每日用紫外线进行空气消毒1次，或用消毒液喷雾；每日晨间护理后，用消毒液擦拭病床、床旁桌和椅。

5. 患者接触过的物品或落地的物品应视为污染，消毒后方可给他人使用；患者的衣物、稿件、票证等熏蒸消毒后才能交家人带回；患者的呕吐物、分泌物、排泄物及各种引流液按规定消毒处理后方可排放；需送出病室处理的物品，置于污物袋内。

6. 严格执行陪伴和探视制度，必须陪伴、探视时，应向患者、陪伴者、探视者宣传、解释有关隔离要求和重要性。

7. 满足患者心理需要，解除患者因隔离而产生恐惧、孤独、自卑等心理反应。

8. 传染性分泌物3次培养结果均为阴性或已度过隔离期，医生开出医嘱后，方可解除隔离。

（二）终末消毒处理

终末消毒（terminal disinfection）处理是对出院、转科或死亡患者及其所住病室、用物和医疗器械等进行的消毒处理。

1. 患者的终末处理　患者转科或出院前沐浴，换清洁衣服。个人用物须消毒后方能带出。如果患者死亡，用消毒液做尸体护理，必要时用消毒液棉球填塞口、鼻、耳、肛门等孔道，伤口处更换敷料，然后用一次性尸单包裹尸体，送传染科太平间。

2. 单位的终末处理　关闭门窗，打开床旁桌，摊开棉被，竖起床垫，用消毒液熏蒸空气和室内物品；用消毒液擦拭家具、地面、墙壁；体温计用1%过氧乙酸浸泡30分钟，连续2次，也可用0.1%有效碘溶液浸泡30分钟；血压计、听诊器、手电筒等用甲醛熏蒸或环氧乙烷气体消毒或消毒剂擦拭；面盆、痰杯、餐具、便器用含有效氯为1000mg/L的消毒剂溶液浸泡1～2小时或煮沸1小时；暖瓶外表用含有效氯为300mg/L的消毒剂溶液擦拭，瓶塞煮沸5分钟；书报、信件、钱币用甲醛箱消毒3小时，也可用高强度紫外线消毒器消毒15分钟；衣服、床单、被套等布料放入污物袋内送洗衣房煮沸消毒，或有效氯为500mg/L的溶液浸泡30分钟后洗涤。烈性传染病患者用过的上述物品先用压力蒸汽灭菌后再洗涤；床垫、被、褥和不耐高温的化纤、毛料用甲醛熏蒸消毒或600～800mg/L环氧乙烷作用4小时，或日光暴晒6小时以上，或用紫外线消毒；排泄物、分泌物用漂白粉消毒；痰盛于蜡纸盒内焚烧；剩余食物煮沸30分钟后倒掉；垃圾无害化处理或焚烧。

三、隔离种类及措施

为了达到有效的隔离，护士应了解隔离的种类及措施，为不同感染患者提供更恰当的隔离预防。隔离种类根据传播途径不同分为以下几种。

（一）严密隔离

严密隔离（strict isolation）是为预防具有高度传染性及致命性强毒力病原体感染而设计的隔离，以防止经空气和接触等途径的传播。适用于炭疽、霍乱、鼠疫等烈性传染病。隔离的主要措施如下。

1. 设专用隔离室，室内用具力求简单，且耐消毒，室外挂有明显的标志；随时关闭通向过道的门窗，患者不得离开该室。

2. 凡进室内者要穿隔离衣、隔离鞋，戴口罩、帽子、手套。

3. 接触患者、污染敷料后或护理另一个患者前应消毒双手。

4. 污染敷料应在隔离室内立即袋装，全部操作完后，再装入隔离室外的另一袋中（双袋法），标记后焚烧。

5. 患者的分泌物、呕吐物和排泄物应严格消毒处理。

6. 禁止探访，探视者必须进入隔离室时，应征得医护人员并采取相应隔离措施。

（二）接触隔离

接触隔离（contact isolation）是为预防具有高度传染性并经接触途径（直接或间接飞沫）传播的传染病而设计的隔离。适用于新生儿脓疱病、狂犬病、破伤风、气性坏疽、铜绿假单胞菌感染等。隔离措施如下。

1. 患者应住单间病室，避免接触他人。

2. 接近患者时戴口罩、帽子、手套，穿隔离衣，接触患者或可能污染物品后及护理另一患者前应洗手。工作人员的手或皮肤有破损时应避免接触患者，必要时戴手套。

3. 污染敷料应装袋标记后送焚烧处理，布料及器械须灭菌后再行清洗。

（三）呼吸道隔离

呼吸道隔离（respiratory tract isolation）是为预防经飞沫短距离传播的传染病而设计的隔离。适用于肺结核、流行性脑脊髓膜炎、百日咳、流行性感冒、新型冠状病毒肺炎等。隔离措施如下。

1. 同一病原体感染者可同住一隔离室，有条件的医院尽量使隔离室远离其他病室。随时关闭通向过道的门窗，患者离开病室需戴口罩。

2. 工作人员进入病室需戴口罩、帽子，必要时穿隔离衣。

3. 患者的口鼻分泌物需经消毒处理后才丢弃；由于新型冠状病毒肺炎患者的粪便、尿液中可分离到该病毒，应当注意其对环境污染可能造成接触传播或气溶胶传播。

（四）肠道隔离

肠道隔离（digestive tract isolation）是为阻断经粪－口途径传播、通过间接或直接接触感染性粪便而传播的疾病而设计的隔离。适用于细菌性痢疾、伤寒、病毒性胃肠炎、脊髓灰质炎等。隔离的主要措施如下。

1. 同种病原体感染者同居一室，或床旁隔离，劝告患者相互间勿交换物品。

2. 室内应保持无蝇、无蟑螂、无鼠。

3. 接触不同病种患者需分别穿隔离衣；接触污物时戴手套。

4. 每个患者的食具、便器专用，严格消毒处理；排泄物、呕吐物及吃剩的食物均应消毒后才能倒掉。

（五）血液、体液隔离

血液、体液隔离（blood-body liquid isolation）是为防止直接或间接接触传染性血液和体液的感染而设计的隔离。适用于病毒性肝炎、艾滋病、梅毒等。主要隔离措施如下。

1. 同种病原体感染者可同时隔离，必要时单人隔离。

2. 血液、体液可能污染工作服时穿隔离衣；接触血液、体液时戴手套；为防止血液污染面部和眼，应戴口罩及护目镜。

3. 血液、体液污染的敷料应装袋标记后送消毒或焚烧。

4. 注意洗手，若手被血液、体液污染或可能污染，应立即用消毒液洗手；护理另一个患者前应洗手。

5. 被患者血液或体液污染的室内物品要立即用5.25%氯酸钠溶液消毒清洗。

6. 防止注射针头等利器刺伤；患者用过的针头应放入防水、防刺破并有标记的容器内，直接送焚烧处理。

7. 探视与陪护人员也应采取相应的隔离措施。

（六）昆虫隔离

昆虫隔离（insect isolation）是为阻断以昆虫（蚊、虱、螨等）为媒介传播的疾病而设计的隔离。适用于流行性乙型脑炎、疟疾、斑疹伤寒等。主要隔离措施如下。

1. 疟疾及流行性乙型脑炎由蚊传染，这类患者入院后，住房应有严密防蚊设施，如纱窗、蚊帐，并定期进行有效灭蚊措施。

2. 斑疹伤寒及回归热是由虱类传播，患者入院时务必彻底清洗、更衣、灭虱，其衣物亦须灭虱后交亲友带回。

3. 流行性出血热是由寄生在野鼠身上的螨作为中间宿主叮人后传播，患者入院处理与斑疹伤寒相同，病房严密防鼠。野外工作人员应在皮肤外露处涂擦防虫剂，勿在草堆、稻草上坐卧。

（七）保护性隔离

保护性隔离（protective isolation）适用于抵抗力特别低下者或极度易热者，如大面积烧伤、白血病、器官移植、免疫缺陷等患者及早产儿。主要隔离措施如下。

1. 设专用隔离室，患者住单间病室隔离。

2. 凡进室内应穿戴灭菌后的隔离衣、帽子、口罩、手套、拖鞋。

3. 接触患者前后及护理下一个患者前要洗手和手消毒。

4. 凡患呼吸道疾病或咽部带菌者，包括工作人员均应避免接触患者。

5. 禁止入室探视，特殊情况必须探视者，应采取相应措施。

6. 未经消毒处理的物件不可进入隔离区。

7. 病室内每日对空气、地面、家具等进行严格消毒，并通风换气。

四、隔离知识宣教

1. 向患者及陪住、探视人员宣讲执行隔离的目的、要求和意义。

2. 出入病室人员，鞋底应在脚垫上搓擦，防止病原微生物传播。

3. 患者应遵守隔离制度，不互相串门，患者之间不能交换书报、食物等物品。患者的生活用污水、垃圾、剩余食品须倒入有黄色标记的医用垃圾袋内。任何落地的物品都须经消毒后才能使用。

4. 患者接触公共物品时，如水龙头、电源开关、门把等，应用避污纸，用后的避污纸投入指定容器内。

5. 严格执行陪住、探视制度。陪住者应穿隔离衣及鞋套，探视者应穿一次性鞋套及用一次性坐垫，根据病种、隔离要求及医院的条件探视者可穿隔离衣。护理人员应指导探视者正确使用口罩、隔离衣、手套、避污纸和掌握卫生洗手法，并督促他们自觉执行隔离预防措施，以使护探视者不受传染。

6. 出院时患者须经沐浴、更衣、卫生处置后从清洁通道出去。任何个人物品，包括钱、票证等，须经消毒处理后，方可带回家。

五、隔离技术

（一）戴工作帽

戴工作帽可防止头发上的灰尘及微生物落下造成污染，护理传染病患者时可保护自己。戴工作帽的方法与要求同无菌技术操作。工作帽每周更换 2 次，手术室或严密隔离单位应每次更换。

（二）佩戴、摘除医用防护口罩

佩戴医用防护口罩可防止飞沫污染无菌物品、伤口或清洁食品，保护患者和工作人员，防止病原体相互传播。

1. 佩戴医用防护口罩的方法

（1）拿取合适的医用防护口罩。

（2）一手托住防护口罩，防水层朝外有鼻夹的一侧在上。将防护口罩罩住鼻、口及下巴，鼻夹部位向上紧贴面部（图5-4A）。

（3）用另一只手将下方系带拉过头顶，放在颈后双耳下（图5-4B）。

（4）再将上方系带拉至头顶中部（图5-4C）。

（5）将双手示指尖放在金属鼻夹上，从中间位置开始，用手指向内按鼻夹，并分别向两侧移动和按压，根据鼻梁的形状塑造鼻夹（图5-4D）。

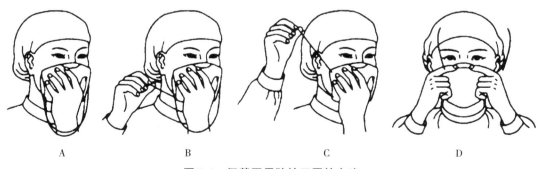

A　　　　　　　B　　　　　　　C　　　　　　　D

图5-4　佩戴医用防护口罩的方法

（6）每次佩戴医用防护口罩进入工作区域之前，应进行密合性测试。测试方法：将双手完全盖住防护口罩，快速呼气，若鼻夹附近有漏气，应按图5-4D调整鼻夹，若漏气位于四周，应调整到不漏气为止。

2. 摘除医用防护口罩及丢弃的方法

（1）不要接触口罩前面（污染面）。

（2）先解开下面的系带，再解开上面的系带。

（3）用手仅捏住口罩的系带丢至指定容器内。

（三）穿、脱隔离衣

穿、脱隔离衣的目的是保护患者和工作人员，防止病原微生物传播，避免交叉感染。

1. 穿隔离衣方法

（1）右手提衣领，左手伸入袖内，右手将衣领向上拉，露出左手（图5-5A）。

（2）换左手持衣领，右手伸入袖内，露出右手，举双手将袖抖上，注意勿触及面部（图5-5B）。

（3）两手持衣领，由领子中央顺着边缘向后系好颈带（图5-5C）。

（4）扎好袖口（图5-5D）。

（5）将隔离衣一边（约在腰下5cm）渐向前拉，见到边缘捏住（图5-5E）。

（6）同法捏住另一侧边缘（图5-5F）。

（7）双手在背后将衣边对齐（图5-5G）。

（8）向一侧折叠，一手按住折叠处，另一手将腰带拉至背后折叠处（图5-5H）。

（9）将腰带在背后交叉，回到前面将带子系好（图5-5I）。

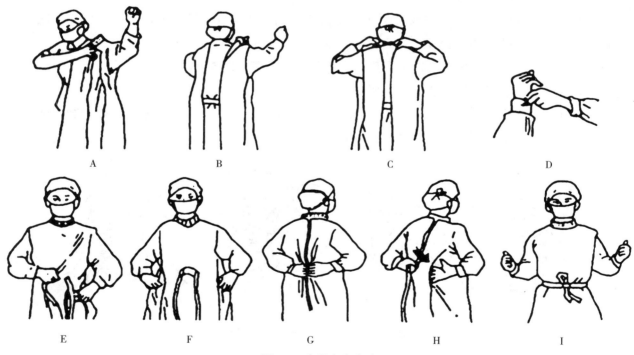

图5-5 穿隔离衣方法

2. 脱隔离衣方法

（1）重复性使用隔离衣

1）解开腰带，在前面打一活结（图5-6A）。

2）消毒双手（图5-6B）。

3）解开颈后带子（图5-6C）。

4）右手伸入左手腕部袖内，拉下袖子过手（图 5-6D）。

5）用遮盖着的左手握住右手隔离衣袖子的外面，拉下右侧袖子（图 5-6E）。

6）双手转换逐渐从袖管中退出，脱下隔离衣（图 5-6F）。

7）左手握住领子，右手将隔离衣两边对齐，污染面向外悬挂污染区；如果是悬挂污染区外，则污染面向里。

8）不再使用时，将脱下的隔离衣，污染面向内，卷成包裹状，丢至指定容器内（图 5-6G）。

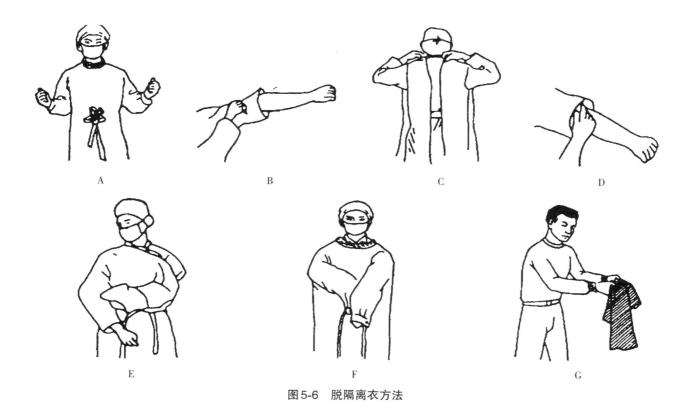

图 5-6　脱隔离衣方法

（2）一次性使用隔离衣

1）解开腰带，在前面打一活结。

2）消毒双手。

3）解开颈后带子。

4）双手持带将隔离衣从胸前向下拉。

5）右手捏住左衣领内侧清洁面脱去左袖。

6）左手握住右衣领内侧下拉脱下右袖，将隔离衣污染面向里，衣领及衣边卷至中央，放入指定容器内。

（四）穿、脱防护服

1. 穿防护服方法　连体或分体防护服，应遵循先穿下衣，再穿上衣，然后戴好帽子，最后拉上拉锁的顺序。

2．脱防护服方法

（1）分体防护服

1）应先将拉链拉开（图5-7A）。

2）向上提拉帽子，使头部脱离帽子（图5-7B）。

3）脱袖子，将污染面向里脱下后放入指定容器内（图5-7C）。

4）下衣污染面向里由上向下边脱边卷（图5-7D、E）。

5）脱下后放入指定容器内。

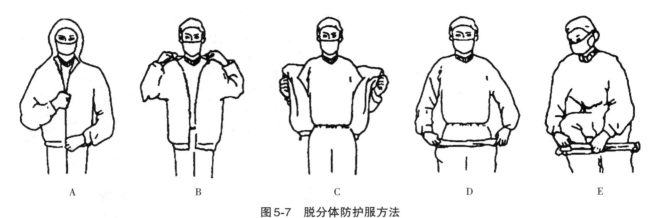

A   B   C   D   E

图5-7　脱分体防护服方法

（2）连体防护服

1）先将拉链拉到底（图5-8A）。

2）向上提拉帽子，使头部脱离帽子（图5-8B）。

3）脱袖子，从上向下将污染面向里边脱边卷（图5-8C～E）。

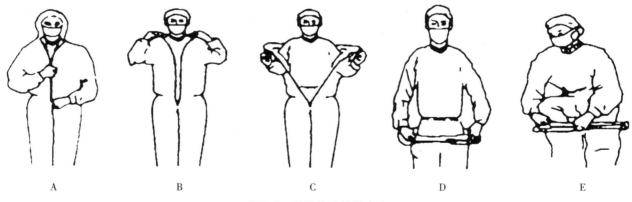

A   B   C   D   E

图5-8　脱连体防护服方法

4）脱下后放入指定容器内。

穿、脱隔离衣和防护服注意事项：①隔离衣和防护服只限在规定区域内穿脱。②穿前应检查隔离衣和防护服有无破损，有渗漏或破损应及时更换。③穿时勿使衣袖触及面部及衣领，脱时应注意避免污染。④接触多个同类传染病患者时，隔离衣或防护服若无明显污染可连续使用。⑤接触疑似患者时，隔离衣或防护服应在接触每个患者之间进行更换。⑥隔离衣或防护服被患者血液、体液、污物污染时，应及时更换。⑦重复性使用的隔离衣应每天更换、清洗与消毒。

循 证 资 源

➤ 医务人员手卫生规范

http：//www.nhc.gov.cn/wjw/s9496/202002/dbd143c44abd4de8b59a235feef7d75e.shtml

➤ 医院隔离技术规范

http：//www.nhc.gov.cn/wjw/s9496/200904/40116.shtml

➤ 医疗机构消毒技术规范

http：//www.nhc.gov.cn/wjw/s9496/201204/54510.shtml

➤ 病区医院感染管理规范

http：//www.nhc.gov.cn/wjw/s9496/201701/d98872b367644755a5be80a69f5faf36.shtml

➤ 医院感染预防与控制评价规范

http：//www.nhc.gov.cn/wjw/s9496/201805/702607f40040413093076023603a1caf.shtml

➤ 导管相关性血流感染预防与控制指南

http：//www.nhc.gov.cn/yzygj/s7659/202103/dad04cf7992e472d9de1fe6847797e49.shtml

➤ 导尿管相关尿路感染预防与控制技术指南

http：//guide.medlive.cn/guideline/12456

➤ 多重耐药菌医院感染预防与控制技术指南

http：//www.nhc.gov.cn/yzygj/s7659/202103/dad04cf7992e472d9de1fe6847797e49.shtml

➤ 新冠肺炎疫情消毒技术指南

http：//www.nhc.gov.cn/jkj/s3577/202105/6f1e8ec6c4a540d99fafef52fc86d0f8/files/4a860
a7e85d14d55a22fbab0bbe77cd9.pdf

思 考 与 练 习

1. 简述隔离的分类。

2. 患者，男性，30岁。因持续高热、相对缓脉、腹胀、便秘等拟诊为伤寒。

（1）对此患者应采用何种隔离？

（2）护理操作中应遵守哪些隔离原则？

（3）其隔离措施有哪些？

（彭伶丽）

参 考 文 献

［1］黄勋，邓子德，倪语星，等．多重耐药菌医院感染预防与控制中国专家共识［J］．中国感染控制杂志，2015，14（1）：1-8.

［2］胡必杰，高晓东，韩玲样，等．医院感染预防与控制标准操作规程［M］．2版．上海：上海科学技术出版社，2019.

［3］国务院应对新型冠状病毒肺炎疫情联防联控机制综合组，国家卫生健康委员会．新型冠状病毒肺炎防控方案．［EB/OL］．8版．（2021-5-11）［2021-5-14］．Http://www.Nhc.Gov.Cn/Jkj/S3577/202105/6f1e8ec6c4a540d99fafef52fc86d0f8/Files/4a860a7e85d14d55a22fbab0bbe77cd9.Pdf.

第 **6** 章　环境与出入院护理

知识层面：

1. 说出环境的概念和分类。

2. 描述良好医院环境的要求。

3. 叙述如何提供安静、整洁、舒适、安全的环境。

4. 说出分级护理的概念及级别。

5. 说出各种铺床法的异同点。

技能层面：

正确执行各种铺床法。

正确运用出入院护理。

态度层面：

在理论知识学习中，认真主动，独立思考，做到理论联系实际；在技能学习中，表现出良好的职业素养，表现出对患者的尊重与关爱。

学习目标

　　人类的健康与环境息息相关，人类的生存、生活和发展等都离不开环境，并与之相互依存、相互作用。如何提高环境质量，使之有利于人类的生存与健康，是当今社会越来越关注的问题。护士作为健康教育的实施者，必须掌握有关环境与健康的知识，充分利用环境中对人群健康的有利因素，消除和改善环境中的不利因素，才能增进人类的健康，提高整体人群的健康水平，在工作中更好地承担保护人民健康的责任。

第一节　环境概述

一、环境的概念

　　环境科学认为，环境（environment）的一般概念指围绕着人群的空间及其中可以直接、间接影响人类生活和发展的各种自然因素、社会因素的总体。从广义上说，环境是作用于个体内、外的影响的总和，是影响生物生活与发展的内在或外在的情况与因素；是人类进行生产和生活活动的场所，是人类生存和发展的物质基础。

人与环境之间是辩证统一的关系，表现在机体的新陈代谢上，即机体与环境不断进行着物质、能量和信息的交换和转移，使机体与周围环境之间保持着动态平衡。机体从空气、水、食物等环境中摄取生命所必需的物质后，通过一系列体内过程合成细胞和组织的各种成分，并释放热量保证生命活动的需要。同时，机体还进行分解代谢，所产生的分解产物经各种途径排泄到外环境如空气、水和土壤中，被生态系统的其他生物作为营养成分吸收利用，从而形成生态系统中的物质循环、能量流动和信息传递。

所有有生命的系统都有一个内环境和围绕在其周围的外环境。

（一）内环境

内环境（internal environment）包括人的生理和心理两方面。

1. 生理环境　即身体的内环境。人体内有许多不同的系统，如呼吸系统、循环系统、消化系统、泌尿系统、神经系统、内分泌系统等，为了维持生理平衡状态，各系统之间持续不断地相互作用，并与外环境进行物质、能量和信息交换。

2. 心理环境　疾病都会对人的心理产生负面的影响，一些心理因素也是许多疾病的致病和促发因素。此外，心理因素对患者所患疾病的进展、疗效和预后及患者和亲属的生活质量均会产生不同程度的影响。

（二）外环境

外环境（external environment）由物理环境和社会环境组成。

1. 物理环境　是人类周围的外在环境，包括生物层面（动物、植物、微生物）与物理层面（水、氧气、阳光、有机物质及生物赖以生存发展的其他元素）。

2. 社会环境　指有关个人的社会状态。人类具有社会性，能够与他人（家人、邻居、朋友）发生互动，就是与其所居住的社会发生互动，以获得亲密关系、温暖、安全感、信心和援助，维持良好的人际关系。

人的生理环境、心理环境、物理环境和社会环境是相互影响、相互制约的。护理学家纽曼认为，人是一个与环境相互影响的开放系统，是由生理、心理、社会文化、发展和精神5方面因素构成的综合体；罗伊认为，人是生物、心理和社会的结合体。无论生理、心理、物理或社会环境任何一个方面出现问题，都可能影响一个人的健康。人是复杂的个体，且生活在各种环境中，所以要了解一个人，应将其看作一个整体，并要考虑环境因素对整体人的影响。

二、环境对健康的影响

环境对支持人类生命、生存及其活动是非常重要的，如果环境出现问题，人类的生命及生存势必受到影响。此处主要介绍外环境中自然环境对健康的影响。

1. 空气　包括室外空气和室内空气，两者污染都会对健康造成不良的影响。

2. 水　是人们生产和生活不可缺少的物质，水环境质量直接影响人们的身体健康。水体受化学物质污染后，通过饮水或食物链进入人体即可造成中毒。污染物所引起的急性中毒和慢性中毒是水污染对人体健康危害的主要方面。某些有致癌、致畸、致突变作用的化学物质，如砷、镍、苯胺和其他多环芳香烃等污染水体后，如果长期接触或饮用，可能诱发癌症，引起胎儿畸形或行为异常。肠道内常见的细菌性、病毒性疾病也可以通过水污染引起相应的传染病。同时水还可以传播各种寄生虫病。

3. 气候　气候的改变也会影响身体的健康。例如，持续的高温环境可导致中暑，并有导致肾脏、循环系统疾病及脑卒中的危险，而极冷的环境有增加呼吸道疾病和发生冻伤的可能。

4. 地形地质　地形地质不同会导致各种化学元素含量不同，对人类健康产生不同程度的影响。例如，环境中缺碘会导致地方性甲状腺肿；环境中氟过量会导致氟骨症；地方性砷中毒、克山病等都与当地的地质物质成分的含量有关。

5. 噪声　可以干扰睡眠和休息，造成暂时性或永久性听力损害。轻度噪声可使人感觉厌烦、精神不易集中、工作效率降低，而长期在强噪声环境中的人会出现耳鸣、头晕、头痛、失眠、记忆力减退，唾液、胃液分泌减少，胃酸减少，从而易患消化道溃疡等疾病。儿童会出现智力发育迟缓、体重减轻等现象。

6. 辐射　除诊断用X线和治疗用辐射外，日光和工业辐射都是皮肤癌的潜在危害。

三、环境与护理的关系

护理是为了保护生命、减轻病痛、配合治疗、促进健康而服务于人类，护理人员承担着促进和维护人类健康的重任。因此，护士必须掌握有关环境与健康的知识，为保护环境、促进健康而发挥应有的作用。

1975年国际护士会的政策声明指出，保护和改善人类环境成为人类为了生存和健康而奋斗的一个主要目标。该目标要求每一个人和每一个专业团体都要承担以下职责：保护人类环境，保护世界资源，研究它们的应用对人类的影响及怎样避免人类受影响。其中，护士的职责如下。

1. 帮助发现环境对人类的不良影响及有利影响。

2. 护士在与个人、家庭和社会集体接触的日常工作中，应告知他们关于有潜在危害的化学制品、有放射线的废物等，并指导其预防和减轻伤害。

3. 对环境因素所造成对健康的威胁采取预防措施，同时教育个人、家庭及社会集体对环境资源如何进行保护。

4. 与卫生部门协作，提出住宅区对环境与健康的威胁。

5. 帮助社区处理环境卫生问题。

6. 参加研究和提供措施，以早期预防各种有害于环境的因素，研究如何改善生活和工作条件。

第二节　医院环境

医院是社会组成的一部分。医院的主要任务是照顾患者，减轻患者痛苦。随着时代的进步及科技的发展，医院的任务逐渐扩展，医务人员充分利用精密的仪器和先进的医学技术为社会提供更充实、完善的医护服务，以达到促进健康、预防疾病、恢复健康及维护健康的目的。由于在医院内接触的人及医院陈设、气味和声音等与其他环境有所不同，入院患者难免会产生陌生、不习惯的感觉，甚至恐惧心理。医院环境被认为是影响患者身体健康和精神状况的重要因素之一。患者的身心舒适、疾病的治疗效果，均与医院病室环境有密切关系。因此，为患者提供安静、整洁、舒适、安全的病室休养环境，是护士的重要职责之一。

一、医院环境的特点及分类

（一）医院环境的特点及要求

1. 服务专业性　在医院服务对象是人，很复杂的生命有机体，所以医护人员应该在技术上有精确的分工，同时也要有团队合作。随着医学技术的发展，对医护人员专业性要求也越来越高。

2. 安全舒适性　来医院的患者需要进行疾病的治疗及健康的恢复，所以保护患者安全是首先要做到的。安全又分为治疗性安全，生物环境安全，医患、护患关系和谐。这些方面都做到了，才能确保患者安全。

3. 统一管理性　医院的工作环节方方面面，只有做到了统一管理，才能更方便进行工作，更好地为患者服务。如在病区护理单元中，应具体做到：

（1）保持病室整洁，规格统一，物品配备和环境布局以满足患者需求和方便使用为原则。

（2）协助患者及家属做好患者的生活护理工作，保持患者良好的卫生状况。

（3）工作人员衣帽整洁，仪表端庄，遵守医院各项规章制度，尽量减少噪声产生，给患者提供安静的休养空间。

（4）治疗后用物及时撤去，排泄物、污染物及时清除。

（5）正确分类并处理医用垃圾和生活垃圾。

4. 文化特殊性　医院文化泛指医院主体和个体在长期发展中所创造的特定的物质财富和精神财富的总和。

（二）医院环境的分类

1. 物理环境　包括医院的建筑、基本设施及仪器设备等视听环境和嗅觉环境。物理环境是医院存在和发展的基础。

2. 社会环境　包括医疗服务环境和医院管理环境。医疗服务环境指医疗护理技术、人际关系、精神面貌等。医院管理环境指医院的规章制度、监督机制及各部门协作的人际关系。其好坏可以促进或制约医院的发展。

二、医院环境的调控

（一）提供良好的物理环境

1. 提供安静的环境　安静指没有噪声危害。嘈杂不悦耳的声音容易使人产生烦躁、疲倦、身体不适，引起心理或生理不愉快。这种存在于环境中不协调的声音一般超过40分贝（dB）。其危害程度根据音量的大小、频率的高低、暴露时间的长短和个人的耐受性而有所不同。有些人习惯于安静的生活环境，对轻微的噪声即感不悦，甚至影响休息与睡眠，长时间暴露于微小噪声中会危害听觉。高频率、大音量的噪声即使短时间出现，也会造成听力损害。

噪声对患者心理方面的影响包括情绪不安、失眠、焦躁、易激惹等症状，也可引起生理危害，如心搏和呼吸频率增快、肌肉紧张、恶心、血压升高、血管收缩，甚至听力丧失。但绝对安静亦会使患者没有安全感。适宜的音量、悦耳动听的乐曲对人体能起到有益的作用，同时也能调剂患者的生活，尽早恢复健康。医院周围环境的噪声虽非护理人员所能控制，但护士应尽可能地为患者创造安静的环境，尽量避免和减少噪声的产生，要做到"四轻"。

（1）说话轻：说话的声音不可太大，应保持适当的音量。但也不可耳语，以免使患者发生怀疑、误会与恐惧。

（2）走路轻：走路时脚步应轻巧，工作中应穿软底鞋，防止发出不悦耳的声音。

（3）开关门窗轻：病室的门、椅腿应钉橡皮垫，以减少摩擦产生的声音。开关门窗时，注意轻开轻关，不要人为地发出噪声。

（4）操作轻：操作时动作轻稳，尽量避免产生不必要的噪声；各种搬运车如推车、治疗车等的脚轮要灵活，定时滴注润滑油，以减少摩擦的噪声。

2．提供整洁的环境　整洁主要指患者单位、患者及工作人员的整洁。

（1）患者单位：是一个住院患者最基本的生活环境，即患者在住院期间休息、睡眠、饮食、排泄和进行活动最基本的生活单位。病室的陈设应整齐划一、统一规格、固定安置。病室的布置要求床距不得少于1m，设有不同数量的患者单位，有单独病室，也有容纳2～6人的病室。患者单位的设备及管理要以患者的舒适、安全和有利于患者的康复为前提。每个患者单位的固定设备有床、床垫、床褥、大单、枕芯、枕套、棉胎或毛毯、被套、床旁桌、过床桌（有则应与床配套）及床旁椅，墙上有照明灯、呼叫器、供氧和负压吸引管道等设施。患者单位要保持整洁，床上用物须定期更换。

（2）患者：皮肤、头发、口腔要保持清洁，被服应定期更换。

（3）工作人员：应仪表端庄，服装整洁大方。

3．提供舒适的环境　环境舒适指病室的空气、温度、湿度、光线、装饰等物理环境，能够适应患者的精神、治疗效果及疾病转归的需要。

（1）空气污染与通风：污浊的空气中氧气不足，会干扰人的正常生理及心理状况，使人出现烦躁、倦怠、头晕、食欲缺乏等症状，有碍患者的康复，所以医院病室的空气应保持清新，气流通畅。定时通风换气是降低室内空气污染的有效措施，能在短时间内置换空气，并且可以调节室内的温度和湿度，新鲜的空气可以增加患者的舒适感，使人心情愉快。通风应根据季节控制时间，冬季要根据温差和风力适当掌握，一般每日以30分钟为宜，其他季节可适当延长。为使空气能顺畅流通，窗户最好能上、下移动，新鲜的冷空气自下进入，热空气由上面散出。开窗时注意不使对流风直吹患者，以免患者着凉、感冒。

（2）温度（temperature）：适宜的温度有利于患者的休息、治疗及护理工作的进行。在适宜的室温中，患者可感到舒适、安宁，机体消耗减少，利于散热，并可降低肾脏负担。室温过高会使神经系统受到抑制，干扰消化及呼吸功能，不利于体热的散发，使人易感烦躁，影响体力恢复；室温过低时，由于冷的刺激，使人肌肉收缩，缺乏活力，易患感冒。室内温度让人感觉舒适的标准因人而异，一般保持在20～22℃较为适宜。老年人因体温调节中枢功能退化易感觉冷，婴儿的体温调节中枢尚发育不全，故室温需稍高，以24～26℃为宜。为患者进行护理操作，如擦浴时，应尽量避免不必要的暴露或吹风，以防患者着凉。病室应备有室温计，以便随时观察室温的变化，加以调节。夏季炎热，可用空气调节器来调节室温，也可用风扇使室内空气流通，达到降温的目的；冬季严寒，病室可采用暖气设备保持温度，护士也可给患者加盖毛毯或盖被。

（3）湿度（humidity）：指空气中含水分的程度（水蒸气量）。病室湿度一般指相对湿度（relative humidity），即在单位体积的空气中，一定温度的条件下，所含水蒸气的量与其达到饱和时含量的百分比。

$$相对湿度＝\frac{现存水蒸气量}{该温度饱和水蒸气量}×100\%$$

适宜的病室相对湿度为50%～60%。湿度过大时，影响蒸发，抑制出汗，患者感到潮湿、气闷，尿液排出量增加，加重肾脏负担；湿度过小时，病室空气干燥，人体蒸发大量水分，可引起口舌干燥、咽痛、烦渴等不适感觉，对呼吸道疾病或气管切开患者尤其不利。病室应备有湿度计，护士可根据情况进行调节。湿度过低可在地面上洒水，冬天室内可用空气加湿器或在暖气上安放水槽以蒸发水分，提高室内湿度。湿度过高可使用空气调节器调整，无此设备时，可开窗通风换气，降低湿度。

（4）光线：病室采光有自然光源和人工光源。良好的自然光给人以明亮的感觉，可以使人精神振奋，是人类生长发育与营养的要素之一。日光包括可见光、红外线、紫外线，照射到人体可以改善皮肤和组织器官的营养状况。适量的日光照射可使局部血管扩张，血流增加，体温上升，使人感到舒适。直接的阳光照射有杀菌的功能，其中以紫外线的杀菌作用最强。阳光也可用来预防感染，增加对疾病的抵抗力，促进维生素D的合成与利用，尤其对结核病和软骨病有特殊的治疗价值。为获得足够的光源，病室的有效采光面积应是室内面积的1/7以上。病室进行阳光照射时，应避免强光直接照射患者面部。

平时进行特殊检查、治疗或护理操作时，可使用人工光源，其设计及照度可依其作用进行调节。楼梯、药柜、抢救室、监护室内的灯光要强，普通病室除一般吊灯外，还应有壁灯或地灯装置。夜间熄灯后，病室应用光线柔和的壁灯或地灯，不打扰患者睡眠，又可保证巡视工作的进行。床头灯开关应设置在患者易于触及的地方。护士应熟悉不同患者对光线的需要，以使患者获得最适宜的光线。

（5）装饰：优美的环境和合理的布置是患者住院所需要的，这可以增加患者身体的舒适感，使患者精神愉快。以往医院病室的墙壁、天花板、桌椅、床单采用白色，白色物品反射光太强，会刺激患者眼产生疲劳、不舒服，对小儿增添恐惧心理，也给人以冷漠、单调的感觉。现在对患者心理问题越来越重视，颜色对人的影响也得到很大关注。许多医院不仅按病室需求采用不同颜色装饰，如墙壁涂米黄色或淡青色；还应用各种图案的窗帘、被单来布置患者单位。

在病室内适当摆设一些花卉、盆景，会给患者以美的启迪，同时可增添生机，助长战胜疾病的勇气和信心。在儿科病室，可在墙壁上贴适合儿童心理活动的壁画，也可以布置儿童喜爱的装饰物，如卡通玩具等，使患儿感觉亲切，不易产生害怕或焦虑心理。

近年来，为了满足患者心理、社会的舒适与安全感，病室装潢布置更趋向于家庭化。当一个人长期住院时，医院允许给患者一些空间陈列其卡片、相片及一些对他们具有特殊意义的物品和自己的设备，并可依照自己的个性、爱好装饰自己的病室，使患者能够尽可能地控制周围环境。

4. 提供安全的环境　在马斯洛人类基本需要层次理论中，安全需要仅次于生理需要，说明安全对每个人都很重要。由于疾病的影响，患者日常生活的活动能力降低，易发生意外。医院除需为患者提供舒适的环境外，更需提供安全的环境。护理人员应认识到安全护理的重要性，在工作的各个环节把好安全关。此外，还须对患者进行安全健康教育，提高其自我保护的意识和能力。

护士应考虑可能发生的安全问题，随时警惕患者心理和生理困扰，避免自己及患者发生不幸事件。常见的患者损伤有以下几种。

（1）机械性损伤：坠床和跌倒是医院中常见的机械性损伤。意识不清、躁动不安、年老体衰的患者及婴幼儿容易发生坠床意外，应根据情况使用床档或其他护具加以保护。

年老虚弱、感觉功能损伤如偏瘫及下肢麻痹者、直立性低血压者、长期卧床者及关节障碍者常易发生跌倒，可用辅助器具行走，以保持身体的平衡稳定。另外，病室地面应保持清洁、干燥，若地面潮湿应及时擦干；患者宜穿防滑的鞋子；病床不宜摇高，使患者容易上下床；患者单位要有良好的照明设备，晚上病室应打开壁（地）灯，使患者醒来时能看清周围环境；浴室及洗手间应装设扶手和呼叫系统，以便患者如厕或洗浴时扶握和紧急情况下呼救；患者上下轮椅或床时，应先固定脚轮，以免轮椅或床移动，造成危险；某些特殊情况时需使用约束带确保患者安全，如气管插管且躁动不安的患者应加以约束，防止患者跌落或扯掉气管插管、输液管等，造成严重的损伤。

（2）温度性损伤：病室内有许多易燃、助燃物品，如氧气、乙醇、汽油、布类、纸张等，若处置不当极易造成火灾，吸烟者随意丢弃的烟蒂或未灭的火柴也是导致火灾发生的隐患。病室需备有灭火器等防火设施，医护人员应加强防火教育，制定安全使用易燃物品的条例，以及加强易燃物品的管理，学习各种灭火设备的使用方法，了解疏散程序。病室内严禁吸烟，电气设备需定期检修，注意电路安全，不可超负荷用电。

护士在应用冷、热疗法时，应严格按照操作规程进行，注意听取患者的主诉，定时巡视，观察局部皮肤的变化，避免发生烫伤、灼伤和冻伤等损害。

（3）化学性损伤：通常是由药物使用不当或错用引起，因此要做到安全给药。病室要严格执行药品管理制度，药柜应上锁，内服与外用药物分别放置。同时，护士要了解药物的性质，注意药物的配伍禁忌，严格执行"三查七对"，警惕特殊患者（自杀倾向、意识模糊者），避免漏服、误服或滥服药现象。

（4）生物性损害：包括微生物和昆虫造成的伤害。不同病种的患者带有不同的微生物，而患者又由于疾病导致抵抗力下降，因此更容易造成交叉感染。护士应严格执行消毒隔离制度，严守无菌技术操作规程，避免发生院内感染。昆虫如蚊、虱、蚤、蟑螂、蝇等的叮咬爬飞，不仅影响患者休息与睡眠，还可传播疾病，威胁人的健康，故应采取措施予以预防和杀灭、如使用蚊帐、喷洒杀虫药等。

（5）医源性损害：指由于医务人员行为或言语的失误对患者造成生理或心理上的损害。如个别医务人员对患者不尊重，交谈时不注意沟通交流的技巧及语言措词不妥而冒犯患者，或不能准确地传递信息，造成患者对疾病、治疗等的误解而加重病情。还有由于医务人员责任心不强，工作态度不严谨，没有严守操作规程而导致医疗事故或差错的发生，给患者造成生理及心理痛苦，甚至威胁患者的生命。

医院应加强医务人员的职业道德教育，重视素质培养，并制订有效的措施杜绝差错事故的发生。护士在工作中除要严格执行护理操作规程外，还应保持良好的服务态度，同时要有受伤观念，理解和尊重患者。

（二）提供良好的社会环境

医院是社会的一部分。但由于医院的陈设、声音、气味等都与其他环境不同，因此每位进入医院的患者都难免会感到陌生和不习惯，甚至产生恐惧心理。护士在与患者的接触中，应和其建立良好的关系，满足患者的需要，为患者创造一个和谐的医院社会环境，促进患者早日康复。

1. 护士与患者的关系　与一般人际关系有相同之处，即以一定目的为基础而建立起来的人与人之间的关系，同时又有其特殊性，它是一种工作性、专业性和帮助性的人际关系。护理人员与患者之间不断通过各种方式表达自己的身心感受并感知对方表达的感受，彼此产生具有反馈作用的相互影响。护患之间相互影响的力量是不平衡的，护士的影响力明显大于患者。主要的影响体现在以下几个方面。

（1）语言：是特别敏感的刺激物，能影响人的心理及整个机体状况，是心理护理的重要手段。护士在与患者接触中，应善于正确运用语言技巧，诚恳、友善、充满同情心地倾听，鼓励患者表达真实情感，使其感到护士的真诚和友好，从而建立相互信任的关系；另外，护士对患者不熟悉的名词、操作及设备等应给予清楚的解释，尽量选用通俗易懂的语言，消除患者因未知而产生的恐惧心理。

（2）行为举止：是思想的外在表现，也是人际思想交流的另一种方式。在医院环境中，医护人员的技术操作及其行为受到患者的关注，是患者对自身疾病和预后认识的主要信息，也是患者评判医疗护理质量的主要依据。因此，护士要仪表庄重、沉着、机敏、果断，操作熟练，做到稳、准、轻、快，取得患者信任，消除其疑虑、紧张、不安的心理。

（3）情绪：在医院环境中，由于疾病原因，患者更容易产生消极、悲观情绪。而情绪是可以相互传递和感染的。因此，护士要学会控制自己的情绪，时刻以积极乐观的情绪感染患者，提供一个宽松愉悦的心理环境。

（4）工作态度：严肃认真、一丝不苟的工作态度是医务人员的基本素质，可以使患者获得安全感和信赖感，所以护士通过自己的工作态度取得患者的信任是非常重要的。患者是一个完整、独特的个体，其年龄、信仰、文化背景、价值观等都应得到尊重，护士不能因患者的过去经历而产生不屑甚至蔑视的态度。

2. 护士与患者亲属的关系　护士与患者的交往还包括与患者亲属的交往，是对患者关系的一种补充。护理工作在许多情况下是通过患者亲属进行的。亲属是病情的知情者，特别是意识不清的患者，没有亲属提供病情，有时是很难进行诊断、治疗的；亲属是患者心理情绪稳定的重要因素，亲属的心理情绪既受患者的影响，同时也影响着患者，护士应当把亲属当作帮助患者恢复健康的助手看待，善于应用亲属的力量开展心理护理。

在护理过程中，护士要向患者亲属客观真实地介绍操作目的及可能出现的问题，使他们对患者的情况有所了解，便于做好各种安排。同时做好其思想工作，使他们对疾病有正确认识，以便稳定患者的情绪。护士对亲属提出的合理要求应以重视，不合理或无理的要求则应说服教育，要尊重、体谅他人，切不可冷落、训斥。

3．患者与病友的关系　患病住院会给患者带来精神负担，其强度往往与疾病的严重程度、病程长短和预后有关。同住一室的病友们在交谈中常涉及有关疾病的常识和相关问题，彼此之间互相影响着情绪及态度。病友之间的相互帮助、关心和照顾，有助于消除新入院患者的陌生感和不安情绪，增进病友之间的友谊与团结；彼此间的互相鼓励与支持，对增强信心、战胜疾病、早日康复将产生积极影响。

护理人员是病室环境的主要调节者，恰当的引导可使各种影响产生积极作用；同时，护士又可利用这种积极气氛，更好地开展护理工作。护士应协助引导病友之间建立良好的情感交流，并善于察觉某些消极情绪的出现，正确疏导；对病情轻重不同的患者，尽量分别安置，以避免不良刺激。

第三节　出入院护理及分级护理

门诊或急诊患者经医生诊查、确定需要住院做进一步的详细检查及治疗时，由患者同意，医生开具住院证后，即可办理住院手续。通过医护人员的治疗和护理活动，使患者病情好转，逐渐康复，可以出院休息时，需办理出院手续。护士应掌握患者出入院护理的一般程序，指导患者和家属快速准确地完成出入院的过程。分级护理（grading nursing）指患者在住院期间，医护人员根据患者病情、身体状况和生活自理能力，确定并实施不同级别的护理。分级护理分为4个级别：特级护理、一级护理、二级护理和三级护理。

一、入院护理

入院护理指经医生诊查并签发住院证后，由护理人员为患者提供的一系列护理工作。其目的包括：①协助患者尽快熟悉和了解病区环境，尽快适应医院生活，消除紧张、焦虑情绪；②收集客观资料，评估患者目前健康状况，为制订护理计划提供依据。根据入院方式不同，分为一般患者护理和急诊患者护理。

（一）一般患者护理

1．准备床位　在病房护士接到住院处通知后，应依病情准备患者床单位，将备用床改为暂空床，备齐患者所需用物。危重患者安置在危重病室，传染病患者安置在隔离室。

2．迎接新患者　病房护士应热情迎接新患者入病室，向患者做自我介绍、介绍邻床病友等。

3．通知医生　必要时协助体检。执行医嘱，按护理级别护理患者。

4．测量生命体征　测量体温、脉搏、血压、呼吸及体重，将测量结果记录在体温单上。如发现异常，及时报告医生。

5．通知营养部准备膳食。

6．建立病历　填写住院病历中的有关表格、卡片，排好病历顺序。用红笔将入院时间竖写在当日体温单相应时间的 40 ～ 42℃ 之间。

7. 介绍与宣教　介绍病区环境、病房规则、患者住院期间可享受的权益和应遵守的制度、床单位及相关设备的使用方法；指导常规标本的留取方法、时间及注意事项。

8. 入院护理评估　按护理程序收集患者的健康资料，建立并完善护理病历，制订护理计划。

（二）急诊患者护理

1. 准备床位　在病房接到通知后，护士应立即准备好床单位，将患者安置在危重病室或抢救室，按需准备橡胶单和中单；接受急诊手术患者应铺好麻醉床。

2. 准备急救用物　备好急救器材及药品，如氧气、吸引器、输液用具、急救车等，并通知有关医生做好抢救准备。

3. 安置患者　密切观察患者病情变化，积极配合医生进行抢救，并做好护理记录。

4. 收集资料　待患者病情平稳后，身体状况许可时，收集患者的健康资料；对于不能正确表述、意识不清的患者、婴幼儿等，需向家属询问病史。

二、分级护理

（一）特级护理

确定为特级护理的患者：病情危重，随时发生病情变化需要进行抢救的患者；重症监护患者；各种复杂或者大手术后的患者；严重外伤和大面积烧伤的患者；使用呼吸机辅助呼吸，需要严密监护病情的患者；实施连续性肾脏替代治疗，需要严密监护生命体征的患者；其他有生命危险，需要严密监护生命体征的患者。

特级护理患者的护理要点：严密观察病情变化和生命体征，监测患者的体温、脉搏、呼吸、血压；根据医嘱，正确实施治疗、用药；准确测量 24 小时出入量；正确实施口腔护理、压疮预防和护理、管路护理等护理措施，实施安全措施；保持患者的舒适和功能体位；实施床旁交接班。

（二）一级护理

确定为一级护理的患者：病情趋向稳定的重症患者；手术后或者治疗期间需要严格卧床的患者；生活完全不能自理的患者；生活部分自理，病情随时可能发生变化的患者。

一级护理患者的护理要点：每小时巡视患者，观察患者病情变化；根据患者病情，每日测量患者体温、脉搏、呼吸等生命体征；根据医嘱，正确实施治疗、用药；正确实施口腔护理、压疮预防和护理、管路护理等护理措施，实施安全措施；对患者提供适宜的照顾和康复、健康指导。

（三）二级护理

确定为二级护理的患者：病情稳定，仍需卧床的患者；生活部分自理的患者；行动不便的老年患者。

二级护理患者的护理要点：每2～3小时巡视患者，观察患者病情变化；根据患者病情，测量患者体温、脉搏、呼吸等生命体征；根据医嘱，正确实施治疗、用药；根据患者身体状况，实施护理措施和安全措施；对患者提供适宜的照顾和康复、健康指导。

（四）三级护理

确定为三级护理的患者：生活完全自理，病情稳定的患者；生活完全自理，处于康复期的患者。

三级护理患者的护理要点：每3～4小时巡视患者，观察患者病情变化；根据患者病情，测量患者体温、脉搏、呼吸等生命体征；根据医嘱，正确实施治疗、用药；对患者提供适宜的照顾和康复、健康指导。

三、出院护理

患者经过住院期间的治疗和护理，病情好转、稳定、痊愈需出院或需转院（科）时，医生通知患者准予出院，护士应对其进行一系列的出院护理工作：①指导患者办理出院手续；②对患者进行出院指导和健康教育，协助其尽快适应原工作和生活，并遵医嘱按时服药或定期复查；③清洁、整理床单位。

（一）通知患者和家属

根据医生开出的出院医嘱，将出院日期告知患者和家属，并协助其做好出院准备。

（二）健康教育

根据病种和患者的康复现状，进行适时、恰当的健康教育，指导患者出院后饮食、休息、用药、康复训练等方面的注意事项；必要时可向患者及家属提供有关书面材料。

（三）执行出院医嘱

停止一切治疗和护理，整理病历，用红笔在当日体温单相应时间的40～42℃之间竖写出院时间；如有出院带药，按医嘱处方到药房领取药物，交患者或家属带回，并给予用药知识指导。

（四）清理用物

护士引导患者或家属前往住院处办理出院手续，收到出院证明后，协助患者整理用物，护送患者出院。

（五）处理床单位

撤去污被服，放入污衣袋；用消毒液擦拭床旁桌椅及床；非一次性使用的引流瓶、便盆等须用消毒液浸泡；病室开窗通风，紫外线照射消毒；传染病患者出院后，需按传染病终末消毒法进行处理。病床的铺法要求舒适、平整、紧实、安全、实用。常用的铺床法有备用床、暂空床和麻醉床。

1．备用床（closed bed）（图6-1）

（1）目的：保持病室整洁，准备接收新患者。

（2）用物：大单、被套、枕套、床单位置固定物品。

（3）操作步骤及要点：见表6-1。

表6-1　备用床操作步骤及要点说明

操作步骤	要点
1．护士着装整齐，洗手，戴口罩	避免交叉感染
2．备齐用物至床旁	一次备齐物品，避免多次走动
3．移开床旁椅至床尾，距床尾40cm。用物按顺序放置椅上	留有空间，便于操作
4．移开床旁桌，距床20cm	
5．从床头向床尾或反向翻转床褥，铺好	避免床褥局部经常受压而凹陷
6．铺大单	
（1）将大单横、纵中缝对齐床的横、纵中线，分别向床头、尾展开铺于褥上	操作者站靠床头端，减少走动
（2）铺近侧床头	双脚分开，两膝稍弯曲，确保身体平稳
（3）将近侧床头余出大单折成直角塞于床垫下	使大单平整、美观，不易松脱
（4）同法铺近侧床尾	铺大单的顺序是：先床头后床尾，先近侧后远侧
（5）拉紧床单中部塞于床垫下	
（6）转至对侧，依同法铺好对侧大单	
7．套被套	
（1）被套正面向外，中线对齐，齐床头，平铺于床上，开口端的上层被套向上拉约1/3	有利于棉胎放入被套
（2）将S形折叠的棉胎（竖折三折，再按S形横折三折）放入被套开口处，拉棉被上边至被套封口处对齐，再打开两边	棉胎上端与被套封口处紧贴，保持被头充实
（3）对好两上角，拉平系带，盖被上缘与床头齐	
（4）两边向内折成被筒与床沿平齐	
（5）下拉被筒使其距床头15cm，尾端塞于床垫下	患者卧床时避免将头部盖住
8．套枕套	
（1）两手伸入枕套内，使其正面向内	
（2）一手抓住枕套和枕芯中部，另一手将枕套罩好	使枕头充实平整，患者睡卧舒适
（3）四角充实，开口背门，放于床头	开口端背门放置，使病室整齐、美观
9．将床旁桌放回原处，与床头平行	
10．床旁椅放回，椅背靠床旁桌	

2. 暂空床（nnoccupied bed）（图6-2）

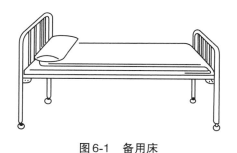

图6-1 备用床

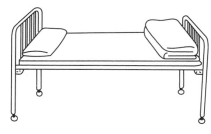

图6-2 暂空床

（1）目的：①保持病室整洁；②迎接新患者住院；③为暂时离床的患者整理床单位。

（2）用物：后备用床。

（3）操作步骤及要点：见表6-2。

表6-2 暂空床操作步骤及要点说明

操作步骤	要点
1. 将备用床被筒四折于床尾	方便患者上下床活动
2. 移回床旁桌，并下拉距床头10～15cm	便于患者拿取物品
3. 床旁椅距床尾10～15cm，与床旁桌相对	方便患者上下床活动

3. 麻醉床（anesthetic bed）（图6-3）

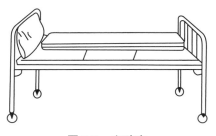

图6-3 麻醉床

（1）目的：①便于接收和护理麻醉术后患者；②保护被褥不被血或呕吐物污染，保持床铺清洁；③使患者安全、舒适及预防并发症。

（2）用物

1）床上用物：大单、被套、枕套、床单位置固定物品、中单和橡皮中单、头单和橡皮头单。

2）床下用物：吸引器、引流瓶、输液架（必要时）。

3）麻醉护理盘：（治疗巾内）开口器、舌钳、通气导管、牙垫、治疗碗、氧气导管或鼻塞管、吸痰导管、棉签、压舌板、平镊、纱布或纸巾；（治疗巾外）手电筒、心电监护仪（血压计、听诊器）、护理记录单及笔等。

（3）操作步骤及要点：见表6-3。

表6-3　麻醉床操作步骤及要点

操作步骤	要点
1. 护士着装整齐，洗手，戴口罩	避免交叉感染
2. 备齐用物至床旁	一次备齐物品，避免多次走动
3. 移开床旁椅至床尾，距床尾40cm。用物按顺序放置椅上	留有空间，便于操作
4. 移开床旁桌，距床20cm	
5. 从床头向床尾或反向翻转床褥，铺好	避免床褥局部经常受压而凹陷
6. 铺大单	
（1）将大单横、纵中缝对齐床的横、纵中线，分别向床头、尾展开铺于褥上	操作者站靠床头端，减少走动
（2）以手臂操作法铺近侧床头	双脚分开，两膝稍弯曲，确保身体平稳
（3）将近侧床头余出大单折成直角塞于床垫下	使大单平整、美观，不易松脱
（4）同法铺近侧床尾	铺大单的顺序是：先床头后床尾，先近侧后远侧
7. 铺橡皮单及中单、头单	
（1）距床头45～50cm处铺橡皮中单，中心线与大单中缝对齐	橡皮中单及中单可防血或污物污染床铺，便于及时更换
（2）距床头30～35cm处铺中单，中心线与大单中缝对齐	注意中单要遮盖橡皮单，避免橡皮单与患者皮肤接触引起不适
（3）齐床头铺橡皮头单及头单，中心线对齐，头中单散边向床头	
（4）从床头向床尾将所有被单塞于床垫下	
（5）转至对侧依同法铺好各层单子	
8. 套被套	
（1）被套正面向外，中线对齐，齐床头，平铺于床上，开口端的上层被套向上拉约1/3	有利于棉胎放入被套
（2）将S形折叠的棉胎（竖折三折，再按S形横折三折）放入被套开口处，拉棉被上边至被套封口处对齐，再打开两边	棉胎上端与被套封口处紧贴，保持被头充实
（3）对好两上角，拉平系带，盖被上缘与床头齐	
（4）两边向内折成被筒与床沿平齐	
（5）下拉被筒使其距床头15cm，被尾向上反折与床尾齐	
（6）盖被其余部分三折与对侧床边齐	便于患者手术后由平车移至床上
9. 套枕套	
（1）两手伸入枕套内，使其正面向内	
（2）一手抓住枕套和枕芯中部，另一手将枕套罩好	使枕头充实平整
（3）四角充实，开口背门，立于床头	麻醉未醒的患者应去枕平卧
10. 移回床旁桌，并下拉距床头10～15cm	
11. 床旁椅距床尾10～15cm，与床旁桌相对	
12. 置麻醉盘于床旁桌上，其他物品按需要放置	

知识拓展

空气污染与健康

空气质量与人体健康密切相关，空气污染每年在全世界造成约700万人死亡，主要是由脑卒中、心脏病、慢性阻塞性肺病、肺癌和急性呼吸道感染导致的死亡率增加。

世界卫生组织的数据显示，每10人中就有9人呼吸的空气超过了世界卫生组织的污染物含量标准限值，其中低收入和中等收入国家的污染物含量最高。

空气污染对健康和气候构成了重大威胁。

资源链接：https：//www.who.int/health-topics/air-pollution#tab＝tab_1

世界卫生组织对环境与健康关系的阐述

全球死亡人口中有24%与环境有关，每年约有1370万人死于与环境相关的问题。

健康的环境可以预防全球约1/4的疾病负担。

新型冠状病毒肺炎大流行进一步提醒我们人类与地球环境之间的关系。

清新的空气、稳定的气候、充足的水、环境卫生和个人卫生、安全使用化学品、防辐射、健康和安全的工作场所、良好的农业生产、有利于健康的城市和建筑环境，以及保护自然都是健康的先决条件。

资源链接：https：//www.who.int/health-topics/environmental-health#tab＝tab_1

思考与练习

1. 患者，男性，75岁。因心力衰竭住院1月余。护士应如何为其创造良好的医院环境？

2. 患者，女性，60岁。因胃溃疡大出血由急诊收入消化科病房。病房护士应怎样进行入院护理？

（姚秀钰）

参考文献

［1］李小寒，尚少梅. 基础护理学［M］. 北京：人民卫生出版社，2018.

［2］华钰洁，胡一河，陆艳，等. 国外健康支持性环境实践进展与启示［J］. 中国慢性病预防与控制，2021，29（5）：331-335.

［3］王先良，张宇晶，闫旭，等. 2011—2017年媒体关注的环境健康热点事件特征研究［J］. 中国健康教育，2020，36（9）：838-840，857.

［4］Frumkin H. COVID-19，the built environment，and health［J］. Environ Health Perspect，2021，129（7）：75001.

第7章 满足患者清洁卫生需要

学习目标

知识层面:

1. 叙述特殊口腔护理的目的、适应证、常用口腔护理溶液及其作用。
2. 复述压疮的定义。
3. 列出压疮的好发部位及高危人群。
4. 阐述压疮的预防措施。
5. 描述压疮的分期、临床表现及护理措施。

技能层面:

正确实施下列护理技术:口腔护理,会阴冲洗,床上擦浴和床上更单。

态度层面:

在理论知识学习过程中,多思考,多主动,培养辩证思维,做到理论联系实际;在技能操作中,多动手,多学习,要充满人文关怀,尊重关爱患者。

良好的清洁卫生是人类最基本的生理需要之一。清洁不仅可以清除污垢,防止细菌繁殖,还可以使人感觉舒适和心情愉悦。因此,清洁是维持个体舒适、安全和获得健康的重要保证。个人的清洁卫生可以通过沐浴、梳妆、擦洗、修饰进行。个体患病时,由于疾病或治疗的需要,患者自理能力降低,对于清洁的需求往往无法得到满足。因此,做好患者的清洁卫生工作是护士的重要职责。护士为患者提供的清洁卫生护理包括口腔护理、头发护理、皮肤护理、压疮护理、会阴部护理及晨晚间护理等。

第一节 概 述

一、清洁卫生护理的重要性

满足患者清洁卫生的需要是临床护理工作的重要组成部分。护士应满足患者的清洁卫生需要,保持患者处于清洁卫生状态。护士应及时评估患者的卫生状况,并根据患者自理能力、卫生需求及个人习惯制订有效的清洁计划并实施。进行清洁卫生护理不仅能使患者清洁舒适、预防感染、促进健康的生理需要得到满足,还有助于建立良好的护患关系,同时护士可为患者进行相关内容的健康教育,促进患者的身心健康。

二、影响个人清洁卫生的因素

每个人的清洁卫生情况和习惯都不同，护士应在全面了解患者情况的前提下，提供适合患者的个性化、有效的清洁卫生护理。

1. 身体形象　不同的人对自身形象有不同要求，对自身形象的重视程度也不同。

2. 文化背景　个人的文化、宗教、价值观影响其卫生需求，不同文化背景的人有不同的清洁卫生习惯。

3. 社会经济情况　个人的居住环境、经济收入、工作要求等影响其卫生需求。

4. 生长发育阶段　幼儿时期的清洁卫生习惯受到家庭环境的影响；朋友、同事等都会对个人的卫生习惯产生影响。

5. 身体状况　当出现疾病、疲乏、无力或情绪低落等情况时，个人进行清洁卫生的能力会降低，或影响其对清洁卫生水平的要求。

第二节　口腔卫生的评估与护理

口腔由牙齿、牙龈、舌、颊、软腭及硬腭组成，具有摄取、咀嚼和吞咽食物，以及发音、消化等重要功能。由于口腔的生理结构和特点，它是病原微生物侵入人体的主要途径之一。良好的口腔卫生可以促进机体的健康和舒适。口腔中存在大量的致病菌和非致病菌，口腔的温度、湿度和食物残渣非常适宜微生物的生长繁殖。健康人每天饮水、进食、漱口和刷牙等清洁活动可以减少和清除致病菌，一般不会引起疾病。当人体患病时，机体抵抗力下降，进食、饮水减少，口腔内的细菌大量繁殖，会引起口腔疾病，导致口气不佳、局部炎症、疼痛、食欲缺乏，以致引起全身疾病。同时，口腔异味、龋齿、牙齿缺损也会影响患者的自身形象。因此，口腔卫生状况对患者的身心健康具有非常重要的意义。

一、口腔卫生的评估

评估应贯穿于清洁卫生的工作之中。通过口腔评估，护士可以诊断护理对象任何现存的或潜在的口腔卫生问题，制订护理计划，选择适当的清洁卫生方法，从而预防或减少口腔疾病的发生。

（一）口腔情况评估

1. 评估内容　包括唇、舌、牙齿、牙龈、口腔黏膜及口腔气味。

（1）唇：正常人的唇光泽红润。评估时注意其色泽、干燥或潮湿，有无裂纹、出血及疱疹等。

（2）舌：局部或全身疾病可使舌的颜色、形态、感觉、运动发生变化。评估舌的颜色、运动功能及舌苔的颜色和厚薄，并询问患者是否有感觉异常。

（3）牙齿及牙龈：正常牙龈组织呈粉红色，质坚韧且与牙颈紧密包合。评估有无龋齿、残根、缺牙及义齿等。注意牙龈有无出血、萎缩、牙周病等。

（4）口腔黏膜：在自然光线下，口腔黏膜呈粉红色、光洁。评估时需观察是否完整，以及有无溃疡、出血、疱疹、鹅口疮等。

（5）口腔气味：健康人口腔无特殊气味。有特殊气味称为口臭，可由口腔局部或全身疾病引起，注意观察有无氨臭味、烂苹果味等。

2．评估方法　评估患者时，光源置于适当位置，操作者一手拿压舌板，指导患者尽量将头向后仰，张嘴，检查上颚部；然后嘱患者将舌头向上抵住口腔顶部，便于检查口腔底部。

（二）口腔卫生习惯及自理能力评估

评估患者口腔清洁的程度，经常使用的牙膏、牙刷及其他口腔清洁用品，刷牙的次数、方法及患者的自理能力。

（三）口腔卫生知识评估

评估患者对保持口腔卫生的重要性及预防口腔疾病知识的了解程度。

二、口腔的清洁护理

（一）口腔卫生指导

刷牙可以减少食物残渣的存积和发酵，减少牙菌斑的形成，促进牙龈部位的血液循环，有利于牙齿健康。为减少龋齿的发生，应养成早、晚刷牙的习惯，尤其是睡前刷牙更为重要。对于婴儿，母亲应在每次喂养后，将示指用清洁的纱布包好，蘸温开水擦洗孩子的牙面，以保护新萌出的乳牙。幼儿可先由家长帮助刷牙，以后逐渐掌握正确的刷牙方法。15岁以下的儿童，应该注意合理的营养，尤其要多吃含有磷、钙、维生素类的食物。例如，黄豆和豆类制品、小虾干、海带、蛋黄、牛奶、鱼肝油和含有大量维生素与矿物质的新鲜蔬菜及水果等，这些食物对牙齿的发育、钙化都有很大的好处。在饮食中适当地选择一些粗糙的、富有纤维素的食物，使牙面能得到较好的摩擦，促进牙面清洁，从而构成抗龋的良好条件。睡前不应食入对牙齿有刺激性或腐蚀性的食物，减少食用含糖较高的食物。

1．正确选择和使用口腔清洁用具

（1）牙刷：选择牙刷应注意考虑刷毛的硬度、排列方式、刷头的大小、牙刷使用的便利性及个体牙周组织的健康状况。根据年龄及口腔牙周组织的健康状况不同，刷毛的软硬度可分为通用型与特异型两大类：①通用型牙刷以直柄为多用，刷毛用尼龙丝，其直径为0.18～0.20mm，细软而富有弹性，吸水性差，耐磨性高，排列平齐。毛束适当，各束之间有一定距离。②特异型牙刷是为了满足特殊目的而设计的。除刷毛的排列形式不同外，刷柄、刷头也有差异，适合戴固定正牙器或固定修复者、残障人士等。

牙刷在使用间隔时应保持清洁、干燥。使用后彻底洗涤，尽量使刷毛干燥，刷头向上，置于干燥通风处。一把牙刷不能长期使用，通常每季度更换一次或发现刷毛弯曲时应及时更换，否则就会损伤牙龈。

（2）牙膏：组成成分包括摩擦剂、洁净剂、胶黏剂、防腐剂、芳香剂、润滑剂和水剂等，还可加入不同的药物成为药物牙膏。①氟化物牙膏：主要有预防龋齿的作用。含氟化钠、氟化亚锡和单氟磷酸钠的牙膏较多，氟也具有脱敏效果。②防龋非氟化物牙膏：抗生素（短杆菌素等）、酶制剂牙膏。③牙周药物牙膏：如氯己定牙膏。④脱敏牙膏：多采用中草药。护理对象可根据需要选择使用。

2. 采用正确的刷牙方法　刷牙可清除食物残渣，有效减少牙齿表面与牙齿边缘的牙菌斑，有助于减少口腔环境中的致病因素，增强组织抗病能力。纵向刷牙法是一种比较合理的方法。首先使牙刷头斜向牙龈，刷毛贴附在牙龈上，并稍加压力，顺着牙齿间隙刷。刷上牙时，从上往下刷，刷下牙时，从下往上刷，牙齿的内外面及咬合面都应刷到。注意刷上前牙腭侧时，可将牙刷竖起由上向下拉动；刷下前牙舌侧时，由下向上提拉；刷上下磨牙时，牙刷按在咬合面上前后来回刷。此法简便易行，容易掌握。切记不要拉锯式横刷，这样刷不仅不能将牙刷干净，还会损伤牙齿。研究表明，横刷是造成一种称为"楔状缺损"的牙齿硬组织伤害的原因。每次刷牙时间不应少于3分钟。

3. 牙线使用法　刷牙不能彻底清除牙齿周围的牙菌斑和碎屑。使用牙线可清除牙齿间隙食物残渣，去除齿间的牙菌斑，预防牙周病，并协助清除口腔内的碎屑。每日使用牙线两次，餐后立即进行效果更佳。尼龙绳、丝线、涤纶线均可做牙线材料。采用牙线器具，直接将牙线嵌入两齿之间，用力弹出即可。操作中注意施力要温柔，切忌将牙线猛力下压而损伤牙龈。

（二）义齿的清洁护理

牙齿缺失者通过配戴义齿可促进食物咀嚼，保持良好的面部外观。日间配戴义齿，会积聚一些食物碎屑、牙菌斑和牙石等，故应在餐后取下义齿进行清洁护理。其刷牙方法与真牙的刷法相同。当患者不能自行清洁口腔时，护士应协助患者完成义齿的清洁护理。操作时护士戴好手套，取下义齿，清洁义齿并进行口腔护理。晚间休息时，将义齿取下，使牙龈得到充分休息。为防止义齿丢失或损坏，应将取下的义齿放入冷水杯中，每日换水1次。注意不可浸入热水中，也不可用乙醇等消毒液浸泡和擦拭，以免变色、变形和老化。

（三）特殊口腔护理

特殊口腔护理（special oral care）是根据患者的口腔情况，选用口腔护理溶液为患者清洁口腔的方法。主要用于高热、昏迷、危重、鼻饲、口腔疾病、术后、生活不能自理的患者。一般每日2～3次。若病情需要，酌情增加次数。

1. 目的

（1）保持口腔清洁、湿润，避免微生物的繁殖而引起口腔疾病。

（2）去除口臭、牙垢，促进食欲，增进患者舒适感。

（3）观察口腔黏膜、舌苔的变化及特殊的口腔气味，提供病情变化的信息。对于长期应用激素或抗生素的患者，应注意观察口腔黏膜有无真菌感染。

2. 操作前准备

（1）评估：患者的病情、意识、心理状态、自理能力、配合程度及口腔卫生状况。

（2）护士准备：衣帽整洁，修剪指甲，洗手，戴口罩。

（3）用物准备：①治疗盘内。治疗碗2个（1个放置漱口溶液，1个放置浸湿的无菌棉球）、镊子、弯血管钳、弯盘、压舌板、纱布、吸水管、棉签、石蜡油、手电筒、治疗巾；必要时准备开口器。②外用药。根据患者情况准备，常用的药物有口腔溃疡膏、西瓜霜等。③常用漱口液。根据患者的病情、口腔pH及医嘱选用适当的漱口液（表7-1）。

表7-1　常用漱口溶液

名称	作用
生理盐水	清洁口腔，预防感染
复方硼酸溶液	轻微抑菌，除臭
0.02%氯己定溶液	清洁口腔，广谱抗菌
0.08%甲硝唑溶液	用于厌氧菌感染
1%～3%过氧化氢溶液	防腐、除臭，适用于口腔感染有溃烂、坏死组织者
1%～4%碳酸氢钠溶液	适用于真菌感染
0.02%呋喃西林溶液	清洁口腔，广谱抗菌
0.1%醋酸溶液	适用于铜绿假单胞菌感染
2%～3%硼酸溶液	酸性防腐溶液，抑制细菌生长

3. 操作步骤及要点（表7-2）

表7-2　特殊口腔护理操作步骤及要点

操作步骤	要点
1. 护士洗手，戴口罩	
2. 核对并向患者做好解释	尊重患者，取得合作
3. 评估患者口腔，嘱患者张口，昏迷患者可以使用开口器协助张口，护士一手打开手电筒，一手持压舌板，观察口腔情况，按需要准备用物	开口器应从臼齿处放入，牙关紧闭者不可使用暴力使其张口，以免损伤牙齿；长期应用抗生素者，应观察其口腔内有无真菌感染；对于凝血功能差的患者，应观察有无口腔黏膜或牙龈出血
4. 携带用物至患者床旁，再次核对	
5. 协助患者侧卧或仰卧，头偏向一侧，面向护士	便于分泌物及多余水分从口腔流出，防止反流造成误吸。
6. 将治疗巾围于颈下及枕上，置弯盘于患者口角旁	保护床单、枕头及患者的衣服不被浸湿
7. 协助患者用吸水管吸水漱口	昏迷患者禁止漱口，以免引起误吸
8. 拧干棉球，嘱患者咬合上下齿，用压舌板轻轻撑开颊部，血管钳夹紧含漱口液的棉球清洁口腔及牙齿的各面（包括牙齿内外侧面、咬合面、牙龈、上颚、颊部、舌面、舌底、口腔底等）	擦拭过程中，应注意使用的棉球不能过湿，防止因水分过多造成误吸。勿将棉球遗留在口腔内。擦洗过程中动作要轻柔，特别是对凝血功能差的患者，应防止碰伤黏膜和牙龈
9. 擦洗完毕，协助患者用吸水管吸水漱口，吐入弯盘内，用纱布擦净口唇	必要时，协助清洁及配戴义齿；口唇干裂可涂石蜡油或唇膏；口腔黏膜如有溃疡，可局部涂用口腔溃疡膏等
10. 再次观察口腔，清点棉球数量	
11. 撤去弯盘及治疗巾，整理床单位，协助患者采取舒适卧位	
12. 整理用物，用物按消毒原则处理	

第三节　头发卫生的评估与护理

头发护理是每日清洁卫生护理的一部分。经常梳头和按摩头皮可以促进头部的血液循环，增进上皮细胞的营养，促进头发生长，预防感染。同时，清洁、整齐的头发可使人舒适、美观、自信。

一、头发的结构与功能

头发与指（趾）甲都是表皮的衍生物，与皮脂腺和汗腺合称为皮肤的附属器。头发是毛发的一种，由毛干和毛根两部分组成。毛干露于皮肤之外，毛根埋于皮肤之内。毛根末端膨大，称为毛球，是毛发的生长点。毛球底部凹陷，称为毛乳头，供给毛发营养。毛根外有圆筒状的毛囊，开口于皮肤表面，近开口处有皮脂腺导管通入。毛发呈周期性生长，包括生长、萎缩和停滞状态。但毛球或毛乳头损坏时，毛发脱落，不能再生。

二、头发的评估

1. 头发状况评估　应注意观察患者头发的分布、浓密程度，是否发生脱发、发质变干及变硬，是否有污垢和散发不洁气味，头皮有无皮疹、损伤、感染等情况，有无虱蚤寄生。

2. 自理能力评估　评估患者是否受病情的影响，无法进行日常的头发梳理和清洗。

3. 卫生习惯评估　与患者生活背景、环境条件等有关。

4. 心理状态评估　由于疾病或某些治疗（特别是化疗）而导致严重脱发，影响了自身仪表，患者会产生极大的心理负担，甚至会加重病情。

三、头发的清洁护理

（一）床上梳头

患者头偏向一侧，治疗巾铺于枕头上，将头发分成小股从发梢至发根逐层梳理。若头发纠结成团，应先用30%乙醇湿润后，再小心梳理。

（二）床上洗头

患者洗头的方法应视其病情、体力和年龄而定。病情较轻的患者可以在浴室内进行淋浴洗头；对于不能淋浴的患者，护士应协助患者坐于床旁椅上进行床边洗头；对于卧床的患者护士须给予床上洗头。洗头时应以确保患者安全、舒适及不影响治疗为原则。长期卧床患者，应每周清洗头发一次。

1. 目的

（1）去除头皮屑及污物，保持头发清洁，预防感染。

（2）按摩头皮，促进头部血液循环。

（3）增加舒适感，维护身心健康，建立良好护患关系。

2．用物

（1）床上洗头用物：橡胶马蹄形垫或自制马蹄形垫（图7-1），治疗盘内放置大橡胶单、小橡胶单、浴巾、毛巾、别针、纱布、棉球、量杯、水壶（内盛43～45℃热水）、水盆或污水桶、洗发液、梳子，必要时准备电吹风。

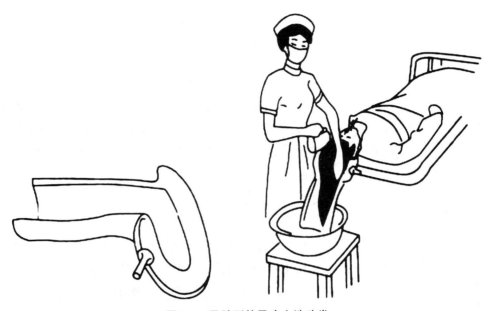

图7-1　马蹄形垫及床上洗头发

（2）全自动多功能轻便洗头车：有自动上水、自动加热、温度控制等功能，水盆可按需要上下调节，并可根据需要做伸长缩短及任意角度的调节；脚踏开关控制喷头水流的大小；洗头车无须搬动床头柜即可使用；水盆内有专门垫头的头垫，使卧床患者洗头时感到清洁舒适，操作者省时省力。洗头车是由推车、方向支架、清水箱、污水箱、喷淋头、加热器、微型水泵、温控器、脚踏开关等组成一体。洗头时洗头水一次排流到污水箱，缩短操作时间，减轻护理人员的劳动强度。适用不同体位的患者，使患者在洗头时不感到疲乏。其操作步骤与床上洗头类似。

3．操作步骤及要点（表7-3）

表7-3　床上洗头操作步骤及要点

操作步骤	要点
1．携用物至床旁，向患者解释洗头的目的	取得患者合作
2．移开床旁桌椅，根据季节关闭门窗，调节室温	
3．协助患者仰卧，上半身移至床边，将衣领松开向内折，将毛巾围于颈下，用别针别好	在操作中应用人体力学原理。洗头过程中，身体应尽量靠近床边，保持良好姿势，避免疲劳
4．置小橡胶单、浴巾于枕上，移枕于肩下，置马蹄形垫于患者后颈处，帮助患者颈部枕于马蹄形垫的突起处。头部置于槽中，马蹄形垫的下端置于污水桶中	保护床单、枕头、衣服不被浸湿

续　表

操作步骤	要点
5．用棉球塞两耳，用眼罩或纱布遮盖双眼	防止操作中水流入眼及耳内
6．松开头发，先用温水洗头发，再均匀涂上洗发液，由发迹至脑后部反复揉搓，同时用指腹轻轻按摩头皮，然后用温水边冲边揉搓，至干净为止	洗头过程中应注意患者的病情变化，如面色、脉搏、呼吸的改变，如有异常应停止洗头
7．解下颈部毛巾，擦去头发上的水分。取下眼上的纱布和耳内的棉球，用毛巾包好头发，擦干面部	
8．撤去马蹄形垫，将枕从患者肩下移向床头，协助患者仰卧，枕于枕上。解下包头的毛巾，再用浴巾擦干头发，梳理整齐。用电吹风将头发吹干，梳理成型	及时擦干头发，勿使患者受凉感冒
9．整理用物及床单位	

4．注意事项

（1）洗头过程中，随时观察患者病情变化，若面色、脉搏及呼吸异常，应立即停止操作，并通知医生。

（2）病情危重和极度虚弱患者不宜洗头。

（3）洗头时注意保持患者舒适体位，保护伤口及各种管路，防止水流入耳和眼。

（4）洗头时注意调节室温和水温，及时擦干头发，防止患者着凉。

（三）灭除头虱及虮

头虱和虮存在于头发、头皮、眉毛、睫毛、胡须处。虮呈卵圆形，浅灰色，虮似头屑，紧紧附着在头发上，不易去除。虱和虮的存在与卫生不良、环境拥挤有关。虱和虮可由接触传染，导致皮肤瘙痒，抓伤后会造成感染，而且可造成疾病的传播，如回归热、斑疹伤寒等。因此，发现患者有头虱和虮应立即彻底消灭。

1．目的

（1）消灭头虱和虮，使患者感到舒适。

（2）预防疾病传播。

2．评估

（1）患者的病情、对清洁卫生知识的理解和合作程度。

（2）头发的卫生状况。

3．用物

（1）常用药液：30%含酸百部酊剂（取百部30g，加入50%乙醇100ml或65°白酒100ml、纯乙酸1ml或食醋30ml装入瓶中盖严，48小时之后即可）。

（2）洗头用物、治疗巾2～3块、篦子（齿内放置少许棉花）、治疗碗内盛药液、纱布、帽子、隔离衣、布袋、纸、清洁衣裤和被服。

4．操作步骤及要点（表7-4）

表7-4 头虱和虮灭除操作步骤及要点

操作步骤	要点
1. 护士穿着隔离衣，戴好圆帽及手套	避免交叉感染
2. 携用物至床旁，核对并解释	取得患者合作
3. 按洗头法做好准备，将头发分成小股，用纱布蘸取灭虱药液，按顺序擦遍全部头发，同时用手揉搓头发及头皮后，戴上帽子将全部头发包裹	防止药液沾污面部及眼部，反复揉搓10分钟，观察患者用药后的局部及全身情况
4. 包裹24小时后，摘掉帽子，用篦子篦去死虱和虮，彻底清洗头发	
5. 灭虱后，更换患者衣裤及被服，将污衣裤及被服放入布袋内	患者用过的布类和接触过的隔离衣、圆帽，装入布袋内系好送高压灭菌，防止传播
6. 整理床单位及用物。除去篦子上的棉花，用火焚烧，梳子及篦子须进行消毒	

5．注意事项

（1）操作中应注意防止虱和虮的传播。

（2）涂抹药液时，应注意观察患者的局部和全身反应。

第四节　皮肤卫生的评估与护理

一、皮肤的结构

皮肤是人体面积最大的器官，由表皮、真皮和皮下组织组成，还包括由表皮衍生而来的附属器，如毛发、皮脂腺、汗腺和指（趾）甲等。表皮是皮肤最外面的一层组织，共分为5层。表皮的最外层是角质层，有弹性，并能耐受摩擦和抵抗化学物质的渗透，具有保护作用。基底层是表皮细胞最下面的底层，其中的黑色素细胞所产生的黑色素，可防止光线对皮肤的损伤。真皮位于表皮和皮下组织之间，有弹性，可抵御外界的冲击。真皮的面积最大，可储备水分、电解质和一定的血液。真皮内还有许多感觉神经和终末器，因此皮肤具有冷、热、触、痛4种感觉。皮下组织位于真皮下，由结缔组织和脂肪小叶组成，含有大量的血管、淋巴管、神经、毛囊和汗腺。皮下组织可防止热的散发并可储存脂肪，抵御外来的机械性冲击。完整的皮肤具有保护、调节温度、吸收、分泌、排泄及感觉等功能。

完整皮肤的天然屏障作用能够抵御微生物的入侵。皮肤新陈代谢迅速，其代谢产物如皮脂、汗液、表皮碎屑等与外界细菌及尘埃结合成污物，黏附在皮肤表面，如不及时清除，可刺激皮肤，降低皮肤抵抗力，破坏其屏障作用，成为细菌入侵的门户，造成各种感染。因此，进行皮肤护理，保持皮肤清洁，是促进患者舒适与健康的一项重要措施。

二、皮肤的评估

皮肤状况可反映个体健康状态。健康的皮肤应是温暖、光滑、柔嫩、不干燥、不油腻，且无发红、破损、肿块和其他疾病征象。护士应用视诊、触诊的方法进行皮肤评估，以确定患者是否需要进行皮肤护理和治疗。

（一）皮肤状况的评估

1. 皮肤颜色　有无发红、发绀、黄疸、苍白、色素沉着等。
2. 皮肤温度　主要取决于真皮层的血流量。异常的皮肤温度可提示炎症或循环异常。因此，须注意皮肤是否存在凉（冷）、热（烫）、干、湿及影响皮肤温度、湿度的因素。
3. 皮肤完整性　观察皮肤有无破损、发红、斑点、丘疹、水疱、结节等，注意其程度、部位。
4. 皮肤柔软度　主要受皮下脂肪量、湿润度、饱满度、皮层的纤维弹性和水肿等因素的影响，应注意评估。
5. 皮肤感觉功能　用手触压患者皮肤，检查皮肤的触压觉、温度觉、痛觉是否正常。
6. 皮肤清洁情况　可根据身体发出的气味、体表出汗和皮脂分泌的情况判断其清洁度。

（二）患者自理能力的评估

包括患者的意识状况，是否瘫痪或软弱无力，有无关节活动受限，需要完全协助还是部分协助。对于病情较重、长期卧床、生活不能自理的患者给予床上擦浴。

（三）个人卫生习惯的评估

个人卫生习惯受生长环境、生活习惯等影响。主要了解患者清洁习惯及对清洁品的选择，患者对保持皮肤清洁、健康相关知识的了解程度及要求等。

（四）皮肤受损的危险因素评估

护士要能够识别引起患者皮肤完整性受损的危险因素，如不能自主活动、感觉障碍、营养失调、水肿、分泌和排泄失调、与皮肤接触的各种物品对皮肤有无损害的可能等（详见本章第六节"压疮的预防与护理"）。

三、皮肤的清洁护理

（一）床上擦浴

床上擦浴（bath in bed）适用于病情较重、长期卧床、制动或活动受限（如使用石膏、牵引）及身体衰弱而无法自行洗浴的患者。

1. 目的
（1）清除皮肤污垢，保持皮肤清洁，增加患者的舒适感。
（2）促进皮肤的血液循环，增进皮肤的排泄功能，预防压疮和感染等并发症。
（3）促进护患交流，增进护患关系。

2. 评估
（1）患者的年龄、病情、意识、心理状态、自理能力及配合程度。

（2）皮肤的清洁情况及日常洗浴习惯。

3．用物　面盆2个、水桶2个（一桶盛50～52℃热水，另一桶盛放污水）、浴巾、毛巾2条、浴皂、剪刀、梳子、50%乙醇、护肤品、清洁衣裤及被服。另需准备便盆和屏风。

4．操作步骤及要点（表7-5）

表7-5　床上擦浴操作步骤及要点

操作步骤	要点
1．备齐用物携至患者床旁，将用物放在便于取用、稳妥之处。核对、解释、按需要给予便器	说明各步骤的顺序，指导患者配合的方法
2．关好门窗，调节室温在24～25℃，屏风遮挡患者	注意为患者保暖
3．将患者身体移向床边，靠近护士	在操作中应用人体力学原理。洗头过程中，身体应尽量靠近床边，保持良好姿势，避免疲劳
4．根据病情放平床头及床尾，松开床尾盖被	便于操作
5．患者面盆放在床旁椅上，倒入热水至2/3满。将毛巾叠成手套状，包在手上（图7-2）	可防止毛巾的一端滴水到患者身上，还可用于摩擦患者的皮肤
6．为患者洗脸及颈部，顺序为眼部（由内眦到外眦）、额部、鼻翼、面部、耳后、颏下、颈部，然后再用较干毛巾依次擦洗一遍	注意洗净耳郭、耳后及颈部皮肤皱褶部位，眼部周围勿用浴皂
7．为患者脱去上衣。先用涂皂液的湿毛巾擦洗，再用湿毛巾擦净皂液，清洗拧干毛巾后再擦洗，最后用大浴巾擦洗。按顺序擦洗双上肢、胸腹部	先脱近侧，后脱对侧，如有外伤，先脱健侧，后脱患侧；每擦洗一个部位时均应在其下面垫浴巾，避免弄湿床单位；天冷时，可在被内操作，并随时为患者盖好被子；注意擦洗净腋窝、乳房下、脐部等皱褶处 注意观察皮肤有无异常。擦洗后在骨隆突出处用50%乙醇做皮肤按摩；先穿患侧后穿健侧，先穿对侧，后穿近侧 先擦洗近侧肢体，再擦洗远侧肢体，注意洗净腹股沟等皱褶处皮肤
8．协助患者侧卧，背向护士，依次擦洗后颈、背、臀部。洗手后，为患者换上清洁上衣	观察病情变化，如出现寒战、面色苍白、脉速等症状，应立即停止擦洗，并给予相应处理
9．协助患者平卧，脱去裤子，更换面盆和热水，擦洗双下肢，泡脚并擦干	
10．更换面盆、水及毛巾后擦洗会阴，为患者换上清洁裤子	
11．梳头，必要时剪指甲并更换床单，整理床单位	
12．整理用物	

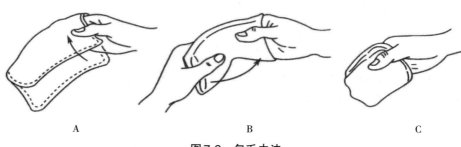

A　　　　　　　　　　B　　　　　　　　　　C

图7-2　包毛巾法

5．注意事项

（1）擦浴过程中应注意观察患者病情变化及皮肤情况，如出现寒战、面色苍白、脉速等征象，应立即停止擦浴，并给予适当处理。

（2）擦浴时应注意患者保暖，控制室温，及时为患者盖好被子。天冷时可在被内进行擦浴。

（3）操作时动作敏捷、轻柔，减少翻动次数。通常时间控制在15～30分钟。

（4）擦浴时注意保护伤口及各种管路通道，避免受压打折或扭曲。

（二）为卧床患者更换床单

1．目的

（1）保持病床的平整、干净，使患者感觉舒适。

（2）预防压疮等并发症。

2．用物　大单、中单、被套、枕套、床刷及床刷套。

3．操作步骤及要点（表7-6）

表7-6　为卧床患者更换床单操作步骤及要点

操作步骤	要点
1. 护士洗手，戴口罩，取下手表	避免交叉感染，便于操作
2. 备齐用物，携至患者床前	
3. 向患者解释操作目的和配合方法	取得患者的理解和合作
4. 酌情关闭门窗	保护患者，避免着凉
5. 移开床旁桌距床20cm，移开椅子置于床旁桌边，护理车放于床尾正中	保留一定的空间，便于操作
6. 松开床尾盖被，将枕头移向对侧，并协助患者移至对侧	注意患者卧位安全，防止坠床
7. 协助患者侧卧，背向护士	便于操作
8. 从床头至床尾松开近侧各层床单	保持正确姿势，注意节力
9. 翻卷中单置于患者身下	中单污染面向内翻卷
10. 扫净橡胶单上的渣屑，再将橡胶单搭于患者身上	
11. 将大单污染面向内翻卷塞于患者身下，扫净床褥	
12. 铺清洁大单。将对侧一半大单塞入患者身下，按铺床法铺好近侧大单	大单中线与床中线对齐，对侧一半大单正面向内翻卷，再塞入患者身下
13. 放下橡胶单，铺清洁中单于橡胶单上，卷对侧中单于患者身下，将近侧橡胶单、中单一起塞入床垫下铺好	清洁中单正面向内翻卷，再塞入患者身下
14. 请患者平卧，护士转向对侧，移枕于患者头下，协助患者背向护士，侧卧于铺好的床单一侧	注意观察患者，并询问患者有无不适
15. 松开各层床单，取出污中单放在床尾	注意保护患者的安全
16. 扫净橡胶单，搭在患者身上	

续　表

操作步骤	要点
17. 取下污中单及大单放于护理车下层	大单污染面向内卷，污单不可丢在地上
18. 从床头至床尾扫净床褥，取下床刷套放于护理车下层，床刷放于护理车上层	各层拉紧铺好
19. 同法铺好各层床单	如患者能够配合，请患者抓住被套两角，便于操作
20. 协助患者平卧	保持被头充实；注意保护患者，避免着凉
21. 铺洁净被套于盖被上，打开被套尾端开口，从污被套里取出棉胎（S形折叠）放于清洁被套内，套好被套	使床单位整洁、美观、规范，保持病室内空气新鲜
22. 更换枕套，将枕头整理平整	
23. 移回床旁桌椅，根据病情摇起床头和膝下支架	
24. 整理床单位，帮助患者取舒适卧位，打开窗户	

4. 注意事项

（1）操作过程中动作应轻柔、敏捷，注意保护患者安全，防止坠床。

（2）操作过程中，注意遵循节时省力原则。

（3）操作时应注意观察患者的病情变化，如出现不适症状，应立即停止操作。

第五节　会阴部卫生的评估与护理

会阴部的清洁卫生护理是患者清洁卫生护理的重要组成部分。会阴部因其特殊的生理结构有许多孔道，故致病菌常由此进入体内。此外，会阴部温暖、潮湿，通风较差，为致病菌的滋生创造了有利条件；同时会阴部皮肤表面阴毛生长较浓密，致病菌易于繁殖。因此，护理对象应掌握正确的会阴部清洁护理方法。对于泌尿生殖系统感染、大小便失禁、皮肤刺激或破损、分泌物过多、尿液浓度过高、留置导尿管、产后和各种会阴手术后的患者，护士应协助其进行会阴部清洁护理，以保持会阴清洁，促进舒适，从而预防和减少泌尿生殖系统的逆行感染。

会阴部的护理包括清洁会阴部位及其周围皮肤，可在沐浴时进行，也可单独进行，如在晨晚间护理时进行。会阴部的各个孔道之间很接近，容易发生交叉感染。会阴部尿道口是最干净的孔道，肛门是相对最不清洁的部位，在护理会阴部时，应先清洁尿道口周围，后擦洗肛门，每擦拭一次，应更换毛巾的不同部位。

一、会阴部的评估

1. 会阴部有无异味、瘙痒，有无分泌物过多。

2. 会阴部皮肤有无破损、炎症、肿胀、触痛等。

3. 尿液有无异味、浓度过高、颜色改变，排尿时有无烧灼感、疼痛等症状。

4. 有无泌尿生殖道感染、大小便失禁、留置导尿管、泌尿生殖系统或直肠手术等情况。

二、会阴部的清洁护理

1. 目的　保持清洁、去除异味、预防或减轻感染、增进舒适、促进伤口愈合。

2. 用物　橡胶单、中单、镊子、清洁棉球、清洁剂、大量杯、浴巾、毛巾、水壶（内盛50～52℃温水）、便盆、屏风。

3. 操作步骤及要点（表7-7）

表7-7　会阴部清洁护理操作步骤及要点

操作步骤	要点
1. 男性患者会阴部护理	
（1）护士洗手、戴口罩	
（2）携用物至患者床旁、核对、解释	以取得患者合作
（3）患者取仰卧位。为遮挡患者可用浴巾折成扇形盖在患者的会阴部和腿部	保护患者隐私
（4）戴上清洁手套，一手提起阴茎，一手用镊子夹取蘸有清洁剂的棉球擦洗阴茎头部（由尿道口向外环形擦洗）、阴茎体部（沿阴茎体由上向下擦洗）和阴囊。擦洗肛门时，患者可取侧卧位，护士一手将臀部分开，一手用浴巾将肛门擦洗干净	每擦洗一处均需更换棉球；如患者有会阴部或直肠手术，应使用无菌棉球轻轻擦净手术部位及会阴部周围
（5）为患者穿好衣裤，根据情况更换衣裤、床单。整理床单位，患者取舒适卧位	
（6）整理用物，记录	
2. 女性患者会阴部护理	
（1）护士洗手、戴口罩	
（2）携用物至患者床旁、核对、解释	
（3）患者取仰卧位。为遮挡患者可用浴巾折成扇形盖在患者的会阴部和腿部	防止浸湿床单
（4）先将橡胶单及中单置于患者臀下，再置便盆于患者臀下	擦洗顺序为由上到下，由对侧至近侧。顺序为尿道口、阴道口、大阴唇、小阴唇、会阴、肛门。每冲洗一处，均应更换棉球
（5）按照顺序擦洗阴阜、阴唇、尿道口和阴道口部位	
（6）护士一手装有温水的大量杯，一手持夹有棉球的大镊子，边冲水边用棉球擦洗	
（7）冲洗后擦干各部位。撤去便盆、橡胶单及中单	
（8）为患者穿好衣裤，根据情况更换衣裤、床单。整理床单位，患者取舒适卧位	
（9）整理用物，记录	

4. 注意事项

（1）擦洗时动作轻柔，按照顺序进行擦洗，从污染最轻部位至污染最重部位清洁，避免交叉感染。

（2）注意观察会阴部皮肤黏膜情况。如发现异常，及时向医生汇报，并配合处理。

（3）操作过程中注意患者保暖，减少隐私暴露。擦洗溶液温度适宜。

（4）如患者有会阴部或直肠手术，应使用无菌棉球轻轻擦净手术部位及会阴部周围。

第六节　压疮的预防与护理

保持皮肤完整性是临床护理工作中的重要内容。护士应注意观察患者的皮肤有无损伤。皮肤损伤可以由外伤、手术等造成，也可以由长期受压而形成压疮（pressure ulcer）。压疮是由压力或压力联合剪切力导致的皮肤和/或皮下组织长期受压，血液循环障碍，局部组织持续缺血、缺氧，营养缺乏，致使皮肤失去正常功能而引起的局限性组织破损或坏死，通常位于骨隆突处，但也可能与医疗器械或其他物体有关。压疮的发生不仅局限于体表皮肤，也可能发生在黏膜上、黏膜内或黏膜下。压疮是临床常见的并发症之一，多发生于转运途中的患者、脊髓损伤患者、缓和治疗患者、肥胖患者，以及年老体弱、营养不良、腹泻、尿便失禁患者及手术室患者。

压疮的发生不仅给患者造成痛苦，加重病情，还易引起感染，严重者会因继发感染引起败血症而危及生命，而且严重的压疮治疗费用昂贵，会进一步加重患者的经济负担。因此，必须加强护理，预防压疮的发生。

一、压疮发生的原因

（一）力学因素

造成压疮的力学机制中，有3个主要物理力：压力、摩擦力和剪切力。3个力共同作用导致皮肤受压、缺血、缺氧、抵抗力下降而损伤。

1. 压力（pressure） 对局部组织的持续性垂直压力是引起压疮的最重要原因。对组织的损害与持续时间、压力强度有关。压力越大，持续时间越长，发生压疮的概率就越高。正常人体毛细血管动脉端压力为40mmHg左右，为正常血压的1/4。皮肤组织耐受压力的大小受潮湿、摩擦、剪切力、营养、年龄、认知状态、体温等因素影响。组织长期受到超过20mmHg的压力可造成组织缺血性损伤而导致压疮。承受70mmHg压力持续2小时以上，局部皮肤、脂肪、纤维结缔组织和肌细胞可出现不可逆的缺血性改变，导致坏死形成压疮。常见于卧床、坐轮椅等长时间不改变体位者。

2. 摩擦力（friction） 皮肤与其接触面向相反方向移动时所产生的与皮肤平行的力。摩擦首先去除皮肤的角化层，继而将表皮的浅层细胞从基底细胞层中分离，逐渐发生充血、水肿、变形、出血、炎症细胞聚集及真皮坏死。皮肤持续受潮湿刺激，抵抗力降低，摩擦力增大。床单皱褶不平、有渣屑或皮肤有瘢痕及搬运时的拖、拉、拽、扯等动作均可使患者产生较大的摩擦力。

3. 剪切力（shearing force） 是由摩擦力和压力相叠加而成的力。作用于深层，引起组织相对位移，切断较大区域的血液供应，导致组织张力下降，比垂直方向压力更具危害。剪切力与体位关系密切，常见于半卧位患者骶尾部、敷料胶布固定处。此外，卧床患者抬高床头时身体有下滑倾向，引起骶尾部皮肤与骶骨错位，血管扭曲受压而产生局部血液循环障碍（图7-3）。

一般来说，压疮是由以上2～3种力的共同作用引起的，与力的大小和受力时间长短有关。

（二）局部潮湿或排泄物刺激

皮肤潮湿会使其渗透性增加，角质层易脱落，削弱其屏障作用，有利于微生物滋生。对于潮湿的皮肤，躯体移动时产生的摩擦力会使其双倍受损。大小便失禁、大量出汗、伤口大量渗液等情况可使皮肤浸润，耐受性降低，其中伤口引流液及大小便对皮肤有化学刺激可加重皮肤损伤，容易发生压疮。

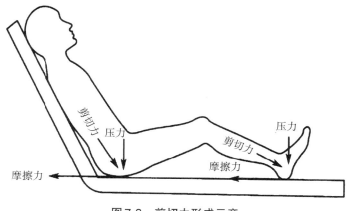

图7-3 剪切力形成示意

（三）营养状况

营养不良是导致压疮的原因之一，也是直接影响其愈合的因素。全身营养障碍、营养摄入不足会造成蛋白质合成减少、负氮平衡、皮下脂肪减少及肌肉萎缩。因此，一旦受压，骨隆突处皮肤要承受外界压力和骨隆突处对皮肤的挤压力，受压处缺乏脂肪组织保护，容易引起血液循环障碍，出现压疮。过度肥胖者卧床时体重对皮肤的压力较大，也容易发生压疮。

（四）年龄

老年人的皮肤结构及功能发生改变，表现为表皮细胞增生减少，与真皮结合不稳定，易受牵拉，组织功能下降；皮肤薄、干燥、缺乏弹性，皮肤耐受力下降；真皮中微血管退化，皮肤血流减少，血中红细胞、血红蛋白、血清蛋白减少，细胞修复速度减慢。老年人特殊的生理特点，表现为感觉下降，不易感觉到压力；活动能力下降；肌肉减少；血循环下降；身体抵抗力减弱。

（五）体温升高

体温升高时，机体新陈代谢率增高，组织细胞对氧的需求量增加。身体局部组织受压，使已有的组织缺氧更加严重。因此，伴有高热的严重感染患者存在组织受压情况时，压疮发生概率升高。

（六）医疗器械使用不当

《压疮/压力性损伤的预防和治疗：临床实践指南（2019）》（简称"新指南"）强调了压疮可能与医疗器械相关，主要表现为黏膜（呼吸道、胃肠道和泌尿生殖道黏膜）压疮。医疗器械如心电监护、呼吸面罩、各种约束装置及矫正器使用不当，可使局部组织血液循环受阻，导致压疮发生。

二、压疮的预防

绝大多数压疮是能够预防的。细致周到的护理工作可以避免或减少压疮的发生。护士在预防和治疗压疮方面扮演着重要的角色。

（一）评估

压疮护理中最重要的是压疮的预防。预防的前提是识别压疮发生的危险人群和危险因素。

1. 危险人群

（1）老年人。

（2）体重异常者：体重过重（肥胖）会使压力增加，脂肪组织不足以保护受压部位。同时肥胖使患者变换体位费力，易产生摩擦。体重过轻（消瘦）者局部缺少脂肪组织的保护，骨隆突处易受压。

（3）身体衰弱、营养不良者：骨隆突处缺乏肌肉、脂肪组织的保护，缓冲作用减低，易损伤。

（4）昏迷、瘫痪者：自主活动丧失，长期卧床，身体局部组织长期受压。

（5）水肿患者：水肿会降低皮肤的抵抗力，并增加了对承重部位的压力。

（6）发热患者：体温上升增加了能量消耗，同时造成排汗增多，汗液刺激皮肤。

（7）疼痛患者：为避免疼痛而处于强迫体位，机体活动减少。

（8）糖尿病患者：由于糖代谢紊乱，神经组织能量供给不足，出现多种感觉减退甚至消失，皮肤容易破溃和感染。如果长期卧床更容易发生压疮，且痊愈过程很慢。

（9）尿便失禁患者：皮肤经常受到污物、潮湿的刺激。

（10）受限制患者：使用石膏绷带、夹板或牵引时，松紧不适宜，衬垫不当，使局部血液循环不良，导致组织缺血坏死。

（11）精神与社会状态不佳者：智力障碍、嗜睡或抑郁及服用镇静剂的人可能对周围环境反应能力下降，对疼痛及不适感感觉减弱。

2. 危险因素评估　当前使用比较广泛的压疮评估量表包括布雷登（Braden）危险因素评估表、诺顿（Norton）压疮风险评估量表等。

（1）布雷登危险因素评估表：布雷登认为，导致压疮发生的危险因素有6种，包括感觉、潮湿情况、活动性、移动、营养情况及摩擦力/剪切力。分数越低表示危险性越高。轻度危险：15～18分；中度危险：13～14分；高度危险：10～12分；极度危险：<9分。具体内容见表7-8。

表7-8　布雷登危险因素评估表

因素	评分			
	1分	2分	3分	4分
感觉：对压力相关不适的感受能力	完全受限	非常受限	轻微受限	无受限
潮湿：皮肤暴露于潮湿环境的程度	持续潮湿	潮湿	有时潮湿	很少潮湿
活动性：身体活动的程度	限制卧床	可以坐椅子	偶尔行走	时常行走
移动：改变和控制体位的能力	完全无法移动	非常受限	轻微受限	未受限
营养：日常食物摄取状态	非常差	可能不足够	足够	非常好
摩擦力和剪切力	有问题	潜在的问题	无明显的问题	—

（2）诺顿压疮风险评估量表：评估5个方面的压疮危险因素：身体状况、精神状态、活动能

力、灵活程度及失禁情况。总分为5～20分，最高值与压疮风险降低有关。分值越少，表明发生压疮的危险性越高。非常高的风险：＜10分；高风险：10～13分；中等风险14～18分；低风险＞18分。其具体内容见表7-9。

表7-9 诺顿压疮风险评估量表

评估项目	4分	3分	2分	1分
身体状况	良好	一般	差	非常差
精神状态	清醒	嗜睡	模糊	浅昏迷
活动能力	自如	协助行走	能坐轮椅	卧床
灵活程度	行动自如	少许限制	非常限制	不能活动
失禁情况	无	有时失禁	经常失禁	尿便失禁

3. 压疮的好发部位 好发于身体长期受压和缺乏脂肪组织保护、无肌肉包裹或肌层较薄的骨骼隆突处。易发部位因卧位的不同而不同（图7-4）。

（1）仰卧位：发生于枕骨粗隆、肩胛骨、肘部、骶尾部及足跟处。最易发生于骶尾部。

（2）侧卧位：发生于耳郭、肩峰、肘部、股骨粗隆、膝关节的内外侧及内外踝处。

（3）俯卧位：发生于面颊、肩峰、女性乳房、肋缘突出处、男性生殖器、髂嵴、膝部和足尖部等位置。

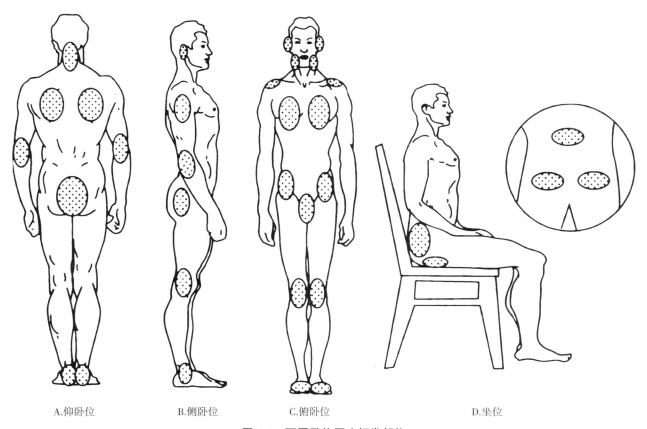

A.仰卧位　　　　　　　B.侧卧位　　　　　　　C.俯卧位　　　　　　　D.坐位

图7-4 不同卧位压疮好发部位

（4）坐位：好发于坐骨结节处。

（二）预防措施

压疮预防的关键在于加强管理，消除危险因素。压疮一旦发生，会对患者及其家庭乃至社会产生不利影响，因而压疮的预防尤为重要。绝大多数压疮是能够预防的，但并非全部。例如，严重负氮平衡的患者因营养不良，自身修复比较困难；神经科患者丧失感觉的部位由于营养不良及循环不良，也很难防止压疮的发生。护士在工作中应注意消除压疮的诱发因素，将压疮的发生率降到最低程度。

1. 避免局部组织长期受压

（1）定时翻身，减少对组织的压力：定时翻身是预防压疮的最有效措施。定时翻身可使骨隆突部位交替承受身体的重量，减轻压迫。根据个人的活动水平、独立进行体位变化的能力、总体健康状况及受压处皮肤和组织的耐受性来确定翻身的间隔时间。坐位时每小时更换体位，每15分钟抬高身体。卧床的患者，一般每隔2小时翻身一次，对于昏迷患者或长期卧床患者尤其应注意，必要时30分钟翻身一次，并建立床头翻身记录卡，翻身后应记录时间、体位及皮肤情况。

（2）保护骨隆突处和支持身体空隙处：对易发生压疮的患者，可在身体空隙处垫软垫、海绵垫等，使支撑体重的面积加大，从而降低骨隆突部位皮肤所受到的压力。足跟部是压疮最常见的部位之一，临床中应予以重视。使用枕头或泡沫垫是最简单的抬高足跟的方法，而对于躁动、痴呆的患者，可使用足跟悬挂装置。新指南指出，可使用预防性敷料来预防足跟部压疮；有条件的患者可以使用各种床垫减压床和翻身床。床垫减压床分为静压型和动力型。静压型床垫是将患者接触床面的面积增加到最大，从而减少骨隆突部位的压力。动力型床垫是通过周期性地充气和放气有次序地改变机体受压点。翻身床通过在纵轴方向抬高或降低床面，有序地改变地心引力作用在身体的重心，从而改换机体的受压点。需注意的是，即使使用这些减压用具，仍需经常变换卧位。

（3）正确使用石膏、绷带及夹板固定：对使用石膏、绷带、夹板或牵引器的患者，应仔细观察局部皮肤和肢端皮肤变化情况，认真听取患者主诉，适当给予调节。衬垫应平整、柔软、松紧适宜，如发现石膏绷带过紧或凹凸不平，应立即通知医生，及时调整。

2. 避免摩擦力和剪切力　摩擦易损害皮肤的角质层，故应防止患者身体下滑。对于卧床患者，新指南明确提出30°侧卧位优于90°侧卧位，且保持患者床头尽可能平放，鼓励可以自主进行体位变换的患者以20°～30°的侧卧位睡觉，必须抬高床头时如预防呼吸机相关性肺炎，保持30°或更低的高度；协助患者翻身，更换床单及衣物时，避免拖、拉、推、拽的动作，应将患者抬离床面后再挪动位置，以免形成摩擦力而损伤皮肤；保持床单和被褥清洁、平整、无碎屑，以避免皮肤与床单、衣物皱褶、碎屑产生摩擦；使用便盆时应协助患者抬高臀部，不可硬塞、硬拉，必要时在便盆边缘垫软纸或布垫，不可使用掉瓷或裂损的便器，以免损伤皮肤。

3. 保护皮肤，避免潮湿及其他不良刺激　保持皮肤清洁干燥，可以增强皮肤的抗摩擦力，从而预防压疮。每日用温水擦洗受压部位，避免用力摩擦皮肤；对皮肤易出汗的部位如腋窝、腘窝、腹股沟等，可使用爽身粉以保护皮肤；对大小便失禁的患者，应立即清洁皮肤，避免使用碱性肥皂和清洁剂，使用隔离产品保护皮肤不受潮，局部皮肤涂抹凡士林软膏（凡士林可以维护皮肤的正常生理功能）；小儿要经常更换尿布；建议使用低摩擦系数的纺织品及硅胶泡沫敷料，不可让患者直接卧于橡胶单或塑料单上，床铺保持清洁、干燥、平整、无碎屑。

4. 促进局部血液循环　对于长期卧床的患者，经常检查受压部位皮肤，每日进行全范围关节运动，维持关节活动性和肌肉张力，促进肢体的血液循环，减少压疮的发生。患者变换体位后，对受压部位应进行按摩，以改善局部血液循环，起到预防压疮的作用。对于因受压而出现反应性缺血的皮肤组织不主张按摩，因为皮肤受压时间短，变换体位后一般在 30～40 分钟内恢复，不会使软组织损伤形成压疮。如果持续发红，则表明软组织已受损伤，此时如按摩将导致更严重的损伤。

5. 改善机体营养　营养不良与压疮的发生、严重程度及愈合时间有关。新指南强调对有压疮风险或有压疮的患者进行全面营养评估及制订个性化的营养护理计划。在病情允许的情况下，给予压疮高危人群高蛋白、高热量、高维生素饮食，保持正氮平衡。维生素 C 及微量元素锌在伤口的愈合中起着重要作用，对于易发生压疮的患者应给予补充，防止患者出现贫血和低蛋白血症。

6. 预防器械相关性压疮　新指南扩大了器械相关性压疮的范围，不局限于医疗器械导致的压疮，也包括手机、笔等日常用品导致的压疮。要定期监测医疗器械的松紧度，如果患者病情允许，可询问患者的舒适度，同时建议使用预防性敷料降低医疗器械相关性压疮风险；进行氧疗时，在保障安全的情况下，建议采用面罩和鼻塞交替给氧的方式以降低鼻、面部压疮程度；对脊髓损伤的患者尽快用坚硬的颈托代替可脱卸的颈托，并根据临床情况尽快移除颈托；定期评估皮肤情况，并保持清洁干燥。

7. 健康教育　向患者及家属介绍压疮发生、发展及治疗护理的一般知识，如经常变换卧位的重要性等。指导患者的家属学会预防压疮的方法，如定时翻身，经常自行检查皮肤，使患者及家属获得预防压疮的知识和技能，积极配合治疗，有效预防压疮的发生。

总之，对存在压疮风险的患者进行针对性护理，做到七勤：勤观察、勤翻身、勤按摩、勤擦洗、勤更换、勤整理、勤交班。预防压疮护理措施包括：告知患者或家属存在的压疮和防范措施，床头悬挂标识；保持床单位清洁、干燥、平整无渣屑；给予铺气垫床；受压部位垫海棉垫或体位垫；易受压部位予以贴预防压疮膜、预防性敷料保护；定时协助翻身，每 1～2 小时一次；翻身时动作轻柔，避免拖拽，防止皮肤擦伤；保持肛周及全身皮肤清洁、干燥；翻身时注意观察受压部位，如有异常应及时处理；加强床旁交接班，对皮肤情况进行认真交接；病情不允许翻身或制动不能翻身，每小时协助患者减轻受压部位压力，避免持续受压；教会术后患者如何移动身体，防止皮肤损伤；给予饮食指导，增强营养。

第七节　晨晚间护理

一、晨间护理

晨间护理（morning care）是基础护理工作的一项重要内容。通过晨间护理使患者清洁舒适，预防并发症的发生；护士在进行晨间护理时需要观察和了解病情，为诊断、治疗和护理提供依据；通过晨间护理还可保持患者床单位及病室的整洁；增进护患交流，满足患者的身心需要。晨间护理应于每日清晨诊疗工作前完成。

1. 对于病情较轻、能下床活动、有一定自理能力的患者，护士需鼓励患者自己完成洗漱等清洁活动，包括刷牙、漱口、洗脸、梳头等。患者通过完成这些活动能够运动全身的肌肉与关节，同时维护其自尊，增加患者战胜疾病的信心。视床单位的清洁程度不同，护士需要用消毒毛巾湿式扫床或更换床单，整理床单位。

2. 对于病情较重、不能下床活动、自理能力缺失的患者，护士需协助患者进行晨间护理。

（1）协助患者排便、刷牙、漱口、洗脸、梳头等，对病情严重的患者，护士应给予口腔护理。帮助患者翻身并重点检查患者全身皮肤状况，确定皮肤有无受压变红。使用湿热毛巾擦洗背部、骶尾部等，并对骨骼突出部位进行按摩，预防压疮的发生。

（2）根据需要为患者更换衣服和床单，整理床单位。

（3）了解患者夜间睡眠情况，并判断其病情有无变化。

（4）适当开窗通风，保持室内空气新鲜，但在冬季需注意做好患者保暖。

二、晚间护理

晚间护理（evening care）使患者清洁舒适，满足其身心需要，保持病室内安静、整洁，为患者创造夜间良好的睡眠条件。

1. 协助患者洗手、洗脸、洗脚、提供便器、冲洗会阴、更换不洁床单或衣物。协助患者翻身，检查皮肤受压情况，进行预防压疮的护理。

2. 保持病室安静、调节室内光线及温度、增减毛毯或棉被等创造良好睡眠环境。

3. 定期巡视病房，了解患者睡眠情况，观察病情并酌情给予处理。

知 识 拓 展

《压疮／压力性损伤的预防和治疗：临床实践指南》（2019年）摘要

2019年，欧洲国家压疮咨询委员会（NPUAP）对压疮的新定义为：由压力或压力联合剪切力导致的皮肤和/或皮下组织的局部损伤，通常位于骨隆突处，但也可能与医疗器械或其他物体有关。

压疮分级处置原则：按其严重程度进行分期。对于已经发生的压疮，需进行分级处置。现行压疮分级系统将原有的4期分类法扩展为6期，并用于指导临床实践（表7-10）。

1. 对压红的皮肤进行按摩无助于预防压疮　实践证明，凡经按摩的组织显示浸渍和变性，未经按摩的组织无撕裂现象。更深入的研究表明，过多按摩有损组织，按摩1分钟后可出现脉搏，静脉含氧量降低、皮肤湿度降低等问题。若皮肤出现轻度发红，则提示皮下组织存在大范围循环障碍，用力按摩反而加重损伤使之进一步恶化，故发红部位禁止按摩。

表7-10　压疮分期、表现与处置原则

分期	表现	处置
Ⅰ期	表皮损伤，红斑压之不褪，解压15分钟内不褪色	勤翻身等减压处理，不可局部按摩
Ⅱ期	部分真皮缺损，浅表开放性溃疡，基底粉红色，无坏死组织；也可能是一个完整的或破裂的血清填充水疱	保护创面，预防感染
Ⅲ期	全层皮肤缺失，皮下脂肪可能可见，但骨、肌腱或肌肉不暴露。可见腐肉，但并未掩盖组织缺失的深度	解除压迫，控制感染，去除坏死组织和促进肉芽组织生长
Ⅳ期	全层组织缺失伴有骨、肌腱或肌肉暴露。创面基底部可有腐肉和焦痂覆盖，常伴有潜行或窦道	
不可分期	缺损涉及组织全层，溃疡创面完全被坏死组织或焦痂覆盖，需彻底清创，暴露创面基底部，方可确定分期	确定分期，积极处置
可疑深部组织损伤	压力作用下皮下组织受损，完整的皮肤上出现紫色或褐红色局部变色区域，或形成充血性水疱，可伴疼痛、皮温升高或降低，给予积极处理后仍迅速发展成深部组织破溃	

2. 密闭的环境利于伤口的愈合　陈旧观念认为伤口愈合需要氧气的作用，但事实上，伤口愈合利用的是人体体内血红蛋白的氧合作用，大气氧是不能被伤口直接利用的。1981年，美国加州大学旧金山分校外科系的奈顿（Knighton）等人首次发现，无大气氧存在时血管增生速度是大气氧存在时的6倍，新血管的增生随伤口大气氧含量的降低而增加。2000年8月美国食品药品监督管理局（FDA）在新颁布的创面医疗用品（外用药和敷料）行业指南中特别强调，保持创面的湿润环境是标准的处理方法。这促使湿性敷料成为创面敷料的主流。

3. 湿性伤口愈合敷料的优点

（1）有利于坏死组织的溶解：在湿润的情况下，坏死组织被渗出液水合而释放组织细胞自身的纤维蛋白酶及其他蛋白溶解酶，水解坏死组织，起到自溶性清创的作用。纤维蛋白酶能溶解小血管周围形成的纤维鞘，以改善血液与组织间的营养交换。纤维蛋白降解产物（FDP）是免疫细胞的趋化因子，能吸引免疫细胞向创面移动，加速清创过程。

（2）维持创面局部微循环的低氧状态：在使用闭合性敷料时，创面局部的微环境常形成低氧张力。研究证明，相对低氧环境下，成纤维细胞生长速度最快，并刺激巨噬细胞释放多种生长因子，使血管形成加速，从而加速肉芽组织形成，加速创面愈合。

（3）有利于细胞增殖分化和移行：细胞增殖分化及酶活性的发挥都需要水作为介质。湿润的环境能保持细胞和酶的活性，加速创面的愈合，且可以保护创面的神经末梢，减轻疼痛。

（4）保留渗出液内的活性物质并促进活性物质的释放：渗出液内含有多种生长因子，如血小板源生生长因子、转化生长因子等，它们对创面愈合过程起重要的调节作用。不仅刺激成纤维细胞增殖，还是巨噬细胞、中性粒细胞和平滑肌细胞的化学趋化剂。

（5）降低感染机会：闭合性敷料对外环境的微生物具有阻隔的作用。提供酸性环境，利于白细胞生殖及功能发挥，其介导的宿主吞噬细胞发挥作用，增强局部的杀菌能力。

（6）不形成干痂，避免更换敷料时再次机械性损伤创面：避免创面渗出液的过度蒸发而形成干痂。保持创面湿润，更换敷料时可避免机械性损伤，并使创面的神经末梢不直接暴露在空气中，从而减轻疼痛。

4. 生物物理治疗　采用脉冲电流电刺激，以促进顽固类Ⅱ、Ⅲ期压疮的伤口愈合；也可以使用非接触性低频超声治疗作为辅助治疗，以促进Ⅲ、Ⅳ期压疮和疑似深部组织损伤的愈合。该方法应由经过培训的专业人员操作或监督。

5. 生长因子的使用　考虑使用富含血小板的血浆、血小板衍生生长因子来促进创面的愈合。

6. 生物敷料的使用　新指南新增1条推荐意见：考虑对难愈合的压疮使用胶原蛋白敷料，以提高治愈率，减轻伤口炎症。胶原蛋白敷料是动物制剂产品，使用时需考虑个人意愿，同时其不适用于有干结焦痂的压疮。

7. 治疗压疮的伤口敷料　伤口敷料可以用于压疮的预防和治疗，应根据压疮的分期和渗出液的量选择治疗性的伤口敷料。新指南建议对非感染性Ⅱ期压疮使用水胶体敷料、水凝胶敷料或聚合物敷料；伴有少量渗出液的Ⅲ期或Ⅳ期压疮使用水凝胶敷料；伴有中度渗出液的Ⅲ期或Ⅳ期压疮使用藻酸钙敷料；伴有中/重度渗出液的Ⅱ期或更高分期的压疮使用泡沫敷料；伴有高渗出液的压疮使用高吸收性敷料；在不能使用高级伤口敷料时，仍应遵循湿性愈合原则，使用湿润的纱布保持伤口湿润环境，透明薄膜敷料固定伤口敷料。

循 证 资 源

➢ Kottner J，Cuddigan J，Carville K，et al. Prevention and treatment of pressure ulcers/injuries: the protocol for the second update of the international Clinical Practice Guideline 2019. J Tissue Viability，2019，28（2）：51-58.

压疮/压力性损伤的预防和治疗：临床实践指南（2019）。

https://pubmed.ncbi.nlm.nih.gov/30658878/

➢ Munoz N，Posthauer ME，Cereda E，et al. The Role of Nutrition for Pressure Injury Prevention and Healing：The 2019 International Clinical Practice Guideline Recommendations. Adv Skin Wound Care. 2020 Mar；33（3）：123-136.

营养在压力损伤预防和愈合中的作用：2019年国际临床实践指南建议 https://pubmed.ncbi.nlm.nih.gov/32058438/

思 考 与 练 习

1. 患者，女性，65岁。帕金森5年，僵直型，因家中无人照顾送养老院生活。近期病情进行性加重，平日只能卧床或坐轮椅，不能自己行走；进食时出现呛咳，进食速度慢，2～3小时／餐；1个月前骶尾部出现压疮，在养老院抹药治疗，无明显好转来我院换药。护士评估该患者局部皮肤情况，见皮肤损伤面积为5cm×5cm×0.3cm，表皮水疱形成，部分水疱已破溃，红色组织75%，黄色组织25%，中量黄色渗液，周围皮肤正常。请判断该患者压疮的临床分期及处理原则。

2. 患者，男性，45岁。2天前外伤导致脊髓损伤，双下肢感觉、运动功能受损，双下肢瘫痪，不能自主活动。请护士为该患者及家属制订一份有关压疮预防的健康教育计划。

（蒋玉琼）

参 考 文 献

［1］李小寒，尚少梅. 基础护理学［M］. 北京：人民卫生出版社，2018.
［2］陈丽娟，孙林利，刘丽红，等.《压疮/压力性损伤的预防和治疗：临床实践指南（2019）》解读［J］. 护理学杂志，2020，35（13）：41-43＋51.
［3］杨龙飞，宋冰，倪翠萍，等.《压力性损伤的预防和治疗：临床实践指南（2019）》更新解读［J］. 中国护理管理，2020，20（12）：1849-1854.

第**8**章 人体力学原理在护理学中的应用

学习目标

知识层面：

1. 说出临床上常用卧位的种类、适用范围及临床意义。
2. 正确陈述舒适卧位的基本要求。
3. 解释变换卧位法的目的。
4. 举例说明在护理工作中保证患者平衡与稳定的措施。

技能层面：

1. 按操作规程正确协助患者变换卧位。
2. 正确使用轮椅或平车搬运患者入院、出院、检查或治疗等。
3. 指导患者正确使用行走辅助用具。
4. 选择和使用正确的约束方式保护患者。

态度层面：

在理论知识学习中，认真主动，独立思考，做到理论联系实际；在技能学习中，表现出良好的职业素养，表现出对患者的尊重与关爱，增进患者舒适，提升患者安全。

　　人体力学是把物理学中的力学原理应用于人体活动，研究人们在日常生活及工作中如何运用力学原理有效地维持和掌握身体平衡，使身体各部分发挥正常作用，保持正确姿势，预防和纠正不正确身体姿势的学科。护士在护理工作中要合理利用力学原理，协助患者采取并保持安全、舒适的体位，保护患者关节的功能，避免肌肉过度紧张，减少并发症的发生；在执行移动、搬运患者及其他护理操作时，护理人员要采取正确的身体姿势，以提高效率，减轻身体疲劳，避免因不正确的姿势引起的肌肉、肌腱劳损。

第一节　常用力学原理与护理

一、常用力学基本概念与原理

（一）力与反作用力

　　力是改变一个物体静态或动态的作用，是物体对物体的作用。只要有力的发生，就一定有施力物体和受力物体。如打球时，人是施力者，球受力者。力的效应取决于力的大小、方向和作用点。

反作用力是人或物体施力于周围物体时，周围物体就以大小相等、方向相反的力在作用点上起反作用。如患者躺在床上的时候，患者对床有向下的压力，床对患者就有向上的、大小相等的支持力，这个支持力会挤压患者的皮下组织，可能形成压疮。

（二）压力与压强

压力是受力面积上所承受的垂直作用力。压强是单位面积的物体表面所承受的压力，是压力与受压面积的比值。对于同样的作用力，受力面积越大，压强越小。例如，为昏迷患者做口腔护理时，由于臼齿的咬合面比门齿大，根据压强的原理，开口器从第一臼齿放入有助于分散开口器对牙齿的作用力，避免损伤牙齿。另外，对于长时间卧床的患者，应注意定时改变体位，间歇减轻皮肤各部位的压力；用海绵垫、气圈等保护患者骨隆突部位；取侧卧位时在两腿间、背后垫软枕，以扩大支持面积，减少单位面积皮肤及皮下组织所承受的压力。

（三）摩擦力

摩擦力是一个物体在另一个物体表面做相对运动或有相对运动趋势时产生的反作用力。摩擦力的方向与运动的方向或相对运动趋势的方向相反。摩擦力的大小与两物体间的压力大小及接触面之间的摩擦系数成正比。摩擦系数主要取决于两物体的材质和接触面间的粗糙程度。因此，改变压力的大小、改变接触物体表面的粗糙程度可改变摩擦力。例如，浴室使用防滑地砖，鞋底增加凹凸不平的花纹，在拐杖的底端包上橡皮垫有助于增加接触面的粗糙程度，增加摩擦力，使人们在行走时不易打滑；持拐站立时，尽量地让拐杖靠近身体，可以增加拐杖与地面间的压力，增加摩擦力；另外，在病床、治疗车的轮子表面定时加油，可以减少接触面之间的摩擦系数，减少摩擦，方便使用。

（四）平衡与稳定

为了使物体保持平衡，必须使作用于物体的一切外力相互平衡，也就是通过物体重心的各力总和（合力）等于零，并且不通过物体重心的各力矩总和也等于零。根据力学原理，人或物体的平衡和稳定与人或物体的重量、支撑面大小、重心位置高低及重力线与支撑面之间的关系有关。

1. 物体的重量与稳定性成正比　即物体越重，其稳定性越大。如两个体积相同但分别由塑料与钢锭制成的物体，当受同样大小的外力作用时，塑料制的物体稳定性较差，会先失去平衡。

2. 物体重心的高度与稳定性成反比　即物体的重心越高，稳定性越小。重力是地球对物体的万有引力，重心是重力作用的集中点。当物体的形状发生变化时，其重心位置也会发生改变。人体重心的位置随着躯干和四肢姿势的改变而改变。当人双臂下垂站立时，重心的位置在骨盆第2骶椎前约7cm处。如把手臂举高过头顶，重心随之升高，稳定性下降；如身体下蹲，重心下降，稳定性增加。因此，轮滑时采取双腿屈曲下蹲有助于增加身体的稳定性。

3. 支撑面的大小与稳定性成正比　即物体的支撑面越大，稳定性越好。支撑面是物体与地面或其他支撑物之间的接触面。当人站立时，其支撑面为两脚及两脚之间的距离。因此，站立时双脚分开，有助于扩大支撑面，增加身体的稳定性和平衡性，而单脚站立则容易跌倒。护理人员在协助患者取侧卧位时，使患者身体与床面成30°角，两腿前后分开，上腿弯曲在前，下腿屈曲在后，并在背部垫以软枕，也可扩大支撑面，利于保持身体的平衡。

重力线是重力的作用线，是自重心垂直于地面的线。重力线必须落在支撑面内才能保持人和物体的平衡与稳定，同时重力线偏离支撑面越远，其稳定性越差。人站立时，重力线通过枢椎齿突，落在双足之间，身体的稳定性较好；弯腰的时候，重力线偏离支持面，身体稳定性下降，腰背部的肌肉就会用力以保证身体的平衡。

（五）杠杆作用

杠杆指在外力作用下直杆（或曲杆）能绕一固定点转动的一种简单机械。杠杆的受力点称为力点，固定点称为支点，克服阻力的点称为阻力点。其中使杠杆转动的力称为动力，动力在杠杆的作用点称为力点，从支点至动力作用线的垂直距离称为动力臂，动力与动力臂的乘积称为动力矩；而阻碍杠杆转动的力称为阻力，相应的阻力在杠杆的作用点称为阻力点，从支点至阻力作用线的垂直距离称为阻力臂，阻力与阻力臂的乘积称为阻力矩（图8-1）。人体的大部分活动是利用杠杆原理来完成的，其中关节、骨骼、骨骼肌构成的运动系统在神经系统的调节下，协调完成各种动作。

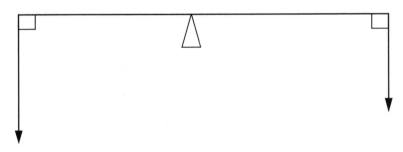

图8-1 杠杆示意

根据支点、力点、阻力点三者之间的关系，杠杆有以下3种基本形式。

1. 平衡杠杆 支点位于力点与阻力点之间。例如，护理人员端治疗盘时，以肘关节为支点，上臂肌肉收缩产生的力为作用力，治疗盘和前臂的重力为阻力，当两者的力矩相等时，治疗盘和前臂处于平衡状态。

2. 省力杠杆 阻力点在支点与力点之间。这类杠杆的动力臂长于阻力臂，所以省力。例如，护理人员用开瓶器开瓶盖，开瓶器与瓶盖的接触点为支点，护理人员手握开瓶器的手柄位置用力，即作用力；瓶盖紧扣瓶口的力为阻力，由于动力的力臂大于阻力的力臂，因此用较小的力即可开启瓶盖。

3. 速度杠杆 力点位于阻力点与支点之间。速度杠杆是人体最常见的杠杆运动形式。此类杠杆的动力臂比阻力臂短，所以比较费力，但可获得一定的速度。例如，护理人员用三叉钳夹取物品时，三叉钳的肘节为支点，护理人员的手用力夹住弯盘为动力，物体的重量作为阻力，由于动力的力臂小于阻力的力臂，所以需用较大的力才能将物品夹住。

二、人体力学在护理实践中的应用

人体肌肉的紧张度与身体平衡的稳定性密切相关，当人体处于一种不平衡状态时，各相应的肌群就会用力以帮助身体维持平衡。因此人体的稳定性越好，肌肉的紧张度越小；反之，身体的稳定性越差，肌肉就要付出更多的力用以维持身体平衡。所以，保持正确平衡的姿势有利于减轻肌肉的紧张和劳损。在护理工作中，正确运用力学原理，掌握各项护理技术操作中的节力原则，不仅有助于增进患者的舒适与安全，还可避免护理人员自身受伤，提高工作效率。

（一）正确的站立姿势

在日常护理工作中，护理人员经常需要站立，站立时身体前、后的各组肌群相互拮抗，使身体处于平衡状态。因此，维持正确的站立姿势有助于减轻肌肉紧张度和疲劳。站立时，护理人员应背部挺直，身体勿前倾、后倒或侧向一边；头部伸直，下颌微内收，勿仰起或低垂；手臂自然放在身体两侧，肘关节略微屈曲；下腹内缩；膝部放松；足尖向前。

（二）两臂持物时的姿势

在护理工作中，经常用两手持物，如端治疗盘、面盆等。两手持物时，两臂应紧靠身体两侧，上臂下垂，上臂的重力臂等于零，重量垂直传至双足，减少上臂肌群的用力；前臂和所持物体靠近身体，重力臂缩短，重力矩减少，有助于节力，同时使重力线尽量靠近双足间的支撑面，增加身体的稳定性；另外，用手掌托住治疗盘较用手指抓握省力，可以避免损伤手指小肌群。

（三）工作面较低的技术操作

护理人员在进行铺床、取物、注射、移动患者等护理操作时，其工作面相对较低，经常需要降低身体的高度以完成操作，而经常弯腰，运用腰背部的肌肉容易引起腰肌劳损。当遇到工作面较低的护理操作时，护理人员应双足前后或左右分开，屈髋屈膝，以扩大支撑面，降低重心，增加身体稳定性，同时上身近似直立，减少弯腰，减轻腰部肌肉负荷。尽量屈髋屈膝、下蹲，使用臀部与大腿大肌肉群，不易引起损伤。弯腰时使用腰背部小肌群，容易引起疲劳和损伤；另外，弯腰时，身体的重力线偏移，离开双足间的支撑面，不利于身体保持平衡。因此，护理人员在工作中应尽量以下蹲来代替弯腰。

（四）搬运或提取重物时的姿势

在护理操作中搬运重物时，如果可以利用平车、推车运送，就尽量避免搬运或提取的方法。如果可以推、拉重物，就尽量避免抬起重物，因为推拉时只需克服物体与地面间的摩擦力，而抬起物体需要克服物体的重力作用；并且尽量以拉代推，因为拉的力量向上，有利于减小压力，减少摩擦力。如果必须抬起重物搬运时，抬起时护理人员应双足前后或左右分开、屈髋下蹲、躯干自然伸直，利用腿部和臂部肌肉的力量支撑身体及重物，减少腰部肌肉用力；搬运过程中尽量让物体靠近身体，同时面向移动方向，避免扭转腰部，因为腰部扭转时，腰部各肌群不均等地用力，容易引起腰部肌肉疲劳和受伤。

以上列举了护理人员在常见护理操作中如何合理利用力学原理，以提高工作效率，节省力量，保护护理人员和患者不受损伤。护理人员在工作中应注意，尽量使用大肌群或多肌群共同工作，尽量以身体的转动、下蹲代替腰部扭转，因为使用大肌群和多肌群工作，不易产生疲劳和损伤；合理应用杠杆原理，减少重力矩，减少阻力；尽量维持身体的重力线在支撑面内；通过改变摩擦系数和压力，合理应用摩擦力。

第二节 各种体位及其应用

体位（position）指人的身体位置和姿势。临床上常根据患者的病情与治疗需要调整其相应的体位。体位根据患者自主性，可分为3类：①主动体位，指患者自己采取的最舒适的体位，见于轻症患者；②被动体位，指患者自身无力更换体位，而只能处于被安置的体位，如昏迷、极度衰弱的患者；③被迫体位，指患者有更换体位的能力，但由于疾病、治疗或检查的限制，只能被迫采取某种体位，如妇科检查时采用截石位。

护理人员需要协助患者在治疗、检查、护理及休息时，采取正确、舒适和安全的体位。根据力学原理，一般支撑面大、重心低、重力线通过支撑面，且各关节处于其正常解剖位置的体位，比较舒适和安全。正确的体位有助于增进患者舒适、治疗疾病、减轻症状、预防并发症及进行各种检查等。

一、仰卧位

仰卧位（supine position）是临床最为常用的卧位之一，由于仰卧位时患者的重心低、支撑面大，是一种比较稳定的卧位。取仰卧位时，注意：①患者的头部不可垫得过高，以利于颈部肌肉的放松；②大腿要加以支托，避免腿外翻，一般可在股骨大转子及大腿的侧面以软枕支托；③小腿轻微弯曲，可在腘窝的上方垫软枕，注意不可直接垫于腘窝处，以免影响血液循环，压迫腘神经；④足底垫枕头或置脚托板维持足底向背侧弯曲，防止形成足下垂；⑤协助患者各关节进行主动或被动的活动。

根据不同的病情需要和治疗的目的，还可协助患者取以下几种特殊仰卧体位。

1. 去枕仰卧位 患者仰卧，不用枕头，头偏向一侧。适用于：①昏迷和全身麻醉未清醒的患者，有利于防止呕吐物流入呼吸道，引起窒息及肺部并发症；②椎管麻醉及脊髓腔穿刺的患者，预防颅内压减低，引起头痛。

2. 仰卧屈膝位 患者仰卧，两膝屈曲并稍外展，降低腹部肌肉张力。常用于腹部检查。

3. 仰卧中凹位（休克卧位） 患者仰卧，头胸部抬高 10°～20°，下肢抬高 20°～30°。适用于休克患者，其中头胸部抬高，膈肌下降，有利于增大肺活量，减轻呼吸活动受限；下肢抬高，有利于促进下肢静脉血液回流，增加回心血量和心输出量，保证重要脏器的血液供应。

4. 头低足高位 患者仰卧，床尾处的床脚用木墩或其他支托物垫高 15～30cm，枕头横放于床头，以保护头部。适用于：①胎膜早破的产妇，有利于防止脐带脱垂；②下肢或骨盆骨折后行骨牵引术的患者，目的是利用人体的重力进行反牵引；③严重失血性休克的患者，有利于促进静脉血液回流；④十二指肠引流及胆汁引流的患者，促进胆汁的流出；⑤肺部感染行体位引流的患者，利于肺底部的分泌物流向大的气管，然后咳出体外。

5. 头高足低位　患者仰卧，将床头处的床脚用木墩或其他支托物垫高15～30cm或根据具体情况酌情抬高。适用于：①脑水肿的患者，有利于降低颅内压，预防或减轻脑水肿；②颅脑手术后或头部外伤的患者，有利于减轻颅内出血；③颈椎骨折行颅骨牵引术的患者，主要是利用人体重力作为反牵引力。

二、侧卧位

侧卧位（side-lying position）指患者侧卧，头部垫高，与躯干成一直线，防止脊柱扭曲；两臂屈曲，分别放于胸前和枕旁，其中上面的手用软枕垫起，减少对肩胛部肌肉的牵拉；两腿屈髋屈膝，其中下腿略伸直，上腿膝关节处以软枕垫起，防止髋内收（图8-2）。对于昏迷、截瘫、虚弱的患者可在背后、胸腹前放软枕支托，以扩大支撑面，减轻局部所承受的压力。侧卧位适用于：①长期卧床的患者，目的是与平卧位交替，防止发生压疮；②用于灌肠术、肛门检查和配合胃镜检查等；③臀部肌内注射，下腿弯曲、上腿伸直；④单侧肺部病变者，视病情采取健侧卧位或患侧卧位。

三、半坐卧位

半坐卧位（Fowler position）时将床头摇起30°～60°。此时患者有沿床斜面下滑的趋势，可将患者的膝下支架稍摇起，抬高并屈曲膝关节，防止身体下滑，必要时在足底垫软枕，以保护足部（图8-3）。半坐卧位适用于：①心肺疾病和呼吸困难者，一方面由于重力作用，膈肌下降，胸腔容积增大，利于呼吸；另一方面有利于减少回心血量，减轻肺部淤血和心脏负担；②腹部手术后的患者，有利于减轻腹部伤口张力，减轻疼痛，促进伤口愈合；③盆腔术后及盆腔或腹腔有炎症的患者，有利于腹腔渗出物流入盆腔，促进炎症局限化，防止感染向上蔓延引起膈下脓肿；④颜面及颈部手术后的患者，有利于减少局部出血；⑤疾病恢复期的患者，使患者有一个适应的过程，以逐渐向坐位和下床活动过渡。

四、端坐位

端坐位（orthopneic position）指患者端坐于床上，床头支架抬高60°～80°，背后垫软枕，胸

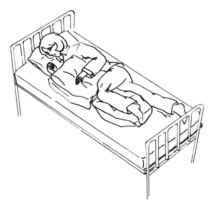

图8-2　侧卧位

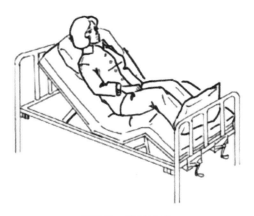

图8-3　半坐卧位

前放一跨床小桌，桌上放软枕，便于患者伏桌休息，床的两侧加床档防止坠床（图8-4）。端坐位适用于心力衰竭、心包积液、支气管哮喘发作的患者。对于急性左心衰的患者，可将两腿向一侧床沿下垂，以减少回心血量，减轻心脏负担。

五、俯卧位

俯卧位（prone position）是患者俯卧于床上，头偏向一侧，头及肩下垫薄枕，枕头不宜过高，以免患者头部过度伸张；两臂屈曲放于枕头旁；腹下垫软枕，以维持腰椎的正常曲度及减轻对女性患者乳房的压迫；大腿和膝关节下垫软枕，以扩大支撑面，减少膝盖和髋部的骨隆突处所承受的身体压力；小腿及足下垫软枕，以抬高双足，维持膝关节的正常曲度和防止足下垂（图8-5）。俯卧位适用于腰背部检查或配合胰胆管造影、脊椎手术和腰背部或臀部有伤口、不能平卧和侧卧的患者及胃肠胀气所致腹痛的患者。

六、膝胸卧位

膝胸卧位（knee-chest position）是患者跪卧，两小腿平放于床上，大腿与床面垂直，两腿稍分开，胸部尽量贴于床面，臀部抬起，腹部悬空，头偏向一侧，两臂屈曲放于头两侧（图8-6）。适用于：①肛门、直肠、乙状结肠镜检查及治疗的患者；②矫正胎位不正及子宫后倾的患者。需注意，若孕妇采用此卧位矫正胎位，应注意保暖，每次不应超过15分钟。

七、截石位

截石位（lithotomy position）是患者仰卧于检查床上，臀部齐床沿，两腿分开放在支架上（图8-7）。适用于会阴、肛门区域的检查、治疗及手术（如膀胱镜、妇产科检查、阴道灌洗等）、产妇分娩等。由于这种卧位会使患者感到不安，应注意适当地遮盖患者，尽量减少暴露，并注意保暖。

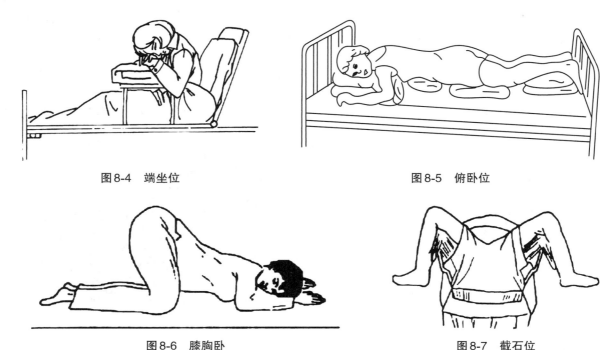

图8-4　端坐位　　　　　　　　　　　　　　图8-5　俯卧位

图8-6　膝胸卧　　　　　　　　　　　　　　图8-7　截石位

第三节　移动和搬运患者

部分患者活动能力下降，需要护士协助移动或搬运，如协助患者移向床头、协助患者翻身、将患者搬至平车等。在移动和搬运患者的过程中，护士应注意根据力学原理，采取正确的姿势，以确保患者安全，提高效率，节省力量，防止护士自身的损伤。

一、变换体位法

（一）协助患者移向床头的方法

常用于协助已滑向床尾而不能自行移动的患者移向床头。

1. 评估　①患者：年龄、体重、神志、病情、活动能力、皮肤状况等；②护士：自身能够负荷的重量及周围可利用的资源等；③环境：地面是否干燥，床周围是否有足够的操作空间等。

2. 操作前准备　①患者准备：核对并向患者及家属解释移动的目的和配合的方法；②护士准备：衣帽整齐，洗手，取下手表，戴好口罩；③环境准备：移开障碍物，提供足够的操作空间。

3. 操作步骤与流程　根据患者的病情、体重、活动能力及护士自身的体力状况，可以选择单人协助或双人协助患者移向床头。

（1）单人协助患者移向床头法（图8-8）：适用于有一定活动能力的患者。具体操作步骤：①固定床脚，放平床头，放下床档，移去垫枕及其他固定用品；②保护患者头部，将枕头横立于床头，合理安置输液管、导尿管、引流管等各种导管；③患

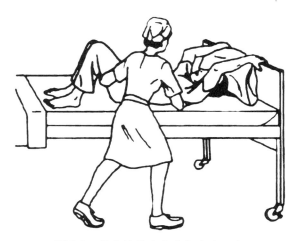

图8-8　单人协助患者移向床头示意

者仰卧屈膝，双手握住床头栏杆；④护士靠近床侧，面向床头，双足前后分开，屈髋屈膝，上身尽量伸直；一手置患者肩下，另一手置患者臀部，抬起患者，减少患者与床之间的摩擦力；⑤护士与患者同时用力移向床头，护士的重心由后足到前足；⑥给患者垫好枕头，协助取舒适体位；⑦整理床单位，洗手、记录。

（2）双人协助患者移向床头法：适用于极度虚弱、昏迷等不能配合移动或体重较重的患者。具体操作步骤：①～③同单人协助法；④两护士分别站在床的两侧，面向床头，两足前后分开，屈髋屈膝；⑤两护士对称地托住患者的肩部和臀部，同时抬起患者移向床头；⑥给患者垫好枕头，协助取舒适体位；⑦整理床单位，洗手、记录。

4. 操作要点　①移动患者前，合理安置输液管、导尿管、引流管等各种导管，防止管道在移动时脱落、受压、液体逆流；②搬动患者时，不可拖拉，减少患者与床之间的摩擦力，以免擦伤皮肤。

5. 评价　①患者的体位舒适、安全，未发生皮肤及骨骼损伤；②患者的各种管道无脱落、受

压、液体逆流现象；③合理利用力学原理并符合节力原则；④病情观察、记录完整。

（二）协助患者翻身侧卧的方法

目的：①协助不能起床的患者更换卧位，使其感觉更舒适；②满足检查、治疗和护理的需要，如背部皮肤护理、更换床单或整理床单位；③预防并发症，如压疮、坠积性肺炎等。

1. 评估　①患者：年龄、体重、神志、病情、活动能力、皮肤状况等；②护士：自身能够负荷的重量及周围可利用的资源等；③环境：地面是否干燥，床周围是否有足够的操作空间等。

2. 操作前准备　①患者：了解更换体位的目的和配合的方法；②护士准备：衣帽整齐，洗手，取下手表，戴好口罩；③用物准备：床单、软枕等；④环境准备：移开障碍物，提供足够的操作空间。

3. 操作步骤与流程　根据患者的体重、活动能力及护士自身的体力状况，可以选择不同的翻身方法。

（1）单人协助患者翻身法：适用于体重较轻、能配合移动的患者。以将患者由仰卧位翻向右侧卧位为例，具体操作步骤如下：①固定床轮，放平床头，松开被尾，防止操作中床移动；床的右侧加床档，防止患者坠床；合理安置患者的各种导管和输液管；②患者仰卧，双手放于腹部，双腿屈曲，便于移动过程中双足蹬床面，配合护士移动；③护士站于患者左侧，双足前后分开，屈髋屈膝，护士一手置患者肩下，一手置患者腰臀部，肘关节撑于床面，护士身体稍微前倾，重心落在前足上，以肘关节为支点，用前臂抬起患者，移向左侧床边，同时护士的重心由前足至后足，协助患者将双足及头部移向右侧床边；④护士两手置患者左侧肩部和臀部，护士两足前后分开，屈髋屈膝，呈半蹲姿势，重心落于后足，护士起身，重心由后足至前足，同时翻转患者成右侧卧位；⑤协助患者取舒适的侧卧体位；⑥整理床单位，洗手、记录。

（2）双人协助患者翻身法（图8-9）：适用于体重较重、不能配合移动的患者。以将患者由仰卧位翻向右侧卧位为例，具体操作步骤如下：①固定床轮，放平床头，松开被尾，防止操作中床移动；床的右侧加床档，防止患者坠床；合理安置患者的各种导管和输液管；②患者仰卧，双手

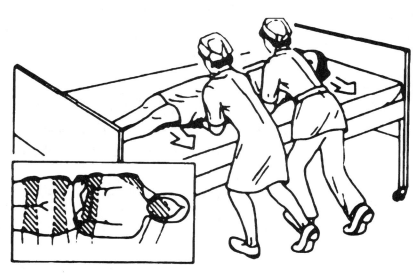

图8-9　双人协助患者翻身示意

置于腹部，右侧腿放在左侧腿上，使患者身体尽量靠近护士，缩短重力臂，以利于节力；③护士A站于左侧床边，双手分别置于患者肩下和腰下，护士B站于同侧床边，双手置于患者臀下和膝下，两位护士均双足前后分开，屈髋屈膝，重心落在前足；④两名护士分别将双手置于患者的肩背部、腰部、臀部、膝部，同时翻转患者成右侧卧位；⑤协助患者取舒适的侧卧体位；⑥整理床单位，洗手、记录。

4. 操作要点 ①移动患者前，合理安置输液管、导尿管、引流管等各种导管，防止管道在移动时脱落、受压、液体逆流；②搬动患者时，不可拖拉，减少患者与床之间的摩擦力，以免擦伤皮肤；③注意侧卧位的具体要求，保证患者舒适及安全；④记录患者皮肤情况、翻身时间、翻身中有无意外、患者配合翻身的能力等。

5. 评价 ①患者知晓翻身的意义，并予以配合；②翻身动作轻柔，翻身后患者体位正确，舒适安全；③保持各导管及输液管不脱落、不受压；④合理运用力学原理且符合节力原则；⑤病情观察、记录完整。

6. 注意事项 ①术后患者：更换体位前应先固定好敷料，如敷料已被分泌物浸湿，应先更换，再翻身；翻身后注意伤口勿受压；②牵引患者：翻身过程不可改变牵引的力量、位置和方向；③石膏固定患者：检查翻身后石膏的位置是否正确；④颅脑手术的患者：翻身过程避免头部剧烈震动，防止产生脑疝；一般取健侧卧位。

二、搬运法

（一）轮椅搬运患者的方法

轮椅主要用于运送不能行走但能坐起的患者外出做检查、治疗或活动，也可作为恢复期患者下床活动之前的过渡。在协助患者由床至轮椅或由轮椅至床及轮椅运送患者的过程中，护士应注意正确运用力学原理，节省力量的同时保证患者和自身的安全。

1. 评估 ①患者：年龄、体重、意识状态、病情、活动能力等；②护士：自身能够负荷的重量及周围可利用的资源等；③轮椅：各配件是否完好，包括刹车、坐垫、靠背、脚踏板等；④环境：地面是否干燥，床周围是否有足够的操作空间等。

2. 操作前准备 ①患者准备：了解使用轮椅的目的和配合方法；②护士准备：衣帽整齐，洗手，戴口罩；③用物准备：性能完好的轮椅，必要时准备毛毯、软枕等；④环境准备：提供宽敞的环境，便于患者和护士移动。

3. 操作步骤与流程 ①检查轮椅的性能，保证患者安全。②推轮椅至患者健侧的床边，椅背与床尾平齐，面向床头，翻起脚踏板。将轮椅闸瓦制动，固定轮椅，防止打滑。③扶患者坐起，双足跨过床边垂下，协助患者穿上衣服及鞋袜，天冷时备好毛毯。④患者双手置于护士肩部，护士面向患者，双足前后分开，屈髋屈膝，双手托住患者腰部，协助患者下床。两人同时移步至轮椅前，患者背向轮椅。患者手扶轮椅把手，缓慢坐入轮椅，身体靠椅背，放下脚踏板。⑤整理床单位，观察患者无不适后，推患者至目的地。⑥下轮椅时，推轮椅至床尾，将闸瓦制动，翻起脚踏板。护士双足前后分开，屈髋屈膝，双手托住患者腰部，协助患者坐于床沿，脱去鞋子、外套，护士一手托患者肩部，一手扶住患者，协助患者躺下，抬双腿至床上。⑦取舒适卧位，盖好被子。

⑧整理床单位，推轮椅回原处，洗手、记录。

4. 操作要点 ①扶患者坐起，双足跨过床边垂下，观察患者有无头晕等不适感；②推行轮椅的过程中，应注意观察患者有无眩晕、面色苍白等不适；③嘱患者推行过程中身体勿向前倾，勿自行下轮椅，必要时使用约束带；④下坡时应减慢速度，必要时护士在前面，倒向行驶；过门槛时，翘起前轮；⑤注意保暖和舒适，必要时在背部垫软枕，腿及腹部盖毛毯。

5. 评价 ①患者明确坐轮椅的目的，积极配合；②合理运用力学原理，符合节力原则；③搬运过程中，患者安全舒适，未发生意外，护士自身不受伤；④病情观察、记录完整。

（二）平车搬运患者的方法

平车搬运法主要用于协助不能起床的患者做各种特殊检查、治疗、转运病房及出入院等。

1. 评估 包括：①患者年龄、体重、意识状态、病情、活动能力等。②护士自身能够负荷的重量及周围可利用的资源等。③平车各配件是否完好。④环境地面是否干燥，床周围是否有足够操作空间等。

2. 操作前准备 包括：①患者准备：了解使用平车的目的和配合方法。②护士准备：衣帽整齐，洗手，戴口罩。③用物准备：性能完好的平车，车上备好枕头、大单和毛毯，必要时加中单和橡胶单。④环境准备：提供宽敞的环境，便于患者和护士移动。

3. 操作步骤与流程 根据患者的病情和活动能力，在患者由平车至床的移动过程中可以选择挪动法、单人搬运、双人搬运等方法。

（1）由床挪动至平车的方法：适用于病情允许，能在床上配合活动的患者，具体操作步骤为：①检查平车是否完好，床单、枕头等是否清洁。推平车至病房。②移开床旁桌椅，松开被尾，协助患者穿好衣服，合理安置患者身上的各种导管和输液管，防止导管脱落和液体反流。③将平车紧靠床边，平车大轮靠床头，调整平车与床同高，便于患者头部枕于大轮端，因为大轮端较平稳，颠簸少。④平车和床的轮子固定，防止挪动过程中，平车或床移动。⑤护士站平车侧，抵住平车，防止平车移动，同时便于协助患者。协助患者将上身、臀部和下肢依次挪向平车，注意患者应卧于平车中央，防止跌倒。⑥协助患者取舒适体位，盖好毯子。⑦整理床单位，推患者至目的地。⑧洗手，记录。

（2）由床搬运至平车的方法：适用于运送不能起床的患者入院、做各种特殊检查、治疗、手术或转运。包括一人搬运法、两人搬运法、三人搬运法、医用转移板搬运患者法，具体操作步骤如下：①～②同挪动法。③平车与床尾呈钝角打开，大轮靠床尾，调整平车至合适高度。④固定车与床的轮子，将患者由床搬至平车。协助患者取舒适体位，盖好毯子。整理床单位，推患者至目的地。洗手、记录。

1）一人搬运法：将患者挪至床边，患者双手紧握，固定于护士颈后；护士身体面向床尾，两脚前后分开，屈髋屈膝，一手从患者腋下伸至对侧肩部，一手置患者大腿下，抱起患者，放于平车上，注意尽量运用腿部大肌群的力量，减少弯腰和扭动腰部。

2）双人搬运法：患者仰卧，双手放于胸前，两护士站于病床同侧，协助患者移至床边；护士A托住患者颈肩部和腰部，护士B托住患者臀部和腘窝处，两位护士肘部置于床面，前臂用力，抬起患者；护士前臂屈肘内收，使患者身体尽量靠近护士，使重力线尽量在支撑面内，减少重力矩，同时保护患者安全。两护士同时移步，将患者抬至平车，放下。注意两护士应步伐一致。

3）三人搬运法：同双人搬运法。三名护士分别托住患者的头肩部、腰臀部和下肢，三人同时起身，抬起患者，将患者抬至平车，注意体力较好的护士可站于中间。

4）医用转移板搬运患者法：同双人搬运法。将转移板放进患者身体下方1/3的位置，将头、双足轻轻放于转移板上；护士A将双手放于患者肩部和臀部稍下方，轻抬起往前上方推，护士B轻拉患者，当患者快完全到平车位置时稍抬起患者身体，使患者处于平车中间；护士B轻抬起患者压在转移板的一侧，护士A拉出转移板。

4. 操作要点　①平车搬运患者过程中，护士应站在患者头侧推车，以便观察患者有无不适；②推行中，平车小轮端在前，因为转弯灵活；速度不可过快；③上下坡时，患者头部应处于高处，减轻患者不适，并嘱患者抓紧扶手，保证患者安全；④颅脑损伤、颌面部损伤及昏迷患者，应将头偏向一侧；搬运颈椎损伤的患者时，头部应保持中立位。

5. 评价　①患者知晓搬运的意义，积极配合；②搬运过程中，患者体位舒适、安全，皮肤无受损，管道无受压；③正确运用力学原理，符合节力原则；④搬运过程中，护士姿势正确，腰部无受伤；⑤病情观察、记录完整。

三、移位辅助用具

移位指将人从当前位置或当前姿势移动到附近的另一个位置或姿势的过程。例如，将失能者从床转移到轮椅上或从轮椅转移到坐便上。此过程主要依靠护理人员或照护者的体力和移位辅助用具进行，对护理人员或照护者的本身有较大的体力负荷，操作不当会造成身体损伤。常用的移位辅助用具如下。

1. 辅助移位腰带　安全地系在失能者和照护者的身上，在转移过程中，失能者可以握住手柄并支撑其站立转移。为保证转移的安全，照护双方需握住对方的手柄。因为要站立转移，此腰带更适合下肢没有完全丧失功能、可以下肢作着力点的失能者，依靠的主要是照护者的身体转移。

2. 移位机　是一种帮助截瘫患者、术后患者、行动无法自理的老年人等重症下肢障碍人群移位的移行辅具，最初主要见于医院及病后康复护理机构，后逐渐走进普通家庭及养老院，极大地减轻了医护人员的护理压力。按照移位机活动范围分类，可以将其分为移动式、固定式。

（1）移动式移位机：是一种可在居住空间中移动的移位机，适合大多数的移位情况，如进出卫生间、在病床和轮椅之间转移失能老年人。此种移位机利用电力驱动的方式，通过电机传动装置升降机械臂，结构相对更简单，吊架上设有吊具，通过吊具将失能老年人升起进行空间内的移动。

（2）固定式移位机：是一种安装在床边或洗手间等失能老年人主要活动范围的单一位置的移行辅具，需要配合轮椅等其他辅具一起使用，占用的空间相对较小，但移动范围受限制且活动性较差，只能满足单一场景。

第四节　助行辅助和防护用具的使用

患者由于身体虚弱和活动能力、感知觉能力及免疫力下降等原因，以致在日常生活中容易发生跌倒、坠床、撞伤、抓伤等意外。对于一些容易发生意外的患者，如下肢活动障碍、高热、昏迷、神志不清、精神异常及缺乏自我保护能力的老年人和婴幼儿，护理人员必须明确任何可能影响患者安全的因素，有针对性地使用保护和辅助用具，并指导患者正确的使用方法，以防止意外的发生，满足患者安全的需要。

一、助行辅助用具

（一）拐杖

拐杖（crutch）是临床常见的辅助行走用具，常用于下肢一侧或双侧疾病患者及长期卧床患者逐渐康复可以下床行走时。根据其支撑部位的不同，可以分为腋杖、臂杖和手杖。腋杖是具有腋、手复合支撑结构的拐杖；臂杖是具有臂、手复合支撑结构的拐杖；手杖是只用手支撑使用的拐杖（图8-10）。目前临床较为常用的是腋杖，下面进行具体介绍。

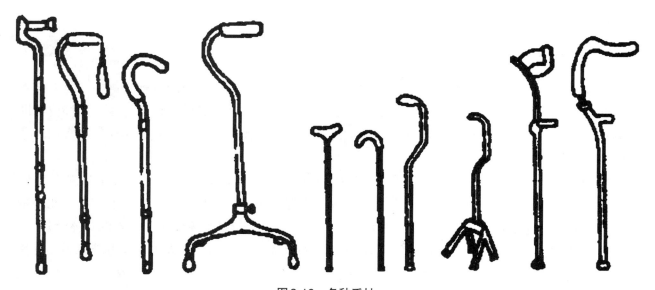

图8-10　各种手杖

1. 腋杖的选择　一般拐杖的前端有橡胶头，拐杖的高度（从腋垫至橡胶头的长度）应与使用者的身高相适应。拐杖的适宜长度为患者穿鞋平卧，测量从腋下至足跟的距离再加5cm，包括腋垫和橡胶拐杖头。

2. 持拐站立的姿势　患者穿合适的鞋，身体挺直，肩部放松；拐杖底部伸至足趾前、外侧各15～20cm；拐杖的腋垫距离腋窝约有两指的空隙；中间扶手的高度应调节至患者紧握拐杖时，肘部弯曲成15～30º角（图8-11）。

3. 持双拐行走的方法　根据患者下肢的承重能力，持拐行走有以下几种基本方法。①四点式步态：先出右拐杖，然后左足跟上；再出左拐，然后右足跟上。用四点式步态行走的过程中始终三点着地，是最安全的步态，常用于双腿稍能支持体重的患者，如关节炎患者、小儿麻痹症患者等。②三点式步态：两拐与患肢同时移向前，然后再移动健肢。三点式步态适用于仅一侧下肢受伤的患者，要求患者有良好的平衡能力。③两点式步态：先同时出右拐和左足，然后左拐和右足同时跟上。由于使用两点式步态行走过程中仅两点着地，因此要求患者有较好的身体平衡能力。一般习惯四点式步态后且平衡功能较好的患者可用两点式步态。④跳跃式步态：先将两拐移至身体前方，然后以双手支撑，将身体跳至两拐之间。此法移动较快，用于上臂和肩膀强壮有力、下肢完全瘫痪的患者。

4. 注意事项　①使用拐杖前，患者需要先进行臂部肌肉力量和身体平衡功能的练习，如在床上练习俯卧撑，以增强臂及手的肌力；应用握力器练习手部肌肉力量；练习用健肢单腿站立，练习平衡功能等；②使用拐杖行走过程中，应用臂和手的力量支撑身体，避免腋窝部位长时间受压，损伤腋神经；③如仅用单拐行走，应置于健侧，以促进患侧肢体的负重训练；一般患肢与拐杖先出，然后健肢跟上；手杖的使用方法基本同单拐行走；④持拐杖坐下时，应选择有扶手的椅子，将两拐由腋下取出，交给一只手；然后一手扶椅子的扶手，另一手扶拐杖的中间扶手，缓慢坐下；⑤持拐杖上楼梯时，一般先双手撑拐杖，健肢上楼梯，然后双拐与患肢跟上；下楼梯时，双拐杖与患肢先下楼梯，然后健肢跟上。

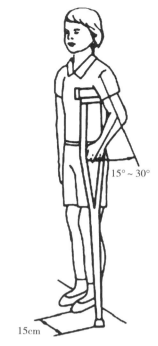

15° ~ 30°

15cm

图8-11　正确持杖站立的姿势

（二）助行器

助行器（walking aid）包括四脚助行器（图8-12）、两步段助行器、多功能助行器。由于四脚助行器的稳定性较好，可以给身体提供较大的支撑，常用于行走训练初期，为使用拐杖或手杖的患者做准备；或作为一些体弱老年人的长期辅助用具。四脚助行器使用时双手提起两侧扶手同时向前放于地面代替一足，然后健腿迈上。两步段助行器适用于起、坐、行走不便的患者，一般行走时使用上扶手，坐下或起立时使用下扶手。多功能助行器适于老年人外出行走和购物时使用。

二、保护具

保护具（protective device）是用来限制患者身体某部位的活动，以达到维护患者安全与治疗效果的各种器具。

（一）约束带

约束带（restraints）是临床常用的一种保护用具，主要用于限制患者躯体及四肢活动，以配合治疗或护理的需要，防止患者伤人或自伤。约束带在制动患者的同时，也会带来潜在的

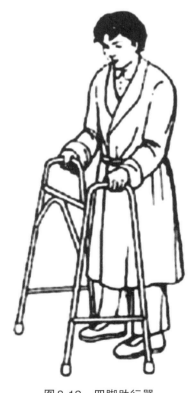

图8-12　四脚助行器

危险，一方面约束本身容易引起患者的恐惧、焦虑、不安等情绪，患者往往会对约束进行反抗；另一方面，约束带使用不当可能引起患者皮肤组织受损，或因机体活动减少而导致骨骼肌失用性萎缩等并发症的发生。因此，约束带只宜短期使用，且应谨慎使用。

1. 常见约束带的种类及使用

（1）宽绷带约束带：用于对腕及踝部的约束，可以有效地限制肢体的活动，防止患者伤人或自伤，如防止患者自行拔管和其他治疗装置；或固定某一肢体的活动以完成某种治疗或护理，如输液、伤口缝合等。使用时，先清洁局部皮肤，用棉垫包裹手腕和踝部；再用宽绷带打成双套结（图8-13），套在棉垫外，稍拉紧，以约束带不脱落，同时又不影响肢体血液循环为宜；然后将绷带系于床架上。注意使用踝部约束带时，必须同时使用腕部约束带，以防止患者自行解开。

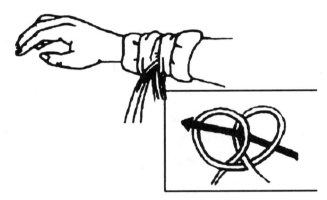

图8-13　双套结的系法

（2）膝部约束带：用于固定膝部，限制患者下肢活动。膝部约束带由一条宽带和两个两头带组成，其中宽带要求长250cm，宽10cm。使用时，两膝衬棉垫，将约束带横放于两膝上，两头带分别固定一侧膝关节，宽带两端系于床架上（图8-14）。

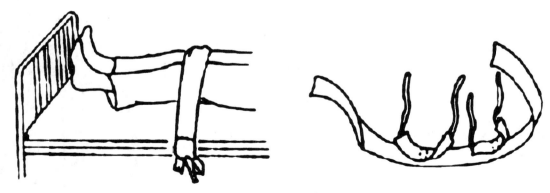

图8-14　膝部约束带

（3）连指约束手套：常与固定肢体的宽绷带约束带同时使用，也可单独使用，主要是限制患者手的活动，防止患者抓伤自己。使用时，先清洁患者双手，然后将手套戴于手上（图8-15）。

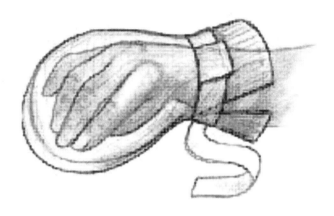

图8-15 连指约束手套

（4）肩部约束带：常用于固定双肩，限制患者坐起，或保护患者，防止患者从床上、椅子上摔下来。肩部约束带用宽布制成，宽8cm，长120cm，一端做成袖筒。使用时，将袖筒套于患者肩部，腋窝处衬以棉垫，两细带在胸前打结，两条宽带系于床头（图8-16），必要时将枕头立于床头。肩部约束带也可用清洁、平整的床单代替。使用方法：两人握住床单斜对角的长端，平整折叠成适当的宽度，把床单中部放在患者上背部，把尾端从腋下拉出来，盖过肩部前面，再从床单中部下方穿过，系于床头支架上。传统的肩部约束带因约束接触面积小、压强大，可导致患者皮肤擦伤、勒伤及影响呼吸或血运等约束带并发症。背心式约束带或约束衣多为套衫式，在腋下与肩部通过隐藏式拉链与约束单部分进行大面积固定，且约束单部分左右两侧及头部位置有多条约束带固定在床边，其固定面积大、承受力强，从而能够有效限制患者上半身较大幅度的动作，避免因头部引流管牵拉过度而脱出等意外伤害的发生。

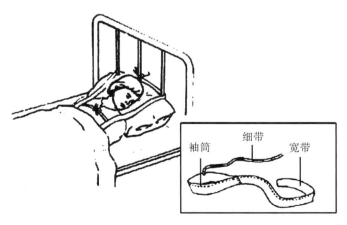

图8-16 肩部约束带

2. 约束带使用的注意事项 ①约束带只宜短期使用，除非必要，尽量不使用约束带。因为约束带会给患者带来不愉快的情绪体验和引起皮肤损伤等并发症。②使用约束带前，应向患者及家属解释清楚使用约束带的原因和目的，尤其清醒患者必须取得患者同意。③使用约束带前，应先清洁皮肤，并在骨突及关节等易损伤的位置使用保护垫，以免损伤皮肤。④约束带应用可迅速松开的蝴蝶结或平结固定于床架上。注意勿系于床栏杆上，因为床栏杆的上下移动可改变约束带的松紧；勿用死结，以免紧急时打不开。⑤约束带的松紧应适宜，过紧容易损伤患者皮肤，影响肢体末端血液循环；过松则容易挣脱，起不到约束的作用。⑥约束带应定时松解，一般每2小时松开一次，活动被约束的肢体；同时注意检查远端肢体的皮肤颜色、感觉及温度等。如发现肢端变冷、苍白、麻木，皮肤肿胀、破损时，应立刻松开，报告医生。

（二）其他保护具

1. 床档　用于保护患者，防止坠床。目前临床使用的床档有多种类型，包括全自动床档、半自动床档、机械式床档等。无论哪种床档，使用时要注意安装牢固。

2. 托脚板　常用于支持足底，保持足的背屈位，防止足下垂。当患者平卧时，足向足底弯曲，如果长期不活动或缺乏支托，容易造成足下垂。使用托脚板可以帮助患者维持足的自然背屈位置，同时防止盖被压迫足趾。使用时，足底应加衬垫，足跟、足底紧贴托脚板的板面。

3. 卷垫　可用绷带或毛巾卷叠而成，常用于预防手指和手腕的屈曲性挛缩。患者由于意识模糊或上肢功能受限，不能自主活动腕关节和手指各关节，容易引起肌腱挛缩、变短，出现腕下垂。使用卷垫有助于维持腕关节和各手指关节的自然解剖位置。

知 识 拓 展

患者约束的最佳证据（2018）

1. 决策层面

护士应评估患者可能导致约束的危险因素（高危因素：年龄、身体依赖、失禁问题、拔管倾向、跌倒、意识状态改变、易激惹或不安、多重用药）（JBI，Ⅱb级证据），以早期识别约束高风险患者，尽量避免约束。

护士应采用临床判断和有效的评估工具识别约束高风险患者（JBI，Ⅱb级证据）。

护士在使用约束前应对患者进行细致评估，如果患者格拉斯哥昏迷评分≥9分应谨慎使用并加强防范（JBI，Ⅲ级证据）。

2. 实施层面

护士应与多学科团队合作，采用缩减约束方案及危机管理技术，利用合适的资源，促进患者安全，减轻所有可能出现的应激行为带来伤害的风险（JBI，Ⅱb级证据）。

联合干预是最能减少约束的干预措施，包括政府立法、修订指南、意愿政策改变、机构内的培训、个性化护理、老年会专家的参与、缩减约束项目的实施（JBI，Ⅱ级证据）。

3. 教育层面

护士应意识到约束可能带来的并发症，以促进约束替代使用，减少患者约束（约束并发症包括：死亡，拔管风险增加，深静脉血栓或肺栓塞，局部神经或皮肤受损，跌倒风险增加，意识状况加重，无法活动，情绪问题，患者权益受到侵害，因护理不当有被起诉的风险）。（JBI，2 级证据）

循 证 资 源

➤ Evidence-Based Practice Guideline: Changing the Practice of Physical Restraint Use in Acute Care：

http://pubmed.ncbi.nlm.nih.gov/26820185/

➤ ICU 成年患者规范化身体约束证据总结

http://d.wanfangdata.com.cn/periodical/ChlQZXJpd2RpY2FsQ0hJTmV3UzIwMjEwOTA5Eg96Z2hsZ2wyMDE4MTIwMDQaCHZucXI2anVh

思 考 与 练 习

1. 患者，林某，73 岁。在输液过程中由于输液速度过快，短时间内输入大量液体引起左心衰竭。护士应该给患者采取什么体位？为什么？

2. 患者，张某，63 岁。脑梗死后 10 天，左侧肢体完全不能移动，医嘱要求进行脑部 CT 检查，需搬运患者至 CT 室。护士应该采用什么方法搬运患者至 CT 室？搬运过程中要注意什么？

（康晓凤）

学习目标

知识层面：
1. 说出体温、脉搏、呼吸、血压正常值。
2. 陈述体温、脉搏、呼吸、血压的测量方法及注意事项。
3. 陈述常见异常生命体征的特点及护理。

技能层面：
正确为患者测量生命体征并进行判断。

态度层面：
在理论知识学习中，认真主动，独立思考，做到理论联系实际；在技能学习中，表现出良好的职业素养，表现出对患者的尊重与关爱。

体温、脉搏、呼吸、血压是机体内在活动的一种客观反映，是机体功能运转的基本条件，临床上称之为生命体征（vital signs）。生命体征受环境、年龄、昼夜时间变化的影响，可以反映一个人身体各器官功能活动的情况。通过观察这些变化，护士得以了解疾病的发生及发展规律，是护士的主要工作内容之一。患者入院都要测量生命体征，以评估患者的基本情况，为明确诊断和治疗提供依据。

第一节 体温的评估及异常时的护理

一、体温的概念

身体的温度称为体温（temperature）。人体摄入的碳水化合物、脂肪和蛋白质等营养物质在代谢过程中释放能量，并将部分能量变为体热，维持体温，经过呼吸、排汗及排泄等途径将热量散出。正常状态下，由体内产生的热与散失的热互相保持平衡，体温基本保持不变。体温包括两种：体核温度和体表温度。体核温度指身体深部组织的温度，如颅内、胸腔、腹腔和中枢神经系统的温度，一般维持恒定。体表温度则指皮肤、皮下组织及脂肪层的温度，会随着环境的改变而升降。

二、体温的正常范围

对温度通常以冷或热进行判断，并用温度计测量。有两种计量温度的标准：摄氏度（℃）和华氏度（℉）。摄氏度与华氏度的换算公式：

$$℃＝（℉－32）×5/9$$
$$℉＝℃×9/5＋32$$

体温调节中枢将体温维持在一个定点，一般为37℃，这是最适合人体的温度。但用37℃表示正常体温是不准确的，因为一个人24小时的体温是有变化的。如果要同时测定身体不同器官或组织的温度，其结果并不相同。温度最高的器官是脑和肝。近身体中心部位的温度高于远离身体中心的部位。

通常情况下，测量体温的途径有3种：口腔、腋下、直肠。正常成人腋温、口温、肛温的正常范围及平均值如表9-1所示。

表9-1　成人正常体温范围及体温平均值

体温种类	正常范围/℃	平均值/℃
腋温	36.0～37.0	36.5
口温	36.5～37.5	37.0
肛温	37.0～38.1	37.5

三、体温调节

人属于哺乳类，是一种恒温（温血）动物，不论在何种环境下，身体都有维持体温不变的能力。人体对体温的调节有生理和行为两种机制。

（一）生理调节

生理调节是一种维持身体恒定温度的非意志反应，由神经系统进行调节，通过化学方式产热、物理方式散热，包括温度感受器、体温调节中枢和体温调节反应器。

1. 温度感受器　人体的皮肤、腹部器官、脊柱和下丘脑等处的神经终板，能感受身体内外的温度变化，多数感受器位于皮肤。皮肤有冷、热两种感受器，且前者多于后者，故皮肤对冷的感觉比热的感觉敏锐。感受器将感受到的内外环境温度传送到位于中枢神经的体温调节中枢。

2. 体温调节中枢　位于下丘脑，是控制身体产热与散热的中心。体温调节中枢将体温维持在一个定点，此定点称为设定点（37℃）。下丘脑通过负反馈作用维持体温的恒定。当体温发生变化时，体温调节中枢察觉后，即把信息传送到反应器，改变血液循环，控制汗腺分泌及代谢活动，以维持体温在正常范围。下丘脑前部控制散热，下丘脑后部控制产热。

3. 体温调节反应器　指血管、汗腺和骨骼肌等。下丘脑能感觉到流经此区域的血液温度，当血液温度高于正常时，下丘脑会刺激神经传出冲动至散热中枢，由于散热中枢的生理作用，皮下血管扩张，血液因而迅速流到表皮，使热由体内传至体表，增加汗腺分泌，此时呼吸也变得快而浅，以增加散热。相反，若血液的温度低于正常时，下丘脑将神经冲动沿着自主神经系统导向刺激产热中枢，产热中枢会使皮下血管收缩，以减少血液流到体表，防止过多热量的散失。

（二）行为调节

当环境温度急剧变化时，人体体温的行为调节就显得十分重要，这种调节可以人为地随意控制。行为调节是由皮肤冷和热的感觉引起的，即个人依外界环境的冷热、情绪状态和舒适感受的程度，采取调整温度的行动，如使用冷暖空气调节器、开关门窗、增减身体活动量及增减衣服等调节控制体温。

四、人体的产热与散热

体温的恒定是靠身体各系统的协调，即体内产热和散热达到一种动态的平衡状态。

（一）热的产生

有些热是来自太阳的照射及加热设备，或从热饮料、热食物中吸收，但主要的热源是从体内氧化食物而来的。人进食后，食物经胃肠道消化吸收，营养成分进入血液循环被运送到全身组织及细胞，与氧结合产生热。蛋白质、脂肪、糖等食物进入胃半小时后开始产生热量，约2小时后产生的热量达到高峰，5～6小时消耗完毕。一般成人在休息状态下，每小时可生成293kJ（70kcal）的热，并且体温每上升1℃，产热量就会增加13%。增加产热的因素如下。

1. 食物的氧化及基础代谢率增加。

2. 情绪的变化，如紧张、愤怒、恐惧等，可造成产热的增加。

3. 肌肉活动也会产热，寒战、发抖是不随意肌收缩，肌肉代谢增加可增加产热率。

4. 甲状腺素分泌增加可使细胞代谢率增加，产热亦增加。

5. 交感神经系统刺激增加，血中肾上腺素及去甲肾上腺素增加，细胞代谢率增加，也会使产热增加。

6. 短时间暴露在冷空气中，会刺激人体产热以升高体温，但长期处在寒冷的环境中，体温反会下降。

（二）热的散失

人体的散热方式有4种：辐射、传导、对流和蒸发。

1. 辐射　指热从一个物体表面传送至与它不接触的另一个物体表面的散热方式。人在室温下静态时，有50%～70%的热量是通过辐射散失的。影响辐射散热的因素有皮肤的颜色、身体体位、皮肤表面温度、环境温度等。黑皮肤比白皮肤能更多地吸收太阳光中的热；人在伸开手足站立时，辐射面积比蜷缩体位多25%；在温暖或气温较高的环境中辐射散热量减少。

2. 传导　指机体的热量在体内或与之接触的物体间传送的散热方式。在体内热从温度较高的部位传到较低的部位（皮肤表面），高热的患者使用冰袋，体热传导至冰袋内，都是通过传导将热量散失的。然而，人的脂肪可以阻止热流通过，故皮下脂肪较厚的人可以将体热储存在体内，减少散热。

3. 对流 指冷热物体之间通过空气或液体的循环流动交换热能的散热方式。热从身体传到较凉的空气或水中属于自然对流，用电风扇或其他机器使空气流通则是用人工方法加强对流。对流散热取决于皮肤和空气的温度与气流速度。当人处于静态时，大部分热量以自然对流方式散发。如果风速很大，人有冷的感觉则是因为散热加快的缘故。

4. 蒸发 水从液态变为气态时需要热能。从皮肤表面每蒸发1g水，都要散失580cal热量。人体汗腺的数量多达250万单位，通过交感神经而受控于中枢神经系统。情绪紧张、温度刺激、肌肉活动都可以使人出汗，当循环休克时皮肤湿冷，也是由出汗所致。

体热除经皮肤散失外，还可通过呼吸道、口腔、排泄物的排出等途径散发，这种水分及热的丧失称为无知觉散热。呼吸散热约占29%，排泄散热约占1%。

五、影响体温的因素

多种因素影响着体温的变化，如环境、年龄、生理或生活节律、激素作用、情绪、活动、饮食、测量部位及疾病等。

（一）环境

天气炎热、室内温度高或通风不良时，体温会有所上升；天气寒冷或衣着太少可使体温稍微下降。人们可以通过调节环境温度调节体温。

（二）年龄

新生儿及婴幼儿体温调节功能尚未发育完善，易受外界环境改变的影响，且体温比成人略高。青春期前，体温调节一直不太稳定，青春期正值发育旺盛期，体温也稍高于成年人。老年人新陈代谢率较低，产热减少，因此体温会偏低。

（三）生理或生活节律

每天24小时内正常人的体温波动范围为0.5～1.0℃，大多数人体温在早晨最低，即午夜至清晨2～6时，下午4～8时最高。这种昼夜的节律波动可能与人体活动、代谢、血液循环、呼吸的周期性变化有密切关系。经常在夜间工作的人其体温节律也会有所变动，常出现夜间体温升高，白天体温下降的情况。一般不超过0.5～1.0℃。

（四）激素

由于孕激素（孕酮）的作用，女性在月经周期有体温周期性的变化：排卵后孕激素分泌逐渐增多，体温随即上升0.3～0.6℃；月经来潮之前，孕激素水平降低，体温随之下降0.3～0.5℃，至下次排卵前。甲状腺功能亢进甲状腺素分泌增多时，体温也会上升。

此外，情绪激动、紧张、剧烈活动、摄入蛋白质等均会使体温升高。睡眠时机体代谢率降低，产热减少，体温降低。

六、体温测量

（一）体温计的种类

体温计的种类包括玻璃式水银体温计、电子体温计、红外线体温计、与监护仪配套的热敏电阻体温计等。

1. 玻璃式水银体温计　临床最为常用，其作用是依靠热胀冷缩的原理。体温计一端的玻璃球内装有水银，当水银接触人体的口腔、腋下或直肠时就会膨胀，同时指示出体温的数值。玻璃式水银体温计的形状依测量部位的不同而有所不同，有口表、腋表和肛表3种。口表球部细长，腋表球部扁长，肛表球部呈圆球形。

2. 电子体温计　有液晶显示屏，3位数字显示，精确到0.1℃，数值一目了然，30秒测温，快速准确，使用方便。有的电子体温计还可在测量结束时蜂鸣告知。

3. 红外线额温计　是利用红外线感应测试体温，操作方便，数值精确，几秒即可测出体温值。临床上多用于测量婴幼儿、儿童的体温。

4. 热敏电阻体温计　与监护仪配套使用，测量体温精确，误差在0.1℃以内，最低测量温度为26℃。此种体温计能测量口温、腋温、肛温，温度数值可直接从监护仪上显示出来。

（二）体温测量的方法

1. 口温　将口表的水银端放在舌下热窝的部位，热窝由舌动脉供血，温度较舌下其他部位高。测量时嘱患者闭口用鼻呼吸，测7～8分钟；若用电子体温计则只需测30秒。

口腔疾病、意识不清及行口鼻手术者不宜测口温。进冷、热饮食，面颊部行冷、热敷者，须间隔30分钟，待口腔温度恢复到原来状况后再测量。

2. 腋温　使用玻璃式水银体温计测温时，将腋窝擦干，置体温表于腋窝靠近腋动脉处，使上臂紧贴躯干夹紧体温表，测量10分钟；如使用电子体温计，则测30秒。洗浴、物理降温后应隔30分钟再测体温，因温水或摩擦使体表局部温度上升，可造成体温测量值不准确。

3. 肛温　使用玻璃式水银体温计测量直肠温度时，先润滑肛表的水银球端，再轻轻插入肛门约4cm，使体温计在直肠壁上，测得痔动脉的温度。测量时间3分钟；如使用电子体温计，则测30秒。

肛温的测量适用于婴幼儿、谵妄、意识不清或重症的患者。为患者测温时，护士应守护在床旁，用手扶住肛表，防止肛表折断或进入直肠，给患者造成损害。

七、体温评估

一般情况下人的体温在正常范围内波动，若超出该范围则称为异常体温。常见的异常体温有两种：体温过高和体温过低。

（一）体温过高

体温过高又称发热（fever），指机体体温升高超过正常范围，是由致热源作用于体温调节中枢，使产热和散热不能保持动态平衡所致。产热增多或散热减少均可导致体温升高，易造成体温升高的因素有下丘脑异常、遗传性疾病、化学毒物、重度脱水等。

1. 发热原因 由于外部致热源（细菌、病毒、药物、输血）进入人体，导致白细胞释放内部致热源，使下丘脑体温调节中枢升高了体温的设定点，引起体温升高。发热是疾病的征兆，表示机体具有防御功能。

引起发热的疾病较多，分为感染性和非感染性两大类。大多数为感染性发热，包括全身或局部感染，各种急、慢性传染病；非感染性发热包括各种血液病、恶性肿瘤、中暑、安眠药中毒或机械性因素，如颅骨骨折、脑溢血等。

2. 发热阶段

（1）体温上升期：特点是产热大于散热。体温升高可以是渐升或骤升。渐升时体温在数小时内逐渐升高，骤升时体温在数小时内升到高峰。其明显特征是寒战、皮肤苍白、面色潮红、皮肤干燥、无汗、周身不适、呼吸和脉率增快。

（2）发热持续期：特点是产热与散热在较高水平上趋于平衡。体温达到新的设定点并持续高热。患者表现为皮肤潮红、灼热、呼吸深快、出汗、全身不适、软弱无力等。

（3）退热期：特点是散热增加而产热趋于正常。体温设定点回到原来的正常范围。退热的方式有两种：骤退和渐退。骤退指体温急剧下降。患者会出现大量出汗、脉搏细弱、血压下降、四肢厥冷或休克症状。在护理中应加强观察。渐退指体温逐渐下降，症状也随之减轻。身体借助出汗将体热散失，体温恢复正常。

3. 发热程度

（1）低度热：体温在37.5～38.2℃，可见于结核病、风湿热。

（2）中度热：体温在38.3～38.9℃，可见于一般感染性疾病。

（3）高热：体温在39.0～40.9℃，可见于急性感染。

（4）过高热：体温在41℃以上，如中暑。

4. 发热类型 根据体温变化的特点，常见的热型可分为以下几种（图9-1）。

（1）稽留热：体温高达39℃以上，持续数日或数周，波动幅度小，日差不超过1℃。多见于伤寒、肺炎等。

（2）弛张热：体温在39℃以上，波动幅度大，24小时温差为2～3℃，且温度始终高于正常。常见于败血症。

（3）间歇热：体温骤升至39℃以上，又突然降至正常或正常以下，经过一个间歇有规律地出现。常见于疟疾。

（4）不规则热：体温升降的变化不规律，持续时间不定。可见于肿瘤、流行性感冒等。

5. 发热症状 患者出现寒战及体温突然升高时，产热可大量增加。体温每增高1℃，体内代谢活动即可增加10%～13%，寒战时，需要增加氧气消耗。如果患者有呼吸道或心脏疾病，在发热时，心脏就会受到严重损害。

发热患者常伴有胃肠功能障碍，出现食欲缺乏、呕吐或腹泻；有时表现为周身不适、头痛、肌肉酸痛；小儿高热时可出现惊厥。如果体温高达42℃，会干扰人的意识，甚至会发生不可逆的脑组织损害。长期发热会引起水、电解质紊乱。

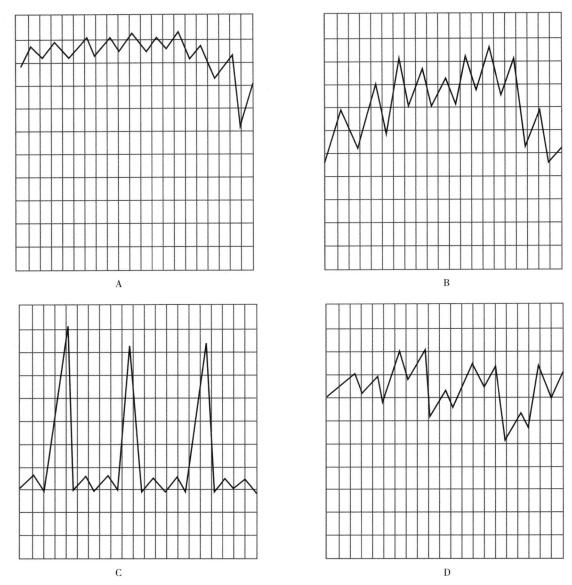

图9-1 常见的4种热型

A.稽留热；B.弛张热；C.间歇热；D.不规则热。

6. 高热患者的护理措施

（1）监测高热患者的体温变化，每4小时测量一次，待体温恢复正常3日后，每日测量两次，密切观察呼吸、脉搏的变化。

（2）全身或局部用冷，可给予温水擦浴、酒精擦浴、头置冰袋降低体温；遵医嘱服用退热药；对持续高热（39℃以上）的患者，应遵医嘱进行冰水灌肠。行降温措施30分钟后测量体温。

（3）增加水的摄入量，每日饮水量应在3000ml以上，必要时按医嘱给予静脉输液。

（4）高热患者应食用高蛋白、高维生素、适量碳水化合物、低脂肪的流质及半流质饮食，做到少食多餐，以补充营养。

（5）口腔护理，减轻口臭、口唇干裂等现象。

（6）患者寒战时给予保暖；大量出汗时及时更换床单、衣物；将患者置于舒适卧位，充分休息。

（二）体温过低

体温过低指人体核心温度下降，持续低于正常范围（32～35℃，甚至更低）。

1. **体温过低的原因**　当身体的热量散失过多，产热减少，或体温调节中枢受损时，体温会下降至正常以下。

体温过低可能是生理性的，也可能是病理性的。生理性体温过低可见于年老体弱者，嗜酒的人在寒冷时因为血管扩张会损失过多的热量而出现生理性体温过低。有些病理性疾病，如脑血管疾病、药物中毒（尤以巴比妥类为主）、肝肾衰竭、某些内分泌失调（黏液水肿）也常引起体温过低。营养不良、血糖水平过低、垂体功能不足等患者，会因产热减少而使体温过低。

2. **体温过低的程度**

（1）轻度：体温为32.1～35.0℃。

（2）中度：体温为26.1～32.0℃。

（3）重度：体温低于26℃。

3. **体温过低的症状与体征**　过低的体温对身体有很多的影响，患者可出现寒战、发冷、四肢麻木并丧失知觉、皮肤苍白；血压降低、心率减慢、心律紊乱、严重者心脏停搏；呼吸变慢、尿量减少、意识状态发生改变、言语不清，甚至昏迷。

4. **体温过低的护理**

（1）升高环境温度，维持适当的室温。

（2）用电热毯或盖毛毯为患者加温。

（3）静脉滴注加温（37℃）的液体，减少体温下降的幅度。

（4）给予抗生素控制疾病。

（5）补充营养和电解质，适当增加热量的摄入。

（6）加温过程中，注意监测患者病情的变化，因加温过快会发生心律紊乱、休克等并发症。

第二节　脉搏的评估及异常时的护理

一、脉搏的产生

随着心脏的收缩和舒张，在表浅动脉上可摸到搏动，称为脉搏（pulse）。

心脏就像一个会跳动的泵，心脏每搏动一次，左心室即收缩一次，每次收缩便会把血液射入主动脉。窦房结内的特殊细胞每分钟可引发60～100次电脉冲，电流按一定顺序流入心脏各部，致使心脏收缩，即心收缩期，占心动周期的1/3。心收缩后的休息期为心舒张期，即心室充血期，占心动周期的2/3。收缩期时，心脏将血液射入已经充满血液的主动脉中，极大地增加了主动脉的压力，如此大的压力会把血液推向体循环，压力的增加也使富有弹性的动脉管壁扩张。舒张期时，位于左心室和主动脉之间的半月瓣关闭，血液不再流入主动脉内，动脉管内的压力降低，动脉管壁弹性回缩。如此收缩、舒张、压力起伏的变化，均可用手指在周围体表动脉触摸到，即脉搏。

二、脉搏评估

（一）脉搏的速率

脉搏的速率即脉率，指每分钟脉搏跳动的次数。成人脉率的正常范围是60～100次/分钟。影响脉率的因素如下。

1．年龄　年龄越小，脉搏跳动越快。新生儿的脉搏可达130～140次/分钟。脉率随年龄增长而逐渐减慢，但老年人可因动脉粥样硬化而致脉率增快。不同年龄阶段脉率的正常范围与平均脉率见表9-2。

2．性别　女性比男性脉搏次数稍多，每分钟相差5～7次。

3．体型　体型细高者常比矮壮者的脉律慢。因体表面积越大，脉搏越慢。

4．姿势　站立时的脉率会快于坐或躺时，且站＞坐＞躺。人在经过一整夜的休息后，脉搏较为缓慢。

5．饮食、药物　使用兴奋剂、饮浓茶或咖啡可使脉率增快，服用镇静药或洋地黄类药物可使脉率减慢。

6．活动及情绪变化　在运动之后，脉率会加快；紧张、兴奋时，也可使脉率增加。

7．疼痛　有疼痛时，脉率会加快。

8．疾病　脉率与发热程度有关，通常体温每上升1℃，脉搏增快约8次，但伤寒的发热不会使脉搏增速；心脏病或休克时，脉搏变弱。

表9-2　脉率的正常范围与平均脉率

年龄	正常范围（次/分）		平均脉律（次/分）	
出生至1个月	70～170		120	
1～12个月	80～160		120	
1～3岁	80～120		100	
3～6岁	75～115		100	
6～12岁	70～110		90	
	男	女	男	女
12～14岁	65～105	70～110	85	90
14～16岁	60～100	65～105	80	85
16～18岁	55～95	60～100	75	80
18～65岁	60～100		72	
65岁以上	70～100		75	

（二）脉搏的节律

脉搏是有节律性的，即每次搏动的时间间隔相等。

（三）脉搏的强弱

脉搏的强弱取决于脉压的大小及动脉的充盈程度，正常情况下每搏强弱相等。

（四）动脉壁的状况

触诊正常动脉时，可感觉到动脉直且光滑，血管柔韧，管壁富有弹性。随着年龄的增长，动脉壁变硬不光滑，弹性减弱，用手触摸如按在琴弦上，有条索感。

三、异常脉搏

（一）脉率异常

成人脉率超过100次，称为心动过速；成人脉率少于60次，称为心动过缓。

（二）脉律异常

如果脉搏不规律，间隔时间长短不等，称为脉律不齐。

1. 间歇脉　在规律的脉搏中，提前出现一次较弱的搏动，而后有一段较长的间歇，称为间歇脉或期前收缩。

2. 二联律、三联律　每隔一次正常搏动出现一次期前收缩，称二联律。每隔两次正常搏动出现一次期前收缩，称为三联律。

3. 脉搏短绌　因心脏传导功能障碍，导致心脏收缩无效；血液没有充足时间将心室充满，使心脏收缩变弱，所以在外周动脉感觉不到搏动，造成单位时间内脉率少于心率、心率快慢不一、心律完全不规则、心音强弱不等。常见于心房颤动的患者。

（三）脉搏强弱异常

1. 洪脉　心脏收缩加强，心输出量增加，动脉血管充盈度高，只要轻轻触摸动脉，即可感觉到搏动。常见于主动脉瓣关闭不全、高热、甲状腺功能亢进的患者。

2. 丝脉　心输出量减少，动脉充盈度低，脉搏细且搏动无力。常见于大出血、休克患者。

3. 交替脉　节律正常，但搏动强弱交替出现。为心肌损害的一种表现，常见于高血压心脏病、冠状动脉粥样硬化性心脏病等。

4. 水冲脉　脉搏骤起骤降，急促而有力。常见于主动脉瓣关闭不全、甲状腺功能亢进等。

四、测量脉搏的部位（图9-2）

（一）桡动脉

桡动脉为最明显、最方便测量的部位，位于桡骨缘上、腕关节拇指侧。

（二）颞动脉

颞动脉位于耳上方太阳穴的位置，对婴幼儿而言，是一个容易触摸到脉搏的部位。

（三）颈动脉

颈动脉位于颈的两侧，沿胸锁乳突肌前缘、甲状软骨下缘处分布。在紧急情况（如心搏骤停）时可测颈动脉，因容易触摸到，又不需要脱去患者的衣服。此外，在进行心肺复苏时触摸颈动脉，可评估闭胸心脏按压的效果。

（四）肱动脉

肱动脉搏动点位于手肘弯处内侧。在测量上肢血压时，可作为听诊部位。

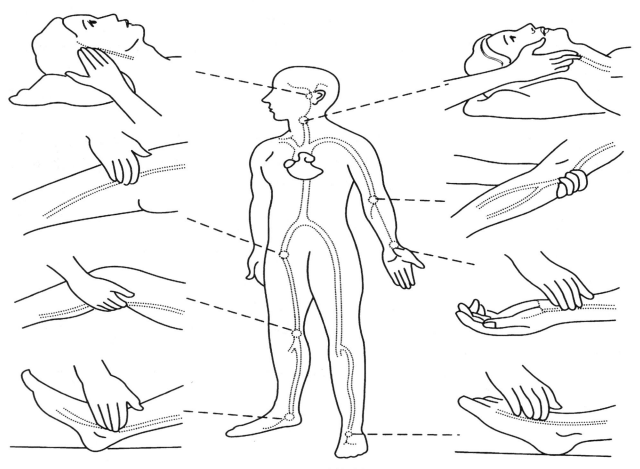

图9-2　测量脉搏的部位

（五）股动脉

股动脉位于股骨"三角区"，靠近肌肉边缘鼠蹊韧带上。触诊股动脉可以评估下肢的循环情况。

（六）足背动脉

足背动脉位于蹬指伸肌腱侧。有少部分人可能摸不到此处脉搏，若触压过重，脉搏还会消失。

五、测量脉搏的方法

（一）用物准备

有秒针的手表、记录纸、笔、听诊器（必要时）。

（二）测量桡动脉的方法

患者取坐位或卧位，手臂放松，置于舒适位置。护士以示指、中指及无名指的指端，按压在患者的桡动脉上，以清楚地触摸到搏动为准，数一分钟。

（三）注意事项

1．测量脉搏前应让患者安静，患者活动后应休息30分钟再测。

2．测量时，护士勿使用拇指，因为拇指本身也有脉搏。若用拇指测量，可能自己的脉搏会与患者的脉搏混淆。

3．在测量时若发现脉搏短绌，应由两名护士同时测量，分别在同一时间内测量心率和脉率，测量心率者将听诊器置于患者心尖部，由听心率者发起"开始""停"的口令，计时数一分钟，以便得到正确的心率及脉率。

第三节 呼吸的评估及异常时的护理

一、呼吸的定义

呼吸（respiration）是生物体与环境交换氧气（O_2）和二氧化碳（CO_2）的活动，即生物体从环境中吸入氧气，并将二氧化碳排出体外的过程。人的呼吸包括内呼吸和外呼吸两部分。

（一）内呼吸

血液中的血红蛋白释放氧至细胞中，同时，细胞释放代谢产生的二氧化碳到血液中。这种血液与组织细胞间的气体交换过程称为内呼吸。

（二）外呼吸

外呼吸指肺毛细血管与肺泡间进行氧和二氧化碳气体交换的过程，又称肺呼吸。吸气时，吸入肺的是含氧的空气；而呼气时，身体代谢产生的二氧化碳从肺排出体外。

二、呼吸评估

（一）呼吸特性

1. 正常呼吸　静息状态下，呼吸是一种自发、无须费力、自然、均匀、快慢深浅适宜、有规律进行的动作。呼吸时，胸部两侧的起伏应对称一致，无不适感，无异常声音。一般情况下，女性多采用胸式呼吸，而婴儿、儿童及男性多使用腹式呼吸。

2. 异常呼吸　肺或胸膜发生病变时，会出现不对称的呼吸运动；当肺气肿时，因长期过度充气，胸廓前后径与左右径比例改变，患者呈桶状胸。慢性阻塞性肺疾病患者为维持气道正压，呼吸时噘起嘴唇，似吹口哨，再慢慢吐气。心脏病及严重腹水患者采取坐位时呼吸才感觉舒服，又称端坐呼吸。

（二）呼吸速率

1. 正常呼吸速率　成人每分钟正常的呼吸速率为12～20次，吸气时间约持续2秒，呼气时间约持续3秒。婴儿和儿童的呼吸速率比成人快。呼吸速率与心率的比例为1:4。

2. 异常呼吸速率

（1）呼吸增快：每分钟呼吸速率多于24次。呼吸系统疾病和某些心脏病常使呼吸速率变快，还常见于高热、甲状腺功能亢进、疼痛、血氧不足、恐惧等。

（2）呼吸减慢：每分钟呼吸次数少于10次。常见于糖尿病昏迷、使用阿片类麻醉剂、颅内压升高、安眠药中毒等。

（三）异常呼吸形态

常见的有4种（图9-3）。

1. 陈-施呼吸　呼吸的速率和深度由缓浅逐渐增快加深，而后又变为缓而浅的呼吸，一次呼吸持续30～45秒，接着有10～20秒的呼吸暂停。如此"弱-强-弱-暂停"的呼吸形态周而复始地交替出现，似潮水涨退，故又称潮式呼吸。陈-施呼吸是患者病危时的体征，常表明呼吸衰竭，濒临死亡。颅内压升高、脑膜炎、重度充血性心力衰竭或尿毒症的患者可出现这种异常呼吸形态。

2. 比奥呼吸　也是一种周期式呼吸，每一周期的呼吸深度相同，但速率并不规则，也有较长的呼吸暂停，每一周期的持续时间自10秒至1分钟不等，是一种不规律的痉挛性呼吸异常现象。常见于头部外伤、脑膜炎、中毒等。

3. 库斯莫尔呼吸　其呼吸特征是深度变深、速率增快（每分钟多于20次）。代谢性酸中毒（糖尿病昏迷）、肾衰竭的患者可出现此种呼吸形态。

三、测量呼吸的方法

每次呼吸包括一次吸气和一次呼气，呼吸的次数即一分钟内胸壁和/或腹壁起伏的次数。

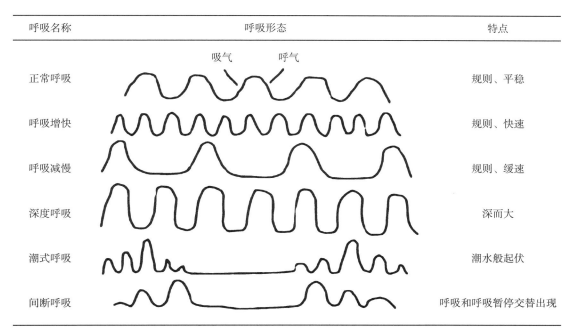

呼吸名称	呼吸形态	特点
正常呼吸	吸气　　呼气	规则、平稳
呼吸增快		规则、快速
呼吸减慢		规则、缓速
深度呼吸		深而大
潮式呼吸		潮水般起伏
间断呼吸		呼吸和呼吸暂停交替出现

图9-3　异常呼吸形态

测量呼吸时，嘱被测者放松，根据被测者胸、腹的起伏，计数一分钟呼吸的次数。除计数呼吸速率外，还应观察被测者的姿势、呼吸深浅、形态、声音、两侧胸部起伏是否对称、有无鼻翼扇动、胸骨凹陷等。危重患者呼吸微弱不易观察时，可将棉花纤维置于患者鼻孔，观察棉花吹动情况，记录结果。

四、呼吸异常时的护理问题、计划及措施

（一）护理问题

1. 气体交换受损

（1）定义：个体处于肺泡与微血管之间的气体（氧与二氧化碳）交换减低的状态。

（2）主要依据：呼吸困难、端坐呼吸、听诊呼吸音低并有啰音。

2. 低效型呼吸形态

（1）定义：个体吸气和/或呼气的形态不能使肺充分扩张及排空，由呼吸过速和通气过度所致。

（2）主要依据：呼吸速率和形态的变化；发绀、鼻翼扇动、端坐呼吸、呼气延长、噘唇呼吸、桶状胸及肺活量减少。

3. 清理呼吸道无效

（1）定义：个体处于无法清理呼吸道中的分泌物和阻塞物而难以维持呼吸道通畅的状态。

（2）主要依据：咳嗽无力或无效；无力排出呼吸道中的分泌物；呼吸音异常，有水泡音；呼吸速率、深度异常。

（二）护理计划

促进患者呼吸功能恢复，使患者不费力地咳出呼吸道分泌物，预防并发症发生。

（三）护理措施

1. 鼓励患者活动，协助患者翻身，鼓励患者在床上、床边或床下活动，经常变换体位，预防呼吸道分泌物滞留在肺内。

2. 协助患者有效咳嗽，患者采取半坐位或坐位，双肩放松，身体前倾。护士用手按压患者胸腹部或护住手术切口，使患者深吸气，用力咳嗽，排出痰液。

3. 室内使用空气加湿器，增加病室湿度，嘱患者多饮水。必要时行超声雾化治疗。

4. 体位引流　置患者于不同体位，利用重力作用将肺及细支气管内的分泌物引流到较大的支气管，借助咳嗽或吸痰将分泌物排出。体位引流每日做2～4次，每次20～30分钟。

5. 肺部叩击　护士用手叩打患者后背，自外向内，由下至上，使肺内分泌物松脱。叩打时不可叩打肋骨以下，也不可在裸露的皮肤上进行，以患者不感到疼痛为宜。

6. 吸痰法　指经口、鼻腔、人工气道将呼吸道的分泌物吸出，以保持呼吸道通畅，预防吸入性肺炎、肺不张、窒息等并发症的一种方法。吸痰装置有中心吸引器（中心负压装置）、电动吸引器两种，它们利用负压吸引原理，连接导管吸出痰液。

第四节　血压的评估与测量

一、血压的定义

血液在血管内流动时对血管壁产生的侧压力称为血压（blood pressure）。

二、血压的种类

1. 收缩压　当左心室收缩时，射入主动脉的血液对管壁产生的最大压力称为收缩压。这也是左心室克服血管阻力所需做的功。

2. 舒张压　当心脏舒张时，在舒张末期血管内压力降至最低值称为舒张压。此压力是血液流进主动脉前左心室必须克服的力，故舒张压亦代表血管弹性的状况。

3. 脉压　收缩压与舒张压的差值。

三、血压的评估

（一）正常血压范围

血压的计量单位有两种：毫米汞柱（mmHg）和千帕（kPa），换算如下：

$$1kPa = 7.5mmHg；1mmHg = 0.133kPa$$

成人在静息状态下收缩压为90 ～ 140mmHg（12.0 ～ 18.7kPa），舒张压为60 ～ 90mmHg（8.0 ～ 12.0kPa），脉压为30 ～ 40mmHg（4.00 ～ 5.33kPa）。

（二）生理性血压变化的影响因素

1. 年龄　通常年龄越高，血压也越高，主要是因动脉管壁弹性较差，血液黏稠度高而致。各年龄组血压平均值见表9-3。

表9-3　各年龄组血压平均值

年龄	血压/mmHg	年龄	血压/mmHg
1个月	84/54	14 ～ 17岁	120/70
1岁	95/65	成人	120/80
6岁	105/65	老年人	（140 ～ 160）/（80 ～ 90）
10 ～ 13岁	110/65		

2. 性别　在青春期之前男女的血压值无异。此后，在同一年龄组女性的血压略低于男性，但差异较小。

3. 体型　同年龄肥胖者的血压高于正常范围，而体重较轻者其血压亦低。

4. 时间　血压在清晨时最低，然后慢慢上升，傍晚时血压最高，而后又逐渐下降。

5. 活动　活动量多会使血压升高，安静、休息或睡眠时血压较低；强烈的情绪反应（生气或恐惧）、较大的心理压力也会使血压上升。

6. 姿势　卧位时血压低于坐位或站立时；但有些人3种姿势的血压没有差异，甚至站立时血压更低。若由平躺改为站立姿势时收缩压明显下降，且伴有头晕现象，则表示有直立性低血压。

7. 部位　约有1/4的人左右臂的血压有差异，且右高于左10 ～ 20mmHg（0.267 ～ 0.533kPa）。因股动脉管径较肱动脉粗，血流量较多，故下肢血压比上肢高20 ～ 40mmHg（2.67 ～ 5.33kPa）。

四、影响血压的因素

（一）心输出量

心脏收缩的力量和心脏每分钟射出的血液量直接影响血压。一个人在静息状态时，每分钟输出血液4 ～ 6L，而在大运动量时，每分钟射血量可达30 ～ 40L。心脏收缩越强，心输出量越多，收缩压亦越高。当活动停止时，心输出量减少，血压也随之下降。

（二）外周血管阻力

当血管收缩时，血液流经的血管口径变小，阻力就会增大，血液欲通过此处，就需要较大的力量推动血流，因此血压会上升。血管扩张时，血液充满在较大的空间，对动脉管壁的压力减小，血压也随之降低。外周阻力的改变对收缩压和舒张压均有影响，但对舒张压的影响更为显著。

（三）循环血量

循环血量的增加可使血压上升，当输血时，全身的血量增加，血压升高；大出血会使血量减少，对动脉的压力也随之降低，血压则会下降。若失血量占全身血量的20%，血压可下降20～30mmHg（2.67～4.00kPa）。

（四）动脉弹性

动脉弹性指动脉血管壁在血液流入之后膨胀再弹性回缩的能力。当心脏收缩，血液进入主动脉及大动脉时，动脉管壁膨胀；心室舒张时，管壁回缩，维持正常的血压范围。动脉粥样硬化会使动脉管壁变硬，弹性变差，心脏需克服较大的阻力将血液射入动脉，因而血压升高。

（五）血液黏稠度

血液中血细胞的组成决定了血液的黏稠度，也影响血压。血液中红细胞增多或血浆蛋白质增加时，血液黏稠度高，血压上升；贫血时，血液黏稠度降低，血流阻力减少，血压下降。

五、异常血压

（一）高血压

世界卫生组织规定，收缩压＞140mmHg（18.7kPa）和/或舒张压＞90mmHg（12.0kPa）为高血压。尤其是舒张压，如达到此标准，无论收缩压如何，均为高血压，中国高血压分级标准如表9-4所示。高血压主要为原发性，亦见于其他疾病继发，如动脉粥样硬化、嗜铬细胞瘤、肾性疾病、甲状腺功能亢进、颅内压增高等。

表9-4　中国高血压分级标准（2010版）

分级	收缩压/mmHg		舒张压/mmHg
正常血压	＜120	和	＜80
正常高值	120～139	和/或	80～89
1级高血压（轻度）	140～159	和/或	≥90
2级高血压（中度）	160～179	和/或	100～109
3级高血压（重度）	≥180	和/或	≥110
单纯收缩期高血压	≥140	和	＜90

（二）低血压

血压低于90/60mmHg（12.0/8.0kPa）称为低血压。常见于休克、急性心肌梗死、心力衰竭、大出血等。

（三）上下肢血压差异常

袖带法测量血压时，下肢血压应高于上肢血压20～40mmHg（2.67～5.33kPa）。如下肢血压等于或低于上肢血压，提示相应部位动脉狭窄或闭塞。见于主动脉缩窄、闭塞性动脉硬化、髂动脉或股动脉栓塞等。

（四）脉压增大或减小

脉压大于40mmHg（5.33kPa）称为脉压增大，主要见于主动脉瓣关闭不全、动脉导管未闭、老年主动脉硬化等。脉压小于30mmHg（4.0kPa）称为脉压减小，常见于主动脉瓣狭窄、心力衰竭、心包积液等。

六、测量血压的仪器

测量血压的仪器是血压计。血压计种类有水银柱式血压计、弹簧式血压计和电子血压计。非电子血压计包括一个压力表、一个封闭式的压脉带，压脉带内有一可充气的橡皮囊，以及一个附活塞的压力球使压脉带充气。压脉带的长度和宽度应符合标准，长度须能完全包绕肢体，宽度要比所测肢体直径宽20%，若太短或太窄，可使测出的血压值偏高。

（一）水银柱式血压计

当压脉带内橡皮囊充气膨胀时会压迫所接触的动脉，此压力会使玻璃管内的水银上升，水银上升所指的刻度即血压的数值。

（二）弹簧式血压计

使用有刻度的压力表替代水银柱，压脉带充气后，压力传到表内的弹簧，弹簧受压牵动指针，由指针转动所指的刻度为血压值。

（三）电子血压计

视仪器种类而定，不用听诊也不用触诊即可从显示屏上显示出血压的数值。

七、肱动脉血压的测量方法

（一）用物准备

血压计、听诊器、记录纸、笔。

（二）测量方法及注意事项

1. 检查血压计，核对、解释、询问、观察等级评估患者。
2. 患者情绪激动、紧张或运动、沐浴后，应休息30分钟再测量。
3. 患者取仰卧位应平第4肋间或坐位平腋中线，露出上臂。一般以测右上肢血压为准，但不得在患侧肢体测量。测量部位需与心脏呈水平高度。将血压计水银柱确定在"0"的位置。

4. 检查袖带内的空气是否全部压出。把袖带缠绕于患者上臂，袖带的下缘距肘关节窝2.5cm处，压脉带松紧要合适，以能放进一个手指为宜。

5. 以指尖触及肱动脉搏动，再将听诊器的膜面置于肘窝肱动脉处，戴好听诊器，如图9-4所示。

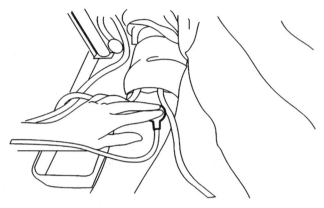

图9-4　上肢血压测量方法

6. 关紧充气球的活塞，将空气打入袖带的气囊中。充气时，触诊肱动脉，当肱动脉搏动音消失后再继续打高水银柱20～30mmHg（2.67～4.0kPa）。

7. 缓缓放开活塞，放气的速度为2～4mmHg/s，同时注视血压计水银柱下降的读数，听诊收缩压和舒张压。

8. 放气过程中听到第一个声音时，水银柱平面所指的刻度为收缩压。此声音持续一段时间后变弱，这个弱音可作为儿童或甲状腺功能亢进患者的舒张压值。最后声音消失，声音消失点即为一般成人的舒张压。

9. 放开活塞，将压脉带内的空气全部放出。

10. 取下听诊器及绑在患者臂上的袖带，协助患者穿衣。

11. 使水银缓慢落入血压计的水银槽内，关好水银槽开关，收好血压计。将测量结果记录在纸张上，应注明测量血压的部位。

知　识　拓　展

婴 幼 儿 测 量 体 温 的 部 位

婴幼儿除肛门、腋窝可以作为测量体温的部位外，还可以在以下部位测量体温。

1. 颌下：用于测量颌下颈温。方法：将体温计置于颌下颈部皮肤皱褶处，10分钟后取出。此法尤其适用于1岁以内较胖的患儿。

2. 背部肩胛间：用于测量背部肩胛间温。方法：患儿取去枕仰卧位，将体温计水银端经一侧（左或右）颈下插入脊柱与肩胛骨之间斜方肌部位，插入长度为4.5～6.5cm，测量时间为10分钟。可作为暖箱中新生儿常规测温。

3. 腹股沟：用于测量腹股沟温。方法：患儿取侧卧位，小腿弯曲135°，大腿与腹壁间≤90°，将体温表水银端放于腹股沟中点处，紧贴皮肤，测量时间为10分钟。

此外，臀部、腹部、鼓膜及耳背均可作为婴幼儿体温测量的部位。

红外线非接触式体温的测量

红外线测温的原理是将物体发射的红外线具有的辐射能转变成电信号，红外线辐射能的大小与物体本身的温度相对应，根据转变成电信号大小，以确定物体的温度。

非接触红外线测温仪可以从安全的距离测量一个物体的表面温度。

红外线测温技术已发展到可对有热变化表面进行扫描测温，确定其温度分布图像，迅速检测出隐藏的温差，这就是红外热像仪。

红外线非接触式体温测量被广泛应用于机场、车站、地铁等人流密度较大的区域，具有快速、便捷的测点。随着技术的不断改进，测量的准确性和精确程度不断提升。

高压氧疗法

高压氧疗法指在高气压（大于一个标准大气压）环境下呼吸纯氧或混合氧以达到治疗各种疾病目的的方法。

一般而言，凡是机体全身性或局部性缺氧、急性或慢性缺氧引起的各种缺氧性疾病都属于高压氧治疗的对象。如急性一氧化碳中毒及其迟发性脑病、心搏呼吸骤停复苏后、各种意外事故造成的急性缺氧（溺水、窒息、自缢、触电等）、高原反应等。

高压氧治疗具有治疗范围广、适用病种多及疗效可靠等特点。目前高压氧疗法在康复医学、潜水医学、航空医学、保健医学、高原医学、运动医学及军事医学等多个领域得到应用和发展。

《2019中国家庭血压监测指南》要点

家庭血压监测时，应每日早上、晚上测量血压，每次测量应在坐位休息5分钟后，测2～3次，间隔1分钟。

初诊患者，治疗早期或虽经治疗但血压尚未达标患者，应在就诊前连续测量5～7天；血压控制良好时，每周测量至少1天。

通常，早上血压测量应在起床后1小时内进行，服用降压药物之前、早餐前、剧烈活动前。考虑到我国居民晚饭时间较早，建议晚间血压测量在晚饭后、上床睡觉前进行。

不论早上还是晚上，测量血压前均应注意排空膀胱。

为了确保家庭血压监测的质量，血压监测期间应记录起床、上床睡觉时间、三餐时间及服药时间。

家庭血压监测的正常值和意义

家庭血压监测的平均值≥135/85mmHg 时，可以确诊高血压，或血压尚未控制。

当诊室血压≥140/90mmHg，而家庭血压<135/85mmHg 时，可诊断为白大衣性高血压或白大衣性未控制高血压。

当诊室血压<140/90mmHg，而家庭血压≥135/85mmHg 时，可诊断为隐匿性高血压或隐匿性未控制高血压。

思 考 与 练 习

1. 简述高热患者的护理措施。
2. 简述血压测量的注意事项。

（姚秀钰）

参 考 文 献

[1] 李小寒，尚少梅. 基础护理学［M］. 北京：人民卫生出版社，2018.
[2] 杨清志，王玉香，徐宏. 便携式红外体温计设计与温度补偿技术研究［J］. 红外技术，2021，43（6）：597-606.
[3] 高敏，王燕，刘雨薇，等. 不同体温测量工具对临床护理成本的影响分析［J］. 护士进修杂志，2021，36（10）：892-894.
[4] 王新宴，张莎莎，王学良，等. 常用家庭电子血压计示值重复性和准确度的研究［J］. 中国循环杂志，2021，36（2）：156-160.

第10章 满足患者舒适需要

知识层面：

1. 说出昼夜性节律去同步化、诱发补偿现象、疼痛、牵涉痛的概念。
2. 说出睡眠各时相的特点，住院患者睡眠的特点，疼痛评估的内容和方法。
3. 解释疼痛发生的机制及疼痛的原因。
4. 识别影响休息、睡眠、疼痛的因素。
5. 复述世界卫生组织推荐的三阶梯镇痛疗法的基本原则和内容。

技能层面：

能结合患者的实际情况，选择合适的工具进行疼痛的评估及采取有效的措施进行疼痛管理。

态度层面：

在理论知识学习中，认真主动，独立思考，做到理论联系实际；在技能学习中，表现出良好的职业素养，表现出对患者的尊重与关爱。

休息与睡眠是人类生存的基本需要之一。对患者而言，是促进康复的基本条件。护士应该掌握休息和睡眠的基本条件及促进方法，能够在临床工作中发现并解决患者休息和睡眠中的问题，满足患者需要，促进患者舒适及康复。疼痛是人的主观感受，是形式最严重的不舒适。1995年，疼痛被确定为继体温、脉搏、呼吸、血压之后的第五大生命体征。护士必须掌握疼痛的相关知识，对于疼痛患者采取有效的疼痛管理措施，满足患者舒适的需要，促进患者康复。

第一节 舒适与休息概述

一、基本概念

有效的休息对于维持人体健康非常重要，不仅可以帮助恢复精力和体力，还可以减轻心理压力。尤其在患病期间，充分的休息显得更为重要。护士应该充分认识休息的意义，并创造良好的休息环境，协助患者得到充分的休息，以促进患者的康复。

（一）舒适的概念

舒适（comfort）指人在环境中保持一种平静安宁的精神状态，是一种自我满足的感觉。是提供或期待提供身体的快感、充分的便利和安乐；在任何方面都没有使人烦恼、忧虑、气愤或痛苦的事物。人在舒适的情况下，不仅利于疲劳的恢复，还对疾病痊愈有十分重要的作用。护士要为患者创造一个舒适的休养环境，包括两个方面，即舒适的物理环境和舒适的人际环境。

（二）休息的概念

休息（rest）指通过改变当前的活动方式，使身心放松，处于一种没有紧张和焦虑的松弛状态。休息包括身体和心理两方面的放松。休息的方式因人而异，无论采取何种休息方式，只要能达到缓解疲劳、减轻压力、促进身心舒适和精力恢复的目的，就是有效的休息。

（三）休息的意义

充分的休息是维持机体健康的必要条件之一。休息对于人体维持健康的意义在于：①减轻疲劳，缓解压力；②促进机体生长发育；③促进蛋白质的合成和组织修复；④减少能量消耗；⑤维持机体生理调节的规律性。

二、影响休息的因素

（一）身体因素

身体是否舒适是影响休息的重要因素，包括各组织器官是否功能正常，皮肤是否完整无破损，身体各部位是否清洁、无疼痛或感觉异常，身体卧位是否舒适。身体任何一方面出现不舒适，均会影响休息的质量。

（二）心理因素

个体的心理和情绪也会影响休息的质量。常见的患者心理或情绪问题包括焦虑、抑郁、害怕、烦躁、沮丧等。患者对自身疾病的担忧，现存的和潜在的诊断、治疗结果是引起焦虑的原因之一。患者停止工作与正常的生活秩序，来到医院接受治疗与护理，由此导致个体不能满足社会、生活、职业、个人角色等多方面的需要也可能会产生焦虑情绪。住院后，患者可能会感到失去往日的权力及控制力，而"受制于他人"，亦可以造成患者压抑和抑郁等情绪问题。这些均会影响患者的休息。

（三）睡眠因素

个体的睡眠是否充足和有效是影响休息的重要因素。原发性或继发性睡眠障碍可以导致患者无法得到有效而充足的睡眠，影响患者的休息和疾病的恢复。

（四）环境因素

环境可以影响患者的心理状态。环境中的温度、湿度、光线、声音、色彩、空气等均对患者的休息有影响。环境嘈杂，光线过强，房间布置单调，空气不流通，同一病房患者过多且相互干扰，物品摆放杂乱，病房不清洁等都可以影响患者的休息。新患者对环境的陌生感也会影响休息。

（五）治疗护理活动

医护人员对患者的治疗与护理活动也可能会影响患者的休息，如晚间的输液，治疗护理过程中的疼痛和不舒服等，均会造成患者休息障碍。

三、促进患者休息的措施

（一）增加身体的舒适

身体的舒适是患者有效休息的基础。护士应该及时评估影响患者身体舒适度的因素，找出不适的来源，设法消除或减轻各种原因造成的不适，如调整患者姿势和体位，控制疼痛，保持清洁卫生，促进保暖等。

（二）促进心理的放松

心情愉快、精神放松是有效休息的关键。患者由于生病住院会产生焦虑情绪。减轻焦虑的关键是建立患者对医护人员知识、技术、能力的信任感。在此基础上，经常提供解释和鼓励，倾听患者的叙述，重视患者的个体差异，提供个性化的整体护理，可以达到放松的目的。此外，护士可从引起患者焦虑的因素入手，积极调动患者的家庭和社会支持系统，帮助患者在病友中建立新的支持网络，及时调节不良情绪。

（三）保障充足的睡眠

得到休息的最基本条件是充足的睡眠，虽然每个人所需要的睡眠时间有较大的区别，但只有满足了最低限度的睡眠时间，才能得到真正的休息。护士应全面评估影响患者睡眠的因素及患者个人的睡眠习惯，制订促进睡眠的措施，以帮助患者获得充足的睡眠，促进患者得到有效的休息。

（四）提供舒适的环境

医疗环境的布置和安排应充分考虑患者的舒适与方便。应保持环境的安全、安静、整洁和舒适，注意保持病房适宜的温度和湿度及空气的清新，并提供必要的遮挡以保障患者的隐私。医护人员需做到四轻：走路轻、说话轻、关门轻、操作轻。尽量集中医疗和护理操作，减少对患者的打扰，尽量将治疗和护理项目安排在白天。多人病房应提示每个患者注意保持安静，尊重他人的权力和生活习惯。合理安排探视时间。危重患者尽量安排在单人病房，以免抢救时影响其他患者的休息。

第二节　睡　　眠

睡眠（sleep）是生理活动所必需的过程。睡眠是一种周期发生的知觉的特殊状态，由不同时相组成，睡眠时人体对周围的环境可相对地不作出反应。睡眠是最自然的休息方式。睡眠可使人的精力和体力得到恢复。成人一般每天需要睡眠7～9小时，儿童需要的睡眠时间比成人长，老年人需要的睡眠时间则比较短。睡眠时间的长短，还会受个性、健康状况、生活习惯、职业等诸多因素影响。患病、心理上感到压力或不愿活动的人，睡眠时间会大大延长。反之，如果人的身体健壮，心情舒畅，大多数人在熟睡5～6小时即能消除疲劳，使精神和体力得到很好的恢复。

一、睡眠的生理

（一）睡眠的发生机制

睡眠中枢位于脑干尾端。此部位的刺激性病变可引起过度睡眠，而破坏性病变可引起睡眠减少。睡眠中枢与控制觉醒状态的脑干网状上行激活系统的作用相拮抗，调节睡眠与觉醒状态的相互转化。近年来研究发现，一些中枢神经介质参与调控睡眠，如前列腺素D_2和腺苷可以促进睡眠，而5-羟色胺则可抑制睡眠。

（二）睡眠时的表现

睡眠时嗅、视、听、触等感觉功能暂时减退，骨骼肌反射运动和肌紧张减弱，伴有一系列自主神经功能的改变，如血压下降、心率减缓、瞳孔缩小、尿量减少、体温下降、代谢率减低、呼吸变慢、胃液分泌增多而唾液分泌减少、发汗功能增强。

（三）睡眠的时相

睡眠有两种不同的时相（表10-1）：①脑电波呈现同步化慢波的时相，常称慢波睡眠、非快速动眼睡眠（non rapid eye movement sleep，NREM）；②脑电波呈现去同步化快波的时相，称为快波睡眠或异相睡眠、快速动眼睡眠（rapid eye movement sleep，REM）。慢波睡眠与快波睡眠是两个相互转化的时相。成人睡觉时一开始进入慢波睡眠，持续80～120分钟后转入快波睡眠，持续20～30分钟后又转入慢波睡眠，反复转化4～5次。越接近睡眠后期，快波睡眠时间越延长。各种感觉功能进一步减退，唤醒阈提高。

1. 慢波睡眠　分为4个时期，分别为入睡期（Ⅰ期）、浅睡期（Ⅱ期）、中度睡眠期（Ⅲ期）和深度睡眠期（Ⅳ期）。慢波睡眠中，机体的耗氧量下降，同时腺垂体分泌生长激素增多（Ⅳ期）。因此，慢波睡眠促进生长和组织愈合。

2. 快波睡眠　特点是眼球转动快，脑电波活跃，难以与觉醒时区分。做梦是快波睡眠的特征之一。快波睡眠与慢波睡眠相比，唤醒阈进一步提高，感觉进一步减弱，肌反射和肌紧张进一步减弱，但可以间断的阵发性表现，如眼球快速运动、血压升高、心率加快、呼吸不规则、局部躯体抽搐等。因此，某些疾病容易在夜间出现，如哮喘、心绞痛、阻塞性肺气肿缺氧发作等。快波睡眠时生长激素分泌减少，但脑血流增多，耗氧量增加，脑内蛋白质合成加快，有利于形成新的突触联系。因此，快波睡眠有利于幼儿神经系统的成熟，能促进学习记忆和精力恢复。

表 10-1 两种睡眠时相的比较

睡眠分期	特征	生理表现	脑电图波形
慢波睡眠期			
Ⅰ期	易被唤醒	脉搏减慢，呼吸均匀，全身肌肉放松	低电压 A 节律
Ⅱ期	仍可听到声音，仍可被唤醒	脉搏减慢，呼吸均匀，血压、体温下降，全身肌肉放松	宽大、快速的梭状波
Ⅲ期	睡眠加深，较难唤醒	脉搏减慢，呼吸均匀，血压、体温继续下降，肌肉十分松弛	梭状波与 Δ 波交替出现
Ⅳ期	沉睡期，很难唤醒，可出现梦游和遗尿	呼吸缓慢均匀，脉搏、体温继续下降，全身松弛，分泌大量生长激素	高且缓慢的 Δ 波
快波睡眠期	眼球快速转动，梦境往往在此期出现，很难唤醒	呼吸、心率、血压大幅度波动，肾上腺素大量分泌。全身肌肉松弛（除眼肌外）	不规则的低电压波，与Ⅰ期相似

（四）睡眠的昼夜节律

昼夜节律指人体依据内在的生物学规律，在24小时内活动的规律。若要维持最佳的功能状态，则休息与活动时间的安排应与生物钟同步，即睡眠最好发生在昼夜节律的最低期，清醒与活动则应在生理与心理的最高期。如果在昼夜节律的最高期睡眠，或在昼夜节律的最低期活动，就会造成昼夜节律去同步化（又称节律移位）。去同步化睡眠的觉醒阈值明显降低，容易惊醒，故睡眠的质量低。

恢复被打乱的睡眠昼夜节律至少需要3天时间，形成再适应状态要5～12天，同时会伴有疲倦和不适，从而降低了生活质量。

二、有效睡眠的条件

（一）合适的持续时间

有效的睡眠是一个复杂的过程，是主观感觉体力与精神恢复，没有疲倦感。获得有效睡眠不仅需要足够的睡眠时间，还需要睡眠时间与人体生物钟一致。睡眠时间受年龄、健康状况、职业等因素的影响。一般而言，新生儿需要睡眠16～20小时；婴儿为14～15小时；幼儿为12～14小时；学龄儿童为10～12小时；青少年为8～9小时；成人为7～8小时；50岁以上平均7小时。患病、术后和妊娠时，需要的睡眠时间会明显延长。劳动强度大的人需要的睡眠时间也更长。

（二）较好的连续性

整个睡眠时间不受干扰、睡眠不被打断是获得有效睡眠的重要条件。在睡眠时，如果在任何一期将个体唤醒，再入睡时，不会回到个体被唤醒时的睡眠时相，而是从睡眠最初状态开始，睡眠周期需要重新开始。所以如果患者的睡眠经常被中断，患者将无法获得深度睡眠和快波睡眠，睡眠质量下降，容易发生睡眠型态紊乱。

三、睡眠障碍的常见类别

睡眠障碍包括器质性睡眠障碍和非器质性睡眠障碍。常见的非器质性睡眠障碍有三种情况：失眠、睡眠过度和睡眠呼吸暂停。

（一）失眠

失眠（insomnia）是临床上最常见的睡眠障碍。根据失眠原因不同，可以分为原发性失眠和继发性失眠。原发性失眠指一种以入睡困难、早醒等为主的睡眠质量不满意状况，其他心理或身体的不适症状均继发于失眠。其症状标准为：几乎以失眠为唯一的症状，包括难以入睡、易醒、多梦、早醒、醒后不易再睡、醒后不适、疲乏或白天困倦。病程标准为：至少每周发生3次，并至少持续1个月。继发性失眠常为心理、生理、环境或药物引起的短暂失眠，如焦虑、恐惧、生理不适、疼痛、用脑过度、环境不适、药物因素（如利血平、氨茶碱、甲状腺素）等引起的失眠。

（二）睡眠过度

睡眠过度（hypersomnias）指睡眠总时数过长，或长期处于想睡的状态，入睡后难以唤醒。引起睡眠过度的病因包括脑炎、脑血管疾病、累及下丘脑和脑干的占位性病变等。此外，甲状腺功能不足、糖尿病、严重的焦虑和抑郁及一些药物因素（如过量的镇静药）也会引起睡眠过度。

（三）睡眠呼吸暂停

睡眠呼吸暂停（sleep apneas）指患者在睡眠过程中反复出现呼吸暂停和低通气。可分为中枢性和阻塞性呼吸暂停两种类型。中枢性呼吸暂停是由脑干的呼吸中枢功能不良所致的发生在快波睡眠期的呼吸暂停。阻塞性呼吸暂停（obstructive sleep apnea，OSA）则发生在严重的打鼾或喘息之后。临床上可表现为打鼾，鼾声大且不规律，夜间有窒息感或憋醒，睡眠紊乱，白天出现嗜睡、记忆力下降、严重者出现认知功能下降、行为异常。两种类型的呼吸暂停均可导致动脉血氧饱和度降低、低血氧症。阻塞性呼吸暂停比中枢性呼吸暂停的症状严重，其严重程度与呼吸中断持续的时间、频率有直接关系。目前普遍认为OSA是一种全身性疾病，是高血压的独立危险因素，与冠状动脉粥样硬化性心脏病（冠心病）、心力衰竭、心律失常、糖尿病密切相关。研究证据显示，OSA常见危险因素包括肥胖、年龄增长、上气道解剖异常（包括鼻中隔偏曲、鼻甲肥大、鼻息肉及鼻部肿瘤、Ⅱ度以上扁桃体肥大、软腭松弛、悬雍垂过长或过粗、咽腔狭窄、咽部肿瘤、咽腔黏膜肥厚、舌体肥大、舌根后坠、下颌后缩及小颌畸形等）、具有OSA家族史、长期大量饮酒和/或服用镇静、催眠或肌肉松弛类药物及长期吸烟。

四、住院期间的睡眠异常

（一）昼夜节律去同步化

昼夜节律去同步化（desynchronization）又称节律移位，指个体正常的昼夜节律遭到破坏，睡眠与昼夜节律不协调。如果想在习惯于清醒和活动的时间内试图睡眠，或是习惯于睡眠的时间内活动，则会造成昼夜节律去同步化。

住院患者的治疗和各项检查活动可能会在任何时间进行，因此不可避免地会发生昼夜节律去同步化。患者的睡眠大部分是去同步化，而且睡眠效果较差。患者觉醒的阈值明显降低，极易被惊醒，往往表现出焦虑、沮丧、不安、躁动等。当睡眠规律改变时，人体就会发生"再同步"来适应新的睡眠型态。一般人要重新获得同步化的时间至少要 3 天，同时往往会伴随疲倦和不适。

（二）睡眠剥夺

睡眠剥夺（sleep deprivation）指睡眠时间和睡眠时相的减少或损失。一般成人持续觉醒 15 ～ 16 小时，便可称为睡眠剥夺。患者住院后，新的或不同的房间及床铺、不熟悉的环境、扰人的噪声、不舒服的光线等都会延长入睡时间，使有效的总睡眠时间减少，特别是使快波睡眠期缩短，产生"首夜效应"，即在陌生环境的第一次睡眠不如熟悉环境中深入的情况。睡眠剥夺可引起睡眠不足综合征，出现心理、认知、行为等方面的异常表现。

（三）睡眠中断

由于医疗护理活动常将患者的睡眠打断，使之多呈浅睡眠状态，有效睡眠时数减少。若一个人睡眠多次中断，睡眠时相转化次数增多，会造成交感神经和副交感神经刺激的改变，尤其多次被强制进出快波睡眠，则极易产生严重的心律不齐或心室颤动。睡眠中断还可能损害肺功能，失调的清醒反应可增加血液中的二氧化碳浓度。打鼾的人被中断睡眠，可使阻塞性呼吸暂停增加。

（四）诱发补偿现象

诱发补偿现象（vulnerability rebounds）指个体慢波睡眠的第 Ⅲ、Ⅳ 期和快波睡眠减少时，会在下一个睡眠周期中得到补偿，尤其是慢波睡眠第 Ⅳ 期优先得到补偿，并分泌大量的生长激素，以弥补因觉醒时间增加而造成的能量消耗。

五、睡眠的评估

（一）睡眠评估的方法

睡眠评估的方法包括问诊、观察、量表测量和辅助检查。询问患者的个人睡眠特征，观察患者有无异常睡眠或睡眠不足，应用量表进行睡眠测量，常见的睡眠量表如匹兹堡睡眠质量指数（Pittsburgh sleep quality index，PSQI）、失眠严重指数量表（insomnia severity index，ISI）、睡眠障碍量表（sleep dysfunction rating scale，SDRS）。必要时应用睡眠脑电图进一步测量。

（二）睡眠评估的内容

1. 既往睡眠情况　每晚习惯睡多少小时，睡多少小时才算合适，一般何时就寝，每天小睡几次，都在何时，睡眠后是否容易被惊醒，是否打鼾，夜间醒来情况如何，是否有异常睡眠，睡眠效果如何。

2. 就寝前的习惯　如沐浴、吃点心、喝饮料、阅读、听音乐或看电视，床的种类、枕头的高低、盖被的厚薄，是否习惯穿睡衣等。

3．习惯的睡眠环境　如睡眠时对灯光、声音的要求等。

六、促进睡眠的措施

（一）减少生理不适

去除疼痛，减轻各种躯体症状，满足舒适的需要，如适当的卧位、协助做好睡前的个人卫生等。

（二）减少压力和恐惧

护士要善于观察并及时发现患者的心理变化，耐心倾听患者有关害怕与不安的叙述，要向患者介绍医院环境、有关的医护人员、同病室的病友、常规的制度及注意事项，耐心地解释疾病的现象，以减轻焦虑，消除恐惧感。

（三）创造良好的睡眠环境

营造舒适的睡眠环境。确保寝具的舒适；确保病区的温度和湿度适宜，一般夏季为25℃左右，冬季为18～22℃；控制病区的光线，夜间应拉上窗帘，尽量熄灯或使用地灯；尽量确保睡眠环境的安静，减小环境的噪声，降低电话铃声、监护仪报警声的音量，工作人员应避免穿硬底鞋，动作、走路、讲话、开关门时要轻。尽量将医疗、护理活动安排在白天，在患者入睡后尽量不中断其睡眠。必要时可以让患者戴上眼罩和耳塞；提供隐蔽性的睡眠环境，关闭病室门；危重、需夜间严密观察、治疗、严重打鼾的患者应该与其他患者分开；尽量满足患者睡前的要求。

（四）实施适当的松弛术

可实施适当的松弛术，如腹式呼吸、渐进式肌肉放松法、按摩背部、热水泡脚、饮少量热水、听音乐、看书等。

（五）合理使用药物

必要时遵医嘱给予安眠药。常用的安眠药包括地西泮、艾司唑仑、硝西泮等。地西泮可明显缩短入睡时间，延长睡眠持续时间，副作用较小。但长期服用后可产生耐受性和依赖性，停用后会出现戒断症状，如兴奋、失眠、焦虑等。因此不宜长期服用。

（六）建立良好睡眠习惯

护士与患者讨论影响其睡眠的因素，帮助患者在住院期间建立良好的睡眠习惯，如睡前1.5小时不做刺激性活动或看容易引起大脑兴奋的书籍和视频；减少床上的非睡眠时间，只有感到困倦时才上床；每天固定时间就寝与起床，建立睡眠的生物钟；睡前根据患者的习惯选择一些放松方式促进睡眠；保持良好的饮食习惯，三餐规律，睡前可进食少量易消化的食物，避免空腹上床，但应避免饮用茶、咖啡、巧克力、可乐等刺激性食物，同时避免夜间大量饮水而频繁起夜。

七、睡眠的评价

评价患者的睡眠，可以从直接和间接两方面进行。①直接评价：了解患者的主观感觉，询问患者睡得如何，精力是否充沛，醒后是否有疲惫感；②间接评价：护士观察患者醒后的表现，如患者有疲倦、嗜睡、注意力不集中、焦虑不安，则表示睡眠质量差。护士应根据新收集的资料，修改护理计划，然后再次评价。

第三节　疼痛的评估与护理

一、概述

疼痛是许多疾病的症状，是人体的主观感觉，除在程度上有轻重外，在感受上也是不一样的，有刺痛、灼痛、胀痛和钝痛等差别，并且含有情绪和经验成分，是一种复合性感觉。国际疼痛研究学会提出"免除疼痛是患者的基本权利"。因此，护士必须掌握疼痛的相关理论知识，对患者实施有效的疼痛管理。为了倡导对疼痛控制的重视，国际疼痛研究学会决定从 2004 年开始，将每年的 10 月 11 日定为"世界镇痛日"。

（一）疼痛的定义

国际疼痛研究学会将疼痛（pain）定义为"由现有的或潜在的组织损伤引起或与损伤有关的感觉和情绪上不愉快的体验"。人在生命的早期就通过损伤的经历学会了表达疼痛的确切词汇，这是身体局部或整体的感觉，也是一种令人不愉快的情绪感受。

当机体受到伤害性刺激时，往往产生疼痛。疼痛既是许多疾病的一个症状，同时又是机体对周围环境刺激所产生的一种保护性反应，从而引起人们的广泛注意。身体与心理的痛觉都具有自我保护及对身体发出危险警告信号的作用。身体痛觉是警告身体有被伤害的危险，心理痛觉则警告个体的某些重要事件受到了威胁，如不能及时采取有效的措施，则将对患者的身体和心理造成不良的影响或严重后果。疼痛具有三种共同特征：疼痛提示个体的防御功能或人的整体性受到侵害；疼痛是个体身心受到侵害的危险警告，常伴有生理、行为和情绪反应；疼痛是一种身心不舒适的感觉。

（二）疼痛的相关概念

1. 痛觉　是个体的主观反应，很难加以确切形容。与其他体表感觉如触、压、温、冷等比较，痛觉的特点在于它含有丰富的情绪成分，在相当大的程度上受到精神活动、情绪状态及生理因素的影响。例如，足球运动员在比赛时意外负伤后仍继续踢球；一部分人根本没有接触到明显的伤害刺激，却可引起自发的疼痛，持续几分钟甚至几小时方消除；甚至有肢体外伤的病例，在经过几年之后还可经常出现自发性疼痛。

2. 痛反应　指机体对刺激的一系列生理生化及心理行为方面的反应，即一系列伤害性刺激导致的具有保护性的反射活动，这种反射活动可以是局部活动，也可以是全身性活动，如焦虑、恐惧及反抗逃避等行为反应。

3. 痛阈　任何形式的刺激只要达到一定强度而成为伤害性刺激时，都能引起疼痛，这个一定强度的刺激称为痛阈。痛阈有很强的个体差异性，因为不同组织或同一组织在不同条件下，刺激的阈值不同。兴奋性增高的组织，痛阈低；兴奋性降低的组织，痛阈高。较弱的刺激可使痛阈低的组织产生疼痛，而痛阈高的组织不会产生疼痛。

（三）疼痛的发生机制

疼痛的机制非常复杂，目前较为经典的疼痛学说为闸门控制学说、特异性学说和形式学说。研究认为，痛觉感受器为位于皮肤和其他组织内的游离神经末梢。各种伤害性刺激作用于机体达到一定程度时，可引起受损部位的组织释放某些致痛物质，如组胺、缓激肽、5-羟色胺、乙酰胆碱、H^+、K^+、前列腺素等，这些物质作用于痛觉感受器，产生痛觉冲动，并迅速沿传入神经传导至脊髓，通过脊髓丘脑束和脊髓网状束上行，传至丘脑，投射到大脑皮质的一定部位而引起疼痛。由于痛觉感受器在身体各部位的分布密度不同，对疼痛刺激的反应敏感度也有所不同。皮肤表面神经末梢密集，对疼痛最敏感；其次为动脉管壁、肌肉、关节、肌腱筋膜等；其他大部分深层组织和内脏器官只有稀疏的神经末梢分布，对疼痛的敏感较弱。虽然疼痛的感觉是一种生理过程，但这一过程会受药物和心理因素的影响。

二、疼痛的分类

疼痛的种类很多，目前临床上尚无统一的分类方法。一般常用的有以下几种。

（一）按疼痛的深浅部位分类

1. 表浅痛　指对皮肤黏膜的机械性、物理性、化学性刺激（如切割、挤压、冷热、酸碱等）所致的疼痛。特点是有明显的定位，多呈局限性，性质多为针刺、刀割样锐痛。

2. 深部痛　指韧带、肌腱、关节、筋膜、腹膜、内脏等部位受刺激所产生的疼痛。特点是无明确的定位，对刺激的定位能力差，疼痛分散范围广，不呈局限性，性质多钝痛，时间长，刺激强。能使皮肤致痛的刺激（如烧灼、切割等）作用于内脏，一般不产生疼痛；而机械性牵拉、缺血、痉挛和炎症等刺激作用于内脏，则能产生疼痛，深部痛有时伴有牵涉痛。

（二）按疼痛的表现形式分类

1. 局部痛　指病变部位的局限性疼痛，多为感受器或神经末梢受刺激而引起。

2. 放射痛　指神经干、神经根或中枢神经受到病变刺激时，疼痛不仅发生于刺激局部，并可沿受累的感觉神经向末梢方向传导，以致远离病变的部位及其分布区亦出现疼痛。

3. 扩散痛　指一个神经分支受到刺激时，疼痛除向该分支分布区扩散外，尚可扩散到另一分支，甚至邻近脊髓节段其他神经所支配的区域亦出现疼痛。灼性神经痛即属于扩散痛，于正中神经或坐骨神经损伤后多见。一般认为，这与交感神经受损有关。

4. 牵涉痛（referred pain）　指从疼痛刺激部位放射到其他部位出现的疼痛。通常深部痛被投射为表浅痛。表现为患者感到身体体表某处有明显疼痛，而该处并无实际损伤。这是由于有病变的内脏神经纤维与体表某处的神经纤维会合于同一脊髓段，来自内脏的传入神经纤维除经脊髓上达大脑皮质，反映内脏疼痛外，还会影响同一脊髓段的体表神经纤维，传导和扩散到相应的体表部位而引起疼痛。这些疼痛多见于内脏缺血、机械牵拉、痉挛和炎症。例如，心肌梗死的疼痛发生在心前区，可放射至左肩及左上臂；阑尾炎可先出现脐周及上腹疼痛，再转移至右下腹等。

（三）按受损神经分类

1. 周围神经痛

（1）躯体神经痛：以快痛为主，大多为阵发性锐痛。表现为局部痛或放射痛，位置表浅而界限清晰，主要位于受损的分布区。

（2）自主神经痛：又称交感神经痛，以延缓痛为主，常为持续难忍的灼痛或压迫性痛，表现为扩散痛或牵涉痛。

2. 中枢神经痛　指脊髓、脑干、丘脑、大脑皮质等中枢神经系统病变导致痛觉传导通路受损所产生的疼痛。中枢神经痛有两种情况，一是疼痛不向任何区域放射，二是疼痛向末梢部位投射。

（四）按疼痛的性质分类

1. 锐痛　指痛觉与痛反应比较强烈的疼痛。疼痛持续的时间短，如刺痛、绞痛、灼痛、跳痛、刀割样痛、撕裂样痛、触电样痛。多见于急性疼痛，如急性外伤、炎症、神经受损、内脏结石、恶性肿瘤等。

2. 钝痛　指痛觉与痛反应均比较轻的疼痛。疼痛持续的时间长，如胀痛、闷痛、酸痛、隐痛等。多见于慢性疼痛，如慢性骨关节病、肌肉等软组织劳损、慢性内脏炎症、紧张性头痛等。

（五）按疼痛的发生原始部位分类

1. 皮肤痛　指来自于体表，多因皮肤黏膜受损引起的疼痛。特点是"双重痛觉"，即刺激后立即出现尖锐刺痛（快痛），定位明确，去除刺激后很快消失，之后出现烧灼样疼痛（慢痛），定位不明确。

2. 躯体痛　指因肌肉、肌腱、筋膜和关节等深部组织受损引起的疼痛。其中以骨膜分布最密，痛觉最敏感，各种机械性与化学性刺激均可引起躯体痛。

3. 内脏痛　指因内脏器官受到机械性牵拉、扩张或痉挛、炎症、化学性刺激等引起的疼痛。内脏痛的发生缓慢而持久，可为钝痛、烧灼痛或绞痛，定位常不明确。

4. 假性痛　在病变已经去除后，仍感到相应部位疼痛，可能与病变部位去除前的疼痛刺激在大脑皮质形成强兴奋灶的后遗影响有关。

5. 神经痛　为神经受损所致，可表现为剧烈灼痛或酸痛。

三、引起疼痛的原因

临床上引起疼痛的原因很多，主要有4个方面。

（一）化学性刺激与物理性刺激

化学性刺激（如酸、碱）和物理性刺激（如热、冷、电）直接刺激游离的神经末梢，同时化学灼伤使受伤的组织释放组胺、5-羟色胺、缓激肽等化学物质，再次作用于痛觉感受器，使疼痛加剧。

（二）温度刺激

过高或过低的温度会引起组织损伤，如高温可导致灼伤，低温可引起冻伤。受损的组织释放组胺等物质，刺激神经末梢导致疼痛。

（三）病理改变

组织损伤、缺血、炎症可使细胞坏死或受到破坏，从而释放K^+、Na^+、组织胺、5-羟色胺、缓激肽等致痛物质，刺激末梢神经产生痛觉信号，通过脊髓传入中枢而引起疼痛。

（四）心理因素

人处于情绪低落、愤怒、悲痛、紧张、抑郁等不良的心理状态时，局部血管扩张或收缩可产生疼痛。心理因素常引起神经性疼痛，而疲劳、睡眠不足等常引起功能性头痛。

四、影响疼痛的因素

（一）年龄

对疼痛的敏感性随年龄增长而有所不同。婴幼儿不如成人对疼痛敏感，随着年龄的增长，疼痛的敏感性也随之增加。由于儿童对疼痛发生的原因不能够正确理解，因而疼痛经历会激起其恐惧和愤怒情绪。较小的儿童常不能很好地表达疼痛的感受，护士应对他们的疼痛反应给予足够的重视。老年人对疼痛的敏感性又逐步下降，一般老年患者比年轻患者述说疼痛的机会少，程度低。因此，在疼痛的护理中，对于不同年龄组患者应区别对待。

（二）既往经验

既往的经验包括个体对疼痛的敏感性、对疼痛原因和意义的理解及态度等。如一个遭受极度痛苦的患者，起初尚能冷静地忍受疼痛，在反复地经受疼痛折磨后，就会产生恐惧心理，甚至每想到疼痛的体验就会呕吐、虚脱或产生其他反应。又如头部受伤者害怕危及生命，疼痛就加重，一旦意识到不伤及生命，就会感到疼痛减轻。再如经历过手术疼痛的患者对于即将再次进行的手术会产生不安和焦虑，对痛觉的敏感度增加。

（三）社会文化背景

不同的社会文化背景使人对疼痛的感受、耐受力和表达有所不同。如患者生活在一个推崇勇敢和忍耐精神的文化背景下，往往更善于忍受疼痛，并避免抱怨和引起别人的同情。在社会文化中，被认为是"难以启齿"或"令人难堪"的部位疼痛，如肛门、生殖器、臀部等，人们一般不愿意表达。

（四）情绪

情绪会改变个人对疼痛的反应，积极的情绪（如愉快、兴奋、有信心）可使疼痛减轻；消极的情绪（如焦虑、恐惧、悲伤、紧张、不耐烦）可使疼痛加剧。

（五）注意力

个体对疼痛注意力的集中或分散会影响对疼痛的感觉程度。当注意力高度集中时，痛觉可以减轻甚至消失。如在比赛时，有的运动员甚至意识不到自己受伤。手术后听音乐、愉快交谈、看电视等均可以使患者的注意力分散，导致疼痛减轻。

（六）个体差异

疼痛的程度和表达方式常因个人的气质、性格不同而有所不同。自控力及自尊心强的人常能强忍疼痛。富于情感、善交际的患者诉说疼痛的机会多，因而比性格内向的患者更易受到重视，接受镇痛机会也较多。癔症性格的人容易受其他疼痛者的暗示。

（七）疲乏

当患者十分疲乏时，对疼痛的感觉加剧，而忍耐性降低。这种情况对于长期慢性病患者尤为明显。在睡眠充足，得到很好的休息后，疼痛感觉减轻，反之加剧。

（八）社会支持系统

疼痛患者常依靠家属的支持、帮助或保护。经历疼痛时，如有家属或亲人陪伴，可以减少患者的孤独和恐惧感，从而减轻痛感。对患儿来说，有父母陪伴尤其重要。

（九）医院性因素

医护人员对疼痛的认知和态度会影响患者疼痛的程度：①对疼痛理论知识的掌握与实践经验，可影响护士对疼痛的正确判断与处理。②对镇痛药药理知识的掌握，可影响护士对镇痛药的使用，如过分担心药物的副作用和成瘾性时，患者可能得不到必要的镇痛处理。③对疼痛评估方法的掌握，可影响护士是否能正确评估患者的疼痛程度。如果评估疼痛方法不当，与患者缺乏沟通，仅依据患者的主诉，或对患者产生类比心理，凭自己的主观经验判断是否存在疼痛，会使一部分患者得不到及时的处置。

五、疼痛的评估

对疼痛的评估是有效控制疼痛的关键步骤，应该纳入护理常规。疼痛的评估原则是常规、量化、全面和动态。护士需要及时判断患者是否有疼痛及疼痛的程度，并评价镇痛药的使用效果。

（一）评估内容

1. 疼痛的经历和病史　①疼痛的部位：是否明确、固定、有无转移痛、放射痛；②疼痛的程度：轻度、中度、重度；③疼痛的性质：锐痛、钝痛；④疼痛的时间：开始时间、有无规律性及间歇期、突发性、阵发性、持续性、周期性、与饮食及服药的关系、疼痛发生在白天还是夜间；⑤疼痛的伴随症状：有无发热，有无消化、呼吸、泌尿等系统的症状；⑥疼痛的加重和缓解因素：引起疼痛加剧或者缓解的因素，如体位、饮食等；⑦目前的处理和效果：目前患者采用什么方法控制疼痛，效果如何。此外，还需评估患者疼痛的病史，包括患者既往所患慢性疼痛的情况、既往镇痛药使用的情况及缓解疼痛的方法。

2. 社会心理因素　包括患者的心理和情绪状态、家庭支持系统情况及影响疼痛的因素。

3. 镇痛药使用的效果　患者使用镇痛药后，护士需要及时、动态地评估镇痛药的治疗效果及不良反应，为下一步治疗提供依据。

（二）评估方法

1. 交谈法　护士通过与患者交谈，询问疼痛的经历和病史，收集影响疼痛的社会心理因素等。

2. 观察法　护士通过观察患者的面部表情、体位、活动及其他体征来判断患者疼痛的程度。疼痛剧烈时，会伴有面色苍白、出汗、皱眉、咬唇等痛苦表情，有呻吟或呼叫或哭闹，保护性体位，烦躁或在床上辗转不安，无法安睡与饮食极差等表现，这些均是评估疼痛的客观指标。

3. 临床检查　主要包括检查疼痛的部位、局部的肌肉紧张度、测量生命体征的变化等。

4. 评估工具　目前国际上常用的疼痛程度评估工具有3种。

（1）视觉模拟评分法（visual analogue scale，VAS）：比较灵敏，有可比性。具体做法：在纸上画一条10cm的横线，一端表示完全无痛，另一端表示疼痛到极点，中间部分表示不同程度的疼痛。请患者根据自己的感觉在此横线上做记号，以表示疼痛程度（图10-1）。VAS适合任何年龄的疼痛患者，且没有文化背景的要求，容易掌握。

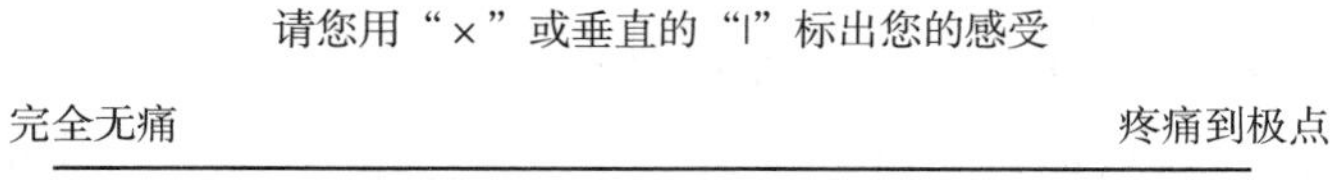

请您用"×"或垂直的"|"标出您的感受

完全无痛　　　　　　　　　　　　　　　　　　　　　　疼痛到极点

图10-1　视觉模拟评分

（2）数字评分法（numerical rating scale，NRS）：用数字0～10代表疼痛的程度（图10-2）。请患者在4大类、共11种评分（0～10）中选择：无疼痛（0）、轻度疼痛（1～3）、中度疼痛（4～6）、重度疼痛（7～10）。NRS适合进行疼痛治疗前后效果的对比。

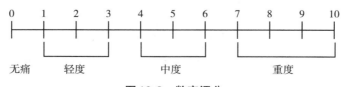

图10-2　数字评分

（3）世界卫生组织疼痛分级标准：将疼痛程度分为 4 级。① 0 级：无痛；② 1 级（轻度疼痛）：有疼痛感但不严重，可忍受，睡眠不受影响；③ 2 级（中度疼痛）：疼痛明显，不能忍受，睡眠受干扰，要求用镇痛药；④ 3 级（重度疼痛）：疼痛剧烈，不能忍受，睡眠严重受干扰，需要用镇痛药。

六、疼痛的护理

（一）疼痛的护理目标

1. 患者能感受到医护人员对他表达的疼痛是理解的。
2. 患者能够鉴别可能引起疼痛的原因，并学会设法避免。
3. 患者能使用一些经过选择的无创伤性镇痛措施或应对机制来控制疼痛。
4. 患者表现为疼痛减轻、日常活动量增加及舒适度增加。

（二）疼痛的护理措施

随着疼痛学、肿瘤学、社会学、心理学及护理学的发展，护士对疼痛的认识逐渐提高，从以往仅按医嘱给予镇痛药，到将患者视为"社会人"，进行整体护理。护理疼痛患者时，客观、全面收集患者有关疼痛的资料，仔细观察患者的行为表现，分析所得资料，确定患者的疼痛基线，制订切实可行的护理措施来减轻患者的疼痛有重要意义。

1. 心理护理

（1）减轻心理压力：紧张、忧虑及对死亡的恐惧，或对疾病失去信心等，均可增加疼痛的程度，疼痛的加剧又反过来影响情绪，从而形成恶性循环。护士应以同情、安慰和鼓励的语言与举止给予患者心理支持，设法减轻患者的心理压力，提高痛阈。对强烈克制的患者予以鼓励，并让他们呻吟，以此转移疼痛。

（2）分散注意力：转移注意力可减轻疼痛的感受程度，常用于慢性持续性疼痛患者。具体方法如下。

1）组织活动：让患者参加感兴趣的活动，如阅读书刊、听音乐、看电视、与病友沟通交流、下棋等活动。对小儿，护士的爱抚和微笑、讲有趣的故事、给予玩具、做游戏等都能有效地转移其注意力。

2）有节律地按摩：嘱患者双眼凝视一个定点，引导患者想象物体的大小、形状、颜色、材料等，同时按摩患者疼痛或身体某一部分，按摩的方式为稳定地在皮肤上做环形按摩。

3）有节奏地呼吸：指导患者做深呼吸，用鼻吸气，然后张口慢慢地将气呼出，反复进行。

4）指导想象：治疗性的指导想象是利用一个人对特定事物的想象而达到特定的正向效果，可引导松弛，减轻疼痛。如回忆一次有趣的活动，一次愉快的聚会，产妇可想象即将做母亲的愉快等。

5）松弛法：通过自我意识，集中注意力，使全身部分肌肉放松，从而达到增强患者对疼痛的忍受力、减轻焦虑情绪、缓解疼痛的目的。

6）音乐：运用音乐分散对疼痛的注意力是有效的方法之一。优美的旋律对降低心率、减轻焦虑和抑郁、缓解疼痛、降低血压等都有很好的效果。应注意根据患者的不同特性和喜好，选择不同类型的音乐。

（3）建立信赖关系：护理疼痛患者时护士会遇到各种问题，为了彼此能顺利交流，使患者相信护士可以帮助其控制和处理疼痛问题，护士必须与患者建立相互信赖的友好关系。只有当患者相信护士会真心关怀他，会在情绪、知识、身体等各方面协助他克服疼痛时，患者才会无保留地把自己的感受告诉护士。

（4）尊重患者对疼痛的反应：有些患者害怕别人对自己的疼痛反应不理解，不了解他的痛苦，或不能接纳他的困境，这些担心会引起患者的不安和焦虑而加重疼痛程度。因此，护士需鼓励患者表达其疼痛的感受及对疼痛所做的适当努力，帮助患者及家属接受其行为反应。

2．去除或减少引起疼痛的原因　消除疼痛刺激源，如外伤引起的疼痛，应酌情给予止血、包扎、固定、伤口处理、镇痛等措施；胸腹部手术后，患者会因咳嗽或呼吸引起伤口疼痛，术前应对患者进行健康教育，指导术后深呼吸和有效咳嗽的方法，术后可协助患者按压伤口后，再鼓励患者咳痰和深呼吸。

3．合理运用镇痛措施，解除或减轻疼痛的刺激

（1）物理镇痛：可以应用冷、热疗法，如用冰袋、冷湿敷、温水浴、热水袋等，减轻局部疼痛。如肌肉疲劳引起的疼痛，可用热敷和按摩镇痛，通过促进和改善血液循环，加速镇痛物质（组胺等）与引起肌肉疼痛的代谢废物排出，降低疼痛的敏感性，缓解肌肉痉挛。此外，理疗、按摩及推拿也是临床常用的物理镇痛方法。高热、有出血倾向、结核病患者禁用物理镇痛。恶性肿瘤患者也应慎用物理镇痛疗法。

（2）针灸镇痛：根据疼痛的部位，采用不同的穴位进行针法或灸法，使人体经脉疏通、气血调和来达到镇痛的目的。一般认为，针刺镇痛的机制是来自穴位的针刺信号和来自疼痛部位的痛觉信号，在中枢神经系统不同水平上相互作用、进行整合。在这个整合过程中，既有与镇痛有关的中枢神经的参与，又有包括内源性阿片肽和5-羟色胺在内的各种中枢神经递质的参与。

（3）药物镇痛：仍然是目前解除疼痛的重要措施之一。护士应掌握药理知识，了解患者身体状况和有关疼痛治疗的情况，正确使用镇痛药。在用药过程中，护士应注意观察病情，把握好用药时机，正确用药。镇痛药种类很多，在诊断未明确时不能随意使用镇痛药，护士在使用镇痛药时要遵照医嘱执行。常用的镇痛药如下。

1）阿片类镇痛药：如可待因、吗啡、芬太尼、美沙酮、哌替啶等。用于疼痛的急性发作和生命有限的晚期癌症患者；用药时间越长，镇痛效果越差，增加药量可产生药物依赖或成瘾。护士要了解患者以前用药的质和量，适当限制药物的摄入量，防止产生药物依赖。阿片类药物常见副作用包括便秘、过度镇静和呼吸抑制。

2）非阿片类镇痛药：如非甾体抗炎药、水杨酸类药、苯胺类药等，一般在疼痛发作时应用，护士要注意观察用药后的反应。对长期服用非甾体抗炎药的患者，需监测其是否有胃肠道反应，密切观察有无出血征兆等。

3）其他辅助药物：如激素、解痉药、局部麻醉药、维生素类药物等。对于癌性疼痛的药物治疗，目前临床上普遍采用世界卫生组织推荐的三阶梯疗法。目的是通过逐渐升级，合理应用镇痛

药来缓解疼痛。原则为按药效的强弱依阶梯顺序使用；使用口服药；按时、联合服药；用药剂量个体化。大多数患者据此接受治疗后能有效镇痛。方法如下：①第一阶段选用非阿片类药物、解热镇痛药和抗炎药，如阿司匹林、布洛芬、对乙酰氨基酚等。主要适用于轻度疼痛的患者。②第二阶段选用弱阿片类药物，如氨酚待因、可待因、曲马多、布桂嗪。主要适用于中度疼痛的患者。③第三阶段选用强阿片类药物，如吗啡、哌替啶、美沙酮、二氢埃托啡等。主要用于重度和剧烈癌性疼痛的患者。

在癌性疼痛治疗中，常采取联合用药的方法，即加用一些辅助药以减少主药的用量和副作用。常用辅助药有：①弱镇静药，如艾司唑仑和地西泮；②强镇静药，如氯丙嗪和氟派替醇等；③抗抑郁药，如阿米替林。

护士应严格掌握用药的时间和剂量，并掌握患者疼痛发作的规律。对于慢性疼痛的患者，最好在疼痛发生前给药，因在此时给药，疼痛容易控制，且用药量小、效果好；对于手术后患者，适当应用镇痛药，可促使患者早期下床活动，以减少并发症的发生。给药20～30分钟后须评估并记录使用镇痛药的效果及副作用，当疼痛缓解时应及时停药，防止药物的副作用、耐药性及成瘾性。值得注意的是，在疼痛原因未明确诊断时，不能随意使用任何镇痛药，以免掩盖症状，延误病情。

（4）自控镇痛泵镇痛（patient control analgesia，PCA）：患者疼痛时，通过计算机控制和微量泵主动向体内注射设定剂量的药物，符合按需镇痛的原则，既可减少医护人员的操作，又可减轻患者的痛苦和心理负担。

PCA是按照负反馈的控制技术原理设计的。医生视患者病情设定合理处方，利用反馈调节，患者自己支配给药镇痛，最大限度地减少错误指令，确保疼痛控制系统在无医护人员参与时关闭反馈环，以保证患者安全。

临床上使用的PCA主要有电子泵和机械泵两种。电子泵是装有电子计算机的容量型输液泵，其优点为能最大限度地满足个体镇痛要求，并可记录患者的使用情况；安全系数高，配有多种报警装置。机械泵是利用机械弹性原理将储药囊内的药液以设定的稳定速度恒定地输入患者体内，优点为携带方便、轻巧，操作简单，价格低廉。

4. 传授有关疼痛的知识　帮助患者学习有关疼痛的知识，有助于减轻患者对疼痛的焦虑和其他因素的影响。根据患者的情况，选择教育的内容，包括指导患者掌握疼痛发生的规律、发生时间及缓解疼痛的措施，如心绞痛发作时应立即停止活动，舌下含服硝酸甘油或硝酸异戊酯喷雾吸入，并告知患者饮食注意事项、用药目的及一般规律等。

（三）疼痛的评价

评价患者减轻疼痛的方法是否有效，对于检验护理措施的效果及修正措施都具有重要意义。评价依据有以下几点。

1. 疼痛感觉是否减轻，肌紧张有无改善，饮食增进程度，是否接受探视等活动。

2. 是否感觉舒适轻松，疼痛发作次数是否减少，疼痛程度是否减轻。

3. 休息和睡眠的质量如何。

4. 疼痛时的保护性体位、面色苍白、出汗等疼痛征象是否减轻或消失。

知 识 拓 展

国 际 常 用 单 维 度 疼 痛 强 度 评 估 量 表

问卷	题目	评分区间	测试时间	推荐使用群体	优点	缺点
VAS	1道	0～100连续数值	<1分钟	成人	连续变量利于统计分析	患者要具有一定的抽象思维能力
F-VAS	1道	0～100连续数值	<1分钟	3岁以上	连续变量利于统计分析，且直观形象	患者要具有一定的抽象思维能力。不同患者对面孔代表的疼痛强度理解可能不同
FPS-R	1道	0～10整数评分	<1分钟	老年患者首选，3岁以上均可	直观形象	需要评估者仔细观察面孔，且不同患者对面孔代表的疼痛强度理解可能不同。体现疼痛微小变化差异的能力不如VAS
NRS	1道	0～10整数评分	<1分钟	10岁以上，有一定文化程度	分类明确，有助于患者进行评估，可以用于电话评估	需要评估者有语言理解能力和抽象数字概念，由于容易在理解上产生混淆，其测量重复性差，不建议在追踪研究中使用。体现微小变化差异的能力不如VAS
VRS	1道	多个版本，常用为0～5整数评分	<1分钟	10岁以上，有一定文化程度	方便、快速	需要评估者有一定的概念化语言理解能力，评估可能会受到文化和方言的影响。体现微小变化差异的能力不如VAS

注：F-VAS为原版面部表情疼痛评估法；FPS-R为修订版Wong-Baker面部表情疼痛评估法；VRS为口头评分法。

循 证 资 源

➢ 2021 International association for the study of pain（IASP）:

https：//www.iasp-pain.org/resources/guidelines/

➢ 2021 Pain treatment guidelines American Academy of Pain Medicine（AAPM）:

https：//painmed.org/clinical-guidelines/

➢ 疼痛评估量表应用的中国专家共识（2020版）：https：//d.wanfangdata.com.cn/periodical/ChlQZXJpb2RpY2FsQ0hJTmV3UzIwMjEwODE4EhB6aHR0eHp6MjAyMDAzMDA1Ggh2NW81MmZ2dg%3D%3D

思 考 与 练 习

1. 患者，女性，46 岁。乳腺癌晚期有骨转移，因疼痛不能入睡。对于该患者，给予镇痛药的原则是什么？

2. 患者，男性，76 岁。主诉失眠。护士应如何正确评估其睡眠情况？

（刘溢思）

参 考 文 献

［1］李小寒，尚少梅. 基础护理学［M］. 北京：人民卫生出版社，2018.

［2］中华医学会，中华医学会杂志社，中华医学会全科医学分会等. 成人阻塞性睡眠呼吸暂停基层诊疗指南（2018年）［J］. 中华全科医师杂志，2019，18（1）：21-29.

［3］Watson NF，Badr MS，Belenky G，et al. Recommended amount of sleep for a healthy adult：a joint consensus statement of the American academy of sleep medicine and sleep research society［J］. Sleep，2015，38（6）：843-844.

［4］万丽，赵晴，陈军，等. 疼痛评估量表应用的中国专家共识（2020版）［J］. 中华疼痛学杂志，2020，16（3）：177-187.

［5］中华医学会麻醉学分会"智能化病人自控镇痛管理专家共识"工作小组. 智能化病人自控镇痛管理专家共识［J］. 中华麻醉学杂志，2018，38（10）：1161-1165.

［6］北京护理学会肿瘤专业委员会和北京市疼痛治疗质量控制和改进中心. 北京市癌症疼痛护理专家共识（2018版）［J］. 中国疼痛医学杂志，2018，24（9）：641-648.

［7］马柯. 复方阿片类镇痛药临床应用中国专家共识［J］. 中华医学杂志，2018，98（38）：3060-3063.

［8］National Institute For Health And Care Excellence. Chronic pain（primary and secondary）in over 16s：assessment of all chronic pain and management of chronic primary pain［M］. London：National Institute for Health and Care Excellence（UK），2021.

第**11**章　满足患者营养需要

营养（nutrition）指机体从外界摄取食物，经过体内消化、吸收获得的维持机体正常生理功能和活动需要的物质。为了生存、生长发育、活动能力及维持生命和健康，人类每天通过饮食获取热能和营养素。合理的饮食和营养可以促进生长发育，维持机体各种生理功能，促进组织修复，提高机体免疫力，而不良的饮食与营养则可能引起各种营养物质失衡，甚至导致各种疾病。此外，疾病可能导致人体营养摄入、消化或吸收障碍，在疾病状态下通过适当的方式给予营养支持也是促进康复的重要手段。因此，护士必须具备营养学知识、饮食护理的理论和技术，才能对护理对象作出正确的营养状态评估，给予合理的饮食指导，满足护理对象对营养的需求。

第一节　饮食和营养与人体健康的关系

一、饮食的作用

合理、均衡的饮食可以帮助人类预防疾病，提高生存质量，并且可以达到治疗某些营养缺乏性疾病的目的，而饮食不当、营养不足或过剩会引起疾病。因此，饮食和营养对维持机体的健康具有十分重要的作用。

（一）促进生长发育

合理的饮食和均衡的营养对身体和精神发育都起着决定性作用，是维持生命活动的重要物质基础。例如，胎儿和婴儿时期蛋白质摄入不足，会对其大脑发育产生严重影响，造成智力低下和体格发育不良，并且在成年后也无法弥补。又如，锌参与核酸和蛋白质的合成及细胞的生长、分裂和分化等过程，锌缺乏时会出现生长发育迟缓、体型矮小、性器官发育不良等后果。维生素D缺乏会导致肠道不能正常地吸收钙和磷，造成骨骼和牙齿骨化异常。

（二）构成和修复机体组织

各种营养素是构成和修复机体组织的物质基础。

1. 蛋白质　是构成细胞和组织的重要成分之一，正常成人体内蛋白质相对稳定，约占体重的16%，食物中的蛋白质被人体吸收后，主要用于合成新的组织和维持蛋白质分解代谢与合成代谢的动态平衡。长期蛋白质缺乏将导致机体严重营养不良，健康状况受损，如果体内蛋白质丢失超过20%，生命活动将停止，这种情况可见于恶病质患者。

2. 碳水化合物　是生命细胞结构的重要物质，细胞中碳水化合物含量为2% ～ 10%，主要以糖脂、糖蛋白、蛋白多糖的形式参与细胞构成：糖脂是构成神经组织与细胞膜的成分；糖蛋白参与细胞识别与分子识别；蛋白多糖主要存在于软骨、腱等结缔组织和各种腺体分泌的黏液中，构成组织间质、润滑剂、防护剂等。

3. 脂类　广泛存在于人体内，主要分布在皮下、腹腔大网膜及肠系膜。脂类也是构成人体细胞的重要部分，磷脂是所有生物膜，包括细胞膜、内质网膜、线粒体膜等的重要组成部分，还是神经组织的重要组成部分。胆固醇是机体合成胆酸、维生素D_3和类固醇的必需物质。

（三）供给能量

人类摄取植物和动物作为食物，获取能量以维持体温的恒定并保证人体各种生理和体力活动的正常进行。人体需要的能量由食物中的蛋白质、脂肪、碳水化合物在体内经过酶的催化作用，进行生物氧化后释放出来。碳水化合物、脂肪、蛋白质是提供热能的主要营养素。一般情况下，健康成人摄入的能量和其消耗的能量相等，维持平衡状态。摄入不足或摄入过剩均会对健康不利。

碳水化合物是获取能量最主要、最经济的来源，一般膳食中50%以上的能量由碳水化合物提供。脂类是三大营养素中产能最高的，一般膳食中20% ～ 30%的能量由脂肪提供。通常情况下，供能不是蛋白质的主要功能，但也有一小部分氨基酸不参与合成新的蛋白质而分解产热，每天所需能量的10% ～ 15%由蛋白质提供。在碳水化合物和脂类摄入不足时，蛋白质分解代谢增强，但利用蛋白质分解产能是不经济的。

（四）调节人体功能

人体功能活动是在神经系统、内分泌系统及各种酶的共同调节下完成的，任何一种人体所需营养素的缺乏都会影响机体的正常功能和新陈代谢等生命活动的进行。

体内蛋白质以多种形式存在并参与调节人体功能，如各种酶和激素参与生理功能的调节，血红蛋白运输氧气，血浆蛋白维持体液平衡及运送营养物质，抗体参与调节免疫功能，核蛋白参与遗传信息的传递等。脂类能够保护体内脏器，维持体温，参与构成某些内分泌激素，调节生理功能。维生素在体内含量极微，但在机体的生长、发育及代谢过程中发挥重要作用。例如，维生素A与生长发育、视觉、生殖功能、抗感染有关；维生素C能够促进胆固醇代谢、参与神经递质合成、促进抗体形成、促进铁吸收、促进有机物和毒物羟化解毒等；维生素D与甲状旁腺激素共同作用，维持血钙水平，调节体内钙磷代谢。

二、人体对营养的需要

人体通过饮食摄入或其他营养供给途径，获取每天所需热能及营养素。食物的营养价值就是指某种食物中所含的能量和营养素满足人体营养需要的程度。

（一）热能

热能（heat energy）是一切生物体维持生命和进行各种活动所必需的能量。人体的热能主要来源于碳水化合物，其次是脂肪和蛋白质，因此将这三种营养素称为"热能营养素"或"三大营养素"，它们产生的热量分别为碳水化合物16.7kJ/g（4kcal/g），脂肪37.6kJ/g（9kcal/g），蛋白质16.7kJ/g（4kcal/g）。

依据中国营养学会的推荐标准，我国成年男性的热能供给量为9.41 ～ 12.55MJ/d（2252 ～ 3000kcal/d），成年女性为7.53 ～ 10.04MJ/d（1800 ～ 2400kcal/d）。人体对热能的需要量因年龄、性别、劳动强度和生理功能有所差异。例如，成年男性在轻体力活动时，每天所需热能为9.41MJ（2250kcal），而重体力活动时每天需要热能12.55MJ（3000kcal）；孕中晚期女性比其他成年女性每天需要增加热能1.26 ～ 1.88MJ（302 ～ 450kcal/d）。

（二）营养素

根据中国营养学会的推荐，各类营养素的功能、来源及供给量见表11-1。

表11-1　各种营养素的功能、来源与供给量

营养素	功能	来源	成人每日供给量
蛋白质	参与构成和修补人体细胞、组织，构成酶、激素、免疫物质等，维持血浆胶体渗透压，供给热能	畜、禽肉类、水产类、豆类、蛋类、乳类	男性90g，女性80g，占膳食总热量的10% ～ 15%
脂肪	供给能量，贮存能量，参与构成机体组织，维持体温，保护脏器，促进脂溶性维生素的吸收，增加饱腹感	食用油、肉类、奶油、黄油等	占膳食总热量的20% ～ 30%
碳水化合物	供给热量，构成机体组织，保肝解毒，抗生酮	谷类、薯类、根茎类、豆类、食用糖、水果等	占总热量55% ～ 65%
维生素			

续 表

营养素	功能	来源	成人每日供给量
维生素 A	参与正常视觉活动和上皮生长与分化，促进骨骼发育，过量可致中毒	动物肝脏、未脱脂奶及奶制品、禽蛋、胡萝卜、绿叶蔬菜、水果等	男性 800mg REA、女性 700mg REA（REA：视黄醇当量）
维生素 D	调节钙磷代谢，促进钙磷吸收，过量可致中毒	鱼肝油、海鱼、动物肝脏、蛋黄、奶油、日光照射等	$10 \sim 15\mu g$
维生素 E	抗氧化，保持红细胞完整性，参与 DNA、辅酶 Q 的合成	油料种子、植物油、谷类、坚果类、绿叶蔬菜等	14mg A-TE（A 生育酚当量）
维生素 K	参与凝血因子的合成	菠菜、白菜等，肠道菌群可合成	$80\mu g$
维生素 B_1	构成辅酶硫胺素焦磷酸（TPP），参与糖代谢，参与支链氨基酸代谢，调节神经生理活动，维持心脏、神经及肌肉的正常功能	动物内脏、肉类、豆类、花生及未加工的谷类	男性 1.4mg、女性 1.2mg
维生素 B_2	构成体内多种氧化酶，激活维生素 B_6，与体内铁代谢有关	动物肝、肾、心，乳类、蛋类、豆类、蔬菜等	男性 1.4mg、女性 1.2mg
维生素 B_6	参与多种酶系代谢（尤其是氨基酸代谢）	豆类、畜禽等肉类、动物肝脏、鱼类	$1.4 \sim 1.6$mg
维生素 B_{12}	形成辅酶，提高叶酸利用率，促进红细胞发育和成熟	肉类、贝壳类、鱼类、禽类、蛋类、肝、发酵豆制品等	$2.4\mu g$
叶酸	参与各种代谢，促进红细胞生成及 RNA、DNA、蛋白质的合成	绿叶蔬菜、肝、肾、蛋、牛肉、菜花、土豆等	400 μg DFE（DFE：膳食叶酸当量）
维生素 C	促进胶原、神经递质、抗体合成，参与胆固醇代谢，防治坏血病，保护细胞膜，治疗贫血，促进铁吸收，提高铁利用率	新鲜蔬菜和水果	100mg
水	构成人体组织，运送代谢产物和营养物质，维持体温，溶解营养素和代谢物，维持消化、吸收功能，有润滑作用，直接参加体内氧化还原反应	代谢产生的水、食物中含有的水、饮料	$2 \sim 3$L
膳食纤维	是一类不能被人体消化吸收的多糖类物质，包括纤维素、半纤维素、木质素、果胶等。促进肠蠕动，防止便秘；调节脂质代谢，降低血胆固醇，预防胆结石；影响肠内细菌代谢；稀释并减少肠内有害物质，预防大肠癌；减少热能摄入，预防肥胖，治疗糖尿病	植物的根、茎、叶、花、果、种子及谷粒的外壳	$20 \sim 30$g

注：营养素每日推荐摄入量参考中国营养学会《中国居民膳食营养素参考摄入量》（2013 版）成人（＞18 周岁，不含孕期及哺乳期）参考摄入量。维生素 A、维生素 D、维生素 E、维生素 K 为脂溶性维生素，B 族维生素和维生素 C 为水溶性维生素。

（三）合理膳食

人们每天通过摄入饮食获得生命所需的能量和各类营养素，膳食模式（dietary pattern）或膳食结构指膳食中各种食物类别及其数量占总摄入量的比重。目前对于世界不同地区膳食结构的研究，一般将其分为4类：①动植物食物平衡的膳食结构，以日本为代表；②以植物性食物为主的膳食结构，印度、巴基斯坦和非洲一些国家属于此类型；③以动物性食物为主的膳食结构，是多数欧美发达国家典型的膳食结构；④地中海膳食结构，以意大利、希腊等地中海地区为代表。

可以根据摄入食物中能量和各种营养素的种类及数量来评价膳食结构是否合理。合理膳食（rational diet）在营养学上指通过膳食提供给人体种类齐全、数量充足、比例合适的能量和营养素，并与机体的需要保持平衡。为了帮助人们合理搭配膳食，根据我国居民饮食的特点，提出中国居民的"平衡膳食宝塔"。膳食宝塔分为五层，从下到上，各类食物所占的比例逐渐下降。底层为水、谷类薯类和杂豆类，轻体力活动的成人每天推荐饮水1500～1700ml，谷类和薯类每天推荐摄入量为250～400g；第二层为蔬菜、水果类，每天推荐摄入蔬菜300～500g、水果200～350g；第三层为鱼、肉、蛋、禽类，推荐每天摄入总量120～200g；第四层为奶类、奶制品、大豆和坚果，推荐每天摄入相当于鲜奶300g的奶类或奶制品，每天大豆和坚果摄入25～35g；塔尖是油和盐，推荐健康成人每天摄入油25～30g，每天摄入盐不超过6g。另外，运动或身体活动是保持能量平衡和身体健康的重要手段，在"宝塔"中还推荐成人每天进行至少相当于快步走6000步的身体活动。

三、营养的摄入、消化与吸收

食物通过消化系统摄取、消化和吸收。食物的消化过程从口腔开始，在口腔食物被咀嚼、被唾液湿润而便于吞咽，食物中某些成分在口腔内发生变化。食物在口腔内消化的过程中，唾液发挥重要作用，唾液可湿润及溶解食物以引起味觉并易于吞咽，它还可以保护口腔。唾液中所含的唾液淀粉酶可以把淀粉分解成麦芽糖，因此淀粉类食物从口腔开始消化。食物的形状、颜色、气味及进食环境，都能使人形成条件反射，调节唾液的分泌。

食管的功能是将食物和唾液运送到胃内，这是由食管平滑肌的顺序收缩，即蠕动来实现的。一些食管恶性疾病，如食管癌或食管癌术后可造成食管狭窄，影响吞咽；而一些食管良性病变，如贲门失弛缓，也会由于平滑肌收缩及舒张功能异常而影响吞咽，这些疾病都会影响食物摄入。

胃是短暂储存食物的器官，是消化系统最膨大的空腔，成人容量为1～2L。食物进入胃后，通过胃蠕动推进食糜，经过幽门进入十二指肠。一餐含有脂肪、蛋白质和糖类的食物从胃排空需要4～6小时。幽门括约肌的作用是控制食物进入幽门的速度，并能阻止十二指肠内容物反流。胃大部切除术后，不再具有幽门括约肌功能，患者进食后食物进入下消化道速度加快，可能会引起倾倒综合征。

胃也是消化食物的器官，食物进入胃后，通过胃蠕动与胃液混合，胃液参与食物的化学性消化。胃液的pH0.9～1.5，成人每天分泌量为1.5～2.5L。胃的外分泌腺包括泌酸腺、贲门腺和幽门腺，其中泌酸腺分布在胃黏膜的2/3，包含壁细胞、主细胞和黏液细胞，分别分泌盐酸和内因子、胃蛋白酶原和碱性黏液。盐酸激活胃蛋白酶原，使其变为胃蛋白酶，参与蛋白质的消化。盐酸还能杀灭随食物进入胃内的细菌。内因子与食物中的维生素B_{12}结合，使维生素B_{12}能在回肠被吸收。

小肠由十二指肠、空肠、回肠组成，主要功能是消化和吸收。胆总管和胰管开口于十二指肠乳头，将胆汁和胰液排出到十二指肠，参与食物消化。肠腺分泌大量碱性的小肠液，可稀释消化产物。胰液、胆汁和小肠液的化学性消化及小肠运动的机械性消化，使食物在小肠充分被消化，而小肠具有大量的吸收面积，食物在其中停留时间长，利于吸收。小肠是吸收食物营养素的主要部位。碳水化合物和脂肪水解产物、蛋白质水解产生的寡肽主要在小肠上部吸收，而氨基酸则主要在回肠吸收。回肠对胆盐、维生素B_{12}具有独特的吸收能力。小肠内酶缺乏、肠黏膜炎症、肠段切除过多导致的短肠综合征等是造成消化吸收障碍的主要原因。

大肠包括盲肠、阑尾、结肠和直肠。大肠的主要功能是吸收食物残渣中水分和盐类，一般认为，结肠可吸收进入其中80%的水分和90%的Na^+和Cl^-，最后将剩余的残渣以粪便的形式排出体外。

肝脏分泌胆汁，暂时储存于胆囊，并在胆囊浓缩，进食后胆汁从胆管排入十二指肠参与消化和吸收。胆汁中的胆盐、胆固醇和卵磷脂等可作为乳化剂，降低脂肪表面张力，使脂肪分裂为微滴，分散在肠腔内，加速分解。胆盐是不溶于水的脂肪分解产物到达肠黏膜表面所需的运载工具，有利于小肠吸收脂肪消化产物。胆汁通过促进脂肪分解产物吸收，对脂溶性维生素吸收也有促进作用。食物被消化吸收后，糖、蛋白质、脂肪、维生素等的合成代谢，也需要肝脏参与。肝功能减退时，蛋白和凝血因子合成减少，患者会表现为营养不良和凝血功能障碍。

胰腺分泌胰液，胰液中碳酸氢盐进入小肠后中和胃酸，为各种消化酶提供最适宜的pH环境。胰液中的消化酶有胰淀粉酶、胰脂肪酶、胰蛋白酶和糜蛋白酶，分别为水解淀粉、脂肪和蛋白质的消化酶。当胰腺分泌不足时，如发生慢性胰腺炎时，食物中脂肪和蛋白质消化和吸收会受到影响，需要补充外源性胰酶。

四、饮食与疾病痊愈的关系

人体患病期间会有不同程度的代谢变化和营养不良。合理的饮食和充足的营养可以减少疾病期间并发症的发生并促进康复；反之，不良的营养状况会增加疾病或死亡的危险性。同时，大多数患者有不同程度的胃肠功能紊乱，缺乏食欲或不能进食。因此，满足患者合理的营养需要是治疗疾病、促进康复的有效手段。通过合理饮食可以达到以下2个目的。

（一）补充损失和消耗的营养素

机体处于疾病状态中，会增加营养素及能量的消耗或某些特定营养素的额外损失。及时、合理地调整营养素摄入量可增强机体的抵抗能力，促进疾病痊愈和创伤组织修复愈合。

（二）辅助治疗和诊断疾病

根据疾病治疗和诊断的需要，调整食物组成，控制某些营养素的摄入量，可减轻脏器负担，控制病情的发展。如急慢性肾功能不全的患者，需限制蛋白质的摄入量，以减少体内含氮代谢产物生成，减轻肝、肾负担；肝硬化腹水、高血压、肾脏疾病、心力衰竭、水钠潴留的患者应限制水与钠的摄入量。通过选择符合饮食治疗原则的食物和恰当的烹调方法改变食物的性质，或给予肠内与肠外营养支持以供给足够的、科学的营养，为疾病的恢复创造条件。另外，通过试验饮食还可辅助临床诊断。

第二节　医院的饮食与营养

一、医院的饮食种类

饮食治疗是使患者康复的重要手段之一，也是治疗某些疾病的一项基本措施。此外，试验饮食还是协助疾病诊断的一种方法。因此，饮食治疗应作为临床治疗的一个组成部分。医院膳食分为基本饮食、治疗饮食和试验饮食。

（一）基本饮食

基本饮食（basic diet）是适合一般患者的饮食需要，其对营养素的种类、摄入量不做限制性要求。根据不同疾病的病理和生理需要，可将各类食物改变烹调方法或改变食物质地而配制成不同类型的饮食。按其质地分为4种形式：普通饮食、软质饮食、半流质饮食、流质饮食（表11-2）。其中普通饮食和软质饮食是平衡饮食，各类营养素应满足患者需求。半流质饮食是介于流质饮食和软质饮食中间的过渡饮食。

表11-2　医院基本饮食

饮食种类	适用范围	饮食原则	用法	注意事项
普通饮食	病情较轻或疾病恢复期的患者，无须限制饮食者	均衡饮食，易消化	1. 总热量依个人身高、体重而定，蛋白质供给量70～90g/d，占总热量的10%～15%，其中优质蛋白占1/3以上；脂肪供能占20%～30%；碳水化合物供能占55%～65% 2. 维生素、矿物质供给充足，如无消化系统疾病，膳食纤维供给量同健康人群 3. 每日3餐，按3∶4∶3或1∶2∶2进行能量分配	避免刺激性食物
软质饮食	咀嚼不便者（老年人、幼儿）、口腔疾病、消化功能差、低热及手术后恢复期的患者	均衡饮食，切碎、软烂、易于咀嚼和吞咽，如馄饨、软米饭、烂面条、煮软的蔬菜	总热量：1800～2200kcal 每日3～4餐	避免油炸、核果类、调味重、含酒精的食物；产气蔬菜如洋葱、蒜、豆类、菜花等不宜食用；一般限制牛奶的摄入量，每日不超过200ml

续　表

饮食种类	适用范围	饮食原则	用法	注意事项
半流质饮食	消化功能不良、发热、咀嚼不便、口腔疾病及术后患者	稀软，易于咀嚼和消化、纤维素含量少，如米粥、碎烂面条、蒸鸡蛋、肉末、豆腐、碎菜叶等	总热量：1500 ～ 1800kcal 每日 5 ～ 6 餐	少量多餐，因为患者一般身体状况不佳，应注意实际摄入量
流质饮食	高热、吞咽困难、口腔疾病、各种大手术后、急性消化道疾病、危重及全身衰竭的患者	一切食物呈流体，易吞咽和消化，无刺激性，如乳类、豆浆、米汤、稀藕粉、肉汁、果汁、菜汁等	总热量：800 ～ 1600kcal 每日 6 ～ 7 餐，每餐 200 ～ 300ml，每餐间隔 2 ～ 3 小时	流质饮食所提供的热量、蛋白质及其他营养素均不足，只能在过渡期短期食用，如长期食用必须增加热量及蛋白质等营养素的摄入量

（二）治疗饮食

治疗饮食（therapeutic diet）是在基本饮食的基础上，根据病情的需要，适当调整总热量和某些营养素，以达到辅助治疗或治疗目的的饮食。它是促进患者康复的重要手段之一。治疗饮食改变了食物中蛋白质、脂肪、矿物质、维生素及电解质等成分的种类及含量，饮食的热量需求依患者体重而定（表 11-3）。

表 11-3　医院常用治疗饮食

饮食种类	适用范围	饮食原则	饮食设计
高热量饮食	①热量消耗较多者，如甲状腺功能亢进症、大面积烧伤、癌症、高热、结核病及产妇等；②消瘦或体重不足、营养不良者	每日热量比正常需要高出 500 ～ 1000kcal，能量增加要循序渐进，少食多餐，以免造成胃肠功能紊乱，一般每日递增 300kcal 左右直到达到目标能量	在基本饮食的基础上加餐 2 次，可进食奶油、巧克力、蛋糕等甜食
低热量饮食	①需要减重的患者；②需减少机体代谢而控制病情的患者，如糖尿病、高血压、高脂血症、冠心病等患者	①每日热量比正常需要低 500 ～ 1000kcal，但每日总能量不低于 1000kcal；②补充充足的矿物质、维生素和膳食纤维；③减少食盐摄入，一般不超过 5g/d	摄入谷类、乳类、蔬菜、水果和低脂肪富含蛋白质的食物，宜用蒸、煮、拌、炖等烹调方式
高蛋白饮食	患长期消耗性疾病者如结核、癌症、甲状腺功能亢进症、严重贫血、低蛋白血症、大面积烧伤、肾病综合征、大手术后患者，以及孕妇和乳母等	每日每千克体重摄入蛋白质 1.5 ～ 2.0g，每日总量 100 ～ 200g，摄入优质蛋白	在基本饮食的基础上增加富含蛋白质的食物，如肉、鱼、蛋、奶及豆类等
低蛋白饮食	限制蛋白质摄入者，如急性肾炎、急慢性肾功能不全、肝衰竭及肝昏迷等患者	视肝、肾功能情况，一般每日蛋白质不超过 40g，在限量范围内，应尽量保证优质蛋白的摄入	能量供应必须充足，主要由碳水化合物提供热量；肾脏疾病患者宜采用动物性蛋白质，忌豆制品。肝昏迷患者应以植物性蛋白为主

续 表

饮食种类	适用范围	饮食原则	饮食设计
低嘌呤饮食	痛风、高尿酸血症患者	摄入嘌呤含量低于150mg/100g的食物；每日总热量比正常人减少10%～20%；蛋白质摄入50～70g/d，选择含嘌呤少的食物，增加蔬菜水果摄入；多饮水，饮水总量达到2000～3000ml/d	低嘌呤食物包括：精细米面、乳类、蛋类、动物血、马铃薯、芋头、卷心菜、芹菜、胡萝卜、黄瓜、茄子、西葫芦、各种水果
低脂肪饮食	肝、胆、胰疾病患者，高脂血症、动脉硬化、冠心病患者，肥胖者，腹泻患者等	每日脂肪摄入量少于50g，肝、胆、胰病患者少于40g，须限制动物脂肪的摄入	食物宜清淡、少油，禁食肥肉、蛋黄等食物
低胆固醇饮食	冠心病、动脉硬化、高血压、高胆固醇血症、高脂血症等患者	每日胆固醇摄入量少于300mg	少食蛋黄及动物内脏；用含不饱和脂肪酸的植物油代替含饱和脂肪酸的动物油
低盐饮食	水肿、心脏病、急慢性肾炎、肝硬化腹水、重度高血压及先兆子痫等患者	每日食盐摄入量少于2g（含钠0.8g），但不包括食物中自然存在的氯化钠	禁食腌制品，如咸菜、皮蛋、火腿、香肠、咸肉、虾米等
无盐低钠饮食	同低盐饮食，但一般为水肿较重者	无盐饮食，除食物中自然存在的钠盐外，烹饪时不放入食盐。低钠饮食，除无盐外，还需控制摄入食物中自然存在的含钠量，应每日少于0.5g	均禁用腌制品。对需无盐或低钠者，还应禁用含钠多的食物和药物，如含碱食物（油条、挂面、汽水等）、含钠高的蔬菜（芹菜茎、茴香、茼蒿等）和碳酸氢钠等药物，烹饪时可加入糖、醋、无盐酱油、少钠酱油等调味
高纤维素饮食（多渣饮食）	肥胖、高脂血症、糖尿病及便秘等患者	成人每日饮食中纤维含量为25～35g	进食含纤维素多的食物，如韭菜、芹菜、竹笋、菠菜、粗粮、香蕉等
低纤维素饮食（少渣饮食）	胃肠道疾病，如伤寒、痢疾、腹泻、炎症性肠病、食管-胃底静脉曲张、肠道肿瘤及消化道手术等患者	每日饮食中纤维含量为5g以下	肉类选择嫩而无皮的瘦肉；水果、蔬菜要去皮去籽，最好选择果汁、菜汁；应避免奶类

（三）试验饮食

试验饮食（test diet）又称诊断饮食，指在特定时间内，通过调整饮食内容来协助诊断疾病和确保实验室检查结果正确性的饮食（表11-4）。

表11-4 医院试验饮食

饮食种类	试验目的	试验要求
口服葡萄糖耐量试验（OGTT）	用高糖饮食来测试人体对葡萄糖的耐量，协助诊断糖尿病	试验前3～7天停用一切能升降血糖的药物。试验前3天患者每日饮食中需含有足够碳水化合物（≥300g/d），试验前10～12小时内禁食，抽空腹血后，将75g无水葡萄糖（儿童为1.75g/kg，不超过75g）溶于300ml水中给患者口服，分别于口服后30分钟、60分钟、120分钟和180分钟抽取静脉血检测葡萄糖水平

续 表

饮食种类	试验目的	试验要求
胆囊造影饮食	用于检查胆囊、胆管疾病	检查前1日午餐进高脂肪饮食,促进胆囊排空;检查前1日晚餐进无脂肪、低蛋白、高碳水化合物的饮食 晚餐后服对比剂,禁食、水,禁烟,至次日上午。检查当日禁食早餐,然后第一次拍X线片,如胆囊显影良好,可进食高脂肪食物,进食后30~60分钟,第二次拍X线片,观察胆囊及胆管变化
肌酐试验饮食	测定内生肌酐清除率,估计患者的肾小球滤过情况	试验期为3天,每天蛋白质量限制在40g以内;禁食各种肉类,在蛋白质限量内选用牛奶、鸡蛋和谷类及其制品
甲状腺^{131}I试验饮食	用于协助检查甲状腺功能	试验期为2周,2周后做^{131}I功能测定。在试验期间禁食含碘食物及其他影响甲状腺功能的食物和药物,如海带、紫菜、虾、鱼、加碘食盐等,禁用碘做局部消毒
结肠镜检查饮食	减少肠道残留的食物残渣,用于检查肠道疾病	结肠镜检查前一天选择低渣饮食/低纤维饮食,饮食限制一般不超过24小时;亦可术前1天进清流质饮食,同时补充口服电解质和糖类;或采用标准化的预包装低渣/低纤维饮食,有助于提高患者依从性

二、营养风险筛查

营养风险(nutritional risk)指现存的或潜在的、与营养因素有关的、可导致患者出现不良临床结局的风险。

营养风险筛查(nutritional risk screening)指由临床医生、护士或营养医生等进行的一种决定患者是否需要制订和实施临床营养支持治疗方案的快速、简便的筛查方法。

(一)营养风险筛查2002

营养风险筛查2002(nutritional risk screening 2002,NRS2002)是中华医学会肠外肠内营养学分会推荐使用的住院患者营养风险筛查首选方法。适用对象为18~90岁、住院1天以上、次日8时前未行手术、神志清醒、愿意接受筛查的成年住院患者。

适用对象在入院24小时内进行首次营养风险筛查,不存在营养风险的患者可在入院1周后再次进行营养风险筛查。内容包括初步筛查和最终筛查两部分。

1. 初步筛查 包括4个问题:①体重指数(body mass index,BMI)是否<20.5kg/m²(筛查中国人时,询问BMI是否小于18.5kg/m²)?②患者在过去3个月内是否有体重下降?③患者在过去1周内是否进食减少?④是否患有严重疾病?

以上4个问题任一回答为"是",直接开始营养监测;4个问题均回答为"否",则每周重复筛查一次。如果患者回答均为"否",但将接受腹部大手术,仍可制订预防性营养支持计划,以降低营养风险。

2. 最终筛查 NSR2002的最终筛查以评分的方式评估营养状况受损、疾病严重程度、年龄3个部分(表11-5),评分相加得出总评分。总评分<3分,每周重复一次营养风险筛查。总评分≥3分或有严重胸腔积液、腹水、水肿者,无严重肝肾功能异常时,用白蛋白替代。白蛋白<30g/L时,表明患者有营养不良或营养风险,应进行营养治疗。

表11-5　NRS2002最终营养风险筛查

评分内容	0分	1分	2分	3分
营养受损状况	BMI≥18.5kg/m²，近1～3个月体重无变化，近1周进食量无变化	3个月内体重丢失>5%或食物摄入比正常需要量低25%～50%	一般状况差或2个月内体重丢失>5%或食物摄入比正常需要量低50%～75%	BMI<18.5kg/m²，且一般状况差或1个月内体重丢失>5%或前1周食物摄入比正常需要量低75%～100%
疾病严重程度		髋骨骨折、慢性疾病急性发作或有并发症、慢性阻塞性肺疾病、血液透析、肝硬化、糖尿病、一般恶性肿瘤	腹部大手术、脑卒中、重症肺炎、血液恶性肿瘤	颅脑损伤、骨髓移植、APACHE>10分
年龄	18～69岁	≥70岁		

（二）营养不良通用筛查工具

营养不良通用筛查工具（malnutrition universal screening tools，MUST）由英国肠内肠外营养学会于2000年发布，最初用于社区营养筛查，随后应用范围扩大到不同医疗机构，适合不同专业人群使用，用于成人营养不良及其发生风险的筛查。

该工具主要用于蛋白质-热量营养不良及其风险的筛查，主要包括3个方面内容：BMI、体重下降程度、疾病原因导致进食时长。根据总评分，分为低风险、中风险、高风险（表11-6）。

表11-6　MUST评分标准

评分项目	评分标准	评分
BMI（kg/m²）	>20.0	0分
	18.5～20.0	1分
	<18.5	2分
体重下降程度	过去3～6个月下降<5%	0分
	过去3～6个月下降5%～10%	1分
	过去3～6个月下降>10%	2分
疾病原因导致近期进食时长增加	≥5天	2分

注：总分0分为低营养风险，1分为中等营养风险，2分为高营养风险。总分>2分，需要专业营养医生制订营养治疗方案。

三、病区内饮食管理

（一）营养评估

营养评估是整个健康评估的重要组成部分，通过营养评估及时正确判断患者的营养状态，确定营养方面的健康问题和病因，对各种营养状态的患者进行有针对性的、体现个体差异性的饮食疗法，对改善患者的营养状况、促进患者康复具有指导意义。

1. 收集一般资料

（1）饮食习惯：包括每日进餐的次数、用餐时间的长短、进食方式、摄入食物的种类、量；饮食是否有规律；有无偏食；有无烟酒嗜好；是否应用补品，种类和量，服用的时间等。根据以上获取的资料来判断热量和各种营养素能否满足患者机体的需要。

（2）食欲：评估患者食欲有无改变，如有改变，注意分析原因。

（3）既往史：包括结核病、肝炎等传染病，内分泌疾病及肝、肾、心血管等器官或系统的慢性病。

（4）用药史：包括代谢药物、类固醇、免疫抑制剂、利尿药、泻药等。

（5）其他：咀嚼功能、吞咽功能、自行进食的能力、进食中有无呛咳、是否有口腔疾病等。

2. 体格检查　根据皮肤黏膜、指甲、毛发、牙齿、皮下脂肪及肌肉发育状况和营养状态作出综合判断，以营养良好、营养中等、营养不良3个等级来描述。营养良好者皮肤红润，有光泽，弹性好；指甲呈粉色，坚实；毛发浓密，润泽，不易脱落；牙齿光亮，无龋齿，无疼痛；肌肉结实，皮下脂肪丰满而有弹性，姿势良好无畸形。营养不良者皮肤黏膜干燥，弹性差；指甲粗糙，无光泽，易断裂；毛发稀疏，缺乏光泽，易脱落；有龋齿，牙齿脱落；皮下脂肪薄，肌肉松弛无力，肩胛骨和髂骨嶙峋突出。营养状况中等。

3. 人体测量　指通过检查，取得人体各部分大小及比例的数据，与正常值对比来确定患者存在的健康问题。常用的测量指标有4种。

（1）体重：体重是营养评估中最简单、直接而又可靠的指标。体重的改变与机体能量及蛋白质的平衡改变相平行，因此从总体上体重可以反映人体的营养状况。测量体重时注意时间、衣着、体位等一致性。

标准体重计算公式（布罗卡公式改良公式）如下：

$$男性：标准体重（kg）＝身高（cm）-105$$
$$女性：标准体重（kg）＝身高（cm）-105-2.5$$

按上式计算，实际体重与标准体重相比，±10%为正常体重，超过10%～20%为超重，超过20%为肥胖，低于10%～20%为偏轻，低于20%以上为明显消瘦。

BMI用来衡量体重是否正常，根据中国营养学会推荐标准，BMI正常范围为18.5～24.0kg/m²，24.0kg/m²＜BMI＜28.0kg/m²为超重，BMI≥28.0kg/m²为肥胖，BMI＜18.5kg/m²为消瘦。

（2）皮褶厚度：可以反映人体皮下脂肪含量，临床常用来估计脂肪的消耗情况，并评价能量缺乏与肥胖程度。皮褶厚度是利用皮褶厚度计测量一定部位的皮褶厚度来计算皮下脂肪含量，常用测量部位为肱三头肌、肩胛下、腹部。

肱三头肌皮褶厚度测量方法：被测者上臂自然下垂，取上臂背侧、肩峰与尺骨鹰嘴中点上1～2cm处，测试者左手在被测部位夹起皮肤和皮下组织，在该皮褶提起点下方用皮褶厚度计测量其厚度。参考值：男性8.3mm，女性15.3mm。评价标准：实测值占正常值90%以上为正常，80%～90%为轻度营养不良，60%～80%为中度营养不良，低于60%为重度营养不良。超过120%为肥胖。

（3）上臂围（arm circumference，AC）：是上臂中点的周长。

参考值：我国男性平均27.5cm，女性平均25.8cm。

评价标准：测量值占正常值90%以上为营养正常，80%～90%为轻度营养不良，60%～80%为中度营养不良，小于60%为严重营养不良。

（4）上臂肌围（arm muscle circumference，AMC）：是反映肌蛋白量变化的良好指标，能间接反映体内蛋白质储存的情况，同时它与血清蛋白相关，可以作为衡量患者营养状况好转或恶化的指标。计算公式如下：

$$上臂肌围（cm）＝上臂围（cm）－3.14×肱三头肌皮褶厚度（cm）$$

参考值：我国男性上臂肌围平均25.3cm，女性23.2cm。

评价标准：测量值占正常值90%以上为营养正常，80%～90%为轻度营养不良，60%～80%为中度营养不良，小于60%为严重营养不良。

4．实验室检查　通过血、尿、粪标本的生化检验，测定人体内各种营养素的水平。常测量血液、尿液中营养素或其他代谢产物的含量，如血清蛋白、血清转铁蛋白、血清钙等的测定。实验室检查可以提供客观的营养评估结果，不受主观因素的影响，对及早发现营养素缺乏的类型和程度具有重要意义。

（二）护理诊断

1. 营养失调：高于机体需要量　与摄入热量过多有关。
2. 营养失调：低于机体需要量　与吞咽、消化、吸收功能障碍等因素有关。
3. 进食自理缺陷　与双肢不能活动有关。
4. 吞咽障碍　与手术损伤、肌无力等因素有关。

（三）护理目标

患者体重维持在理想体重的±10%以内，保持水、电解质平衡且无并发症发生。

（四）实施

护士在对患者正确的营养评估基础上，针对患者存在的问题，给予患者合理的营养护理，以满足患者对营养的需求。

1．患者入院后的饮食管理　患者入院后，医生根据患者病情开出饮食医嘱，护士根据医嘱填写入院饮食通知单，送交配餐人员。遇有病情变化需要更换饮食时，医生开具饮食医嘱，护士根据医嘱填写饮食更换通知单，送交配餐人员，进行处理。

2．患者进餐期间的护理

（1）安排适合患者进食的环境：①清理床旁桌椅及床上不需要的物品并整理病室；②暂时停止同一病室其他患者的治疗工作；③病室内如有病危的患者，应以屏风遮蔽。

（2）患者的准备：①保持患者的清洁和舒适；②协助患者排尿、排便，以免进餐时有不良的气味而影响食欲；③协助患者洗手及清洁口腔；病情轻者，给予漱口剂自行漱口；病情严重而有进食能力者则给予特殊口腔护理以增进食欲；④协助患者采取舒适的姿势，如安排坐位或侧卧位；

⑤取得患者同意，以餐巾纸围于胸前以保持衣服及被单清洁；⑥进餐时，随时注意维持患者口腔周围的清洁。

（3）护士的准备：①洗净双手，衣帽整洁。②根据饮食单上不同的饮食种类，协助配餐员分发饮食。对禁食和免餐者，应告知患者原因，在床尾挂上标记，并做交班。③掌握好当日当餐的特殊饮食要求，如禁食或限量等，并仔细核对，防止差错。

（4）协助患者进餐：①协助进餐前，核对患者及其饮食单；②食物送至病室后，应及时喂食或鼓励患者自己进食，以保持食物的温度及新鲜；③协助进餐时，尽量将餐具、食物放在患者视线以内，如为盲者，应告知正在吃的食物名称，以增进食欲、促进消化液的分泌；④不可催促或强迫患者进食；经口进食时，喂食的护士应注意每次盛1/3满勺的食物，以便于患者咀嚼和吞咽；⑤食物的冷热度要依病情及患者的习惯而定；⑥采用饮食治疗的患者，应记录其液体出入量。

（5）患者进食后护理：①督促/协助患者洗手、漱口或做口腔护理，整理床单位，及时收回餐具；②评估患者进食量是否达到饮食要求，根据需要做好记录；③对暂需进食、延迟进食的患者做好交班。

（五）评价

护士应不断对护理措施的结果进行评价，根据患者体重变化及实验室检查结果修订护理计划。同时，护士需鼓励患者主动参与护理计划的实施及评价。评价内容如下：①每日测量体重；②观察患者有无营养不良的征象；③观察患者有无脱水及水肿；④监测电解质水平，保持电解质平衡；⑤观察有无感染征象；⑥监测血糖水平。

第三节　肠内营养的护理

一、肠内营养概述

肠内营养（enteral nutrition，EN）指采用口服或管饲等方式，经胃肠道提供能量和营养素的营养支持方式。肠内营养在维持肠道功能、避免菌群失调及肠黏膜萎缩、减少免疫和营养代谢造成的损害等方面优于肠外营养。原则上，只要患者胃肠道功能尚在，应首选肠内营养，即使肠内营养不能补充所需的全部能量及营养素，也可以在肠内营养的基础上，以肠外营养作为补充。

（一）肠内营养的分类

肠内营养总体分为口服营养补充（oral nutrition supplement，ONS）和管饲营养（tube feeding）。

管饲营养按供给的途径可以分为鼻胃管（nasogastric tube）、鼻肠管（nasointestinal tube）、经皮胃造瘘（percutaneous gastrostomy）、经皮胃－空肠造瘘（percutaneous gastrojejunostomy）、经皮空肠造瘘（percutaneous jejunostomy）等。置管方式包括传统的经鼻徒手置管，经内镜引导、放射

引导置管（以便于在置管过程中准确观察导管前端位置），手术置管，胃肠营养造瘘可以通过手术完成，也可以经内镜引导置入，称为经皮内镜下胃造瘘（percutaneous endoscopic gastrostomy，PEG）或经皮内镜下胃-空肠造瘘（percutaneous endoscopic gastrojejunostomy，PEG-J）。

管饲营养按照输注时间可以分为分次输注、间歇输注和持续输注。分次输注喂养可能增加误吸的风险，一般不推荐，如果需要分次输注喂养，建议一次喂养量不超过400ml。推荐使用营养泵输注，对于长期管饲或不耐受间歇喂养的患者，可以采用营养泵持续输注的方式。

（二）肠内营养的适应证

肠内营养的适应证主要有3个方面。

1. 进食不足　包括经口不能进食或经口进食不足。如由于炎症、肿瘤、神经疾病等引起的咀嚼或吞咽困难，或严重恶心呕吐、神经性厌食引起的无法正常进食，早产婴儿和病情危重的婴幼儿不能进食；也包括疾病导致营养需求增加，但进食无法满足的情况，如烧伤、甲状腺功能亢进症、脓毒血症等。

2. 消化吸收障碍　如炎症性肠病、短肠综合征、肠瘘、吸收不良综合征、肝病、急性胰腺炎恢复期或慢性胰腺炎等。

3. 其他　可能引起营养风险或常伴营养不良的疾病，如慢性肾功能不全、糖尿病、心功能不全、慢性阻塞性肺疾病等。

通过内镜引导、放射引导或手术等方式放置肠内营养导管时，还应考虑这些辅助技术的适应证。

（三）肠内营养的禁忌证

肠内营养绝对禁忌证是完全性肠梗阻，相对禁忌证包括严重应激状态、顽固性呕吐、上消化道出血且出血量较大、急性胰腺炎急性期、严重腹泻或腹膜炎、麻痹性肠梗阻、胃肠蠕动减慢等。

（四）肠内营养的并发症

1. 消化道并发症　是肠内营养最常见的并发症，可表现为腹胀、腹泻、恶心、呕吐、反流等。可能的原因包括营养制剂渗透压高、输注快、温度低、喂养体位不当等，也包括低蛋白血症、胃轻瘫、菌群失调或乳糖不耐受等。

2. 代谢并发症　可表现为脱水或高血糖。可监测患者水、电解质、血糖、生化等指标，及时调整。

3. 感染并发症　包括肠道菌群易位、吸入性肺炎。改变喂养体位、喂养方式和选择适当的营养导管，可减少反流造成的吸入性肺炎。配置肠内营养制剂应遵循无菌操作原则，定期更换输注用具，配置完/开封后的营养制剂应在4℃环境保存，并在24小时内使用。

4. 置管并发症　置管过程或导管留置期间均可发生相关并发症，如鼻腔或食管黏膜损伤、误吸、出血、穿孔、切口感染、造瘘口周围炎症、导管堵塞等。

二、常用肠内营养制剂

按照氮的来源，肠内营养制剂可分为非要素饮食、要素饮食和组件制剂食。

（一）非要素饮食

非要素饮食以未加工蛋白或水解蛋白为氮源，包括混合奶和匀浆制剂。非要素饮食渗透压接近等渗，口感较好，适合口服，适用于胃肠道功能基本正常的患者。

（二）要素饮食

要素饮食（elemental diet）是一种化学精制食物，含有人体所需的全部且易于吸收的营养成分，包括游离氨基酸、单糖、主要脂肪酸、维生素、无机盐类、微量元素等。要素饮食不含纤维素，无须经过消化过程，可以直接被肠道吸收，从而提高能量及氨基酸的摄入，改善营养状况，促进伤口愈合，达到治疗和辅助治疗的目的。

要素饮食主要适用于：①代谢亢进者，如严重烧伤、创伤、感染化脓等代谢率高，大量丢失蛋白质的患者；②胃肠道疾病患者；③术前准备、术后营养不良者；④慢性消耗性疾病患者，如内脏慢性炎症，长期蛋白质摄入不足引起的低蛋白血症者；⑤肿瘤患者。

要素饮食的不足之处是气味较差、渗透压高，一部分患者可能会出现胃肠道不耐受的表现，使用时可以稀释、调味等。

（三）组件制剂

营养素组件制剂又称不完全营养素制剂，是以某类营养素为主的补充性肠内营养制剂。常见蛋白质组件、钛类组件、糖组件、膳食纤维组件、维生素组件和矿物质组件、益生菌组件等。

三、鼻饲法的护理

鼻饲法（nasogastric gavage）是通过不同方式将肠内营养导管（主要是鼻胃管和鼻肠管）插入胃肠道，通过导管灌注流质食物、水及药物的方法。以下主要叙述不需要影像学技术辅助的徒手经鼻插入胃管技术及经鼻胃管喂养技术。

（一）操作前准备

1. 患者评估　年龄、病情、意识、合作程度、鼻腔通畅性、凝血功能等。

2. 用物准备　治疗盘（内放治疗碗1个、鼻胃管1根、镊子或止血钳1把、纱布2块、弯盘1个、压舌板1个、棉签数根、胶布、润滑剂、别针、小线）、治疗巾、听诊器、手电筒、鼻饲液（38～40℃）及20ml注射器。

（二）操作步骤及要点

1. 经鼻插入胃管技术（表11-7）

表11-7　经鼻插入胃管技术

操作步骤	要点
（1）通过患者身份信息标识（腕带、床头卡等）核对患者，向患者及家属解释插胃管的目的、过程及注意事项	确认并评估患者
（2）护士洗手，准备用物	
（3）携用物至患者床旁，再次核对患者	再次确认患者
（4）抬高床头，协助患者采用半坐卧位，无法坐起者采用右侧卧位；将治疗巾围于颌下，弯盘放于方便取用处；选择通畅的一侧鼻腔，用棉签清洁鼻腔	应鼓励及协助患者自然伸直头颈部，使胃管易于通过鼻咽部；取坐位插管，可以减轻胃管经过鼻咽部引起的呕吐反射，并可借重力加速胃管进入胃部
（5）测量胃管插入的长度，并做一个标记	成人胃管插入的长度为从耳垂至鼻尖再至剑突的距离，一般插入长度为45～55cm；小儿胃管插入的长度为从眉间至剑突与脐中点的距离
（6）根据置管目的及胃管材质，可将润滑剂置于纱布上，润滑胃管前端15～20cm	润滑剂虽可减少摩擦阻力，但其不易溶解，若误入气管易造成并发症，故不主张使用；如插胃管是为了取胃液做检查，为防止影响检查结果可选用温开水或生理盐水润滑；一些胃管表面为亲水材质，可仅使用生理盐水润滑
（7）用镊子或止血钳将胃管前端送入鼻腔，当胃管到达口咽部时，嘱患者做吞咽动作，并顺势将胃管向前推进	插管如遇到阻力，可将胃管抽出一小段后再插；如患者主诉剧烈疼痛或出现咳嗽、发绀、呼吸困难等现象时，应考虑误入气管，需立即拔出，重新润滑后由另一侧鼻腔插入
（8）为昏迷患者插管时，插管前应先撤去患者枕头，头向后仰，当胃管插入15cm时，将患者头部托起，使下颌靠近胸骨柄，缓缓插入胃管	头向后仰可以避免胃管误入气管；下颌靠近胸骨柄，可增大咽喉部通道的弧度，便于胃管顺利通过会厌部
（9）当胃管插入至预计标记处，用胶布固定	
（10）确认胃管是否在胃内	推荐采用胃液pH或X线检查判断胃管尖端位置 传统的确认胃管方法：用注射器抽取胃液；将听诊器放在患者剑突下，再用注射器注入10ml空气，若听到其过水声表示在胃内，再将打入的空气抽出；将胃管末端置于盛水的治疗碗内，无气泡逸出
（11）确认胃管在胃内后，用纱布反折包住胃管末端并进行固定	避免空气进入胃内引起腹胀
（12）整理患者床单位及用物，洗手后记录	

2. 经鼻胃管喂养技术内容（表11-8）

表11-8　经鼻胃管喂养技术

操作步骤	要点
（1）核对医嘱、饮食治疗单、床头卡，向患者解释目的及过程	确认并评估患者
（2）洗手，准备用物	鼻饲液温度为38～40℃；药片应研碎溶解，控释片、缓释片及肠溶片等剂型不能研碎溶解
（3）将用物携至患者床旁，再次核对患者	
（4）将床头抬高30°～45°，将治疗巾围于患者颌下	预防呕吐物或食物污染衣、被

续 表

操作步骤	要点
（5）抽取胃液，确认胃管位置及评估胃残余量	确认胃管是否在胃内；评估患者的消化情况，如胃残余量＞200ml，应暂停喂养，评估原因后如能够继续肠内营养，可通过给药、调整喂养量及配方或更换肠内营养途径继续喂养
（6）灌入约20ml温开水于鼻饲管，使之缓慢自然流入	确定胃管是否通畅、湿润管腔并刺激胃液分泌
（7）缓慢灌入鼻饲液或药液	每次鼻饲量不应超过200ml，间隔时间不少于2小时；每次抽吸鼻饲液时，应将胃管末端反折，避免空气进入胃内，造成腹胀
（8）鼻饲完毕后须注入20～50ml	冲净胃管避免鼻饲液积存于胃管腔中而变质，造成胃肠炎或堵塞管腔
（9）将胃管末端反折，用纱布包好并固定	
（10）协助患者清洁口腔及鼻腔，协助患者维持原卧位30～60分钟	长期鼻饲者，应每日进行2次口腔护理；维持原卧位可防止呕吐
（11）整理床单位及用物，洗手，记录	记录回抽情况、鼻饲液种类、量及患者反应

3. 拔胃管技术（表11-9）

表11-9 经鼻拔胃管

操作步骤	要点
（1）核对医嘱、患者姓名及准备用物，并向患者解释	
（2）弯盘置于患者颌下，除去固定胃管的胶布	
（3）将治疗巾垫于胃管下，用纱布包住胃管末端，嘱患者深呼吸，在患者呼气时拔管，边拔管边用纱布擦拭胃管，到咽喉处快速拔出	至咽喉处快速拔出，避免胃管内残留液体滴入气管
（4）清洁患者鼻上的胶布痕迹，协助完成鼻腔、口腔及脸部的清洁	
（5）整理患者床单位及用物	
（6）记录拔管时间及患者反应	
（7）继续观察患者拔除胃管后有无腹胀、恶心或需要再次插鼻胃管的症状	需要长期留置鼻胃管的患者，如无置管相关并发症，可根据鼻胃管说明书建议的留置时长更换胃管；如鼻胃管留置时间预计超过30天，建议选择经皮内镜下胃造瘘/空肠造瘘

第四节 肠外营养的护理

一、肠外营养概述

20世纪60年代，美国外科医生德里克（Durick）和威尔莫（Wilmore）等首先经中心静脉置管，将肠外营养应用于临床。肠外营养（parenteral nutrition，PN）指通过静脉途径输注氨基酸、脂肪、碳水化合物、维生素及微量元素等营养素，提供人体代谢所需的能量和营养素，纠正或预防营养不良的营养治疗方法。

根据肠外营养满足患者营养需求的程度，分为完全肠外营养（total parenteral nutrition，TPN）和部分肠外营养（partial parenteral nutrition，PPN）。TPN指所有营养物质均由静脉途径输注；PPN指部分营养物质经静脉输注，其余部分可通过肠内营养（口服或管饲）给予。

肠外营养输注途径分为经中心静脉导管（central venous catheter，CVC）输注和经外周静脉导管（peripheral intravenous catheter，PIVC）输注。CVC根据置入途径又可分为锁骨下静脉置管、颈内静脉置管、股静脉置管等。其中经外周静脉穿刺的中心静脉导管（PICC）是中心静脉导管的一种类型，穿刺点位于外周静脉，而导管尖端位于上腔静脉，可以在超声引导下置管，并采用心电图定位技术或射线定位导管尖端；输液港（PORT）则通过手术的方式在前胸壁或上臂留置囊袋，将导管座置于囊袋内，与导管座相通的导管尖端则位于上腔静脉，给药时穿刺导管座，药物通过导管直接流入上腔静脉。PIVC可分为外周静脉短导管和中长导管。临床应用时应根据不同静脉导管的留置时间、可输注药物、置管适应证及禁忌证等选择适宜的肠外营养输注方式。

（一）肠外营养的适应证

存在营养风险或营养不良，1周内无法通过胃肠道满足60%营养需求的患者；各种原因导致不能从胃肠道摄入营养、胃肠道需要充分休息、消化吸收障碍及存在超高代谢的患者，如肠梗阻、炎症性肠病急性期、短肠综合征术后早期、中/重症急性胰腺炎等消化系统疾病；大面积烧伤、严重感染、败血症、严重肝肾衰竭、神经性厌食、妊娠剧吐等疾病。

（二）肠外营养的相对禁忌证

1. 胃肠道功能正常，能够通过正常饮食或肠内营养获得所需营养的90%及以上。
2. 一般情况良好，预计肠外营养时间小于5天。
3. 生命体征不稳定，如严重的呼吸、循环功能衰竭及严重的水、电解质代谢紊乱。
4. 预计肠外营养带来的并发症危害大于益处。
5. 肠外营养置入静脉导管相关禁忌证，如严重的凝血功能障碍，需要改善凝血功能后再置管。

（三）肠外营养的并发症

1. 置管相关并发症　如置管过程中可能发生气胸、皮下血肿、神经损伤、导管异位；导管留置过程中可能发生渗出、外渗、静脉炎、导管相关静脉血栓、导管相关性血流感染、空气栓塞等（详见第十六章静脉输液与输血）。

2. 代谢并发症　包括液体量超负荷、糖代谢紊乱、酸碱平衡紊乱、电解质紊乱、肝功能损害、代谢性骨病等。可以通过加强监测及调整肠外营养方案来纠正。

3. 消化系统并发症　长期肠外营养容易发生肠黏膜萎缩及胆囊结石。在胃肠道功能恢复后尽早开始肠内营养，可缓解消化系统并发症。

二、肠外营养制剂的组成及配制

（一）肠外营养制剂组成

肠外营养制剂主要包括糖类、脂类、氨基酸、维生素、水和电解质、微量元素等。成人患者每天所需能量通常按30 ～ 35kcal/kg计算。

1. 葡萄糖　一般每日供糖200 ～ 250mg，不超过300g，占总能量的60% ～ 70%。高浓度的葡萄糖只能经中心静脉输注，外周静脉输注容易导致静脉炎。

2. 脂肪乳　脂肪经卵磷脂乳化制成脂肪微粒，临床常用10%、20%、30%脂肪乳剂，一般功能30% ～ 50%，成人每天用量1 ～ 2g/kg。

3. 氨基酸　复方氨基酸溶液是肠外营养的基本供氮物质，包括必需氨基酸和某些非必需氨基酸。每天总需要量一般为1.0 ～ 1.5g/kg。

4. 水与电解质　肠外营养制剂需提供足够的水分，每天300ml为宜，如有水分丢失等情况应增加入量。在无额外丢失的情况下，钠、钾、镁、钙等电解质按生理需要量补足。

5. 维生素与微量元素　包括水溶性维生素、脂溶性维生素及微量元素制剂，一般按生理需要量补充。

（二）肠外营养制剂配制

肠外营养制剂的基本要求包括无菌、无毒、无热源，适宜的pH和渗透压，良好的相容性、稳定性。

1. 配液前紫外线照射60分钟，清洁配液室，根据配方医嘱准备药品及用物。护士戴口罩、帽子，穿干净的工作服，将衣袖挽至肘关节以上，清洁手至肘关节2 ～ 3次，启动洁净台20分钟后开始配液。

2. 配液工作台面铺无菌巾，将配液所需物品用70%乙醇纱布擦洗后放入操作台内，严格执行"三查七对"制度；所有注射器、针头、接管在使用前均应用无菌注射用水冲洗，混合液体过程采用密闭式，以减少热源；每种药物使用一个注射器，以免药物之间发生反应，个别有禁忌的药物可稀释后再混合；营养液应选用容量为3000ml的一次性输液袋。

3. 配制好的营养液应贴上配方成分表，标明液体所含成分，置于4℃的冰箱内保存；使用前1 ～ 2小时取出置于室温下。

三、肠外营养支持患者的护理

（一）评估

1. 患者营养评估　详见本章第二节"营养评估"部分。

2. 评估疾病状况及肠外营养支持预期治疗时长，选择适宜的静脉输液通路　包括患者生命体征、体重、水电解质平衡状况、血糖水平；输液时长及药物种类、渗透压、pH等；可供选择的静脉通路等。

（二）常见的护理诊断/问题

1. 潜在并发症　包括静脉穿刺置管时的并发症（气胸、血管或胸导管损伤、空气栓塞）、静脉置管后输液期间的并发症（导管移位、感染、糖或脂肪代谢紊乱、血栓性浅静脉炎）。

2. 有体液过多或不足的危险　与静脉输液有关。

3. 躯体移动障碍　与长时间输液有关。

（三）护理目标

1. 患者未发生与静脉穿刺置管和肠外营养支持有关的并发症。

2. 患者的体液得以维持平衡。

3. 患者的基本需要得到满足。

（四）经静脉输注肠外营养过程的护理

详见第十六章静脉输液与输血。

知识拓展

判断鼻胃管尖端位置方法的证据

1. 胃液pH检测法

推荐意见：检测胃液pH可作为临床一线的检查手段，未服用抑酸剂患者可将pH≤4作为判断胃管在胃内的标准；服用抑酸剂患者可将pH≤6作为标准（证据等级：Ⅰa，JBI）。

操作方法：在管喂前或管喂1小时后，采用60ml空针向管道内注约30ml气体以排净管道内残余液体，然后抽吸出2～3滴胃液，滴在pH试纸上，并立即读取数值。

2. X线定位

推荐意见1：盲插的任何型号的胃管在首次喂养或首次给药前均需要进行X线检查，确保胃管位置正确（证据等级：Ⅰa，JBI）。

推荐意见2：不能抽出胃内容物或者pH试纸判断鼻胃管位置失败时，X线是首选的重要检测手段（证据等级：Ⅰa，JBI）。

各国肠内营养相关指南中，对于上述两种方法的推荐较为统一。此外，还可以利用超声检查判断尖端有重力头的胃管位置，测定二氧化碳浓度判断机械通气患者胃管尖端是否进入气道，以及弹簧压力测量仪判断非机械通气患者胃管尖端是否在气道内。

思 考 与 练 习

1. 简述营养评估的主要内容。

2. 患者，男性，59岁。入院诊断炎症性肠病。请思考：

（1）患者入院进行营养风险筛查，应采集什么信息？

（2）患者经口进食热量不足，需要留置鼻胃管输注要素饮食，管饲过程中可能出现哪些不良反应？

（3）患者症状缓解后可经口进食，为患者制订出院后的饮食计划，应注意什么？

（黄　婵）

参 考 文 献

[1] 葛均波，徐永健，王辰. 内科学［M］. 第9版. 北京：人民卫生出版社，2019.

[2] 李乐之，路潜. 外科护理学［M］. 第6版. 北京：人民卫生出版社，2017.

[3] 尤黎明，吴瑛. 内科护理学［M］. 第6版. 北京：人民卫生出版社，2017.

[4] 周芸. 临床营养学［M］. 第4版. 北京：人民卫生出版社，2020.

[5] 许静涌，杨剑，康维明，等. 营养风险及营养风险筛查工具"营养风险筛查2002"临床应用专家共识（2018版）［J］. 中华临床营养杂志，2018，26（3）：131-135.

[6] 司龙妹，刘飞，高尚谦，等. 住院成人患者营养不良风险筛查的指南证据总结［J］. 中华现代护理杂志，2019，25（36）：4708-4712.

[7] 吕晓燕，申林，夏京花，等. 肠内营养指南中鼻胃管位置判断方法的质量评价［J］. 中华护理杂志，2018，53（9）：1115-1121.

[8] 史平，吴白女，黄培. 危重症患者肠内营养并发胃残余处理方式的指南系统评价［J］. 解放军护理杂志，2019，36（12）：32-36.

[9] 胡延秋，程云，王银云，等. 成人经鼻胃管喂养临床实践指南的构建［J］. 中华护理杂志，2016，51（2）：133-141.

[10] 中国医师协会内镜医师分会消化内镜专业委员会，中国抗癌协会肿瘤内镜学会专业委员会. 中国消化内镜诊疗相关肠道准备指南［J］. 中华内科杂志，2019，58（7）：485-495.

[11] 四川大学华西循证护理中心，中华护理学会护理管理专业委员会，中华医学会神经外科学分会. 中国卒中肠内营养护理指南［J］. 中国循证医学杂志，2021，21（6）：628-641.

第12章 满足患者胃肠及排便需要

知识层面：

1. 说出便秘、腹泻、便失禁、灌肠法、肛管排气的概念。
2. 解释排便异常的原因。
3. 识别影响排便的因素。
4. 复述各种灌肠法的目的、适应证、操作要点及注意事项。

技能层面：

能够按操作规程正确执行各种灌肠法；选择恰当的护理措施对排便异常患者进行护理。

态度层面：

态度端正，刻苦努力，独立思考，认真主动，勤学苦练，合作探究，不断反思。

学习目标

胃肠是人体消化最重要的器官。食物经过胃排空后进入肠道，肠道进一步吸收其营养物质，并将残渣、毒素、废物等以粪便的形式排出体外。一般情况下，通过观察粪便的变化可以及早发现消化系统的很多疾病。因此，护士应掌握与排便有关的护理知识和技术，在排便异常时，能够选择适宜的护理措施，帮助或指导患者维持正常的排便功能，促进疾病恢复和患者舒适。

第一节 对胃活动的评估及异常时的护理

一、胃的运动形式及生理功能与胃排空

（一）胃的运动形式及生理功能

胃的运动形式与其生理功能是相互对应的，包括3个方面。

1. **胃的容受性舒张运动及贮存食物的功能** 进餐时，胃底和胃体上1/3因吞咽、食管扩张而产生容受性舒张。每吞咽1次，胃仅舒张少许，当胃内食物由50ml增加到1500ml时，胃内的压力仍然增加很少，从而允许胃容纳摄入大量食物，以达到贮存食物的目的，胃储存食物的目的在于保证正常人每日只需进食2～3次。

2．胃的紧张性收缩运动及运送液体的功能　进餐后，胃底和胃体上1/3产生缓慢持久的紧张性收缩。此收缩使胃内压力升高，促进胃液渗入食糜，有利于消化，同时加快了液体排空的速度并有利于食糜向胃体下2/3、胃窦和幽门推入。

3．胃的蠕动及运送食糜、防止十二指肠胃反流的功能　食物进入胃内约5分钟，胃的蠕动即开始。蠕动波从贲门向幽门方向进行，频率约为3次/分钟。胃的蠕动一方面使食物和胃液充分混合，便于消化；另一方面还可以搅拌和研磨食物，将固体食物研碎成＜2mm的粥状食糜，然后运送到十二指肠。另外，在消化期，幽门在蠕动波到达时会出现暂时关闭，这不但能使食物在胃内得到充分研磨，还可以阻止十二指肠内容物反流入胃。

（二）胃排空

胃排空指胃内容物进入十二指肠的过程。胃排空动力来自胃收缩运动，当胃内压与十二指肠内压之差大于幽门阻力时才发生排空。在消化期，由于胃的紧张性收缩运动和蠕动，胃的排空呈连续性。排空速度与食物的物理性状和化学组成有关。液体排空最快，可消化固体食物次之，不可消化固体食物最慢；食物酸性越强，排空越慢；食物渗透压越高，排空越慢；在等量的情况下，碳水化合物、蛋白质、脂肪排空依次减慢。混合食物由胃完全排空通常需要4～6小时。

二、恶心与呕吐

（一）恶心与呕吐的定义

1．恶心　是发生在上腹部及咽喉部的异常感觉，其特征为对食物产生厌恶不适感。恶心常发生在呕吐之前或呕吐时。

2．呕吐　是由横膈膜及腹肌的共同强烈收缩，造成胃内物质经食管、口腔反射性排出体外的现象。呕吐是一种具有保护意义的防御反射，可以把胃内的有害物质排出。但长期剧烈的呕吐会影响进食造成正常消化液丢失，伴随水及电解质紊乱引起脱水和营养不良。呕吐物误吸可造成窒息及吸入性肺炎。

（二）呕吐的种类、原因及机制

1．中枢性呕吐　刺激延髓呕吐中枢而引起的呕吐。原因有3个。

（1）精神心理引起的刺激：强烈的情感刺激如愤怒、悲哀、紧张、被拒绝等，通过视觉、嗅觉等经由大脑皮质刺激呕吐中枢。中枢性呕吐个体差异很大，且容易形成条件反射。

（2）化学物质引起的刺激：药物（如洋地黄、吗啡、抗癌药等）、酒精/有机磷农药/一氧化碳等中毒）、细菌毒素（如霍乱毒素等）、体内产生过多的代谢毒素、缺氧、摄入过量的放射线等可以直接作用于呕吐中枢引起呕吐。

（3）颅内压升高引起的机械性刺激：由颅内肿瘤、脑血管疾病、颅内感染、颅脑损伤等疾病引起。呕吐呈喷射性，不伴恶心，脑肿瘤及脑出血易伴头痛，脑炎及脑膜炎易伴头痛、发热。

2．反射性呕吐　是刺激脏器神经末梢而引起的呕吐。原因有4个。

（1）咽部刺激：机械刺激舌根、咽喉等部位造成舌神经受到刺激引起呕吐。神经性厌食患者常在进食后自行刺激咽部催吐即利用此机制。

（2）消化系统疾病：①食管疾病，如食管炎、食管狭窄等，因消化道黏膜本身对刺激相当敏感，即使轻微的刺激也会刺激迷走神经及交感神经末梢。②胃肠道疾病，急、慢性胃炎，胃、十二指肠溃疡，胃癌，幽门狭窄等，可引起胃内压力升高而导致胃扩张及贲门松弛。急、慢性肠炎，急性阑尾炎，急性肠梗阻等，起病初期呈反射性呕吐，之后肠内容物反流入胃引起呕吐。③肝、胆疾病，如急、慢性肝炎，胆石症等，代谢异常造成有害物质停滞在血液中，刺激呕吐中枢。还可刺激迷走神经干及交感神经引起呕吐并伴有腹痛、发热。

（3）其他腹部疾病：急、慢性腹膜炎，胰腺疾病（急、慢性胰腺炎），泌尿系统疾病（肾结石、膀胱结石等）和生殖系统疾病（输卵管卵巢炎、卵巢囊肿）等刺激腹膜，经过迷走神经及交感神经传入呕吐中枢，多伴腹痛及发热。多与进食时间无关联，为不定期发生，呕吐后多不能缓解不适感。

（4）心血管系统疾病：充血性心力衰竭、心肌梗死等均可引起消化道黏膜水肿及肝充血，与消化道及肝脏疾病引起呕吐的机制类似。冠状动脉狭窄或痉挛可使流向心肌的血流减少，引起疼痛，从而造成继发性呕吐。

3. 前庭障碍性呕吐 多因迷路的过度刺激及前庭功能障碍或受到刺激所致。多见于迷路炎、梅尼埃病、晕动病等。

（三）对呕吐的观察

1. 呕吐时间 晨起呕吐可见于育龄期妇女的早期妊娠、鼻咽部慢性疾病、胃食管反流；夜间呕吐可见于幽门梗阻、小肠和结肠梗阻、肠系膜上动脉压迫综合征。

2. 呕吐与进食的关系 餐后聚集性呕吐可见于食物中毒；餐后即吐可见于精神性呕吐；餐后1小时以上出现呕吐可见于胃张力下降或胃排空延迟；餐后较久出现呕吐可见于幽门梗阻。

3. 呕吐的原因 胃内容物过多，胃内压力过高，颅内压增高时，呕吐呈喷射状。

4. 呕吐物的性质

（1）内容物：一般呕吐物含有消化液及食物，偶见寄生虫。

（2）量：成人的胃容量大约为300ml，呕吐物量超过胃容量或呕吐物中有8～48小时前所进的食物，应考虑有无幽门梗阻或其他异常情况。

（3）色：由于急性大出血，血液来不及与胃内容物发生反应，呕吐物含有大量血，呈鲜红色；出血时间相对缓慢，血液与胃酸及胃内容物发生反应，呕吐物含陈旧血，呈咖啡色；胆汁反流入胃时呕吐物呈黄绿色；胃内容物有腐败性改变并且长期在胃内潴留，呕吐物呈暗灰色。

（4）气味：呕吐物呈酸味者为普通呕吐物；呈碱味者为胃内出血；呈苦味者为胆汁反流；呈腐败味者为幽门梗阻；呈粪臭味者为肠梗阻。

5. 伴随症状 呕吐伴恶心先兆，呕吐后常感觉轻快，以胃十二指肠疾病多见，呕吐伴腹痛，可考虑腹腔脏器炎症、梗阻、破裂等，如为肠梗阻，呕吐剧烈伴恶心、肠绞痛，同时停止排气排便；呕吐伴腹泻，常见于急性胃肠炎和各种原因引起的食物中毒；呕吐伴黄疸、右上腹痛、发热寒战，常见于胆囊炎、胆石症；呕吐伴胸痛、心悸、气短，常见于心血管疾病；喷射性呕吐伴头痛，常见于颅内压高、青光眼等；呕吐伴背痛，常见于肾盂肾炎、尿路结石等；呕吐伴眩晕，常见于脑供血不足，失调常见于迷路炎，如为突发性旋转眩晕，伴耳聋、耳鸣常见于梅尼埃病；在乘船、乘车时，呕吐伴恶心、面色苍白、出汗、流涎等，常见于晕动病；呕吐伴停经40天左右常见于妊娠。

（四）患者呕吐时的护理措施

1. 评估患者的呕吐时间、特点、呕吐与进食的关系，呕吐物的内容物、量、颜色、气味及伴随症状等。

2. 给予患者舒适的卧位，以免呕吐物吸入呼吸道引起窒息或吸入性肺炎。病情允许时协助患者坐起，准备好清洁容器。采用仰卧位，患者头部偏向一侧，或采用侧卧位，膝部弯曲可减少腹部肌紧张，鼓励患者深呼吸。呕吐停止后及时撤除容器，协助患者用温水漱口，被呕吐物污染的衣物、被褥等及时更换。保持室内安静、清洁，尽快除去诱发呕吐的因素。

3. 创造良好的环境，减少精神、心理刺激。避免精神心理因素引起的条件反射，使患者在舒适的环境和平静的心理状态下接受治疗和护理。密切观察呕吐物及伴随症状的特点与变化、加重与缓解因素、治疗实施的情况。

4. 对症护理。遵医嘱给予镇痛药，镇痛药大多会引起嗜睡，使用后让患者卧床休息。严重呕吐患者可暂时禁食，按医嘱及时补充水分、电解质、营养，也可用针灸疗法。做好出入量记录，发现病情变化及时报告医生。

（五）对患者的宣教

1. 指导患者进行病情观察，如发现病情变化能够及时告知。

2. 及时对患者及家属进行指导，如姿势的调整、深呼吸的方法、漱口的方法、预防及防止呕吐物被吸入的危险等，以保证患者舒适。

3. 避免精神、心理刺激，限制谈话及会客。教患者学会自控，保持乐观态度，正视疾病的演变，努力克服各种心理障碍。

4. 饮食指导。向患者及家属讲解补充水分的重要性，应给予易消化及含钾高的食物。避免辛辣刺激性、不洁食物，不宜暴饮暴食。

第二节 对肠活动的评估及异常时的护理

一、大肠的解剖、运动形式及生理功能

（一）解剖

人体参与排便运动的主要器官是大肠。大肠全长1.5m，起自回肠末端止于肛门，分盲肠、结肠、直肠和肛管4个部分。盲肠为大肠与小肠的衔接部分，其内有回盲瓣，起括约肌的作用，既可控制回肠内容物进入盲肠的速度，又可防止大肠内容物逆流。结肠分升结肠、横结肠、降结肠和乙状结肠，围绕在小肠周围。直肠全长约16cm，从矢状面上看，有2个弯曲：会阴曲和骶曲。会阴曲是直肠绕过尾骨尖形成凸向前方的弯曲，骶曲是直肠在骶尾骨前面下降形成凸向后方的弯

曲。肛管上续直肠下止于肛门，长约4cm，为肛门内外括约肌所包绕。肛门内括约肌为平滑肌，有协助排便的作用；肛门外括约肌为骨骼肌，是控制排便的重要肌束。

（二）运动形式

大肠的运动少而慢，对刺激的反应也较为迟缓。这些特点符合大肠的生理功能。大肠的运动形式有以下几种。

1. 袋状往返运动　是空腹时大肠最常见的一种运动形式，主要是由环行肌无规律的收缩引起，使结肠袋中内容物向前后两个方向做短距离移动，并不向前推进。

2. 分节或多袋推进运动　是进食后较多见的一种运动形式，由一个结肠袋或一段结肠收缩推移肠内容物至下一结肠段。

3. 蠕动　是一种推进运动，由一些稳定的收缩波组成，波前面的肌肉舒张，波后面的肌肉则保持收缩状态，使肠管闭合排空。蠕动对肠道排泄起重要作用。

4. 集团蠕动　是一种进行很快且前进很远的蠕动，起源于横结肠，强烈的蠕动波可将肠内容物推至乙状结肠和直肠。集团蠕动每天发生3～4次，最常发生在早餐后60分钟内。它由两种反射刺激引起：胃-结肠反射和十二指肠-结肠反射。在食物进入胃、十二指肠后，通过内在神经丛的传递，反射性地引起结肠的集团蠕动而推动大肠内容物至乙状结肠和直肠，引发排便反射。胃-结肠反射和十二指肠-结肠反射对于肠道排泄有重要的意义，可利用此反射来训练排便习惯。

（三）生理功能

大肠主要的生理功能是吸收水分、电解质和维生素；形成粪便并排出体外；利用肠内细菌合成B族维生素和维生素K。

二、排便反射

正常人的直肠腔除排便前和排便时通常无粪便。当肠蠕动将粪便推入直肠时，刺激直肠壁内的感受器，其兴奋冲动经盆神经和腹下神经传至脊髓腰骶段的初级排便中枢，同时上传到大脑皮质，引起便意和排便反射，通过盆神经传出冲动，使降结肠、乙状结肠和直肠收缩，肛门内括约肌不自主地舒张，同时，阴部神经冲动减少，提肛肌收缩，肛门外括约肌舒张。此外，由于支配腹肌和膈肌的神经兴奋，腹肌、膈肌收缩，腹内压增加，共同促进粪便排出体外。排便活动受大脑皮质的控制，意识可以加强或抑制排便，因此个体经过一段时间的排便训练后，可自行控制排便。正常人的直肠对粪便的压力刺激有一定的阈值，达到此阈值即可产生便意。如果个体经常有意识遏制便意，会使直肠逐渐失去对粪便压力刺激的敏感性，加之粪便在大肠内停留过久，水分吸收过多而干结，造成排便困难，这是产生便秘最常见的原因之一。

三、对肠道排泄活动的评估

（一）影响排便的因素评估

1. 社会心理因素　排便时如果外界环境不适合或者由于某些负性事件的作用，个体可有意识地抑制排便，易造成便秘。另外，长期情绪不稳定或精神压力过大也可导致肛门括约肌失弛缓，从而发生便秘。经历应激性生活事件、工作压力大、失眠、对周围环境不满、情绪紧张激动等因素均可增加腹泻的发生，这主要是由于自主神经功能发生改变引起胃肠功能失调。

2. 排便习惯　排便时间不固定、排便时注意力不集中、便具和排便姿势改变可影响正常排便。排便时看报纸、玩手机等可导致肛门括约肌精细控制能力下降而易导致便秘。当环境改变无习惯性便具使用时，因有意识抑制便意从而影响正常排便。排便姿势不适可影响正常排便。

3. 社会文化因素　排便是个人隐私的观念已被大多数社会文化所接受。当个体需要依赖他人帮助才能满足排便需要时，隐私权的丧失和隐蔽性的缺乏，会导致个体抑制便意从而影响正常排便。

4. 饮食与液体摄入　进食量少，食物缺乏纤维素，水分不足，对结肠运动的刺激减少，易引起便秘。喜好特殊食物如辛辣刺激性食物，因损伤肠黏膜助长腐败菌会导致排便次数增加甚至发生腹泻。饮酒时由于乙醇对小肠黏膜和平滑肌造成直接损害，可引起排便次数改变造成便秘或腹泻。

5. 年龄　2～3岁及以下的婴幼儿，因排泄反射发育不成熟，不能控制排便。老年人随年龄增加，食量和体力活动明显减少，并且胃肠蠕动减慢，腹腔及盆腔底部肌肉收缩乏力，肛门内、外括约肌活动减弱，胃-结肠反射活动减低，直肠对粪便刺激的敏感性降低等，可影响正常排便，容易引起便秘。

6. 活动　活动量减少增加便秘的风险。长期缺乏运动可使肌张力下降，不但影响肠道肌肉本身的活动力，也会影响腹肌及盆腔肌肉协助排便的能力，使粪便在肠道内滞留时间过长，过多的水分被吸收，导致大便干结，诱发或加重便秘。

7. 疾病　多种疾病可影响正常排便，主要包括功能性疾病和器质性疾病。腹泻主要是功能性疾病引起，如功能性腹泻、腹泻型肠易激综合征。器质性疾病如肠道疾病（结肠肿瘤、肠扭转、痔疮、肛裂、肛周脓肿等）、内分泌和代谢性疾病（糖尿病、甲状腺功能减退症、慢性肾病、低钾血症等）、神经系统疾病（自主神经病变、脊髓损伤、多发性硬化等）、肌肉疾病（淀粉样变性、硬皮病、系统性硬化病等）可引起便秘。

8. 药物　能够预防或治疗便秘或腹泻。但如果剂量过大，则会导致相反的结果。如预防便秘的药物会造成腹泻。许多其他疾病治疗性用药也可影响正常排便，如抗抑郁药、抗癫痫药、抗组胺药、解痉药、利尿药、阿片类药等可引起便秘。抗菌药如大环内酯类、制酸药（如氧化镁）、脱水剂（如甘露醇）、降糖药（如二甲双胍）等可引起腹泻。

9. 治疗和检查　肠道手术会影响肠蠕动造成麻痹性肠梗阻。腹部、肛门手术可因手术部位疼痛不适或水肿而影响正常排便。有些胃肠道检查如X线检查，因钡剂存留在结肠内变硬，填塞或阻塞肠道而影响正常排便。

（二）粪便的评估

食物由口进入胃和小肠经过消化吸收后，残渣贮存于大肠内，除一部分水分被大肠吸收外，其余均经细菌发酵和腐败作用后形成粪便。通常情况下，粪便的性质与性状可以反映整个消化系统的功能状况。因此，护士通过对患者排便活动及粪便的观察，可以及早发现和鉴别消化道疾病，有助于诊断和选择治疗、护理措施。

对排便进行评估时，应评估其排便频率、量、颜色、性状和气味等。

1. 排便次数　每个人排便的次数不同。成人正常的范围是从每天2～3次到每周1～3次；婴幼儿的排便次数较多，每天3～5次。如每周少于1次或每日多于3次，即为排便异常。

2. 排便量　根据食物摄入量、种类、液体摄入量、排便次数和消化器官的功能状态而不同。正常成人一般为100～300g。进食以少纤维、高蛋白等细粮及肉食为主者，粪便细腻而量少；进食粗粮，尤其是大量蔬菜、水果者，粪便量较多。胃、肠、胰腺有炎症或功能紊乱时，因为分泌、消化、吸收不良，粪便量增多。

3. 颜色和性状　正常成人的粪便呈黄褐色，成形软便，婴儿的粪便呈黄色或金黄色。病理情况时，可有如下变化。

（1）稀糊状或稀汁样便：因肠蠕动亢进或分泌增多导致。见于各种感染性或非感染性腹泻，尤其是急性胃肠炎。艰难梭菌等引起的假膜性肠炎可排出蛋花汤样粪便。艾滋病伴肠道隐孢子虫感染可排出大量稀水样粪便。

（2）米泔样便：呈白色淘米水样，内含黏液片块，量大，见于霍乱、副霍乱患者。

（3）黏液便：正常粪便中有少量黏液，因与粪便均匀混合不易查见，一旦有肉眼可见的黏液说明其量增多。小肠炎症时增多的黏液均匀地混于粪便之中；来自大肠病变者因粪便已逐渐成形而不易与粪便混合；来自直肠的黏液附着于硬性粪便的表面。单纯的黏液便无色透明、稍黏稠，黏液脓性便则呈黄白色、不透明。

（4）胨状便：过敏性结肠炎患者常于腹部绞痛后排出黏胨状、膜状或纽带状物，某些慢性细菌性痢疾患者也可排出类似的粪便。

（5）脓血便：脓性及脓血便说明下段肠道有病变，常见于痢疾、溃疡性结肠炎、局限性肠炎、结肠或直肠癌。脓或血的多少取决于炎症的类型及其程度，在患阿米巴痢疾时，以血为主，呈暗红色稀果酱样，升结肠癌也可排出果酱样便。细菌性痢疾则以黏液及脓为主。

（6）鲜血便：因痔疮或肛裂出血呈鲜红色，前者滴落于排便之后，后者则为鲜血附着于粪便的表面。

（7）柏油样便：呈暗褐色或黑色，质软富有光泽，宛如柏油，由上消化道出血，红细胞被胃肠液消化破坏后变为正铁血红素、卟啉硫化铁，刺激小肠分泌过多黏液所致。上消化道出血50～75ml，粪便即可呈暗褐色，潜血试验呈强阳性反应，如见柏油便且持续2～3天，说明出血量至少为1000ml。服用活性炭、铋、铁剂等后，也可排黑色便，但无光泽且潜血试验阴性。

（8）陶土样便：由胆汁分泌减少或不分泌以致粪胆素相应减少所致，主要见于阻塞性黄疸。行钡餐造影术后，可因排出硫酸钡而呈黄白色。脂肪泻和慢性胰腺炎也可排出类似粪便并带有泡沫。

（9）细条状便：经常排细条状或扁条状粪便，说明有直肠狭窄，多见于直肠癌。

（10）乳凝块：乳儿粪便中见有黄白色乳凝块，提示脂肪或酪蛋白消化不完全，常见于消化不良时。

（11）洗肉水样便：见于某些急性出血性肠炎或重症溃疡性结肠炎。

（12）糊状便：酸臭的糊状便见于糖吸收不良，有油滴的糊状便见于脂肪吸收不良。

4. 气味 正常粪便因含有蛋白质分解产物——靛基质及 3- 甲基吲哚（粪臭素）等而有臭味。正常时粪便的气味因膳食种类而异，气味轻重由腐败菌的活动性及动物蛋白质的量而定，肉食者味重，素食者味轻。慢性肠炎、胰腺疾病患者粪便有恶臭味。严重腹泻患者因未消化的蛋白质与腐败菌作用，粪便呈碱性反应，气味极恶臭；下消化道溃疡、恶性肿瘤患者特别是直肠癌溃烂继发感染时粪便呈腐败臭；上消化道出血所致的柏油样粪便呈腥臭味；患者出现消化不良、乳儿糖类未充分消化或吸收，脂肪酸产生气体，粪便呈酸性反应，气味为酸败臭。

5. 内容物 粪便内容物主要为食物残渣、脱落的大量肠上皮细胞、细菌、机体代谢后的废物及水分等。粪便中混入少量黏液，肉眼不易查见。若粪便中混入或粪便表面附有血液、脓液或肉眼可见的黏液，提示消化道有感染或出血发生。肠道寄生虫感染患者的粪便中可查见蛔虫、绦虫节片等。

四、满足肠道排便需要的护理措施

（一）维持正常肠道排便的护理措施

护士应协助患者获得和维持健康的排便习惯，以满足肠道排泄的需要。

1. 健康教育 帮助个体获得维持正常排便的知识，告知排便异常相关的危险因素及危害，提高其对排便异常防治的依从性。

（1）饮食：进食高纤维食物能增加粪便的重量和含水量，从而加速粪便在肠道内的移动，有助于维持肠道的正常功能。增加老年人的饮食纤维量能够明显降低对轻泻剂或灌肠的需求。富含可溶性纤维及有润肠通便作用的食物有芹菜、韭菜、蜂蜜、红薯、酸奶等。但摄入大量的膳食纤维可导致肠痉挛性疼痛和胀气。另外，高纤维饮食阻碍钙、铁、铜、镁、磷和锌的吸收。因此，食用高纤维素食物要适量。摄取高纤维饮食的同时每日需饮水 1.5 ～ 2.0L。人体内适当的水分能使粪便软化，有助于维持正常的肠道功能。如果患者有明显的液体需要（如因运动或发热以致流汗过多），则摄入量应增加。在制订增加液体摄入计划之前，应先确定患者没有任何会因液体增加而使病情恶化的疾病，如心脏病、肾病或头部外伤等。慎用或忌用烈酒、浓茶、咖啡、辣椒等刺激性食物。坚持定时定量进餐。

（2）运动：活动量减少增加便秘的风险。应鼓励个体每天坚持适宜的体育锻炼，并应根据个人的身体状况、喜好及确保能遵守的可行性而制订运动的类型、频率和强度，对于不能行走或被限制在床的个体，可进行适宜的床上运动如单腿抬举练习，并结合腹部按摩促进肠蠕动。

（3）排便习惯：培养良好的排便习惯，无论有无便意，每天应定时排便，可根据个人习惯确立排便时间，因晨醒、餐后结肠动作电位增强，可将粪便向结肠远端推进，最容易将粪便排出体外，故建议个体在晨起或餐后 2 小时内尝试排便；当外出旅行、生活节奏发生变化时，不要有意识地控制排便，当有便意时应及时如厕；排便时应注意力集中，减少外界因素的干扰，每次排便时间不宜过长（＜ 10 分钟 / 次）；排便时可将双手置于腹部，增强腹腔压力便于排便。

2. 排便环境 保持舒适、私密和方便的排便环境。

3. 排便姿势 适当的姿势不但能增加排便的舒适感，还可以利用重力、助力腹肌收缩增加腹内压，促进排便。最佳的排便姿势是蹲姿，对于卧床患者可以让其保持左侧卧位，同时弯曲膝盖并且腿向腹部移动模拟蹲位。也可将床头抬高或采取半坐卧位，同时协助患者身体向前倾斜，以增加腹外压。

4. 精神心理　出现负面情绪时，及时调整心理状态，严重时可咨询精神心理相关专家。

5. 疾病治疗　积极治疗原发病，避免排便异常的发生。避免滥用药物，尤其避免使用引起排便异常的药物。

（二）排便异常时的护理措施

1. 便秘与粪便嵌塞

（1）便秘（constipation）：指一种（组）临床症状，表现为排便困难和/或排便次数减少、粪便干硬。排便困难包括排便费力、排出困难、肛门直肠堵塞感、排便不尽感、排便费时及需手法辅助排便。排便次数减少指每周排便＜3次。慢性便秘的病程应≥6个月。

1）原因：详见"影响排便的因素评估"。

2）症状和体征：可有下腹胀痛或绞痛、食欲缺乏、疲乏无力、头晕、烦躁、焦虑、失眠等症状。部分患者可因用力排便而伴肛门疼痛、肛裂、痔疮和肛乳头炎。部分患者可在左下腹乙状结肠部位触及条索状块物。

3）护理措施：①调整生活方式。合理膳食（纤维素25～35g/d）、多饮水（1.5～2.0L/d）、适度运动、建立良好的排便习惯。②腹部按摩。腹部按摩可以增加肠蠕动促进排便。协助患者取仰卧位或半卧位，嘱患者自然放松，用手的大小鱼际肌在患者脐周10cm范围内沿顺时针方向按摩，手指施加力量以轻推、揉捏为主，力量速度较轻慢，10～15分钟/次，每日早晚各1次。③精神心理治疗。加强心理疏导，提高患者对便秘的认知水平，树立疾病治疗的信心，良好的心理状态有助于便秘的缓解，严重者遵医嘱给予抗抑郁、焦虑药物治疗，或转至精神心理专科接受治疗。④药物治疗。对于轻、中度便秘患者，可选用容积性或渗透性泻药。容积性泻药，如欧车前、甲基纤维素等，其通过滞留粪便中的水分，增加粪便含水量和粪便体积，使粪便变得松软易于排出，起到通便的作用，主要用于轻度便秘的患者，尤其适用于孕妇、儿童及老年患者。用药过程中应注意补充适量水分，以防发生机械性肠梗阻，粪便嵌塞、疑有肠梗阻的患者应慎用。渗透性泻药，如乳果糖、聚乙二醇及硫酸镁等，通过在肠道内形成高渗状态，保持甚至增加肠道水分，增加粪便体积，同时刺激肠道蠕动，促进排便。刺激性泻药如比沙可啶、蓖麻油、番泻叶等，因通便起效快，广泛应用于临床。主要通过对肠肌间神经丛的作用，刺激结肠收缩和蠕动，同时可刺激肠液分泌，增加水、电解质的交换，促进排便。但长期应用会影响肠道水电解质平衡和维生素吸收，引起不可逆的肠肌间神经丛损害，甚至导致大肠肌无力、药物依赖和大便失禁，仅建议短期或间断性服用。当应用各类缓泻药均无效时，必要时辅以促动力药，如普芦卡必利、鲁比前列酮和利那洛肽，其通过作用于肠神经末梢，释放运动性神经递质、拮抗抑制性神经递质或直接作用于平滑肌，增加肠道动力促进排便。微生态制剂可作为便秘的辅助治疗，通过调节肠道菌群失衡，促进肠蠕动，缓解便秘症状。简易通便剂常用的有甘油栓、开塞露等。具有软化大便和刺激肠壁的作用，使粪便易于排出，适合年老体弱者。为了使甘油栓达到较好的效果，应将栓剂放入肛门括约肌以上。插入时可戴指套或手套，使患者张口呼吸放松肛门括约肌，放入栓剂后最好压紧患者双侧臀部以防止患者迅速将栓剂排出，保留5～10分钟。一般在15～30分钟内可见效。开塞露

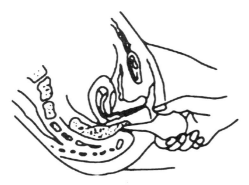

图 12-1 开塞露简易通便法

是一种常用的通便药物，使用时将其容器顶端刺破或剪开，涂以油脂少许，缓慢插入肛门，然后将药液挤入直肠内，保留 5～10 分钟。成人 1 支/次，儿童 0.5 支/次。刺破或剪开后的注药导管开口应光滑，以免擦伤肛门或直肠（图 12-1）。⑤生物反馈治疗。对于盆底肌功能障碍所致的便秘，可进行生物反馈治疗。主要是通过放松盆底肌训练、排便模拟训练和直肠敏感性训练改善直肠感觉及排便动力异常，协助患者建立正常的排便功能。⑥中医疗法。中医多采用耳压治疗联合其他方法（如磁疗、针刺、中医药膳等）来改善便秘症状。⑦灌肠。必要时遵医嘱给予灌肠。⑧手术治疗：经保守治疗无效或有明确器质性疾病时，可考虑手术治疗。

（2）粪便嵌塞（fecal impaction）：粪便持久滞留堆积在直肠内，坚硬不能排出。出现粪便嵌塞时，可先做油类保留灌肠，2～3 小时后再行清洁灌肠，必要时，每日进行 2 次，直至粪便排出为止。通常在清洁灌肠无效后遵医嘱为患者人工辅助排便。护士戴上手套，将涂润滑剂的示指缓慢插入患者直肠内，触到硬物时注意大小、硬度，然后机械地破碎粪块，一块一块地取出。操作时应注意动作轻柔，避免损伤直肠黏膜。心脏病、脊椎受损者用人工取便易刺激其迷走神经，须特别留意。操作中患者心悸、头晕时须立刻停止。

向患者及家属讲解有关排便的知识，养成合理的膳食结构，建立并维持正常的排便习惯，防止便秘的发生。

2. 肠胀气（flatulence）指胃肠道内有过量的气体聚集而不能排出。

（1）原因：小肠吸气或排气能力异常、食入豆类等产气性食物、进食或饮水时吞入大量空气及应用某些药物如盐酸吗啡及便秘，使肠内气体聚积。肠胀气患者表现为腹部膨隆，叩之呈鼓音，有痉挛性疼痛，当胀气压迫膈肌和胸腔时，可出现气急和呼吸困难。

（2）护理措施

1）解除导致肠胀气的原因，如勿食产气食物和饮料，积极治疗肠道疾病等，指导患者养成细嚼慢咽的饮食习惯。

2）鼓励患者适当活动，一般情况下，当变换体位或协助患者起床活动时，可有利于排气。协助患者下床活动如散步，卧床患者可做床上活动或变换体位，以促进肠蠕动，减轻肠胀气。

3）为患者行腹部热敷可帮助暂时排气，但需注意热敷用品的温度不可过高，以防引起烫伤。

4）肛管排气（图 12-2）：①洗手，携用物至床旁，核对患者姓名、床号、病情。②协助患者取左侧卧位或平卧位，注意遮盖患者，只暴露肛门。③将玻璃瓶系于床边，橡胶管一端插入玻璃瓶液面下，另一端与肛管相连。④润滑肛管前端，嘱患者张口呼吸，

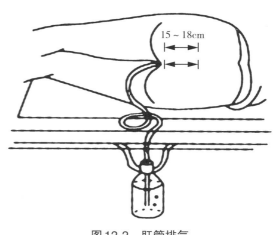

图 12-2 肛管排气

将肛管轻轻插入直肠 15 ～ 18cm。用胶布将肛管固定于臀部，橡胶管留出足够长度用别针固定在床单上。⑤观察和记录排气情况，如排气不畅，帮助患者更换体位或按摩腹部。⑥保留肛管不超过 20 分钟，拔出肛管，清洁肛门。长时间留置肛管会降低肛门括约肌的反应，甚至导致肛门括约肌永久性松弛。⑦协助患者取舒适的体位，询问患者腹胀有无减轻，必要时，2 ～ 3 小时后再行肛管排气。⑧整理床单位，清理用物，洗手，记录。

5）针刺双侧足三里、气海、天枢，留针10分钟，可达到消除腹胀的目的。

6）如上述方法仍不能解除肠胀气，应与医生联系采取灌肠法或给予药物协助排气。

3. 腹泻与便失禁

（1）腹泻（diarrhea）：指排便次数明显超过平时习惯（＞3次/天），粪质稀薄，含水量增加（＞85%），大便可伴有黏液、脓血或未消化的食物。一般来说，急性腹泻病程为2 ～ 3周，而慢性腹泻病程＞4周，或间歇期在2 ～ 4周内的复发性腹泻。腹泻常伴其他症状，如发热、头晕、呕吐、腹痛、腹胀。慢性腹泻的基本病理生理学变化是肠道对水分的吸收能力下降或分泌能力增高，导致粪便含水量增多，进而导致腹泻。

1）原因：饮食不当或使用泻药不当；肠道内的异常情况，如病毒、细菌、真菌感染，某些寄生虫的存在；使用抗生素治疗引起肠内正常菌群改变；以及某些肠道疾病或某些心理、情绪因素。慢性腹泻可由多种疾病引起，包括功能性疾病和器质性疾病。大部分为功能性疾病，主要包括腹泻型肠易激综合征和功能性腹泻。

2）护理措施：①调整生活方式。避免诱发或加重腹泻症状的食物，尤其是不耐受的食物，如难吸收的短链碳水化合物（果糖、乳糖等），高脂肪、过度辛辣刺激的食物，高膳食纤维食物及寒凉食物；一旦明确食物变应原，应避免摄入含有该变应原成分的食物；饮食规律；减少烟酒摄入，养成良好的生活和工作习惯，保证充足睡眠，注意气候变化；适当活动，减少肠蠕动，注意腹部保暖。②认知治疗。患者对疾病病因和危害的不恰当认知，对腹泻或伴随症状的过度担心不利于症状的控制。应使其充分了解疾病本质，给予适当的心理干预缓解紧张焦虑，解除心理负担。③药物治疗。必要时遵医嘱采取相应药物治疗，主要有解痉镇痛药、微生态调节剂、适量短期抗菌药，合理进行抗抑郁焦虑治疗，视病因给予止泻药物（阿片类及其衍生物制剂、蒙脱石散、吸附剂、收敛剂等）、中医中药等。止泻药物仅对症治疗，不应长期使用。腹泻严重者还应注意纠正水、电解质和酸碱平衡。④生活护理。腹泻患者肛门、会阴、臀部经常受到排泄物的刺激，要注意采取保持患者局部皮肤清洁、干燥的措施。便盆清洁后，置于患者易取处。

（2）便失禁（fecal incontinence）：指反复发生的、不能控制的粪便排出，症状持续至少3个月，包括被动型（患者无意识的粪便外漏）、急迫型（患者有意识但主观无法控制）和粪漏（紧随一次正常排便后的粪便漏出）。

1）原因：主要是某些器质性病变或支配肛门括约肌的神经作用失常，造成肛门括约肌的控制功能发生障碍，如神经肌肉系统病变或损伤。

2）护理措施：①心理护理。大便失禁的患者常表现为紧张、焦虑、自卑、恐慌，护士应理解、尊重患者，给予更多的精神安慰。定时开窗通风，及时更换衣物和床单位，保持室内空气清新。②皮肤护理。保持皮肤清洁干燥，减少皮肤刺激。定时观察皮肤变化，预防压疮发生。如无禁忌，保证患者每天摄入足量液体。③重建控制排便能力。了解患者排便时间，掌握排便规律，为患者提供适宜的排便环境，及时帮助排便。如无规律可循，则可每隔2～3小时，让患者使用一次便盆。如果能指导患者在使用便盆时尝试自己排便，则可帮助患者逐步恢复肛门括约肌的控制能力。与医生合作为患者定时使用导泻栓剂或每日灌肠1次，帮助其建立排便反射。教会患者进行肛门括约肌及盆底部肌肉收缩锻炼。指导患者取立、坐或卧位，试做排便动作，先慢慢收缩肌肉，然后再慢慢放松，每次10秒左右，连续10次，每次锻炼20～30分钟，每日数次，以患者感觉不疲乏为宜。④便盆的使用。递送便盆有2种方法（图12-3）。不管使用任何一种便盆，最扁平的部位应朝向患者的头部。第一种方式适用于患者平卧时，指导患者膝盖弯曲，双足向床垫施力，将臀部抬高，协助者用一只手帮助患者抬高臀部，另一手将便盆滑向患者臀下。第二种方式适用于患者侧卧时，指导患者侧翻，平稳地将便盆顶住臀部，护士用手掌放在便盆一侧的顶面并向下压便盆，再协助患者平卧。递送便盆后，如无禁忌，可将床头抬高近似坐位，并查看患者是否坐在便盆的中央。在离开患者前，须确保患者很容易使用呼叫器和伸手可拿卫生纸，且将床栏杆放好，以保证患者的安全。取出便盆时，把床头摇低；指导患者双腿用力，抬起臀部，拿开便盆。另外一种方式是让患者翻向一侧，当患者侧翻时，固定住便盆，避免污物溅出。便盆取出后，适当地遮盖便盆，送至厕所处理排泄物。必要时，观察、测量并记录排泄物。便盆使用后用清洁剂清洗便盆，放回原处。操作后洗净双手。

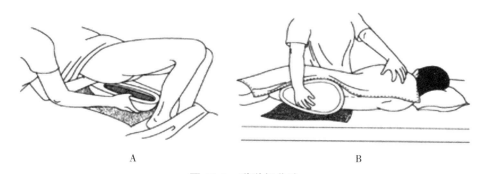

图12-3 递送便盆法

A.一手托起腰骶部，一手置便盆于臀下；B.帮助患者侧卧位，扶住便盆，帮助患者恢复平卧。

第三节 口服溶液清洁肠道法

一、电解质等渗溶液清洁肠道法

聚乙二醇（PEG）电解质散是目前国内外应用最为广泛的一类肠道清洁剂。PEG为惰性的乙烯氧化物形成的聚合物，可作为容积性泻剂，通过口服大量液体清洗肠道，对肠道的吸收和分泌无明显影响，亦不引起水和电解质紊乱。国内较常使用的PEG电解质散（PEG-ELS）主要由PEG-4000和一定剂量的电解质混合而成，加水后即可配成PEG等渗性溶液。对于孕妇、婴幼儿及存在电解质紊乱的患者，如心力衰竭、肾功能不全、肝硬化腹水等，PEG-ELS也是其肠道准备的首选用药，有较高的安全性。

（一）用法

3L PEG分次剂量方案在临床广泛使用。通常用法为胃肠道检查前1天晚上8点服用1L，检查当天检查前4～6小时服用2L。服药期间可适当走动，并轻揉腹部加快排泄。开始服药1小时后，肠道运动加快，排便前患者可能感到腹胀，如有严重腹胀或不适，可放慢服用速度或暂停服用，待症状消除后再继续服用，直至排出清水样便。如排便达不到要求，可加服PEG溶液或清水，但总量一般不超过4L。

（二）不良反应

最常见的不良反应为腹胀、恶心和呕吐等消化道症状。罕见不良反应包括过敏反应、吸入性肺炎、贲门撕裂、胰腺炎、结肠炎、心律失常等。

二、高渗溶液清洁肠道法

高渗溶液将水分从肠道组织吸收到肠腔中，刺激肠蠕动而排空肠内容物。

（一）硫酸镁法

硫酸镁是我国传统的肠道准备清洁剂。优点为服用水量少，价格便宜，患者依从性好。但肾功能异常（镁离子在体内聚集，有发生高镁血症的风险）及炎症性肠病患者（镁盐有引起肠黏膜炎症、溃疡的风险，还有可能造成黏膜形态改变）应避免使用。

1. 用法　在检查前4～6小时，硫酸镁50g加清水100ml稀释后一次性服用，同时饮水约2L。大便呈清水样便时，可不用再继续饮水。

2. 不良反应　浓度过高时有脱水的风险。

（二）甘露醇法

甘露醇是一种高渗性强脱水剂，口服后可在肠腔内形成高渗状态，有助于减少肠道对水分的吸收并促进液体进入肠腔，进而刺激肠道蠕动，从而达到清洁肠道的目的。常用于外科手术和结肠镜检查前的肠道准备。

1. 用法　检查前4小时口服20%甘露醇250ml，10分钟后饮水1500～2000ml，或于30分钟内口服10%甘露醇溶液1000ml，直至排便呈清水样。也可以采用分次服用方式：检查前12小时及检查前4小时各口服125ml甘露醇和1L水。

2. 不良反应　因其为高渗溶液，可能导致液体大量丢失，水、电解质紊乱。另外，由于其对胃肠道的刺激较大，也可能出现恶心、呕吐、腹胀、腹痛等不适。因甘露醇具有利尿和升糖的作用，因此糖尿病患者禁用。

三、中草药清洁肠道法

多种中草药具有导泄作用，番泻叶原叶被广泛使用。番泻叶含有蒽醌衍生物，被细菌激活后可直接作用于肠黏膜，具有促进肠道蠕动、抑制水电解质吸收的作用，从而促进排便。近年来，番泻叶多与其他泻剂联合作为肠道清洁剂，不建议单独作为肠道清洁剂使用。

1．用法　检查前一晚，用番泻叶原叶 20g 加 400ml（番泻叶原叶 20 倍重量）开水浸泡 30 分钟饮用，如为 80℃ 水温需浸泡 1 小时服用。一般服用 3 ～ 4 小时后即开始排便，连泻数次，如 4 小时仍未排便，且无明显肠鸣音和腹痛，可再同法冲服 200ml，一般以排便 3 次以上为最佳。

2．不良反应　常见腹痛、腹胀等，偶可导致肠黏膜炎症性改变。

第四节　灌　肠　法

灌肠法（enema）是将一定量的液体由肛门经直肠灌入结肠，以帮助患者清洁肠道、排便、排气或由肠道供给药物或营养，达到确定诊断和治疗目的的方法。由于灌肠的目的不同，可分为不保留灌肠和保留灌肠。

一、不保留灌肠

（一）目的

1．大量不保留灌肠　解除便秘、肠胀气；清洁肠道，为肠道手术、检查或分娩做准备；稀释并清除肠道内的有害物质，减轻中毒；灌入低温液体，为高热患者降温。

2．小量不保留灌肠　软化粪便，解除便秘，排出肠道内的气体，减轻腹胀。适用于腹部或盆腔术后的患者及危重患者、年老体弱者、小儿及孕妇等。

3．清洁灌肠或结肠灌洗　彻底清除滞留在结肠中的粪便，协助排出体内毒素。用于直肠、结肠检查前准备，脏器造影、摄片，术前准备，清洁肠道，便于检查并防止手术部位感染。

（二）操作前准备

1．用物准备

（1）大量不保留灌肠：灌肠筒 1 套（量筒、量杯）或一次性灌肠器具，生理盐水，0.1% ～ 0.5% 肥皂水，肛管、弯盘、止血钳、润滑剂、棉签、卫生纸、一次性垫巾、便盆、输液架、水温计、冷、热水、治疗车、快速手消毒液、生活垃圾桶、医用垃圾桶。灌肠溶液温度一般为 39 ～ 41℃，温度过高可损伤肠黏膜，温度过低可导致肠痉挛（除降温患者外）。降温可用 28 ～ 32℃ 液体，中暑患者用 4℃ 生理盐水。成人用量为 500 ～ 1000ml，小儿用量为 200 ～ 500ml。

（2）小量不保留灌肠：治疗盘内备注洗器，量杯或小容量灌肠筒，肛管，温开水 5 ～ 10ml，止血钳、棉签；治疗巾外放润滑剂、碗盘、卫生纸、一次性垫巾、水温计；便盆、便盆巾、屏风、生活垃圾桶、医用垃圾桶；用灌肠液 1、2、3 溶液（50% 硫酸镁 30ml、甘油 60ml、温开水 90ml）；各种植物油 120 ～ 180ml。溶液温度为 38℃。

（3）清洁灌肠或结肠灌洗：用物同大量不保留灌肠。结肠灌洗还需准备 Y 形管、引流管、夹子及污水桶。

2．患者准备　患者了解灌肠目的、方法并配合操作，能够自行或者在护士的协助/帮助下排尿。

3. 护士准备　实施灌肠前，要求护士衣帽、头发整洁，修剪指甲，洗手，戴口罩。待做好个人准备后，至床旁完成患者评估，协助患者做好灌肠前准备并布置好合适的操作环境。评估后回到处置室进行用物准备，配置灌肠液。

（1）患者评估：护士核对并向患者解释灌肠的目的，取得患者的配合；评估患者的年龄、病情、意识状态、自理能力、心理反应、排便习惯和肛门部位皮肤黏膜情况。

（2）护士协助或帮助患者完成灌肠前的准备：对于有自理能力的患者，护士可助其自行排尿；对于无自理能力或部分自理能力的患者，护士应帮助或协助患者排尿。

（3）准备并检查用物：准备用物并检查物品的有效期和密封性。

（4）配置灌肠液：根据需要的浓度配置灌肠液。首先在量筒内倒入冷、热水，用水温计测量，配好适宜温度的清水。在测量水温的过程中，在量杯内倒入特定浓度的灌肠液。取另一个量筒，先在里面注入适宜温度的清水，没过筒底，再倒入全部灌肠液，再将适宜温度的清水倒入量杯中冲刷其内残余的灌肠液，之后一并倒入量筒中。最后再往量筒内倒入适宜温度的清水至需要的剂量。

4. 环境准备　环境整洁、宽阔明亮，关门窗，挡屏风。注意保护患者隐私、保暖。

（三）操作步骤与流程

1. 操作前核对、解释　携用物至患者床旁，再次核对患者姓名及床号，向患者解释灌肠的目的、操作方法及注意事项，取得患者的配合。

2. 挂灌肠袋/筒

（1）大量不保留灌肠（图12-4）：将配置好的灌肠液倒入灌肠筒/袋中，再将其挂于输液架上，筒/袋内液面高于肛门40～60cm。伤寒患者灌肠时筒/袋内液面不得高于肛门30cm，液体量不得超过500ml。

（2）小量不保留灌肠（图12-5）：如用小容量灌肠筒，液面距肛门低于30cm。

（3）结肠灌洗：将Y形管的主干连接在灌肠筒橡胶管上，两支分别连接肛管与引流管上，夹住引流管。

3. 摆放体位　协助患者臀部移至床沿，左侧卧位，双膝屈曲，褪裤至膝部，垫巾于臀下，置弯盘于臀边，卫生纸置于弯盘两侧。盖好被子，只暴露臀部。不能自我控制排便的患者取仰卧位，臀下垫便盆。

4. 润滑、排气　将灌肠筒/注洗器（事先抽吸好药液）连接肛管，润滑肛管前端，排尽管内气体，夹管。

5. 插管　左手垫卫生纸分开肛门，充分暴露肛门口，嘱患者深呼吸，右手将肛管轻轻插入直肠7～10cm。小儿插入深度4～7cm。

6. 灌液　固定肛管，开放管夹，使液体缓缓流入。密切观察筒内液面下降速度和患者的情况。如液面下降过慢或停止，多由于肛管前端孔道被粪便阻塞，可移动肛管或挤捏肛管，便于粪便脱落。如患者感觉腹胀或有便意，可嘱患者张口深呼吸放松腹部肌肉，并降低灌肠筒的高度以减慢流速或暂停片刻，转移患者注意力的同时，减轻腹压，减少灌入液体的压力。如患者出现脉速、面色苍白、出冷汗、剧烈腹痛、心悸、气促，此时可能发生肠道剧烈痉挛或出血，应立即停止灌肠，与医生联系，给予及时处理。

如应用注洗器进行小量不保留灌肠时，注射完毕后，取下注洗器再吸取灌肠液，松夹后再进行灌注。如此反复直至溶液注完。

小量不保留灌肠液注入结束后需再注入温开水5～10ml，抬高肛管尾端，使管内溶液全部流入。

清洁灌肠需反复多次进行大量溶液灌肠，第一次用肥皂水，之后用生理盐水，直至排出液清洁无粪便为止。

结肠灌洗时，灌入适量液体后夹住进液管，开放引流管，使溶液流入污水桶中，再夹住引流管，开放进液管，继续灌洗，直至灌洗完毕。

7. 拔管 待灌肠液即将流尽时夹管，用卫生纸包裹肛管轻轻拔出放入弯盘内，擦净肛门。

8. 安置患者及床单位 协助患者取舒适卧位，嘱其尽量保留液体5～10分钟，小量不保留灌肠尽量保留10～12分钟后再排便，使灌肠液在肠中有足够的作用时间，以利粪便充分软化易

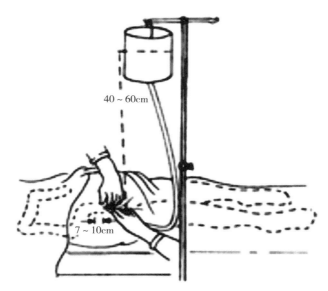

图12-4 大量不保留灌肠法

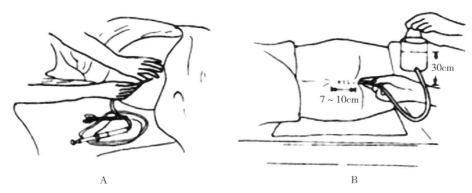

A   B

图12-5 小量不保留灌肠法

排出。降温灌肠时，液体要保留30分钟后再排便。排便后及时取出便器，擦净肛门，协助患者穿裤，整理床单位，开窗通风。

9. 采集标本　观察大便性状，必要时留取标本送检。

10. 处理用物　将一次性灌肠物品置于医疗垃圾桶内。如使用灌肠筒，清洁消毒后置于固定位置。所有物品摆放整齐。

11. 洗手、记录　洗手，在体温单大便栏目处记录灌肠结果。如灌肠后解便一次记为1/E，灌肠后无大便记为0/E。

（四）操作要点

1. 灌肠前嘱患者排空膀胱。

2. 灌肠液需在用物准备时配置，确保灌肠液的浓度、温度正确。

3. 操作过程中注意保护患者的隐私和保暖。

4. 灌肠筒/袋内液面距肛门的高度、插管深度符合灌肠目的。灌肠液注入的速度不得过快。

5. 操作过程中注意节力原则。

6. 操作过程中避免污染床单位及患者衣物。

7. 插管灌液过程中固定肛管，避免脱落。

8. 操作过程中动作轻柔，关心患者。时刻观察患者的反应和筒内液面下降的速度。能够及时正确处理灌肠过程中出现的问题。

（五）注意事项

1. 妊娠、急腹症、消化道出血患者不宜灌肠。

2. 应准确地掌握溶液的温度、浓度、流速、压力和溶液的量。

3. 在灌肠时应注意保护患者的隐私，注意保暖。

4. 灌肠中途患者如有腹胀或便意时，应嘱患者做深呼吸，以减轻不适。

5. 给伤寒患者灌肠时，溶液不得超过500ml，压力要低（液面不得超过肛门30cm高）。如为降温灌肠，可用28～32℃等渗盐水，保留30分钟后再排便，且在排便后30分钟测量体温并做好记录。

6. 肝昏迷患者禁用肥皂液灌肠，以防吸收过多的氨，加重肝性脑病。

7. 灌肠过程中应随时注意观察患者的病情变化，如发现脉速、面色苍白、出冷汗、剧烈腹痛、心悸、气急时，应立即停止灌肠并及时与医生联系，采取急救措施。

8. 小量不保留灌肠应用注洗器灌洗时，每次抽吸灌肠液时应反折肛管尾端，防止空气进入肠道，引起腹胀。

9. 婴幼儿灌肠时，因婴幼儿直肠无知觉控制，无法保留灌肠液，液体往往会随管排出，故灌肠时应采用仰卧位。应采用等渗溶液，溶液量按年龄而定，小于6个月为50ml；6个月至1岁为100ml；1～2岁为200ml；2～3岁为300ml；4岁以上的儿童为300～500ml。应采用细16号肛管或导尿管，插入8～10cm。灌肠筒底距床褥30～40cm。

二、保留灌肠

（一）目的

将药液灌入直肠或结肠内，通过肠黏膜吸收达到治疗的目的。常用于镇静、催眠和治疗肠道感染。

（二）操作前准备

同不保留灌肠。在用物准备方面还需按医嘱准备药物，药量不超过200ml。药液温度39～41℃。其他用物同小量不保留灌肠，应选择较细的肛管。

（三）操作步骤与流程

1. 操作前核对、解释　携用物至患者床旁，再次核对患者姓名及床号，向患者解释灌肠的目的、操作方法及注意事项，取得患者的配合。

2. 摆放体位　根据病情选择不同的卧位，慢性细菌性痢疾病变部位多在直肠或乙状结肠，取左侧卧位。阿米巴痢疾病变多在回盲部，取右侧卧位，以提高疗效；抬高臀部10cm，防止药液溢出。

3. 插管、灌液　轻轻插入肛管15～20cm，注入药液，注入速度慢，量少。液面距肛门不超过30cm。

4. 拔管　药液注入完毕，拔出肛管，用卫生纸在肛门处轻轻按揉，嘱患者尽量忍耐，保留药液在1小时以上。

5. 处理用物　整理床单位，清理用物，观察患者反应。

（四）操作要点

1. 根据灌肠目的摆放体位，抬高臀部10cm。
2. 插入肛管15～20cm，液面距肛门不超过30cm。
3. 药液注入完毕后需保留药液1小时以上。

（五）注意事项

1. 在进行保留灌肠前，对患者灌肠的目的和病变部位应了解清楚，按要求安排患者的卧位及准备插管的深度。

2. 肛门、直肠、结肠等术后患者及便失禁患者不宜进行保留灌肠。

知 识 拓 展

布里斯托（Bristol）粪便形态分型图

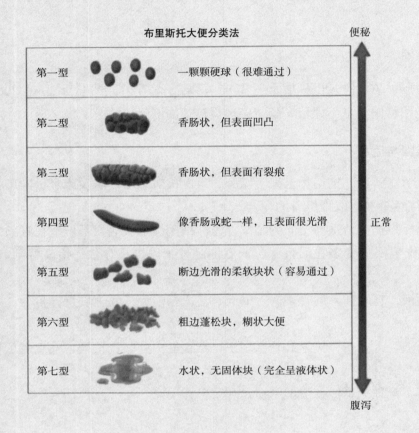

注：1、2型表示有便秘；3、4型是理想的便型，特别是4型，是最容易排便的形状；5～7型表示可能有腹泻。

思 考 与 练 习

1. 请简述便秘时的护理措施。

2. 患者，男性，84岁。因肠梗阻收入院。入院后给予大量不保留灌肠，护士在灌肠过程中，患者主诉腹痛，此时护士应如何处理？

（张　艳）

参 考 文 献

［1］李小寒，尚少梅. 基础护理学［M］. 北京：人民卫生出版社，2018.

［2］黎家庆，苏中杰. 胃的运动与排空［J］. 医学综述，2000，6（4）：178-179.

［3］刘凤奎. 呕吐的临床诊断思路［J］. 中国临床医生，2016，（7）：17-19.

［4］姚小云，陈红宇，胡君娥，等. 癌症患者化疗相关性便秘评估与管理最佳证据总结［J］. 护理学报，2020，
　　27（2）：48-52.

［5］中国医师协会肛肠医师分会. 便秘外科诊治指南（2017）［J］. 中华胃肠外科杂志，2017，20（3）：241-243.

［6］李晔，王宝，于普林，等. 老年人功能性便秘中西医结合诊疗专家共识（2019）［J］. 中华老年医学杂志，2019，
　　38（12）：1322-1328.

［7］郑松柏，姚健凤，张颖. 老年人慢性便秘的评估与处理专家共识［J］. 中华老年病研究电子杂志，2017，2（32）：
　　12-20.

［8］陈其奎，白文元. 慢性便秘基层诊疗指南（2019年）［J］. 中华全科医师杂志，19（12）：8.

［9］吴开春，邹多武，等. 慢性腹泻基层诊疗指南（2019年）［J］. 中华全科医师杂志，19（11）：10.

［10］中国医师协会内镜医师分会消化内镜专业委员会，中国抗癌协会肿瘤内镜学会专业委员会. 中国消化内镜诊疗相
　　关肠道准备指南（2019，上海）［J］. 中华医学杂志，2019，99（26）：2024-2035.

第**13**章　满足患者排尿需要

排尿是人的基本需要之一，是机体将新陈代谢所产生的终产物排出体外的生理过程。许多因素可直接或间接地影响人体的排尿形态和功能。排尿形态和排尿功能发生障碍，会导致个体全身性疾病。因此，护士应掌握与排尿有关的护理知识和技术，帮助或指导患者维持正常的排尿功能，满足其排尿的需要，使之获得最佳的健康和舒适状态。

第一节　排尿的生理功能

一、泌尿系统的组成及功能

泌尿系统由肾脏、输尿管、膀胱和尿道组成，其功能对维持人体正常的排尿形态和功能、促进个体健康非常重要。

（一）肾脏的生理与功能

肾脏为成对的实质性器官，位于腹后壁，脊柱两侧，在第12胸椎和第3腰椎之间，右肾略低于左肾。肾单位是肾脏的基本单位，由肾小体和肾小管构成。肾小体是微小的球体，包括肾小球和肾小囊两部分。肾脏的主要功能是生成尿液。通过尿的生成排泄机体的代谢产物，调节水、电解质和酸碱平衡，维持机体内环境的稳定。同时，肾脏也具有内分泌功能，可合成和释放肾素、促红细胞生成素、激肽、前列腺素等。

（二）输尿管的生理与功能

输尿管是连接肾脏和膀胱的尿液管道，长 20 ~ 30cm，有 3 个狭窄，分别位于起始部、跨骨盆入口和穿膀胱壁处，狭窄处常是结石嵌顿的部位。输尿管的主要功能是通过输尿管平滑肌的蠕动及重力的作用，使无菌的尿液不断流入膀胱内。

（三）膀胱的生理与功能

膀胱为储存尿液的肌性囊状器官，位于小骨盆内，耻骨联合的后方。膀胱的肌层由 3 层纵横交错的平滑肌组成，称为膀胱逼尿肌。膀胱的主要功能是贮存尿液和排尿。

（四）尿道的生理与功能

尿道是尿液排出体外的通道。男、女性尿道有很大差别。男性尿道长 18 ~ 20cm，有 3 个狭窄和 2 个弯曲。3 个狭窄分别在尿道内口、膜部和尿道外口。两个弯曲即耻骨下弯和耻骨前弯，耻骨下弯在耻骨联合下方 2cm 处，凹向上，此弯曲恒定无变化；耻骨前弯在耻骨联合前下方，凹向下，随阴茎位置不同而变化，如将阴茎向上提起，此弯曲即可消失。女性尿道长 3 ~ 5cm，较男性尿道短、直、粗，富于扩张性，尿道外口位于阴蒂下方，下与阴道口、肛门相邻，比男性更容易发生尿道感染。尿道的主要功能是将尿液从膀胱排出体外。男性尿道还兼有排精的功能。

二、排尿的神经支配与排尿反射

（一）膀胱及尿道的神经支配

尿液的贮存和排出受膀胱逼尿肌和尿道内、外括约肌的开放和收缩控制。而这些肌肉活动主要受腹下神经、盆神经和阴部神经的支配。

1. 腹下神经 腹下神经的传出神经属交感神经，由脊髓腰段发出。腹下神经兴奋时，膀胱逼尿肌松弛，尿道内括约肌收缩，从而抑制排尿，使膀胱充盈。

2. 盆神经 盆神经的传出神经属副交感神经，由脊髓骶段发出。盆神经兴奋时，膀胱逼尿肌收缩，尿道内括约肌松弛，从而促进排尿。

3. 阴部神经 阴部神经属躯体神经，由脊髓骶段前角发出，直接受意识控制。阴部神经兴奋时，尿道外括约肌收缩，从而抑制排尿。

（二）排尿反射

排尿是一种受大脑意识控制的反射活动，当膀胱内尿量达到 400 ~ 500ml，膀胱内压超过 10cmH$_2$O 时，膀胱壁的牵张感受器受到刺激而兴奋，冲动沿盆神经传入到达脊髓骶段的初级排尿中枢，同时冲动上行到达脑干和大脑皮质的高级排尿中枢，产生尿意。如果条件允许，排尿反射进行，冲动沿盆神经传出，引起膀胱逼尿肌收缩，尿道内括约肌松弛，尿液进入后尿道，此时尿液还可以刺激后尿道的感受器，冲动再次沿盆神经传至脊髓骶段的初级排尿中枢，反射性地抑制阴部神经，尿道外括约肌松弛。于是，尿液被强大的膀胱内压驱出。在排尿末期，由于尿道海绵体肌收缩，残留于尿道内的尿液最终被排出体外。

在排尿时，由于膀胱逼尿肌收缩，膀胱内压可高达150cmH$_2$O。同时，膈肌和腹肌收缩，可加速尿液排出，提肛肌和会阴肌松弛也可缩短尿道，减少阻力。

由于脊髓骶段的初级排尿中枢受大脑皮质的调节，阴部神经又直接受意识支配，所以排尿可由意识控制。当条件不允许时，脊髓骶段的初级排尿中枢的活动便会受到大脑皮质的抑制，排尿反射受到抑制。由于小儿大脑皮质的发育尚未完善，对初级排尿中枢的抑制能力弱，就会出现排尿次数多，而且容易在夜间发生遗尿。

第二节 排尿的评估及排尿异常时的护理

一、排尿的评估

排尿的评估是及时识别尿液生成和排出是否存在异常的首要环节。排尿的评估包括对尿液的评估和影响正常排尿因素的评估两部分。

（一）对尿液的评估

护士对尿液的评估主要包括评估并分析尿液的量、外观、气味、酸碱度、比重及排尿次数等资料，并以此为依据判断排尿是否正常。

1. 尿量 包括每次的尿量和24小时的总尿量。正常情况下，成人每次尿量200～400ml，24小时尿量1000～2000ml。尿量的多少与液体摄入量和肾外排泄量（经皮肤、肺、肠排出的液体）有关。尿量的变化主要分为多尿、少尿和无尿。

（1）多尿（polyuria）：指24小时尿量经常超过2500ml。暂时性多尿常见于饮水过多、摄入某些有利尿作用的饮料后，如喝茶、咖啡等；病理性多尿可见于内分泌代谢障碍、肾小管浓缩功能不全等，如糖尿病、尿崩症、急性肾功能不全（多尿期）等。

（2）少尿（oliguria）：指24小时尿量少于400ml或每小时尿量少于17ml。可见于急性肾炎、大失血、抗利尿激素和醛固酮分泌过多、肾动脉被肿瘤压迫、腹泻、呕吐、出汗过多、心力衰竭和休克等。

（3）无尿（anuria）：指24小时尿量少于100ml，又称闭尿。可见于严重心肾疾病和休克或各种原因引起的尿路梗阻等。流行性出血热的无尿标准为24小时尿量少于50ml。

2. 外观 正常的新排出的尿液外观澄清、透明，呈淡黄色至深褐色，放置1小时后，由于尿液分解释放出氨，尿酸盐及磷酸盐析出，尿中出现微量絮状沉淀，使尿液外观呈现混浊状。此种情况下，若将冷却的尿液再加热至体温并加入酸时，尿液可重新变清澈。正常情况下，某些食物和药物可改变尿液颜色，如服用大量胡萝卜素时尿液呈鲜黄色；服用酚酞后尿液呈粉红色等。病理情况下，尿液外观可有如下变化。

（1）血尿：指尿液内含有一定量的红细胞。根据出血量的不同，尿液可分别呈淡红色云雾状、洗肉水样或混有血凝块。每升尿液中含血量超过1ml即可出现淡红色，称为肉眼血尿。

（2）血红蛋白尿：当血管内红细胞大量破坏时，血浆中游离的血红蛋白含量大量增加，超过了肾阈值，其中分子量较小的游离血红蛋白通过肾小球使尿液呈浓茶色或酱油样色，尿潜血试验可检出阳性。

（3）胆红素尿：指尿液中含有大量结合胆红素，外观呈深黄色，震荡后泡沫也呈黄色。

（4）乳糜尿：指从肠道吸收的乳糜液未经正常的淋巴道引流入血而逆流进入尿液，尿液外观呈不同程度的乳白色，有时可混有少量血液。

（5）脓尿和菌尿：当尿液内含有大量脓细胞或细菌等炎性渗出物时，排出的新鲜尿液即可混浊。菌尿呈云雾状，静置后不下沉；脓尿放置后可有白色絮状沉淀。此两种尿液无论加热或加酸，混浊均不消失。

3. 气味　正常尿液的气味来自尿液内的挥发性酸。尿液放置长时间后，由于尿素分解释放氨气使尿液出现氨臭味。此外，某些食物如蒜、葱等也可使尿液呈特殊气味。病理状态下，尿液可出现特殊气味，如糖尿病患者发生糖尿病酮症酸中毒时，尿液呈烂苹果味。

4. 酸碱反应　正常尿液一般呈弱酸性，pH约为6.5（4.5～7.0），有时可呈中性或弱碱性，可以用指示剂法、pH试纸法或pH计来测定。尿液的酸碱改变可受疾病、用药及饮食的影响。尿液留置过久，细菌分解尿素，可使尿液变为碱性。

5. 比重　指在4℃条件下尿液与同体积纯水的重量之比。常用比重计测量。正常成人在普通膳食情况下尿比重为1.015～1.025。尿液的比重与所含的溶质浓度成正比，受饮水量和出汗量等因素的影响。

6. 排尿次数　具有个体差异性，与个人的膀胱容量、液体摄入量、有无排尿场所等有关。通常成人日间排尿4～6次，夜间排尿0～2次。有些人每2～3小时排尿一次，也有些人每天仅排尿2～3次。如果有人每次排尿的间隔少于1.5小时或长于12小时，则应怀疑是否存在异常。

（二）对排尿影响因素的评估

排尿受到机体生理、心理及社会等因素的影响。为满足患者排尿需要，护士应对可影响排尿的因素进行评估。

1. 物理因素

（1）饮食：为维持个体体液平衡，肾脏制造尿液的多少取决于身体需要滞留或排泄的水分的量。因此，机体的体液状态是影响排尿的重要因素之一。

如果其他所有影响体液平衡的因素不变，尿液的生成量则直接与液体的摄入量相关。摄入量大则尿量多，摄入量小则尿量少。有利尿效果的液体摄入也会影响尿量，如咖啡、茶、可乐、酒精性饮料等。除液体的量和种类外，有些食物也会影响个体的排尿量，如含盐分较高的食物和饮料可造成液体滞留，使尿液的排出减少。

（2）年龄：老年人因膀胱肌张力减弱，易出现尿频；婴儿因大脑发育不完善，排尿反射不受意识控制，2～3岁后才能自我控制排尿。

（3）性别：女性受体内激素周期变化的影响，在月经周期中，行经前多数女性会出现液体潴留、尿量减少，行经后尿量增加。女性的生理结构改变也会引起排尿的改变，如在妊娠时，女性可因子宫增大压迫刺激膀胱引起排尿次数增多。

（4）个人习惯：大多数人会建立排尿时间的习惯。这种习惯是潜意识的，而且与日常作息相关。例如，人们起床后的第一件事往往是排尿，其他如午饭前、工作结束后及晚上睡觉前也是如此。此外，液体摄入的时间也会影响排尿的习惯。

2. 心理因素　影响排尿最重要的心理因素是个体易受暗示的程度，排尿可以因为任何听觉、视觉或其他身体感觉的刺激而触发。例如，有些人听到流水声就会想到排尿。排尿还受紧张、焦虑等情绪的影响，如当个体感到情绪紧张时易发生尿频、尿急；有的人在面对压力情境时会由于过度焦虑导致肌紧张，从而发生排尿障碍。

3. 社会因素

（1）排尿训练的经验：儿童期排尿训练的经验会影响其成年后的排尿型态。例如，成人发生夜尿的原因可能是儿童期排尿训练时所造成的心理问题。

（2）文化教育：在隐蔽的场所排尿是多种文化共同的规范。因此，当缺乏隐蔽条件时，会产生许多压力，影响排尿。

4. 疾病因素

（1）肌张力异常：如果个体的肌张力异常，不能有效地收缩腹部肌肉以增加腹内压，便无法排尿或无法完全排空膀胱。另外，骨盆肌张力不足降低了尿道外括约肌阻止尿液排出的能力，从而导致尿液不自主地流出。相反地，肌张力过高会阻碍尿液的排出。膀胱是一种肌性组织，其张力也会影响排尿。膀胱的正常功能要靠定期排尿、交替注满或排空来维持。如果膀胱经常处于排空状态（如留置导尿管时），膀胱肌肉会失去张力，进而丧失其贮存尿液的功能；如果膀胱经常处于胀满的状态，会导致膀胱肌肉，尤其是膀胱三角区对排尿的刺激不敏感，甚至丧失其肌张力。另外，当咳嗽、打喷嚏或大笑时，腹内压增加也常会使尿液不自觉地流出。

（2）运动感觉障碍：任何干扰运动或感觉能力的疾病都会影响排尿。阻断感觉传导的因素可能导致无效或非意识的膀胱排空。活动受限的患者因为躯体移动障碍，在他们需要排尿时无法独自到厕所或及时寻求排尿帮助而发生排尿异常。

（3）泌尿系统疾病：泌尿系统脏器的病变可导致尿液的生成出现异常，如肾功能不全在疾病初期会出现多尿，疾病后期出现少尿甚至无尿；膀胱结石或老年男性前列腺增生也可导致排尿障碍，出现尿潴留等。

5. 其他

（1）气候：夏季炎热，身体大量出汗，体内水分减少，血浆晶体渗透压升高，会引起抗利尿激素分泌增加，促进肾脏重吸收，导致尿液浓缩和尿量减少；冬天寒冷，身体外周血管收缩，循环血量增加，体内水分相对增加，反射性抑制抗利尿激素分泌，从而使尿量增加。

（2）检查及治疗：某些诊断性检查前要求患者禁食禁水，可导致患者体液摄入减少进而影响尿量；有些检查（如膀胱镜）可能造成尿道损伤、水肿或不适而阻碍排尿。某些药物如利尿药可阻碍肾小管对钠盐的重吸收而增加排尿量。手术对于排尿有很多方面的影响，如术中失血、失液，若补液不足，机体处于脱水状态可使尿量减少；手术中使用麻醉药、术后使用镇静镇痛药可降低神经反射作用，干扰排尿反射，从而改变患者的排尿型态，导致尿潴留。

二、排尿异常

（一）排尿异常的常见类别

排尿异常指由泌尿系统炎症、梗阻、神经控制障碍所致的排尿紊乱状态。主要包括3类。

1. 尿路刺激症（urinary irritation symptoms） 典型临床表现包括尿频、尿急、尿痛。尿频指单位时间内排尿次数明显增加。尿急指一有尿意即要排尿，不能控制。尿痛指排尿时膀胱区及尿道受刺激产生疼痛或烧灼感。尿路感染是引起尿路刺激征的主要病因，发生尿路感染的患者中，有一半患者可在其尿液培养中发现致病菌，如大肠埃希菌、铜绿假单胞菌、腐生葡萄球菌和粪肠球菌等。尿路刺激征也可由非感染性原因引起，如性交时尿道损伤、膀胱三角区阴道组织变形、药物过敏、尿道膀胱颈部梗阻、化学物质刺激、情绪紧张、过多饮茶或咖啡。

2. 尿失禁（uracratia） 是由于膀胱括约肌损伤或神经功能障碍和尿自控能力丧失，使尿液不自主地流出。尿失禁按病因可分为真性尿失禁、假性尿失禁和压力性尿失禁。

（1）真性尿失禁：指膀胱内稍有一些尿液，便会不自主地流出，膀胱处于空虚状态。常见原因包括：①脊髓初级排尿中枢与大脑皮质联系受损，因排尿反射失去大脑皮质的控制，膀胱逼尿肌出现无抑制性收缩，如昏迷、截瘫；②尿道括约肌损伤或支配括约肌的神经损伤导致尿道括约肌功能障碍，如手术、分娩所致的尿道或支配神经损伤；③膀胱和尿道之间存在异常通道，如膀胱尿道瘘等。

（2）假性尿失禁：又称充溢性尿失禁，指膀胱内的尿液充盈到一定压力时，可不自主地溢出少量尿液；当膀胱内压力降低时，排尿即行停止，但膀胱仍呈胀满而不能排空，多伴有尿潴留。常见原因是：脊髓初级排尿中枢活动受抑制，当膀胱充满尿液，内压随之增高时，迫使少量尿液流出。

（3）压力性尿失禁：指当咳嗽、打喷嚏、大笑或运动时腹肌收缩，腹内压升高，使少量尿液不自主地排出。常见原因是：尿道括约肌张力减低、骨盆底部肌肉及韧带松弛等。多见于中老年女性。

3. 尿潴留（retention of urine） 指膀胱不能完全排空。患者表现为膀胱膨胀、频繁地少量排尿或无尿排出、有膀胱胀满感并伴有尿滴沥、排尿不尽、排尿困难及假性尿失禁。常见原因有3个方面。

（1）机械性梗阻：膀胱颈部或尿道有梗阻性病变，如前列腺增生或肿瘤压迫尿道，导致排尿受阻。

（2）动力性梗阻：由排尿功能障碍引起，膀胱、尿道并无器质性梗阻病变，如外伤、疾病或使用麻醉药等导致脊髓骶段初级排尿中枢活动障碍，不能形成排尿反射。

（3）其他：各种原因引起的不能用力排尿或不习惯卧床排尿，如焦虑、紧张等心理因素使排尿不能及时进行或膀胱过度充盈导致膀胱收缩无力。

（二）排尿异常护理

当患者发生排尿异常时，护士应首先对患者进行个体化评估，全面综合地了解患者的病情、治疗及用药、液体摄入（如饮水习惯、饮水量）、排尿（如排尿次数、量等）、膀胱充盈度、与导尿有关的实验室检查（如尿常规检查）等情况。在此基础上，结合患者发生的排尿问题有针对性地进行护理。针对排尿异常的护理措施大体可分为排尿异常的常规护理措施和针对特定排尿异常问题的护理措施。

1. 排尿异常的常规护理措施　包括6个方面。

（1）维持正常的排尿习惯：尽量遵从原有的排尿习惯，如排尿姿势、排尿时间等，如对于尿潴留的患者，可以在患者习惯的排尿时间定时为其提供便器，帮助其养成定时排尿的习惯等。

（2）保证足够的液体摄入：当液体摄入增加时，尿量也增加，从而刺激排尿反射。建议患者平均每日摄入水分1200～1500ml，如果患者出现发热、大汗等特殊情况，则需要增加液体的摄入量。对活动受限的患者应该鼓励其每日摄入2000～3000ml液体，以稀释尿液，防止结石的形成和尿路感染的发生。同时，也应鼓励患者多进食含水量高的食物。

（3）鼓励适当的运动：运动能够增强腹部和会阴部肌肉的肌力，有助于促进排尿，也有助于预防尿失禁。指导患者做会阴部肌肉运动，以增强会阴部肌肉的肌力。其方法是收缩或收紧会阴部肌肉，像憋尿一样；两次收缩之间，则像排尿时一样，放松肌肉。

（4）促进充分的自我放松：自我放松对排尿非常重要，而提供一个隐蔽的环境有助于自我放松。要维持正常排尿，护士应给予患者足够的时间放松自己；或采取一些护理措施，如提供隐蔽的环境、适当遮挡患者等，以帮助患者排尿。但应注意的是，切勿强迫患者排尿，因为患者并不一定能够在要求的时间排尿，过于强迫反而会引起患者紧张而达不到促进排尿的效果。

（5）协助采取习惯的姿势：正常的排尿姿势对女性而言是蹲姿，对男性而言是站姿。卧床不利于排尿的原因是无法使用腹内压及借助重力因素促进排尿。因此，在病情允许的情况下，应尽可能协助患者以习惯的姿势促进排尿，如对于尿潴留患者可通过协助卧床患者坐起或抬高上身，若是女性患者使其姿势尽量接近坐姿、男性患者尽量接近站姿排尿。同时，鼓励患者身体前屈，用手加压腹部，以增加腹内压。

（6）心理护理：排尿异常的患者易产生极大的心理压力，如尿失禁的患者会因为无法控制排尿而感到自卑、抑郁、精神苦闷。尿潴留则会因为无法排出尿液产生焦虑、紧张的情绪。患者期望他人的理解和帮助，护理人员应尊重理解患者，给予安慰和鼓励，使其树立信心，配合治疗和护理，以恢复其排尿功能。

2. 对尿失禁患者的护理　具体的护理措施包括以下几个方面。

（1）解除顾虑，摄入适当的液体：尿失禁的患者对饮水有顾虑，为减少排尿次数，常减少液体的摄入量，这种行为可能导致尿路感染，加重尿失禁。因此，护士应向患者解释饮水与排尿的关系，说明水对刺激排尿反射的必要性，解除其思想顾虑，增加液体摄入量。如果病情允许（肾衰竭、心肺等疾病患者除外），保证每日摄入液体2000～3000ml。为避免影响患者睡眠，液体摄入的时间应尽量安排在日间完成，夜间则相对限制饮水。此外，还可以通过多进食牛奶、茶、肉汤等流质饮食实现。

（2）重建正常的排尿功能：包括膀胱功能训练和盆底肌肉训练。

1）持续的膀胱功能训练：训练时，应首先向患者及家属说明膀胱训练的目的，并说明膀胱训练的方法和所需的时间，以取得患者和家属的配合。对于有排尿反应的患者，应注意观察其排尿反应，及时提供便器；对于尿床的患者，应掌握其尿床的时间，在患者尿床前半小时提供便器；对于慢性病者或老年患者，每2～3小时提供一次便器，并不断延长时间间隔，刺激其排尿反射，试行排尿，以恢复对排尿功能的控制。如果病情允许，患者试行排尿时最好取坐位（男性患者可采取立位），并做缓慢而有节律的前倾动作以压迫膀胱，还可以指导患者自己用手轻按膀胱并向尿道方向压迫，以协助排空膀胱。注意每次试行排尿的时间以15～20分钟为宜。

2）规律的盆底肌肉锻炼：指导患者进行盆底肌肉锻炼的目的是增强盆底肌肉对排尿的控制能力。锻炼时，护士协助患者取立、坐或卧位，试做排尿动作，先缓慢收紧盆底肌肉，再缓慢放松，每次10秒左右，连续10次，每日进行数次，以不疲劳为宜。

（3）皮肤护理：由于尿液的长期浸渍，尿失禁患者会阴部皮肤经常处于潮湿状态，皮肤角质层损伤而导致皮肤防御功能受损。且由于尿液中氨的刺激，皮肤出现发红、皮疹，导致患者发生疼痛。为避免皮肤损伤，护士应经常用温水清洗会阴部皮肤，勤更换一次性尿垫、衣裤、床单，以减少会阴部刺激，保持皮肤清洁和干燥；勤翻身，适当按摩受压部位，减少受压部分的压力因素，预防压疮的发生。

（4）使用接尿器引流尿液：对不能控制排尿的尿失禁患者可使用接尿器收集尿液，以防止漏尿浸渍皮肤，避免污染衣裤和床褥，保证日常活动和工作。接尿器根据男、女性生理特点可分为男性接尿器和女性接尿器两种。男性患者使用接尿器时，应确保接尿腔套在阴茎上；女性患者使用接尿器时，应确保接尿腔贴合女性尿道口，避免脱落漏尿。另外，对使用接尿器的患者，应每日清洗外阴和肛周，保持局部皮肤清洁、干燥。取下接尿器后应特别注意评估接尿器接触区域的皮肤有无发红、水肿或破损等情况。

（5）留置导尿：对长期尿失禁的患者，可进行留置导尿，以避免尿液浸渍皮肤，同时定时关闭及开放导尿管，以锻炼膀胱壁肌张力。

3．对尿潴留患者的护理　发生尿潴留时，膀胱的容积可以增至3000～4000ml，高达脐部水平，使腹部呈膨隆状，因而患者常主诉下腹胀痛感，排尿困难，表现出焦虑不安、出汗。体检可见耻骨上膨隆，扪及囊样包块，叩诊实音，有压痛。具体的护理措施有以下几个方面。

（1）安排合适时间和空间促进排尿：避开治疗、护理和进餐的时间，关闭门窗，屏风遮挡，嘱无关人员回避，以提供隐蔽的排尿环境，促进患者身心放松，安心排尿。

（2）利用暗示法诱导排尿：排尿是一种条件反射，利用暗示的方法可以有效地促使患者排尿，如轻揉患者大腿内侧、使之听流水声、将患者的手放于温热水中、用温水冲洗会阴部或采用温水坐浴等方法。

（3）按摩下腹协助排尿：按摩可放松局部肌肉，刺激排尿。如果尿潴留患者一般情况较好，可采用按摩法协助排尿。操作时护士位于患者的一侧，将手置于其下腹部膀胱膨隆处，向左右轻轻按摩10～20次，促使腹肌松弛。一手掌自患者膀胱底部向下推移按压，以另一手的全掌按压关元、中极两穴位，促进排尿。注意用力要均匀，由轻而重，逐渐加大压力，切忌用力过猛，以防损伤膀胱。一般持续1～3分钟，尿液即可排出；但此时按压不能停止，否则排尿就会中断，待尿液排空后，再缓慢松手。如果经过推移按压一次后，未见尿液排出，不可强力按压，应再按照以上方法反复操作，直至排尿成功。特别注意，年老体弱及有高血压病史的患者慎用此法。

（4）针灸穴位促进排尿：针灸刺激穴位也可促进排尿，一般选取的穴位有关元、中极、曲骨、三阴交等。此方法配合按摩法效果更佳。

（5）注射药物治疗解除排尿困难：必要时可遵照医嘱给予药物治疗，如肌内注射卡巴胆碱等。

（6）导尿：以上措施均无效时，遵医嘱行导尿术。

第三节　与排尿有关的护理技术

一、导尿术

导尿术（catheterization）指在严格遵守无菌操作原则的前提下，用导尿管经尿道插入膀胱引流出尿液的方法。

（一）目的

1. 治疗　缓解尿潴留；手术中或危重患者监测尿量；下尿路手术后膀胱引流，神经性膀胱间歇导尿及膀胱内注射药物。

2. 诊断　获取未受污染的尿标本行细菌培养；测量膀胱容量、压力及测定残余尿量；行膀胱尿道造影时经导尿管灌注对比剂，尿流动力学测定膀胱尿道功能等检查。

（二）适应证

导尿术可用于各种下尿路梗阻所致尿潴留、危重患者抢救、膀胱及尿道疾病的诊断与治疗、留取尿标本做细菌培养、盆腔手术的术前准备等情况。

（三）禁忌证

1. 急性下尿路感染。
2. 全身出血性疾病。
3. 尿道狭窄及先天性畸形无法留置导尿管者。
4. 女性月经期。

（四）操作用物准备

1. 物品准备　治疗车、一次性无菌导尿包、快速手消毒液、生活垃圾桶、医疗垃圾桶、床帘或屏风。

（1）一次性无菌导尿包：放于治疗车上，使用前须检查一次性无菌导尿包的有效期和密封性，导尿包在有效期内且密封性良好方可使用。一次性无菌导尿包内的用物包括初步消毒用物和无菌导尿用物两部分。初步消毒用物：1个弯盘，内盛1把镊子，纱布1块，手套1只，1%的碘伏棉球包1包（内含棉球8～10个）；无菌导尿用物：方盘1个，弯盘1个，镊子2把，Foly导尿管1根（图13-1），10ml注射器1支，1%的碘伏棉球包1包（内含棉球4个），润滑油纱布包1包，集尿袋，标本瓶1个，纱布1块，孔巾1条，手套1副。

（2）快速手消毒液：放于治疗车上，使用时须按压2～3次，在手中充分擦拭至干燥后方可进行操作。

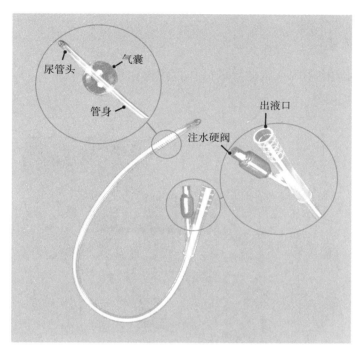

图13-1 Foly双腔导尿管

（3）生活垃圾桶和医疗垃圾桶：放于治疗车下，生活垃圾桶与医疗垃圾桶必须有所区分。生活垃圾桶套黑色垃圾袋，用于放置未接触患者的垃圾；医疗垃圾桶套带有医疗废弃物特有标志的黄色垃圾袋，用于放置接触患者的垃圾。

（4）床帘或屏风：在操作过程中用于保护患者隐私，目前病房的每个患者单位大多配有床帘，操作时可通过拉床帘来营造独立、私密的操作空间；如果病房无床帘，护理人员在操作前应先摆放好屏风以保护患者隐私。

（5）其他：根据导尿者的人口生物学特征（如性别、年龄）及导尿目的选择导管长度、无菌引流袋的类型及采样孔导管阀。

2. 操作前护士需完成的工作 实施导尿术前，要求护士着装整洁，洗手，戴口罩，待做好个人准备后，至床旁完成对患者的评估、协助患者做好导尿前准备并布置好合适的操作环境。

（1）护士对患者的评估：护士核对并评估患者病情、医疗诊断、是否乳胶过敏；是否存在尿潴留，会阴部皮肤、黏膜情况；了解患者导尿的目的，患者的意识、生命体征、心理状态，以判断患者的合作理解程度。

（2）护士协助或帮助患者完成导尿前的准备：①向患者解释和告知。护士向患者及其家属解释导尿的目的、必要性、过程。告知患者导尿过程中的注意事项、配合要点，消除患者对导尿的疑虑或困惑，同时也消除患者紧张的心理，使其能在导尿操作过程中更好地配合操作者。②清洗外阴。对于有自理能力的患者，护士可助其自行清洗外阴；对于无自理能力或有部分自理能力的患者，护士应帮助或协助其清洗外阴。

（3）护士布置好导尿环境：①通过对病房环境的布置，病室内环境应达到清洁、安静、光线充足的要求，同时关好门窗，调节室温，防止患者着凉；②为保护患者隐私，护士应为患者创造隐蔽的空间，在操作前护士应请陪护人员离开病区，用屏风或床帘遮挡患者。

（五）操作步骤与流程

男、女性尿道解剖结构不同，因此导尿操作过程存在差异。

1. 女性导尿（图13-2）

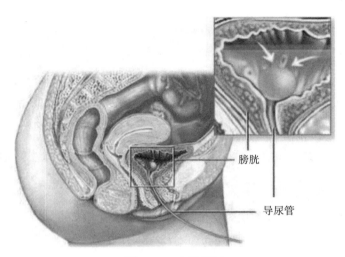

膀胱

导尿管

图13-2　女性导尿

女性尿道短，长3～5cm，尿道口在阴蒂下方，呈矢状裂。老年女性由于会阴肌肉松弛，尿道口回缩，插导尿管时应正确辨认。女性导尿的具体步骤如下。

（1）操作前核对、解释：携用物至患者床旁后再次核对患者姓名及床号，向患者解释导尿的目的及注意事项。导尿操作的关键点是认真核对患者信息，严格执行无菌操作。严格执行查对制度，做好解释工作。

（2）暴露患者会阴部：操作者站在患者右侧，松开床尾盖被，帮助患者脱去对侧裤腿，盖在近侧腿部，并盖上浴巾，对侧腿用盖被遮盖。尽量少暴露患者，以减少患者的窘迫感，并防止患者受凉，体现人文关怀。

（3）协助患者取仰卧位：患者取仰卧位，两腿屈曲略外展，暴露局部区域。如患者因病情不能配合，可协助患者维持适当的姿势。

（4）消毒会阴部：操作者用快速手消毒液消毒双手后在护理车上打开一次性无菌导尿包的外包装，将外包装袋撑开后置于床尾。取出消毒用物（内含弯盘1个，镊子1把，碘伏棉球包1包）置于患者两腿间，左手戴手套，右手持镊子夹取碘伏棉球，依次消毒阴阜、大阴唇，左手垫纱布分开大阴唇，消毒小阴唇、尿道口。使用后的污棉球、纱布弃于外包装袋内。消毒完毕，将弯盘、镊子、手套也弃于外包装袋中。初步消毒的顺序是从外向内，从上向下，从对侧到近侧。每一个棉球只用一次。

（5）放置导尿包的无菌物品：用快速手消毒液消毒双手后，将导尿包的无菌导尿用物放置于患者两腿之间，按无菌操作原则打开治疗巾。按无菌操作原则戴好无菌手套后，取出孔巾，铺在患者的外阴处并暴露会阴部。

（6）检查并连接导尿用物：按操作顺序整理用物，取出导尿管进行检查。导尿管检查方法：将预充10ml无菌生理盐水的注射器与导尿管的注射器连接头连接，将10ml无菌生理盐水全部注入球囊后断开注射器与连接头，连接头和球囊不漏水即为合格。用注射器将球囊中的无菌生理盐水全部抽出并再次断开注射器与连接口，注射器放在无菌区域内备用。润滑导尿管前端4～6cm。根据需要将导尿管和集尿袋的引流管接头连接，打开碘伏棉球包置于弯盘内。

（7）再次消毒小阴唇和尿道口：左手持纱布（折成燕尾式）分开并固定小阴唇，右手持镊子夹消毒棉球再次消毒尿道口、对侧小阴唇、近侧小阴唇，最后一个棉球在尿道口加强消毒。消毒后的污棉球弃于外包装袋内（为避免跨越，此步骤注意避开无菌区），加强消毒尿道口后，将棉球和镊子也弃于床尾的外包装袋内。再次消毒的原则是从里向外，从上向下，从对侧到近侧；左手持纱布保持大阴唇、小阴唇分开，充分暴露尿道口。

（8）插入导尿管：用另一把镊子夹持导尿管对准尿道口轻轻插入4～6cm，见尿液流出后再插入1～2cm，将尿液引流至集尿袋内，连接预充无菌生理盐水的注射器，向气囊注入10ml无菌生理盐水，注水完毕后轻拉导尿管有阻力感，即证明导尿管固定于膀胱内。若为一次性导尿，导尿完毕后轻轻拔出导尿管，撤下孔巾，擦净外阴；若为留置导尿，导尿成功后，关闭引流管，撤下孔巾，擦净外阴，用安全别针将集尿袋固定于床沿下，放开导尿管。

（9）导尿后用物处理：导尿结束后，护士用快速手消毒液消毒双手，协助患者穿好裤子，安置舒适体位并告知患者操作完毕。同时询问患者的感受，观察患者的反应，记录导尿时间、尿量、尿液颜色及性质等情况。整理床单位，清理用物，确认患者无其他需求后离开病室。

2．男性导尿（图13-3）

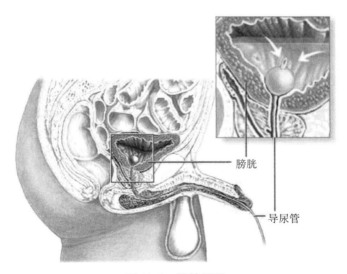

图13-3 男性导尿

男性尿道长18～20cm，有3个狭窄和2个弯曲。在操作过程中，应特别注意结合男性尿道的3个狭窄处（尿道内口、膜部和尿道外口）和2个弯曲（耻骨下弯和耻骨前弯）的生理结构采取正确的方法使尿管顺利插入。男性导尿的具体步骤如下。

（1）操作前核对、解释：携用物至患者床旁后再次核对患者姓名及床号，向患者解释导尿的目的及注意事项。导尿操作的关键点是认真核对患者信息，严格执行无菌操作。严格执行查对制度，做好解释工作。

（2）暴露患者会阴部：操作者站在患者右侧，松开床尾盖被，帮助患者脱去对侧裤腿，盖在近侧腿部，并盖上浴巾，对侧腿用盖被遮盖。尽量少暴露患者，以减少患者的窘迫感，并防止患者受凉，体现人文关怀。

（3）协助患者取仰卧位：患者取仰卧位，两腿屈曲略外展，暴露局部区域。如患者因病情不能配合，可协助患者维持适当的姿势。

（4）消毒会阴部：操作者用快速手消毒液消毒双手后在护理车上打开一次性无菌导尿包的外包装，将外包装袋撑开后置于床尾。取出消毒用物（内含弯盘1个，镊子1把，碘伏棉球1包）置于患者两腿间，左手戴手套。依次消毒阴阜、阴茎、阴囊。左手拿纱布裹住阴茎将包皮向后推暴露尿道口，自尿道口向外向后旋转擦拭尿道口、龟头及至冠状沟。使用后的污棉球、纱布弃于外包装袋内。消毒完毕，将弯盘、镊子、手套也弃于外包装袋中。初步消毒的顺序是从外向内，从上向下，从对侧到近侧。每一个棉球只用一次。

（5）放置导尿包的无菌物品：用快速手消毒液消毒双手后，将导尿包的无菌用物放置于患者两腿之间，按无菌操作原则打开治疗巾。按无菌操作原则戴好无菌手套后，取出孔巾，铺在患者的外阴处并暴露会阴部。

（6）检查并连接导尿用物：按操作顺序整理用物，取出导尿管进行检查。导尿管检查的方法：将预充10ml无菌生理盐水的注射器与导尿管的注射器连接头连接，将10ml无菌生理盐水全部注入球囊后断开注射器与连接头，注意连接头和球囊不漏水即为合格。用注射器将球囊中的无菌生理盐水全部抽出并再次断开注射器与连接口，注射器放在无菌区域内备用。润滑导尿管前段20～22cm。根据需要将导尿管和集尿袋的引流管接头连接，打开碘伏棉球包置于弯盘内。

（7）再次消毒尿道口、龟头及至冠状沟：左手用纱布包住阴茎将包皮向后推，暴露尿道口。右手持镊子夹消毒棉球再次消毒尿道口、龟头及至冠状沟3次，最后一个棉球在尿道口加强消毒。消毒后的污棉球弃于外包装袋内（为避免跨越，此步骤注意避开无菌区），加强消毒尿道口后，将棉球和镊子也弃于床尾的外包装袋内。再次消毒的顺序是从内向外，从上向下。每一个棉球只用一次。左手持纱布保持尿道口暴露。

（8）插入导尿管：操作者左手继续用无菌纱布固定阴茎并向上提起，使之与腹壁成60°使耻骨前弯消失，嘱患者缓慢深呼吸放松，或试着做排尿动作，以利于尿道外括约肌打开，有利于导尿管插入。持另一把镊子夹持导尿管对准尿道口轻轻插入20～22cm，见尿液流出后再插入5～7cm，将尿液引流至集尿袋内，连接预充无菌生理盐水的注射器，向气囊注入10ml无菌生理盐水，注水完毕后轻拉导尿管有阻力感，即证明导尿管固定于膀胱内。若为一次性导尿，导尿完毕后轻轻拔出导尿管，撤下孔巾，擦净外阴；若为留置导尿，导尿成功后，关闭引流管，撤下孔巾，擦净外阴，用安全别针将集尿袋固定于床沿下，放开导尿管。

（9）导尿后用物处理：导尿结束后，护士用快速手消毒液消毒双手，协助患者穿好裤子，安置舒适体位并告知患者操作完毕。同时询问患者的感受，观察患者的反应，记录导尿时间、尿量、尿液颜色及性质等情况。整理床单位，清理用物，确认患者无其他需求后离开病室。

（六）操作要点

导尿术过程大致分为初步消毒会阴部和置入导尿管两部分。其中消毒会阴部的操作不属于无菌操作，置入导尿管的操作属于无菌操作。当前导尿术多采用一次性无菌导尿包进行操作，市场上的一次性导尿商品的设计、用物并不完全一样，对于学习者尤其是初学者来说，一旦用物发生改变往往会对固定的导尿操作流程产生困惑或不理解，实践指导性减弱。因此，介绍导尿术的操作要点对学习者而言更具实用性。

1. 消毒会阴部的操作要点

（1）认真核对患者信息，核对信息时需要核对至少3项患者的基本信息以确认患者身份。

（2）解释操作目的时，应结合患者的病情、治疗有针对性地进行解释。

（3）应尽量减少患者局部暴露的时间，以减少患者的窘迫感。

（4）注意体位，便于操作：患者取仰卧屈膝位，两腿略外展，暴露局部区域。如患者因病情不能配合，可协助患者维持适当的姿势。

（5）消毒时由清洁区域至污染区，单向擦拭，一个部位使用一个消毒棉球。

2. 置入导尿管操作要点

（1）严格执行无菌操作：按无菌操作原则戴好无菌手套，不跨越无菌区（铺治疗巾和孔巾的区域、丢弃消毒过尿道口的碘伏棉球时避开无菌区域），丢弃消毒过的碘伏棉球时注意保护无菌手套不触碰非无菌物品，保持无菌区内的所有用物始终在无菌区域内，保证导尿管前端无菌（如在润滑导尿管前端及夹取导尿管前端时）。

（2）导尿管置入长度：女性患者导尿管插入深度为4～6cm，见尿液流出后再插入1～2cm；女性导尿时，如果导尿管误入阴道，应更换未使用的导尿管重新置入。男性患者导尿管插入深度为20～22cm，见尿液流出后再插入5～7cm。

（3）导尿管的固定：导尿管置入后，连接预充式无菌生理盐水注射器与导尿管接头，向气囊内注入10ml无菌生理盐水，轻拉导尿管有阻力感，即证明导尿管固定于膀胱内。在此过程中，为避免导尿管脱出（尤其是女性患者），左手应继续扶住导尿管直至球囊完全固定。

（4）移动尿袋时尿袋的高度应始终低于耻骨联合。

（七）注意事项

1. 严格执行查对制度和无菌操作技术原则。

2. 操作中注意保护患者的隐私，并注意保暖。

3. 在导尿管类型选择方面，一般患者应选择允许尿液流出的最小导管，泌尿外科患者需要更大尺寸的导尿管及球囊。

4. 插导尿管时，动作要轻慢，勿损伤患者的尿道黏膜。为女性患者插导尿管时，应仔细辨认尿道口，避免误入阴道，一旦误入阴道，必须更换无菌导尿管重新插管，切不可将拔出的导尿管再行插入。

5. 固定导尿管时，若患者感觉疼痛或不适，应抽出生理盐水，将导尿管再稍向前推进，然后再行充水。还应注意膨胀的气囊不能卡在尿道内口，以免气囊压迫膀胱壁，损伤尿道黏膜。

6. 放尿时，若患者膀胱高度膨胀，病情又较严重时，导尿后第一次放出的尿量不应超过 1000ml，以防腹压突然降低而引起虚脱，或因膀胱内压力突然降低而引起膀胱黏膜急剧充血，导致血尿。

二、留置导尿术

（一）概述

留置导尿术指导尿后将导尿管保留在膀胱内引流出尿液的方法。插入留置导尿管的方法与一般导尿方法相同。留置导尿术常用于以下情况：抢救危重、休克患者时准确记录每小时尿量，测量尿比重，以密切观察患者的病情变化；盆腔器官手术前应排空膀胱，使膀胱持续空虚，避免术中误伤膀胱；某些泌尿系统疾病手术后留置导尿管，以便于引流和冲洗，同时减轻手术切口的张力，以促进伤口愈合；为尿失禁、昏迷或会阴部有伤口的患者引流尿液，以保持会阴部的清洁干燥；为尿失禁患者进行膀胱功能训练等。对于存在重度前列腺增生或尿道狭窄及逼尿肌失代偿、严重退化萎缩的患者，不能手术，需要通过长期留置导尿来引流尿液的情况，建议不做长期的留置导尿，而是改行耻骨上膀胱造瘘。

（二）预防留置导尿逆行性尿路感染的护理措施

住院患者中，将近25%的患者由于各种原因接受过导尿。一般认为，导尿管放置时间在7天以内的为短期留置导尿，超过28～30天为长期留置导尿。留置导尿管的患者，易发生尿路感染、膀胱反射功能下降等。因此，当患者留置导尿时，应特别注意预防逆行性尿路感染。具体的护理措施如下。

1. 评估、更换导尿管　当前大多数患者使用的导尿管为Foly导尿管，更换周期一般为2～4周。护士应每日评估导尿管留置的必要性，尽早拔除无须留置的导尿管。

2. 保持导尿管引流通畅　留置导尿管最好连接无菌透明的引流管，以便观察尿液引流情况。引流管长短要适宜，以患者能够翻身为度，依据导尿管留置维护的最佳证据显示，为防止导尿管移位或尿道受牵拉，建议男性将导尿管固定于腹部，女性固定于大腿部。导尿管应保持引流通畅，注意不可使引流管受压、扭曲或堵塞。

3. 处理集尿袋　①集尿袋的放置：内液面应低于膀胱水平，但引流袋排尿端不应接触地面或尿液收集器（如量杯或污液桶）。患者沐浴或擦身时应当注意对导管的保护，不应当把导尿管浸入水中。对起床的患者，尤其要注意尿袋的位置必须低于导尿管进入膀胱的位置。当患者卧床时，尿袋可固定在床旁易于检查但较为隐蔽的适当位置。②集尿袋的更换：依据导尿管留置维护的最佳证据建议，鉴于引流管与集尿袋之间的频繁脱卸不利于维持引流系统的密闭性，因此多项权威指南建议避免频繁或常规更换导尿管和引流袋，应基于临床指征（感染、阻塞或密闭性遭到破坏等）更换引流管及引流装置。③集尿袋中尿液的处理：虽然无须经常更换集尿袋，但护士应定时清空集尿袋内的尿液，并记录尿量。倒尿时不可在尿袋上施加压力，防止尿液满溢、倒流引起逆行感染；倾倒尿液前、后，应清洁集尿袋末端卡扣；每位患者应使用独立的尿液收集器。倾倒尿液时，应避免集尿袋末端卡扣与尿液收集器接触。倾倒尿液时应戴手套，并在操作后及时洗手。

4. 鼓励患者多饮水　鼓励患者每日摄入足够的液体，使每天的尿量维持在2000ml以上，达到自然冲洗尿路的作用，以减少尿路感染和尿路结石的发生。

5. 保持尿道口清洁　护士每天为患者会阴擦洗1～2次，在处理导尿管前后必须认真洗手。依据导尿管留置维护的最佳证据建议，每日保持会阴部清洁卫生，用生理盐水、灭菌注射用水或温开水清洗尿道口、会阴区、导管表面。

6. 观察病情及尿液情况　在患者留置导尿管期间，护士应注意倾听患者的主诉，并观察患者的体温变化及尿液情况等，如发现尿液出现混浊、沉淀、有结晶时，应及时处理，每周尿常规检查1次。

7. 训练膀胱反射功能　间歇性关闭、开放导尿管。夹闭导尿管，每3～4小时开放一次，使膀胱定时充盈和排空，促进膀胱功能的恢复。

三、膀胱冲洗

膀胱冲洗（bladder irrigation）指利用导尿管，将溶液注入膀胱内，再借助虹吸原理将注入的液体引流出来的方法。膀胱冲洗常用于以下情况：当患者的留置导尿管发生堵塞时，或引流尿液混浊、出现沉淀或结晶时，需冲洗膀胱以减轻异物刺激所致的疼痛，并保持尿道通畅。但冲洗膀胱有导致感染的可能性，故最好让患者多饮水进行自然冲洗，减轻膀胱炎症。必须冲洗时，应严格贯彻无菌操作原则。

（一）膀胱冲洗的方法

膀胱冲洗包括开放式膀胱冲洗术和闭合式膀胱冲洗术两种，两种方法的具体操作如下。

1. 开放式膀胱冲洗术　冲洗时，分开导尿管与一次性尿袋引流管接头的连接处，用75%乙醇棉球消毒导尿管口和引流管接头，并分别用无菌纱布包裹。取膀胱冲洗器吸取无菌冲洗液（温度38～40℃），连接导尿管，缓慢注入膀胱200～300ml，取下冲洗器后借重力作用使液体回流至无菌收集器内。如此反复冲洗，直至流出液澄清为止。任何冲洗液在不用时应冷藏，超过24小时则应丢弃。如引流管阻塞，可用手指挤压引流管使之通畅，挤压方向为从患者端向收集器方向，处理引流管堵塞切忌使用吸引装置以防损伤膀胱黏膜。

冲洗时，如患者感到剧痛、不适或引流液中有鲜血时，应停止冲洗，及时与医生联系，给予处理。冲洗完毕，用乙醇棉球消毒管口连接好引流管。记录冲洗溶液的液量、性状及尿量。

2. 密闭式膀胱冲洗术　需要持续冲洗膀胱时，可用密闭式膀胱冲洗法。将无菌冲洗溶液悬吊在输液架上。将输液瓶茂菲滴管下的橡胶管与Y形管的主干连接，Y形管的两个分支一个接冲洗管与导尿管相连；另一个接引流管与一次性尿袋相连（图13-4）。冲洗前先引流使膀胱排空，然后夹住引流管，开放冲洗管，使溶液滴入膀胱，滴速一般为60～80滴/分，待患者有尿意或滴入200～300ml后，夹闭冲洗管，打开引流管，将注洗液完全引流出来。引流完毕后再关闭引流管。每日冲洗3～4次，每次冲洗量为500～1000ml。引流时，Y形管须低于耻骨联合，以保障彻底引流。

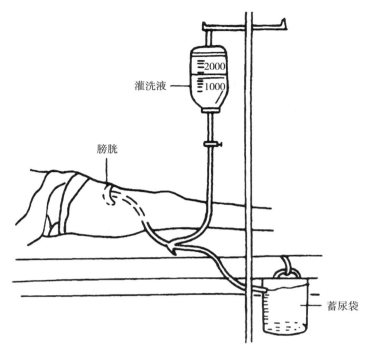

灌洗液

膀胱

蓄尿袋

图13-4 膀胱冲洗示意

（二）膀胱冲洗的注意事项

1. 严格无菌操作原则　操作过程中应严格无菌，冲洗时在连接导尿管和冲洗管的过程中，首先对冲洗管进行消毒，避免因无菌操作不严格造成膀胱内感染。

2. 冲洗液的温度　冲洗液温度以38～40℃为宜，过低易引起膀胱痉挛，导致患者下腹部疼痛，过高则易引起冲洗局部烫伤。

3. 冲洗液的速度　膀胱冲洗时，速度不要过快。注入液体过快会造成膀胱痉挛，引起患者下腹部疼痛。放液时也不能太快，避免膀胱压骤降引起黏膜出血。

4. 旁观冲洗过程中异常情况的处理　冲洗时，注意观察引流液性状，出现鲜血、导管堵塞或患者感到剧痛不适等情况，应立即停止冲洗，报告医生。

5. 膀胱冲洗时的冲洗方式要求　间断膀胱冲洗时，应先向膀胱内灌注无菌生理盐水150ml左右，20～30分钟后排出灌注液；持续性膀胱冲洗时，注意要保证冲洗不要间断，避免中间间断而造成血凝块阻塞尿道或者膀胱内血肿形成。

知 识 拓 展

短 期 留 置 导 尿 管 维 护 的 最 佳 证 据 （ 2 0 1 8 ）

1. 尿道口消毒护理溶液选择

使用灭菌注射用水或饮用水每日擦洗尿道口与使用0.5%碘伏消毒液或0.1%氯己定溶液每日消毒尿道口相比，并不增加由于导尿管所致逆行性尿路感染的危险，且减少了患

者会阴部灼热等不适。（JBI，1级证据）

每日保持会阴部清洁卫生，用生理盐水、灭菌注射用水或温开水清洗尿道口、会阴区、导管表面，不建议常规使用抗菌溶液、乳霜或软膏清洁尿道口、会阴区、导管表面。（JBI，1级证据）

2. 导尿装置的固定

妥善固定导尿管，避免打折、弯曲，防止导管移位或尿道受牵拉，男性固定于腹部，女性固定于大腿部。（JBI，5级证据）

引流袋内液面应低于膀胱水平，但引流袋排尿端不应接触地面或尿液收集器（如量杯或污液桶）。患者沐浴或擦身时应当注意对导管的保护，不应当把导管浸入水中。（JBI，1级证据）

3. 保持装置的密闭性

鉴于引流管与集尿袋之间的频繁脱卸不利于维持引流系统的密闭性，因此多项权威指南建议避免频繁或常规更换导尿管和引流袋，应基于临床指征（感染、阻塞或密闭性遭到破坏等）更换引流管及引流装置。（JBI，1级证据；IDSA，A-III级证据）

4. 倾倒尿液防止逆流

虽然无须经常更换集尿袋，但护士应定时清空集尿袋内的尿液，防止尿液满溢、倒流引起逆行感染。倾倒尿液前、后，应清洁集尿袋末端卡扣。每位患者应使用独立的尿液收集器。倾倒尿液时，应避免集尿袋末端卡扣与尿液收集器接触。倾倒尿液时应佩戴手套，并在操作后及时洗手。由于缺乏高质量的原始研究和系统评价，因此无法给出倾倒尿液的时间间隔。（JBI，5级证据）

循 证 资 源

> 2021 British Association of Urological Surgeons（BAUS）and Nurses（BAUN）Consensus Document：Management of the Complications of Long Term Indwelling Catheters：

http：//guide.medlive.cn/guideline/23016.

> 2021 British Association of Urological Surgeons（BAUS）consensus document：Management of ureteric and bladder injury：

http：//guide.medlive.cn/guideline/23016

> 2018 长期留置导尿患者成功拔除导尿管的最佳指南意见：

https：//d-wanfangdata-com-cn-443.webvpn.cams.cn/periodical/ChlQZXJpb2RpY2FsQ0hJTmV3UzIwMjEwNjE2Eg9uZmhseeGIyMDE4MDUwMDEaCHIxeTZ6eHij.

思 考 与 练 习

1. 简述预防留置导尿逆行性尿路感染的护理措施。

2. 患者，女性，25岁。因急性阑尾炎术后行阑尾切除术。术后第2天患者诉下腹胀，排尿困难。查体：腹部呈膨隆状，腹部可扪及囊样包块，叩诊实音，有压痛。请讨论：

（1）患者出现了什么问题？

（2）针对该问题应实施哪些护理措施？

（张　慧）

参 考 文 献

［1］李小寒，尚少梅. 基础护理学［M］. 北京：人民卫生出版社，2018.

［2］戴一希，赵玲玲，章敏，等. 女性婴幼儿气囊导尿管导尿临床风险的分析及护理对策［J］. 护理研究，2016，54（32）：140-143.

［3］刘继兰. 护理评估的内容和实践［J］. 上海护理，2018，18（9）：5-7.

［4］侯宪红，郑珊红，钱继杭，等. 气囊导尿管外固定与尿路感染关系的探讨［J］. 中国实用护理杂志，2007，23（9）：53-54.

［5］汤国娇，魏清风，何璐，等. 术前留置双腔导尿管气囊腔内最佳注水量的探讨［J］. 护士进修杂志，2010，25（8）：678-680.

［6］王建荣，皮红英，张稚君. 基本护理技术操作规程与图解［M］. 北京：科学出版社，2016.

［7］朱志华，倪荆为，黄敏. 关于留置导尿患者护理需求的调查［J］. 中国临床护理，2011，3（3）：263-265.

［8］Loveday HP, Wilson J A, Pratta R J, et al. Epic3：national evidence-based guidelines for preventing healthcare-associated infections in NHS hospitals in England［J］. Hosp Infect，2014，86（Supp11）：S1-S70.

［9］British Association of Urological Surgeons（BAUS）and Nurses（BAUN）Consensus Document：Management Of The Complicatiens of Long Term Indwelling Catheters（2021）.

第**14**章 患者安全与职业防护

知识层面：

1. 说出世界卫生组织对患者安全的定义。

2. 说出风险评估的定义。

3. 陈述不良事件"两层、三级"管理体系。

4. 陈述与护理不良事件相关的理论分析模型。

5. 描述并解释职业防护和标准预防的概念。

6. 说出常见的职业危害因素及其对人体的影响。

7. 复述生物性损伤、锐器伤、化疗药物损伤和汞泄漏的职业防护措施。

技能层面：

1. 根据患者病情和工作需要，采取合理有效的标准预防措施。

2. 采取正确措施预防和处理锐器伤。

3. 采取正确措施预防和处理汞泄漏。

态度层面：

1. 在知识学习中，理解患者安全在医疗保健中的重要作用，能够将理论和实际相联系。

2. 在理论知识学习中，认真主动，独立思考，做到理论联系实际；在技能学习中，提高职业防护意识，掌握个人职业防护措施。

第一节　患者安全概述

一、概念

在医疗保健领域，治疗和护理过程的每一个步骤都可能包含风险，其性质和规模因工作环境、基础设施和医疗资源的不同而各有不同。"首先，请不要伤害"（first do no harm）是医疗保健服务的一项基本原则，同时也是高质量医疗服务的基础。在治疗和护理患者的过程中，保护他们免受与医疗有关的可避免的伤害，是全球医疗保健面临的最大挑战之一。患者安全是现代医疗的一个战略重点，是各国努力实现全民健康的核心。

（一）患者安全的定义

不同国家和地区的不同研究组织机构对患者安全提出了不同的定义。美国医学研究所（Institute of Medicine，IOM）认为，患者安全是使患者免于意外伤害。美国患者安全基金会（National Patient Safety Foundation，NPSF）定义患者安全是避免、预防及减少在健康照护过程中所产生的不良反应与伤害。美国卫生保健研究和质量机构（The Agency for Healthcare Research and Quality，AHRQ）将患者安全定义为采取行动预防差错以避免对患者造成伤害，使这种伤害不发生或没有发生的可能性。美国健康保健鉴定联合委员会（Joint Commission on Accreditation of Healthcare Organization，JCAHO）提出，患者安全指避免、预防和减轻患者在接受医疗保健过程中产生的不良结果或伤害。英国国家患者安全机构（National Patient Safety Agency，NPSA）指出，患者安全指某一组织或机构使患者照护更加安全的风险管理的过程，包括风险评估、高危患者的识别和管理、异常事件的报告和分析，以及从异常事件中学习和强化，实施解决方案使其再次发生的风险最小化。加拿大国家患者安全策划指导委员会（National Steering Committee on Patient Safety，NSCPS）认为，患者安全是一种持续工作的状态，这种状态是为了避免、管理和处理医疗保健系统内的不安全行为，并通过应用最佳实践行为来优化患者结局。澳大利亚卫生保健安全和质量委员会（Australian Commission On Safety And Quality In Health，ACSQHC）认为，患者安全是避免或减少来自卫生保健管理或是在卫生保健实施环境中所发生的实际或潜在的伤害。

鉴于不同概念界定及术语为研究和实践的开展带来困惑，世界卫生组织世界患者安全联盟于2009年将患者安全（patient safety）定义为将与医疗相关的不必要的伤害减少到可接受最低程度的风险控制过程。同时指出，这种可接受的最低程度指在现有知识、现有资源和情境下，控制治疗和非治疗因素所能达到的水平。我国目前对于患者安全尚无统一定义，大多学者采用世界卫生组织提出的定义进行研究。

（二）患者安全的发展史

第二次世界大战后不久，许多国家相继发展卫生保健系统，当时患者安全中风险的概念范畴仅局限在传统的方面，如火灾、设备故障、患者跌倒和感染的风险。如输错血型、给儿童服用过高剂量的药物、在身体的错误一侧进行手术等意外伤害事件偶尔会成为头条新闻，引起公众一时关注并成为医疗诉讼律师的焦点，但却很少引起医生和卫生保健领导人的兴趣。

20世纪90年代后，各种研究开始从不同的角度看待医疗安全问题。研究表明，医院内不良事件发生的频率很高，却很少有人意识到这一点。学者提出了"医疗差错（medication error）"这一概念来描述这一现象，并被政策制定者、研究人员、临床医生、患者和媒体广泛采用，随后用来描述医疗安全问题的其他术语也开始得到普及，如事故（incident）、不良事件（adverse event）、严重意外事件（serious untoward incident）、绝不事件（never event）、接近事物（near miss）等。医疗保健安全思维模式的转变使人们认识到医疗差错的原因仅不是个人的疏忽，行为、流程、团队关系、沟通、技术、组织文化、规则和政策及工作环境等组成了复杂的原因，系统的设计和运行出错可能会引发人为错误，或加剧其影响，单纯通过督促医务人员更加谨慎地工作不能有效降低对患者的伤害。

1999年，美国医学研究所发布了具有里程碑意义的报告《人非圣贤，孰能无过：建立一个更安全的医疗系统》（*To Err is Human: Building a Safer Health System*），报告指出，美国每年有 4.4万～9.8 万人死于可预防的医疗差错，远远超过因车祸伤、乳腺癌和艾滋病死亡的人数，相当于当年重要死亡原因的第八位。该报告首次对患者伤害的负担进行了估计，将其设为一个新的健康优先事项，并拓展了卫生服务研究的新领域，引发全世界范围对患者安全问题的高度重视和思考。

2001年3月，美国医学研究所发表了题为《跨越质量鸿沟：21世纪新的医疗系统》（*Crossing the Quality Chasm: A New Health System for 21st Century*）的报告，报告中指出，21世纪医疗保健系统质量改进的目标为安全、有效、以患者为中心、及时、效率和公平，其中安全是医疗护理质量的首要问题和最基本要求。21世纪初，人们逐渐开始摒弃对"医疗差错"的强调，改用"患者安全"这一更全面的概念来描述医疗服务中的安全风险，应对风险、防范伤害的措施也应运而生。

（三）患者安全的重要性

在所有提供卫生服务的国家，患者安全都是一个重要事项。研究表明，在高收入国家，平均每10个患者中就有1个在医院住院时遭遇过不良事件。在中低收入国家，每4个患者中就有1个受到过伤害。不安全和低质量的医疗卫生服务导致每年的生产力损失成本高达1.4万亿～1.6万亿美元。在高收入国家，高达15%的医院支出可归因于不良事件发生后额外的检查、治疗所造成的资源浪费。在全球范围内，与用药错误相关的成本估计为每年420亿美元，这几乎占了全球卫生支出的1%。在不良事件发生后，患者的家庭面临人口生产力的损失与家庭变故导致的心理压力，公众对卫生服务系统失去信任，医疗机构声誉和公信力丧失，额外的诉讼费用、医疗费用等伤害成本导致一些国家经济损失严重。据估计，全世界每年有4.21亿人次住院，大约有4270万人次的患者在住院期间发生了不良事件，轻则致使患者病情加重，重则致残甚至丧命。不良事件不仅给患者及家属带来伤痛与苦难，还会造成大量经济损失，包括2个主要方面：资源浪费造成的直接成本和人口生产力损失造成的间接成本。可见，发现医疗过程中的安全风险并解决所有潜在的伤害来源，是全世界所有卫生系统所面临的挑战。

二、发展现状

从1999年《人非圣贤，孰能无过：建立一个更安全的医疗系统》发布以来，"患者安全"这一词汇频繁出现在政策制定者、医疗机构专家和媒体的字典中，并已经成为全球医疗卫生领域一个共同关注的问题。2004年世界卫生组织成立世界患者安全联盟，将全球患者安全视为其核心工作，力图在世界范围内建立一种整体性、系统性的方法，跨越专业、文化、技术和程序上的界限，真正促进和支持全球患者安全行动。

2005年世界卫生组织发布第一项挑战是"清洁卫生更安全"（clean care is safer care），确保将感染控制作为保证患者安全的坚实和必要基础，并为减少卫生保健相关感染及其后果提供支持。第二项挑战是"安全手术拯救生命"（safe surgery saves lives）于2008年发布，通过确保对已经被各国证明的手术安全标准的遵从度来提高全世界手术治疗的安全性。最新的一项全球患者安全挑战是"药无伤害"（medication without harm）发布于2017年，呼吁在未来5年内将所有国家严重、可避免的药物相关伤害减少50%。目前世界卫生组织已经建立患者安全与风险管理部（the Patient Safety and Risk Management Unit），建立全球领导机制，旨在促进和合作、制定准则和开发工具，提高胜任力建设，在推进患者安全进程方面发挥了重要作用。

我国作为世界患者安全联盟成员国之一，积极响应世界卫生组织的号召工作，推动患者安全保障体系的建立。中国医院协会从2006年起发布《患者安全目标》，此后连续制定、修订并完善各年度的患者安全目标。目前，我国的患者安全问题与世界其他国家同样面临着诸多挑战，存在医护人员有关患者安全知识在校教育和执业后继续教育滞后、患者安全意识和整体素质有待提高等问题。我国医疗卫生改革滞后，法律法规制度不够健全，医疗高新技术和新材料的临床应用准入制度和规范化管理相对缺乏，也对促进我国患者安全产生不利影响。因此，采取多元化战略以改善患者安全在我国具有极其重要的现实意义。

第二节　患者安全应用

虽然全球医疗卫生系统高度重视患者安全，并作出了巨大努力，但目前医疗不良事件仍是全球第14位致人伤害和死亡的原因。错误无法从根本上消除，只能最大限度地减少发生。因此，世界卫生组织积极倡议各国医疗卫生组织从差错中学习，建立自愿的医疗不良事件上报机制，可以帮助医务人员了解医疗不良事件的原因，为提升患者安全提供更多信息，从而减少患者伤害、提高医疗质量。医疗不良事件的概念最早在美国提出，指由医疗导致的损害。医疗不良事件可分为不可预防的不良事件（正确的医疗行为造成的不可预防的损伤）和可预防的不良事件（医疗中由于未能防范的差错或设备故障造成的损伤），大多数的医疗不良事件是可以预防的。

一、从失误中学习

（一）不良事件概念

世界卫生组织将不良事件（adverse event）定义为：并非由疾病并发症所致，而是与医疗管理有关的行为造成的伤害。其中，医疗管理涵盖医疗服务的各个方面：疾病诊断和治疗、参与医疗服务的系统和设备等。在我国，医疗质量安全不良事件指在医疗机构内被工作人员主动发现的，或患者在接受诊疗服务过程中出现的，除患者自身疾病自然过程外的各种因素所致的不安全隐患、状态或造成后果的负性事件。

2002年国务院颁布施行的《医疗事故处理条例》中规定，医务人员和医疗机构在医疗活动中发生医疗差错或事故必须在规定时间内向上级卫生主管部门报告；从2006年开始，中国医院协会在《患者安全目标》中鼓励医院主动报告不良事件，鼓励医院参加协会的自愿的、非处罚性的不良事件报告系统。2016年国家卫生和计划生育委员会出台《医疗质量管理办法》，鼓励医疗机构和医务人员主动上报医疗质量安全不良事件，实现信息共享，持续改进。国家卫生健康委员会办公厅2020年发布《三级医院评审标准（2020年版）》，2021年发布《2021年度国家医疗质量安全改进目标》，也将医疗质量安全不良事件放在重要位置，并明确提出持续改进要求。

（二）不良事件的分类及上报

1. 不良事件的分类 国际上针对不良事件没有统一的分类标准。世界卫生组织纳入的事件类型包括12大类：临床管理；临床过程；文件类；医疗相关感染；药物/静脉输液；血液/血液制品；营养；氧气/气体/蒸汽；医疗器械/设备；行为；患者意外；基础设置/建筑/固定装置和资源/组织管理。我国医疗质量安全不良事件分为医疗机构主动署名报告的事件及自愿报告的医疗质量安全不良事件。

（1）医疗机构主动署名报告的事件：指情况严重，发生后医疗机构主要负责人必须及时知晓的事件，包括：①住院患者失踪；②住院患者自杀；③产房新生儿被抱错；④手术、介入、内镜诊疗患者术式及部位选择错误；⑤住院患者坠床与跌倒。

（2）自愿报告的医疗质量安全不良事件：根据国家卫生健康委员会年度《医疗服务与质量安全报告》及"医疗质量安全不良事件报告与学习平台"内容，自愿报告的医疗质量安全不良事件主要包括：药品使用与管理类，诊疗与处置使用与管理类，医技检查使用与管理类，临床护理与管理类，导管使用与管理类，设备使用与管理类，输血使用与管理类，麻醉使用与管理类，手术操作与管理类，输液反应事件类，住院压疮事件类，体内假体装置植入物和移植物使用与管理类，药物不良反应，院内非预期心搏停止，医院感染事件，其他医院管理中意外伤害事件类。

国家卫生健康委员会年度《医疗服务与质量安全报告》中，将医疗质量安全不良事件严重程度分为4类：①Ⅰ类事件，发生医疗质量安全不良事件，造成患者死亡；②Ⅱ类事件，发生医疗质量安全不良事件，且造成患者伤害；③Ⅲ类事件，发生医疗质量安全不良事件，但未造成患者伤害；④Ⅳ类事件，未发生医疗质量安全不良事件（错误隐患）。

2. 不良事件的上报 不良事件上报的目的是发现问题、改进系统，降低医疗错误、预防可预防的不良事件。有效的不良事件上报系统应该具有非处罚性、保密性、独立性、及时性、专家分析、针对系统、有响应等特点。为掌握医疗质量安全不良事件发生情况的基线数据，国家卫生健康委员会医政医管局自2017年开始进行全国医疗质量抽样调查的数据收集、处理分析和反馈工作，至今已有一定的全国不良事件相关数据累积，社会影响力较大。2020年2月20日国家卫生健康委员会指出，医院需建立不良事件和患者安全隐患报告制度，设立"两层、三级"管理体系，"两层"即医务处专人和科室质控小组；"三级"为院、处、科。

（1）实行不良事件强制报告制度：不良事件发生后，2个工作日内向医务处书面报告；造成死亡、伤残或重要器官功能损伤的严重不良事件4小时内先打电话报告医务处或院总值班，并在1个工作日内向医务处书面报告。

（2）实行患者安全隐患自愿上报制度：鼓励/奖励主动报告患者安全隐患；当事人或知晓人可以向本科室报告（科室接到报告后应向医务处报告），也可以直接向医务处报告；医务处对于所收集到的患者安全隐患信息，只用作系统流程改进的用途，不作为对医疗过失差错当事人处罚的依据。

（3）强调对安全隐患报告：我们常存在一个误区，即没有后果的不良事件（安全隐患）都可以不报。报告有后果的不良事件是亡羊补牢，肯定有意义；但报告安全隐患则是防患于未然，会更加有意义。

（4）构建不良事件电子上报系统：①提供不良事件的信息源、风险提醒及监测潜在问题重复发生；②共享在系统中存储的数据，并在机构内部或机构之间进行差异比较；③帮助研究人员寻找共同的解决方案，并将报告数据转化成可操作的规范。

实践证实，不良事件电子上报系统的建立有利于提高不良事件的上报率。而有效的上报内容为后续护理管理提供重要数据支持，有利于采取针对性的干预措施，避免同类不良事件再次发生，从而提高护理质量。目前护理相关不良事件上报内容设计多停留在经验归类层面，未与数据挖掘技术相结合，从而导致管理者对于事件的原因剖析及提出的整改措施存在偏差，且职能部门对于数据收集、资料归档、趋势分析等多方面无法进行规范化和标准化管理。国内有学者以世界卫生组织患者安全国际分类法（International Classification of Patient Safety，ICPS）类目为理论框架构建数据库，包括事件类型、患者结果、患者特征、事件特征、影响因素、应对措施、事件发现、组织结果、改进行动、预控措施。通过标准化处理不良事件的分类，梳理事件报告与分析的具体条目，构成一个持续性学习与不断提升的医院不良事件自愿报告系统，此设计理念为下一步的风险管理奠定了客观数据基础。

二、医疗风险管理

20世纪70～80年代，切尔诺贝利核电站事故、三里岛核电站事故等一系列事故的发生使风险管理专家认为，对于减少差错的发生仅从个体层面分析和管理远远不够，必须从系统中寻找原因，提升风险管理水平。风险评估（risk assessment）是风险管理的核心内容，即对系统中固有的或潜在的风险因素进行定性和定量分析，掌握系统发生危险的可能性及其危害程度，从而制定出风险应对和管理决策，包括风险分析和风险评价。风险分析是系统使用既有信息，识别出风险及其对人员、财产和环境影响的方法；风险评价是以风险分析作为基础，对风险的容忍度作出判断的过程。风险评价的目的是为风险管理决策提供依据，从而实现监测风险、防范失误发生的目的。

由于对一个事物的评价常涉及多个因素或多个指标，评价是在多因素相互作用下的一种综合判断，其依据就是指标。故风险评价是在风险识别、分析之后，对风险因素进行分组或分类，将其分解为简单、易被识别的基本单元，从错综复杂的关系中找出因素间的本质联系，对系统风险建立指标体系，基于此指标体系对这个系统进行风险评价，具体包括熟悉评价对象，确立评价的指标体系，确定各指标的权重，建立评价的数学模型，评价结果的分析环节。其中，确立指标体系，确定各指标权重，建立数学模型这3个环节是实施综合评价的关键环节。21世纪后，越来越多的风险管理专家对于过于强调系统层面的因素而忽视组织成员认知及其过程提出异议，指出提升组织安全必须对个体认知及其过程和组织因素全面进行分析和管理。综合评价结果为风险管理决策提供依据，进而提升系统安全，预防失误发生，这亦是现代系统风险管理研究的核心内容。

（一）理论分析模型

世界卫生组织倡导全球卫生机构学习其他高风险工业领域的经验和方法，探寻系统中影响工作人员行为的风险因素，用确定性的方法和手段来降低医疗风险中的不确定性，促进系统安全，并指出医疗风险管理（medical risk management）是一个作出并执行决策使医疗事故性损失最小化的过程，同时也是经由识别、解决或缓解医疗活动中现有和潜在的各种风险问题，提供高品质健康服务的过程。

1. 瑞士奶酪模型 英国心理学家瑞森（Reason）于1990年提出以系统观为理论基础的瑞士奶酪模型（Swiss cheese model），其在安全领域的应用促进了人为失误的分类框架和事故调查方法的发展。他认为，在复杂的社会技术系统中，事故的发生与组织影响、不安全的监督、不安全行为的前兆、不安全的行为4个层面的防御缺陷有关，只有多种人为失误、违章或技术失效在时间上重合，才可能共同引发事故。瑞森将防御缺陷分为显性失败（个体因素）和潜在条件（组织系统因素），所有这些因素都是事故的贡献因素。操作者失误或技术失效等直接原因只是事故的触发器，而隐藏在事故背后的潜在失误威胁性最大。国外学者将瑞士奶酪模型理论运用于临床医疗失误的分析和调查中，以显性失误和隐性失误进行医疗失误分类，着重研究了隐性医疗失误中的组织影响，并建立了基于奶酪模型的医疗失误分析框架，包括机构环境、组织与管理因素、工作环境、团队因素、个人因素、任务因素及患者因素，该分析框架涵盖了医疗体系中的各种相关的层面。瑞士奶酪模型将单因素原因分析视角扩展到系统全局，充分考虑系统中各因素之间、各因素与组织因素之间的相互影响，适用于对组织因素清晰明确的系统进行原因分析。

2. 人为因素分析与分类系统 由于瑞士奶酪模型最初是针对学者们的描述，并未明确奶酪中"洞"的确切含义，从而为调查分析人员在应用该模型时带来了不便。21世纪初，美国维格曼和夏佩尔提出人为因素分析与分类系统（Human Factors Analysis and Classification System，HFACS）来回答奶酪中"洞"的定义，该框架是一个用于识别和分类事故中人为失误的基础理论工具，最初应用于分析航空事故。其采用系统的方法，将人的不安全行为和影响人的不安全行为的潜在因素同时进行考虑，能够满足完整且深入调查事故的要求，该系统可以用于进行事故数据收集和分析，具有可靠性、诊断性及综合性。该框架模型描述了4个层次的失效，每个层次都对应于瑞士奶酪模型的一个层面，其包括不安全行为、不安全行为的前提条件、不安全的监督与组织影响，每个层次又可分为多种原因因素，重点是探讨现行失误和潜在失误及其之间的关系，并促进了对人为失误潜在因素的确定。该分类系统是分析数以百计的飞机事故报告获得的经验性总结和提炼，是飞行事故/事件中被普遍接受的人为因素的分类工具，但该框架也被证明可以应用于其他地区和专业领域的事故分析。HFACS模型适用于对管理流程与组织结构较成熟的系统进行原因分析，建议配合主观评价法，保证人为因素解释的全面性。

3. SHEL模型 首先由英国埃尔温·爱德华（Elwyn Edwards）教授于1972年提出，弗兰克·霍金斯（Frank Hawkins）于1975年以框图形式描述此模型，最初应用于航空业，探讨人为因素在航空事件中的作用。该模型观察和阐明了个体的心理及其主导下的行为，个体如何影响系统中其他组件之间的关系和匹配状态。SHEL模型是以人为因素为中心，分析人员自身及人员与硬件（hardware，H）、软件（software，S）、环境（environment，E）和其他人员（livewire，L）之间的相互关系（图14-1）。人为因素处于核心位置，为了减轻参与人员压力，必须理解人与模型其他因素之间的相互作用。为了避免系统中的潜在事故，系统中的其他部分必须和人员紧密结合。SHEL-M模型的方块为锯齿型，这些方块必须相互匹配，否则该系统就不能正常发挥作用。各元素代表的含义：人员（L），工作场所中的人员；硬件（H），机器与设备；软件（S），程序、支持性等；环境（E），SHEL系统其余部分的运行环境。日本学者Kawano于2002年在弗兰克·霍金斯的SHEL模型基础上，增加了管理（management，M），代表了对整个系统的控制（图14-2），指导管理者可以对接口的粗糙边缘进行管理。

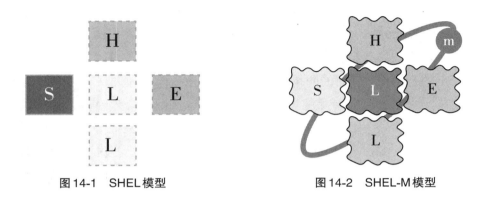

图14-1　SHEL模型　　　　　　　　图14-2　SHEL-M模型

在医疗系统中，处于模型中心的人员可能是医生、护士、药剂师、实验室技术人员、患者或其他相关的人员，是决定系统能否安全、有效运转中最关键亦是最易变的组件。国内研究将此模型广泛应用于各类护理不良事件的原因分析，包括跌倒、给药错误、职业暴露等发生率较高的不良事件，均取得了良好效果，降低了事故发生率，系统全面地完善了护理质量管理流程。SHEL模型的原因分类简单明确，适用于对小范围的系统进行原因分析（如科室），建议结合其他线性分析工具对各分类原因进行详细分析。

4. SEIPS模型　卡拉永（Carayon）等于2006年将工作系统模型与医疗质量系统重新整合，提出了SEIPS（systems engineering initiative to patient safety，SEIPS）模型。该模型能理解复杂的医护工作系统，可以用来描述个人或团队任意类型的医疗工作。SEIPS模型将工作系统因素分为5个部分：人员、任务、工具与技术、执行任务时所处的环境、执行任务所处的特定组织环境。这些因素互相作用、相互影响造成过程表现的改变，最终影响患者、医护人员和组织的输出结果。国外研究应用SEIPS模型总结并分析不良事件中输出结果的影响因素，提出了全面、科学的干预措施，实现了护理工作系统的再设计，使系统的安全控制更为完善。国内学者根据ICU护理不良事件的数据，使用该模型对ICU护理不良事件逐层分析，以明确工作流程中的关键事故原因，制定了有效对策以降低不良事件发生率，并系统化改善了ICU的管理流程。SEIPS模型能锁定影响较大的因素部分，因无法对该部分的详细条目进行分析，建议结合其他分析技术进行更加细致的分析。

上述理论分析模型中，瑞士奶酪模型和HFACS模型对人为因素的认识更加全面，分类更加准确。SHEL模型可对软件与硬件两方面因素进行分析，更多地考虑到人为因素的相互作用，适用于小范围、数量少的护理不良事件原因分析，分析结果清晰、有效、更为细致。SEIPS模型是从管理系统的角度出发，侧重于分析以患者为中心的护理工作系统中的事故原因，适用于管理系统与工作流程的全面改善和有效设计。

（二）分析方法及工具

回顾性分析、前瞻性分析已成为护理不良事件基本的分析方法。①回顾性分析：根本原因分析法，包括上报、信息收集、分析、改进4个步骤，也是国内外应用最广泛的分析方法；②前瞻性分析：失效模式和效用分析，可应用于医疗机构防范不良事件机制障碍研究，包括制定主体、组成团队、制度流程、分析危害、拟定计划、反馈6个步骤。

在分析工具上，常用：①流程图，是可视化的研究工具，可有效评估方案、流程、事件对护理不良事件的影响，直观再现护理流程，管理者可据此查找潜在原因。②鱼骨图，又称因果图，适用于梳理已知结果与其所有可能的关系，应用于护理不良事件原因分析，可有效呈现近远端原因，排查根本原因，但因可能出现因果交叉重叠，不利于针对性循证。目前护理不良事件原因分析所使用的分析方法沿用了其他高风险行业的安全管理成果。而一些原因分析方法在医疗护理行业尚未得到充分应用，如系统理论过程分析（system theoretic process analysis，SPTA）和概率风险评估方法（probabilistic risk assessment，PRA）等，护理人员可对其进行研究探索，进行合理调整使之符合医疗护理行业的使用要求。未来应着重于系统化原因分析工具的改良应用和创建，构建结合前瞻性风险分析和回顾性不良事件分析的系统理论风险管理工具，利用大数据分析技术来分析各种类型的医疗安全卫生信息数据，全面深入剖析事故原因，以探索护理不良事件的最优管理策略，科学有效地保障患者安全。

同时，患者是护理不良事件过程中的关键角色，不仅是护理安全的受害者和被动接受者，也应作为参与者与监督者，维护自身安全。患者参与患者安全既能提高患者治疗配合度，又能帮助护理人员及时发现问题，积极采取措施，预防和纠正护理不良事件的发生。护理人员应鼓励并指导患者主动参与自身安全管理，加强对患者自身安全的教育，激发其参与的主观能动性，营造患者参与患者安全的和谐氛围，最终提高护理安全管理效率及患者满意度。

三、患者安全文化

（一）患者安全文化的定义

1999年，美国医学研究所在发布的报告《人非圣贤，孰能无过：建立一个更安全的医疗系统》中提出，医疗机构在创建安全环境时应将构建患者安全文化作为重要目标并由领导层推动该项工作。患者安全文化作为组织整体文化的一部分，被认为是医疗机构组织环境的核心机制，是医护人员个人行为、习惯、规范、价值观和对患者安全基本认知观念的综合。医疗保健研究和质量机构（Agency For Healthcare Research and Quality，AHRQ）认为，患者安全文化是组织的信念、价值观和支持与促进患者安全的程度，这些信念延伸到组织的各个层面，并影响整个组织员工的行动和行为。联合委员会（the Joint Commission）认为，组织的安全文化是个人和群体的信念、价值观、态度、认知、能力和行为模式的产物，决定组织对医疗质量和患者安全的承诺。联合委员会在安全文化前哨事件警报中列出的事例表明，积极的患者安全文化能够降低患者感染率、再入院率、不良事件发生率、死亡率，以及提升手术预后。2018年，我国国家卫生健康委员会发布《关于进一步加强患者安全管理工作的通知》，要求医疗机构将构建患者安全文化纳入医院发展建设总体目标。

（二）营造公正的患者安全文化

公正的患者安全文化指医务人员对自己的行为负责，不因为系统或程序缺陷造成的失误受到惩罚，但也不回避追究个人错误。营造公正的患者安全文化须采用科学的方法，准确评估错误是个人失误还是系统疏漏。

1. 领导层需发挥主导作用　领导层应积极推崇"不责备"文化，主动克服传统的个人问责制度，采取积极、有效的管理对策，提升医院患者安全文化水平，包括预防员工职业倦怠、开展精益管理、改善员工心理安全，以及将发展患者安全文化作为领导层的管理目标，并纳入评估和考核中。

2. 鼓励患者参与患者安全　在保证患者安全为一切决策的前提下，医护人员认可并激励以患者为中心并依靠家庭支持的诊疗护理模式，邀请患者及家属积极参与诊疗和护理的各个环节，主动公开诊疗过程，发挥技能、知识和富有同情心的沟通能力。患者和家属密切配合医护人员，主动完成身份识别，参与用药查对，学习、了解疾病护理和药物运用等相关知识，提高治疗、护理的依从性，保证诊疗安全。

3. 开展患者安全教育课程　对医务人员开展患者安全教育培训，更新安全文化理念，改善执行医疗行为的态度和价值观，可使诊疗护理行为更加安全、规范、优质，这也是营造患者安全文化的重要举措。目前国内医疗机构需明确医院患者安全文化现状及存在问题，形成提升对策，更新患者安全管理理念，不断提高医院医疗服务质量水平和综合管理效益，最终保障患者安全。

综上，患者安全是医疗卫生系统中存在的一个重要问题，也是质量改进和学术研究的焦点。医疗卫生系统应使用"学习型卫生系统"的安全方法来落实患者安全政策：临床一线的医护人员主动识别医疗照护过程中的风险，区分系统因素和人为因素，为改善患者安全提供证据，并利用这些证据来制订干预措施。领导层应促进知识共享，营造公正的患者安全文化，通过建立信息交换所或协调中心来促进卫生系统之间的知识交流，通过多家机构质量改进协作来推广最佳的干预措施。对患者安全而言，未来挑战是安全工具和安全策略的开发和使用，以促进医疗机构连续和定期地评测并减少患者安全问题，引领我们进入患者安全的黄金时代。

第三节　职业防护

医院是一个特殊的工作环境，护士在工作过程中需要面对各种疾病的患者，经常暴露于生物、化学和物理等有害因素中，并处于高度紧张及心理学的过度应激状态。遇到突发公共卫生事件时，需要面对并处理濒临危难的个体与群体，有时甚至处于危险的环境中，其所遇到的职业危害，既有急性突发性的危害，又有慢性长期的影响。加强护士的职业安全教育，加强护士对职业性有害因素的认识、防范及处理能力，提高职业防护意识，做好个人职业防护，对减少职业伤害、保护护士的生命健康有重要的意义。

职业防护（occupational protection）指针对可能造成身心损伤的各种职业危害因素采取有效措施，以避免职业性损伤的发生，或将损伤降低到最低程度。护理职业防护（nursing occupational protection）指在护理工作中针对各种职业危害因素采取有效措施，以保护护士免受职业危害因素的损伤或将损伤降至最低限度。

一、职业危害因素

护理工作过程中存在各种对人体有潜在危害的因素，国际劳工组织职业安全与卫生信息中心国际职业危害数据库（International Hazard Datasheets on Occupations，HDO）将护士职业危害因素分为5大类：①事故性危害，包括针刺伤及医院环境中不安全因素引起的护士损伤等；②物理性危害，包括电离辐射、非电离辐射、噪声等；③化学性危害，包括各种消毒剂、化疗药物等；④生物性危害：包括各种具有传染性的病毒和细菌等，如人类免疫缺陷病毒（HIV）、乙肝病毒；⑤人体工程学、心理社会和组织因素危害，包括由于工作要求和工作环境所导致的疼痛、疲劳和各种心理问题等。目前我国将医务人员面临的职业危害分为生物性危害、物理性危害、化学性危害、心理社会危害等4类。

（一）生物性危害因素

生物性危害因素主要指医务人员在诊断、治疗、护理及检验等工作过程中，意外感染病原微生物，包括导致传染病的病毒、细菌和寄生虫等，在护理工作中以病毒和细菌危害为主。生物性危害因素是影响护理职业安全最常见的有害因素，病原微生物的致病作用取决于其类型、侵袭力、侵入机体的数量及传播和侵入途径。导致生物性危害的最主要原因是针刺伤等锐器伤，患者血液、体液直接接触受损皮肤、口鼻黏膜或眼。

1. 病毒　血源性病原体指存在于血液和某些体液中可引起人体疾病的病原微生物。迄今已经证实具有传染性的血源性病原微生物达50多种，因职业接触造成感染最常见、最危险的血源性病原体有3种：乙型肝炎病毒（HBV）、丙型肝炎病毒（HCV）和人类免疫缺陷病毒（HIV）。研究显示，医护人员感染HBV的概率比普通人群高2～3倍。另外，医护人员还容易遭受通过呼吸道传播的病毒的侵袭，包括冠状病毒、流感病毒、风疹病毒等。

2. 细菌　护理工作中常见的致病菌包括葡萄球菌、链球菌、肺炎链球菌、结核分枝杆菌及大肠埃希菌等。这些细菌广泛存在于患者的分泌物、排泄物及用过的衣物器具中，主要通过呼吸道、消化道、血液和皮肤等途径传播。

（二）物理性危害因素

在护理工作环境中，最常见的物理性危害因素有锐器损伤、辐射损伤、运动损伤及温度损伤等。

1. 锐器损伤　是最常见的职业危害因素之一，常由于操作不规范、防护用品使用不当或患者不配合等原因导致。护理操作过程中锐器损伤主要由医疗锐器导致，包括注射器针头刺伤、输液器针头刺伤、手术室缝针刺伤、手术刀片或剪刀划伤、安瓿玻璃划伤、损坏的体温计划伤等。以针刺伤最为主要。锐器伤是导致护士发生血源性传染疾病最主要的职业性因素，被血液污染的锐器刺伤所引发的血源性病原体职业感染直接威胁着医务人员的身心健康。

2. 辐射损伤　是最严重的职业危害因素之一。医院有多种放射性医用诊疗和治疗装置及物品，如X线、激光、CT、同位素等，长时间接触小剂量射线可能会因蓄积引起致癌效应和遗传效应。医院大量使用激光和超声，操作不当或设备出现异常时会对操作人员的眼造成损害。紫外线照射常用于病房、治疗室、换药室的空气消毒，照射过程中防护不当会导致不同程度的皮肤和眼损伤；此外，由于辐射的光化学反应，臭氧吸收过多也可引起中毒。

3. 运动损伤　在日常工作中，护士的体力劳动较多且劳动强度较大，易出现由于负重和用力不当导致的损伤。在为患者翻身或搬运患者的过程中，用力不当或姿势不正确容易造成肌肉扭伤或腰椎间盘突出等损伤。长时间站立和走动也常引起下肢静脉曲张等问题。

4. 温度损伤　常见的温度性损伤有烫伤、烧伤、灼伤等。热水瓶、热水袋等常导致烫伤；易燃易爆物品如氧气、乙醇等可能造成烧伤；红外线烤灯、频谱仪及高频电刀等治疗仪器则易导致灼伤。

5. 其他　如噪声危害、磁场危害等。长期处于超过35分贝声音强度的环境中，可引起听力和神经系统损害。

（三）化学性危害因素

化学性危害因素指医务人员在诊断、治疗、护理和检验等工作过程中，通过多种途径长期接触的消毒剂、化疗药物、汞及麻醉废气等，可造成不同程度的身心伤害。

1. 化学消毒剂的危害　医护人员在日常工作中经常接触化学消毒剂，均对人体有一定的伤害。如含氯消毒剂、过氧乙酸、戊二醛等可以通过呼吸道或皮肤的接触对人体造成伤害，引起皮肤过敏、恶心、呕吐、职业性哮喘等，甚至导致肺纤维化、肝损害及中枢神经系统损害。

2. 化疗药物的危害　化疗药物包括抗菌、抗病毒类药物和抗癌药物。护士经常要接触化疗药物。长期接触具有细胞毒性的抗癌化疗药物如环磷酰胺、氟尿嘧啶、多柔比星、铂类药物、紫杉类药物等可造成毒性反应和遗传损伤，导致白细胞减少、脏器损伤、癌症和基因突变等，也可能导致自然流产率增高或胎儿畸形。直接接触化疗药物或吸入含有药物颗粒的气溶胶/气雾等都会对人体造成影响，直接接触化疗患者的分泌物和排泄物等也会产生不同程度的影响。

3. 汞的危害　汞是医院中常见但极易被忽略的有毒化学物质，对人体和环境的危害较大且持续时间较久。一支汞式体温计含汞1g，一台汞式血压计含汞50g，汞式血压计、汞式体温计和水温计等医疗用品中的汞漏出后，若处理不当，可能通过直接接触和呼吸吸入等途径造成人体神经损害和肾脏损伤。

4. 麻醉废气的危害　短时间吸入麻醉废气可能引起头痛、注意力不集中及烦躁等症状；长时间接触麻醉废气，则可能在体内蓄积造成慢性氟化物中毒、癌症、生育功能受损、胎儿畸形和基因突变等。

（四）心理社会因素

1. 工作压力大　护理工作琐碎，任务繁重，风险高，人际关系复杂，工作环境不良。特别是急救室、重症监护室、手术室等部门的护士，每天要抢救各种危重患者，作息没有规律，工作强度大，精神高度紧张，急救时面对死亡，心理压力很大；与传染病患者的职业接触，特别是接触艾滋病、乙型肝炎等患者的血液、体液，对医护人员的心理造成明显的负面影响。

2. 社会偏见对护士的心理影响　社会对护士工作的认识不足，患者家属对护理工作不支持、不理解，甚至导致护患纠纷，对护士的心理造成不良影响。

二、职业防护措施

（一）标准预防

1. 概念 标准预防（standard precautions）针对医院所有患者和医务人员采取的一级预防感染措施，也是国际上普遍引用的隔离防护技术，即认定患者的血液、体液、分泌物、排泄物均具有传染性，须进行隔离。不论是否有明显的血迹污染或是否接触非完整的皮肤和黏膜，接触上述物质者，必须采取防护措施，以降低医务人员和患者之间、患者与患者之间微生物传播的危险性。

2. 标准预防的基本特点

（1）既要防止血源性疾病的传播，又要防止非血源性疾病的传播。

（2）强调护患双方防护，既防止疾病从患者传至医务人员，又防止疾病从医务人员传至患者。

（3）隔离措施的选择，主要根据传播途径不同而采取不同的措施，包括接触隔离、空气隔离和微粒隔离。

3. 标准预防的措施

（1）洗手和手的消毒：接触患者或接触血液、体液、分泌物、排泄物及污染物品后，应立即彻底清洗，消毒双手和受污染的皮肤。

（2）戴手套：①当手可能接触到患者的血液、体液、排泄物、分泌物及破损的皮肤、黏膜组织时；为特殊传染病患者检查、治疗、护理前；接触污染物品或在微生物实验室操作前应戴一次性手套或无菌乳胶手套；②接触同一患者不同感染部位时应换手套或用蘸消毒剂的毛巾擦拭手套表面；接触两个患者之间必须更换手套，做到1人1用1消毒（或灭菌）或废弃，不可戴着同一手套接触不同的患者和物品；③脱手套后必须及时洗手；④手部皮肤有破损时，在进行可能接触患者血液、体液的诊疗和护理操作中必须戴双层手套。

（3）戴口罩和防护眼镜：当患者体内物质可能溅到面部、口腔、鼻腔或眼结膜时应戴口罩和防护眼镜。

（4）穿隔离衣或塑料围裙：当工作服可能受到血液、体液污染时应穿不透水隔离衣或塑料围裙。

（5）避免注射器针头或锐器损伤：在注射或使用锐器过程中避免伤及患者和护士，并且保证合理处置使用后的锐器，避免接触废弃锐器人员的损伤。

（6）废弃物分类处理：废弃物分类收集处理；感染性废弃物置双层黄色塑料袋内，密封并加特殊标记后运送，无害化处理。

（7）标本的处理：任何标本都应视为有传染性，应以适当和安全的方法采集和运送，避免造成污染。

（二）生物性危害因素的防护措施

1. 一般生物性危害因素职业防护措施

（1）严格执行消毒隔离制度：科学进行洗手和手的消毒；正确使用防护屏障，如戴口罩、穿工作服和隔离衣，进行操作时戴手套、套袖、防护眼镜，穿防护围裙等。

（2）加强医护人员的健康监督，建立和完善免疫接种计划：医护人员具有各种职业感染的危险，应定期进行相应的健康检查和有针对性的血清学检查，为医护人员提供综合性的免疫计划，合理使用疫苗，既能保护医护人员，又能保护患者。

2. 血源性病原体职业暴露的防护措施　医务人员预防血源性病原体感染的防护措施应当遵照标准预防原则，将所有患者的血液、体液及被血液、体液污染的物品均视为具有传染性的物质，医务人员接触这些物质时，必须采取防护措施。

（1）做好隔离措施：①医务人员进行有可能接触患者血液、体液的诊疗和护理操作时必须戴手套，操作完毕，脱去手套后立即洗手，必要时进行手消毒；②在诊疗、护理操作过程中，有可能发生血液、体液飞溅到医务人员的面部时，医务人员应当戴手套、具有防渗透性能的口罩、防护眼镜；有可能发生血液、体液大面积飞溅或者有可能污染医务人员的身体时，还应当穿戴具有防渗透性能的隔离衣或围裙；③医务人员手部皮肤发生破损，在进行有可能接触患者血液、体液的诊疗和护理操作时必须戴双层手套。

（2）保证环境安全：医务人员在进行侵袭性诊疗、护理操作过程中，要保证充足的光线，采用锐器伤害防护装置、自带套管的针具装置或无针系统隔离或消除工作场所血源性病原体危害的隐患。

3. 发生血源性病原体职业暴露的应急处理　医务人员发生血源性病原体职业暴露后应立即做如下处理。

（1）局部清洗：用肥皂液和流动水清洗污染的皮肤，用生理盐水冲洗黏膜。

（2）伤口初步处理：如有伤口，应当在伤口旁端轻轻挤压，尽可能挤出损伤处的血液，再用肥皂液和流动水进行冲洗；禁止进行伤口的局部挤压。

（3）伤口消毒：受伤部位的伤口冲洗和挤出污染血液后，应当用消毒液，如75%乙醇或者10%碘伏进行消毒，并包扎伤口；被暴露的黏膜应当反复用生理盐水冲洗干净。

（4）预防性用药：应当在发生血源性病原体职业暴露后尽早开始，最好在4小时内实施，最迟不得超过24小时；即使超过24小时，也应当实施预防性用药。

（5）随访和咨询：在受伤后第4、8、24周时分别进行有关血清学检查。

（6）登记：包括HIV职业暴露发生的时间、地点及经过；暴露方式；暴露的具体部位及损伤程度；暴露源种类和含有HIV的情况；处理方法及处理经过，是否实施预防性用药、首次用药时间、药物毒副作用及用药的依从性情况；定期检测及随访情况。

4. 血源性病原体职业暴露风险评估　暴露风险评估将为暴露后是否进行预防性用药指导提供一定的依据。发生职业暴露后风险评估主要从2个方面进行。

（1）源患者评估：①暴露源的液体类型：如血液、可见体液、其他潜在的传染性液体或组织和浓缩的病毒。②职业暴露类型：经皮伤害、经黏膜或破损皮肤接触、叮咬等。③源患者的血源性病原体感染状态：查验已知源患者的乙型肝炎病毒（HBV）、丙型肝炎病毒（HCV）、人类免疫缺陷病毒（HIV）等病原体的血清学标志物包括核酸载量等；对于血源性病原体状况不明的源患者，要评估其是否存在感染HBV、HCV、HIV的高危因素，如多性伴侣、吸毒等。

（2）暴露者评估：①评估暴露者的疫苗接种史、血源性病原体职业暴露发生的时间、地点及经过；②暴露方式、暴露的具体部位及损伤程度；③查验血清标记物评估暴露源种类和含有血源性病原体的病毒载量水平；④处理方法及处理经过，是否实施预防性用药、首次用药时间、药物毒副作用及用药的依从性情况。

（三）物理性危害因素的防护措施

1. 锐器损伤的防护措施

（1）完善护理制度：①强化和完善护理操作常规、消毒隔离制度、器械（刀、剪、针）摆放和传递规定、锐器伤处理流程和登记上报制度；②建立护士健康档案，定期为护士进行体检，并及时接种疫苗；③建立受伤护士监控体系，便于及时追踪受伤护士的身心健康状况。

（2）加强安全培训，规范操作行为：定期进行锐器损伤防护培训，使护士熟练掌握预防锐器损伤的安全操作行为和防护措施，并在工作中严格执行基本操作规范和消毒隔离制度。

（3）保证操作环境安全，使用安全的医疗器具：①进行侵入性操作过程中保证光线和空间充足；②尽量使用带安全装置的医疗器具，如真空采血系统、无针输液系统、可自动毁形或回缩的安全注射器、安全性静脉留置针、安瓿开瓶器等，可有效减少锐器伤的发生。

（4）促进患者的配合：使用锐器操作时要求保持动作的稳重和准确，这一过程需要患者的合作。因此，在操作前需与患者进行充分沟通，并获得患者和家属的信任与配合。为不合作的患者进行操作时，应请他人协助。

（5）避免易引起锐器损伤的行为：①避免将用过的针头套回针帽，若需回套则应采取单手回套技术，以免刺伤手；②使用安瓿制剂时，应先用砂轮划痕后，再垫棉球或纱布瓣；③禁止用手分离针头，禁止直接接触使用后的针头、刀片，禁止用手直接传递锐器；④注意养成用钳子夹取污染的针头和锐器的习惯，尽量减少接触污染锐器的机会。

（6）正确处理锐器：针头、刀片、缝合针等锐器用后应立即放入坚固、耐刺、防渗漏的锐器盒内盖严，容器内放置2/3满时立即密封并做好标记，按规定进行处理。禁止直接接触医疗废物，禁止将锐器与其他医疗废物混放。

（7）锐器意外刺伤后的处理：①如被血液、体液污染的锐器刺伤，应迅速按规范脱去手套；②除去手套后，立即处理伤口：首先，轻轻从近心端向远心端挤压伤口，让血液流出；避免挤压伤口局部，以免发生虹吸现象导致污染血液吸入血管增加感染风险；然后，用肥皂水和流水反复冲洗伤口，用生理盐水反复清洗黏膜；再用75%乙醇或0.5%碘伏消毒液消毒伤口并包扎；③评估暴露源（患者）的血液中是否含有病原微生物及病原微生物的载量，评估护士伤口的深度、范围和暴露时间等，必要时进行血清学检测，并根据评估结果作出符合规范的处理；④及时填写锐器伤登记表，并尽快上报部门负责人、预防保健科和医院感染管理部门；⑤后续仍需通过受伤护士监控体系，追踪护士身心健康的变化情况，并根据追踪结果采取进一步预防或补救措施。

2. 辐射损伤的防护措施

（1）遵循剂量限值（dose equivalent limit）：必须严格遵循我国辐射防护基本安全标准的规定，对从事辐射工作人员的职业照射剂量加以控制。

（2）工作环境防护：按照我国的《放射卫生防护标准》对放射性工作场所进行分类，并针对不同类型的工作场所设置配套设施、建立管理规范。加强空气净化装置和排污装置的设置和管理；根据射线种类和用量选用适当的防护屏；配备一般事故处理设施、用品和警告标志；建立辐射监测系统和定期湿式清扫制度。

（3）个人防护：①有可能辐射时，应根据工作性质和场所级别正确使用防护设备，戴口罩、手套、帽子，穿工作鞋、隔离衣、防护服等，并佩戴个人剂量计；②操作前做好充分准备，正确掌握放射性治疗的剂量和时间，尽量缩短操作时间，非操作人员应尽可能远离房间；③处理放射性核素时须在通风处内铺有吸水纸的容器内进行，产生的固体废物应存放在指定废物桶内，液体废物必须稀释至达标后方可排放；④严禁在放射性工作场所进食、饮水或存放食物，离开放射性场所时需进行手部及可能污染部位的清洗；⑤进行紫外线照射消毒时，应尽可能避免靠近或进入房间，待消毒结束后再进行必要的操作。

（4）事故处理：放射性物质翻倒、泼洒、散落或容器破损时，应按照污染去除原则和程序处理，并进行污染后监测直至达标；若放射性核素误入体内，应及时到相应科室就诊并服用促排药物。

3．运动损伤的防护措施

（1）加强肌肉锻炼：通过慢跑、游泳、瑜伽、健美操、太极拳等运动，加强腰部及腿部肌肉力量，增加骨关节活动度，预防运动损伤。

（2）保持正确的工作姿势：①在站位或坐位时，尽可能保持上身挺直，避免因过度屈曲引起腰部肌肉韧带劳损及腰椎损伤；②弯腰时，应保持两足分开，并使重力落在髋关节及两足处；③搬重物时，应先伸直腰部，再屈髋下蹲，最后髋膝关节用力并挺腰，将重物搬起，从而降低腰部负荷；④合理安排工作，尽量减少弯腰次数和持重时间。

（3）经常变换体位和姿势：避免长时间保持一种体位或姿势，经常变换体位、姿势或进行适当的轻微活动，以缓解肌肉、关节、骨骼疲劳，减轻脊柱负荷，促进下肢血液循环。

（4）使用劳动保护用具：在活动和工作时戴腰围，加强腰部稳定性；穿戴适宜压力的弹力袜或弹力绷带，促进下肢血液回流，减轻下肢疲劳和沉重感，有效预防下肢静脉曲张。

（5）养成良好生活习惯，科学合理饮食：①选择硬板床休息，并注意床垫的厚度适宜；②增加饮食中钙、铁、锌、蛋白质、B族维生素、维生素E的摄入，从而保护骨骼健康，消除肌肉疲劳。

4．温度损伤的防护措施

（1）严格遵守操作规范：使用氧气、乙醇等易燃易爆化学品时严格遵守操作规范，做到"四防"，即防震、防火、防热、防油。使用热疗仪器过程中，避免触摸或用布覆盖，以免引发灼伤或火灾。灌注热水袋或热水壶时，避免灌水过快过多，以免烫伤。

（2）意外温度损伤后的处理：①迅速脱离致伤源，并关闭致伤仪器；②尽快使用冷水冲洗或浸泡降温，至患处温度与周边正常皮肤温度一致、不感到剧痛为止；③必要时需要到相应科室就诊以完成进一步的处理。

（四）化学危害因素的防护措施

1．化学消毒剂消毒灭菌防护

（1）使用个人防护设备：护士接触化学消毒剂时，应穿戴个人防护装备，如戴手套、穿工作服、戴口罩，必要时戴防护眼罩等，防止消毒剂刺激皮肤或引起过敏。医护人员进入灭菌间也应穿戴个人防护设备。

（2）减少消毒剂在环境中的残留：①应用消毒液浸泡物品时，应加盖密封，减少消毒剂的挥发；②使用含氯消毒剂等化学消毒剂时，应开窗通风，以降低空气中消毒剂的含量，减少对人体的刺激；③选用环氧乙烷灭菌时，应有专用的房间消毒并有排放毒物的系统，灭菌后的物品至少放置12小时，毒性物质方可排尽/散尽；④不用甲醛消毒、灭菌，特殊情况下使用必须在灭菌箱中进行，消毒后必须去除残留的甲醛气体，室内必须安装有过滤网的排气扇，以便随时排放，并注意开窗通风。

2. 化疗药物的防护措施

（1）配备充足且符合规范的设备和用物：①医院应建立静脉配药中心和化疗药物配置中心；②化疗治疗室、配药室应安装空气净化装置并定期监测空气中有害气体的浓度，应根据《静脉治疗护理技术操作规范》（WS/T 433—2013）配置Ⅱ级/Ⅲ级垂直层流生物安全柜，以避免有害气体超标，达到安全防护要求，减少对呼吸道和皮肤的刺激；③应配备充足的防渗透性防护垫、溢出包等操作用物；④配液应在专门设置的配药装置内进行，操作台面应覆盖一次性防渗透防护垫并在操作后及时更换，以减少药物对工作环境的污染；⑤溢出包用于化疗药物溢出后的快速处理，应包含一次性口罩、面罩、防护眼镜、乳胶手套、鞋套、吸水垫和垃圾袋等。

（2）配备专门的化疗药物配制人员：抗肿瘤化疗药物应由经过药学、化疗药物操作规程和废弃物处理等专门培训的药师或护士配制，再由临床护士进行静脉穿刺和输注操作，这样既可减轻护士的工作量，又可避免配药时药物微粒对工作人员的损伤。长期接触化疗药物的医护人员应定期进行健康检查，妊娠期及哺乳期的护士应避免直接接触化疗药物。

（3）化疗药物配制时的防护：①配药时穿长袖防水的隔离衣，戴帽子、口罩、防护眼镜、PVC手套和乳胶手套；②打开安瓿前保证所有药液或药粉降至瓶底，掰开安瓿时，应使用纱布衬垫，避免药物外漏，也避免玻璃划破手套；③溶解药物时，控制溶媒注入速度，避免冲击导致药粉溢出；抽取药液应用针腔较大的针头，药液量以不超过注射器容量的3/4为宜；稀释及抽取瓶装药液时需特别注意控制瓶内压力，避免因瓶内压力过大造成药物喷洒溢出或药瓶破裂；排气也应在药瓶内完成；④配好的药液应放入垫有PVC薄膜的无菌盘内备用；⑤配制结束后，需用清水冲洗或擦洗操作台，配制人员需彻底清洗双手并沐浴。

（4）化疗药物给药时的防护：①护士在抗肿瘤化疗药物静脉给药过程中，应常规戴手套，必要时穿隔离衣，戴帽子、口罩、护眼镜；②应熟练操作规程，并使用全密闭式输注系统，防止药液和雾粒溢出；使用非全密闭式输液系统时，应确保各接头处连接紧密；③若需从茂菲滴管加药，应控制加药速度，并使用无菌棉球等进行围挡，以防药物从管口溢出。

（5）化疗药物外溢或污染的处理：①立即标明污染范围，避免他人接触污染位置；②溢出的药液可用吸水毛巾或纱布吸附；粉剂需先用湿纱布轻轻擦抹，后用肥皂水擦洗，再用75%乙醇擦拭。

（6）化疗废弃物和污染物的处理：①处理被药液污染的物品时，应根据污染情况正确穿戴防护用品，包括口罩、面罩、手套、鞋套、防水隔离衣等；处理48小时内接触过患者分泌物、呕吐物、排泄物、血液的物品时，也须穿戴隔离防护用品；②所有接触过化疗药物的锐器和输液设备，必须放置在防刺破、防渗漏的专用密封容器中统一处理；一次性使用的被服衣帽等装入有毒性标识的专用密封容器内留后统一焚烧处理；受到污染的非一次性物品装特制的密封袋内并做特殊标记，统一进行处理；③患者使用过的洗手池、马桶等需用清洁剂和清水清洗；混有化疗药物的污水和患者使用后的污水均需经过无害化处理后才能排放。

（7）化疗药物暴露后的处理：①在配制、使用和处理化疗药物的过程中，若眼、皮肤、黏膜等接触到化疗药物，应及时用清水或等渗洁眼液冲洗眼，用肥皂和清水清洗污染部位的皮肤，用生理盐水清洗黏膜；②及时记录暴露人员、暴露时间、药物名称、处理过程，必要时就医治疗。

3．汞污染的防护措施

（1）规范汞式血压计和体温计的使用：①仪器应放置在固定安全的位置，避免撞击或碰触硬物，防止仪器损坏；避免受热或高温环境，以免引起爆炸等不良后果；使用前检查玻璃管有无裂缝、破损；②血压计使用过程中应平稳放置、缓慢充气，避免因倒置或充气过猛过高导致汞外泄；使用后应将血压计右倾45°以保证汞全部进入汞槽，关闭汞槽开关并确定无松动、泄露后方可关闭血压计；③使用体温计时，应告诉患者使用的注意事项和汞泄漏的危害，用毕及时收回，测量口温、肛温及测量婴幼儿或神志不清患者的体温时，尽量避免使用汞式体温计，可使用电子血压计和电子体温计。

（2）完善汞泄漏应对体系：①建立汞泄漏应急预案和规范化处理流程，配备汞泄漏处置包，包括硫黄粉、三氯化铁、毛笔、专用密闭容器等；②护士应熟练掌握汞泄漏的应对流程，提高处理汞泄漏的能力。

（3）汞泄漏的处理：①室内人员应转移到室外，接触汞的皮肤应用水清洗；②护士穿戴防护用品后处理汞滴；③对于可以收集的汞滴，应使用注射器抽吸或纸筒回收后放入盛有少量水的容器内，密封并做好标注后送交专职部门处理；对于无法收集的散落汞滴，应使用硫黄粉或20%三氯化铁5～6g加水10ml覆盖，通过形成化合物消除汞的危害。

（4）受汞污染空间的处理：①关闭室内所有热源；②挥发2小时可直接开窗通风；③污染较严重时应先关闭门窗，使用碘$1g/m^3$加乙醇点燃熏蒸或碘$0.1g/m^3$洒在地面8～12小时，使其与空气中的汞蒸汽充分反应，降低汞浓度后再行开窗通风。

4．麻醉废气的防护措施

（1）配备完好的设备：①使用密闭、温度适宜的麻醉面罩和密闭性良好的麻醉机，并定期检测密闭性能，防止废气泄漏；②配备完好的通风和排污设备，改善手术室通风条件，并使用麻醉废气排除系统，减少手术室麻醉废气污染。

（2）加强工作人员自身防护：①根据麻醉种类和手术类型合理安排手术间，妊娠期和哺乳期医护人员减少进入手术间；②加强手术室护士的培训，提高其防护意识和防护能力；③护士在加药、用药的过程中应规范操作，防止麻醉药洒落或外泄。

（五）心理社会因素危害的防护

1．加强护士心理素质培训　使护士具备良好的职业心理素质和心理承受能力，具有积极乐观的情绪，热情和蔼的态度，广泛的兴趣爱好，充满爱心、责任心、同情心为患者服务。

2．定期进行自我压力与心理评估　了解自己在工作中的心理状态和压力应对情况。

3．正确对待社会偏见和各种心理困扰　采取放松、回避、疏泄、自我暗示等心理防御机制进行自我心理调整。

4．掌握良好的语言沟通技巧　应用良好的沟通技巧与患者和同行进行沟通，建立良好的护患关系、同事关系。

5．做好本职工作　工作中具备高度的责任心和一丝不苟的工作作风，严格执行各项操作规程和各项规章制度，严防差错事故，减少医疗纠纷。

护理工作中职业危害无处不在，护士应提高职业防护意识，采取切实、有效的职业防护措施，以确保职业安全。

循证资源

1.患者安全相关资源链接

➤ 世界卫生组织 | 患者安全资源中心

https：//www.who.int/teams/integrated-health-services/patient-safety

➤ 全国医疗质量管理与控制信息网

www.ncis.cn

2.职业防护相关资源链接

➤ 国际职业危害数据库

https：//www.ilo.org/safework/info/publications/WCMS_113135/lang--en/index.htm

思考与练习

1. 护士在工作中哪些情况下容易发生职业暴露，应如何做好职业防护？

2. 李护士，女性，26岁，在急诊科工作。某日在给一位肝硬化伴上消化道出血患者采血时，不慎被污染的针头刺伤手指。

讨论：

（1）李护士应立即采取哪些紧急措施处理伤口？

（2）除处理伤口外，李护士还应完成哪些评估和处理工作？

（3）李护士应该完善哪些血清学检查，应该如何预防性用药？

（4）在日常工作中应该如何防止此类事件再次发生？

（绳　宇　张　欣）

参 考 文 献

［1］李小寒，尚少梅. 基础护理学［M］. 北京：人民卫生出版社，2018.

［2］高兴莲，田莳. 手术室专科护士培训与考核［M］. 北京：人民卫生出版社，2018.

［3］任菁菁，王永晨. 全科常见急症诊疗手册［M］. 北京：人民卫生出版社，2018.

［4］赵慧华，徐筱萍. 临床护士职业防护［M］. 上海：上海科学技术出版社，2018.

［5］张永学，黄钢. 核医学［M］. 北京：人民卫生出版社，2010.

［6］Israel Institute For Occupational Safety And Hygiene. International Hazard Datasheets On Occupation：Nurse，General（Institutional）. HDOEDIT（© ILO/CIS），2000.

第15章 给 药

给药（administering medications）是药物治疗的具体执行过程，是一项非独立的治疗性操作。执行给药操作时，护士应铭记职责，做到遵医嘱给药，监督医嘱质量，了解患者病情及用药情况，提前做到对药物副作用的预知和判断。给药目的包括治疗疾病、减轻症状、预防疾病、协助诊断及维持正常生理功能。

第一节 给药的基本知识

为了合理、安全、有效地用药，护士必须熟悉药物的性能、作用及不良反应，掌握药物的剂型、剂量和给药方法，注意观察用药效果，及时提出调整药物用量或考虑更换药物的建议，做到合理使用，防止或减少不良反应的发生。

一、药物的种类

根据给药途径的不同常用药物分类如下。

（一）内服药

内服药有溶液、合剂、片剂、酊剂、粉剂、胶囊、丸散及纸型等。

（二）注射药

注射药有溶液、油剂、混悬剂、结晶、粉剂。

（三）外用药

外用药有软膏、溶液、酊剂、粉剂、搽剂、洗剂、滴剂、栓剂、涂膜剂等。

（四）新剂型

新剂型有粘贴敷片、植入慢溶药片、胰岛素泵等。

二、药物的领取方法

药物的领取方法各医院的规定不同，常见的有以下几种。

（一）基数药物

为病房内定的常用药物，由专人负责保管，填写领药本，定期到药房领取，以补充消耗。

（二）贵重或特殊药物

患者使用的贵重或特殊药物，凭医生处方到中心药房领取。

（三）剧毒药和麻醉药

病房有固定基数，凭医生特殊处方领取补充，如吗啡、哌替啶等。

三、药物的保管原则

（一）专人保管

药柜应放在光线充足处，由专人进行保管；药物要定期检查，避免过期或变质，以确保患者用药安全。

（二）分类保管

药品应按内服、外用、注射、剧毒等分类保管，毒麻等限制性药品应明确标记并专人负责，加锁保管并列入交班内容。

（三）标记清楚准确

药品瓶标签必须清楚准确，包括药名、浓度和剂量，内服药贴蓝标签，外用药贴红标签，毒麻药贴黑标签。当标签被污染或脱落时，应及时更换或粘贴。

（四）药品质量管理

1. 外观　药物颜色可疑或有沉淀、异味时，则不能使用并应退回药房处理。新的药品须细致核对无误后方可收入。

2. 分类保存　必须根据药品不同性质，给予分别保存。

（1）遇热易被破坏：各类生物制品和抗生素等，如抗毒血清、疫苗、胎盘球蛋白、青霉素皮试液等，应分别保存于干燥阴凉（约20℃）处，或冷藏于2～10℃处保存。

（2）易燃、易爆：应单独保存，注意密闭并置于低温处，如乙醚、无水乙醇、汽油、环氧乙烷等。

（3）易挥发、潮解、风化：如乙醇、碘酊、水合氯醛、过氧乙酸、甘草片、糖衣片等应用瓶装密闭，用后注意盖紧瓶盖。

（4）遇光易变质：如维生素C、肾上腺素、氨茶碱应装入有色瓶内，针剂须放黑纸遮光的纸盒内，放于阴凉处。

（5）开启后期限短：如各种抗生素、胰岛素等应定期检查，按有效日期先后次序，有计划地使用，避免浪费。

（6）其他：各类中药均应放置在阴凉干燥处，芳香类药品应密盖保存。

（五）个人专用的特种药物

应注明床号、姓名并单独存放。

四、给药途径及频率

（一）给药途径

给药途径可依据药物的性质与剂型、患者病情需要、组织对药物的吸收等情况而有所不同，一般分为口服、舌下含服、注射（皮下、肌内、静脉）、吸入、直肠、皮肤吸收、局部灌注给药等。除动静脉注射时药液直接完全进入血液循环外，其他途径药物均有一个吸收过程，吸收顺序依次为吸入＞舌下含服＞直肠＞肌内注射＞皮下注射＞口服＞皮肤。

（二）给药频率

给药频率和时间主要取决于药物的半衰期以维持有效的血药浓度，同时考虑药物的特性，如餐前服、餐后服、两次用药之间的间隔时间及避免多种药物同时服下等。一般给药应避开患者睡眠时间。

第二节　给药评估

在给药过程中，护士是医生和患者之间的桥梁，不仅是给药的直接执行者，也是用药过程的监护者，在临床药物治疗中承担重要职责。为了合理、安全、有效地给药，护士应将护理程序的工作方法贯穿于给药的整个过程。

一、药物评估

1. 药物的作用　护士应了解患者所用药物的性质、药理作用、适用范围、用药的方法、给药途径、安全剂量的范围、副作用或毒性反应及药物的配伍禁忌等。同时，还应掌握某些特殊药物所需的特殊护理要求。

2. 给药过程

（1）给药系统：根据不同医院、不同地区的药物保管，给药系统可分为：①库存给药系统，是将各种药物储存在病房或统一机构，患者用药前由护士统一按医嘱摆好后发放；②个人药柜系统，是每个患者自己拥有的药柜，其中有患者自己的药物；③单一剂量系统，是单独包装的药物，正常情况下指一个人一次所使用的特定药量；④自我给药系统，是允许患者自我给药。

（2）给药途径：根据药物的性质和病情等因素可选择不同的给药途径。

（3）给药时间：一般的给药时间应以获得药物最大疗效、干扰患者睡眠最少为原则，某些药物需严格遵医嘱给予。

二、患者评估

1. 一般情况　用药前，护士首先要评估患者的用药既往史、药物过敏史及家族史。了解患者的用药既往史有助于护士了解患者使用药物的特殊资料。评估患者的用药史，应将重点放在患者的用药、需要及反应上。收集资料后，应将资料记录在患者永久性的医疗文件上。若患者对特定的药物有过敏史，将此药物记载于病历首页、病历夹表面、体温单、医嘱单、记录单、药卡、床头卡、饮食卡、评估单、手腕带等处。另外，还应将此资料写在护理计划内。

2. 用药前生理因素

（1）年龄：患者的年龄会影响药物动力学，在选择药物剂量及给药途径时，年龄常是决定因素，如70岁老年人，血液循环慢且血流量减少，药物吸收较年轻人慢，因而对药的耐受性差。

（2）体重：重是决定药物剂量及给药途径的另一个重要因素。由于身体脂肪的量与血流速率会改变药物的分布，所以体重也会影响药代动力学。

（3）性别：男女性别不同，身体结构、组织质量及生殖、激素系统都不同。因此，药物的剂量及给药途径也有不相同之处。

（4）患者状况：在某种疾病情况下，身体某些器官功能会出现异常，有些疾病会影响药物在体内的吸收与代谢。例如，心脏病会影响药物的吸收与分布；肝病会影响药物的生物转换；肾脏疾病会导致药物代谢物排出减缓等。所以，在患者用药前要评估患者目前的身体状况。另外，除上述系统外，还应评估患者的营养状态、胃肠道功能及活动的改变。

（5）其他：听力或视力、皮肤、循环、胃肠道与肌肉骨骼系统、沟通能力、意识程度等也会影响药物的剂量及给药途径。

3．社会心理因素

（1）患者服药的动机因素：患者对服药的动机具有差异，决定着给药的成败。例如，同样是糖尿病患者，有些人会很注意按时服药，而有些人则常会忘记服药，这取决于患者对服药的需要与个体的价值观，患者过去的用药经验常会影响患者对目前计划的接受与否。又如，当某人服用了某种药物产生了不良反应时，他很可能不太愿意服用另外的药物。

（2）患者对治疗的态度：患者对治疗计划的信任和态度在给药过程中起着至关重要的作用，受护士的态度影响。如果护士在给药中经常表达出对患者不适的关心及坚信所给药物的疗效，常可改善患者对药物疗法的反应，增强患者对药物疗效的信任，增加药物的作用。例如，对于一个正在接受镇痛治疗的患者，如果护士告诉他："这个药可解除你的不适，待会儿我会再来，看看你的感受如何"。这样，常可使患者获得较佳的镇痛效果。

（3）患者及与患者有重要关系者对给药计划的了解与认知程度：患者及与患者有重要关系者对治疗措施的了解与认识，会影响到用药的成败。

第三节　给药原则

给药原则是一切用药的总则，在执行给药过程中，必须严格遵守。

（一）给药前评估

1．每次给药前均要核对患者姓名，有条件的情况下，需要核对患者腕带上的条码。
2．用药前了解患者的病情、治疗方案、用药史、过敏史。

（二）遵医嘱给药

给药中，护士必须严格按照医嘱进行，不得擅自更改医嘱。遇有紧急抢救时，护士可接受医生的口头医嘱，但要在最短的时间内将口头医嘱妥善补齐，并由医生签名。同时，护士对医嘱有监督作用，对于有疑问的医嘱应在了解清楚后方可用药，避免盲目执行。对于不正确的或不安全的医嘱应提出质疑，并拒绝给予有疑问或认为不安全的药物。

（三）了解药物作用及使用原则

给药前应了解患者所用的药物，包括药物的作用、性质、剂量、用药时间、用药后的副作用及配伍禁忌等。

（四）安全准确用药

1．严格执行"三查八对"制度
（1）三查：操作前、操作中、操作后查。

（2）八对：对床号、姓名、药名、药物浓度、剂量、用药方法及时间、药品有效期。

2．良好、妥善的药物保管和准确的药物配制。

3．准确掌握给药时间、方法，药物备好后及时分发。

4．及时记录，注意观察药物疗效和不良反应。

（五）用药指导

护士应做好患者用药的指导，示范正确的用药方法，教会患者如何安全地用药。同时，应调动患者积极的心理因素，指导、鼓励其采取有效的行为配合治疗，争取最佳的疗效。

（六）效果评价

护士在给药过程中，应随时对患者进行用药效果的评价，以决定下一步要采取的措施，为患者提供及时、最佳的护理。评价的内容应包括以下几方面。

1．评价药物疗效 患者服药后，护士应观察服药后的效果，是否达到预期目的，患者的症状是否得到缓解，特别是已知患者对服药有顾虑的，更应该及时地给予评价，避免患者对服药产生不良心理。

2．评价药物的不良反应 任何药物在长期服用中，都会不同程度地产生一些副作用，特别是肝脏。因此，用药中，要经常注意复查患者的肝功能。同时，有些药物的不良反应是事先不能预料的，如出现药物过敏、发热、对肾功能有损害等。这就要求护士随时进行评价，减少不良反应的发生。

3．评价患者是否按治疗方案服药 患者经常因为某些原因不按治疗方案服药，这是由患者对服药的态度决定的。可根据前面的评估，逐条评价，找出原因并给予指导与帮助，以期达到目标。

第四节 口服给药法

口服给药法（oral medications）指药物经口服后被胃肠道吸收进入血液循环，起到局部治疗或全身治疗的目的。该方法是最常用、方便经济又比较安全的给药方法，但因为吸收慢且不规则，不适用于急救，意识不清、呕吐不止、禁食的患者也不宜采用此法给药。

一、口服给药评估

（一）患者评估

1．患者的用药史、过敏史，患者的病情及治疗情况。

2．有无口腔食管疾病、吞咽困难及呕吐。

3．服药的自理能力，对给药计划的了解、认识、合作程度。

（二）药物评估

评估药物的药理作用和不良反应。

二、口服给药操作步骤

（一）操作准备

1. 护士准备　衣帽整齐，修剪指甲，洗手，戴口罩。
2. 患者准备　评估患者，向患者解释用药目的及注意事项。
3. 环境准备　摆药的环境要清洁、安静、有足够的照明。
4. 用物准备　药柜（内有各种药物、量杯、滴管、乳钵、药匙、一次性使用的纱布或小毛巾）、药车（药盘）、药杯、药卡及医嘱执行单。

（二）实施

1. 摆药

（1）备齐用物，摆药中不可擅离岗位。

（2）根据床号核对药卡和医嘱执行单，无误后依床号顺序摆药，摆药中严格按照给药原则，注意用药的起止时间。

（3）先摆固体药物，后摆水剂及油剂。摆固体药片、药粉、胶囊时，应用药匙分发，同一患者的数种药片可放入同一杯内，药粉、含化及特殊要求的药物须用纸包好；用于婴幼儿、鼻饲者或上消化道出血者的药物，应将药片研碎。

（4）摆水剂时，应用量杯计量。先将药水摇匀，左手持量杯，拇指在所需刻度，高举量杯使所需刻度与眼平视，右手持药瓶，标签向手心，缓缓倒入所需药液，使液体凹面与所需刻度在一个水平上，倒毕以纱布擦净瓶口，放回原处。同时倒入几种水剂时，应分别倒入几个杯内；更换药液品种时，应洗净量杯。

（5）药液不足1ml者，应以滴为单位（1ml＝15滴），需用滴管测量，并将药液滴入已盛好冷开水的药杯内，以免附着在药杯上，影响摄入剂量。

（6）口服油剂时，可直接滴入患者口中或滴到预先放好冷开水的药杯内，以免影响患者服药的准确性。

（7）药物摆好后，需将药物、药卡及医嘱执行单重新核对一遍。

2. 发药

（1）发药前，由另一人再次核对无误后，方可发药。

（2）备好用物，将药车推至患者床旁。严格核对患者姓名及床号，确认患者无误后，将药物送至患者处，并当场监督患者将药服下；若同一患者同时服2杯以上的药物，要一次性将药物从药车取出，以免拿错。

（3）一个病室内有多个患者时，应发给一人后再发另一人，切不可将两人的药物同时从药车拿出，以免造成差错。

（4）发药时，若患者不在或外出治疗，需将药物拿回治疗室并交班，待患者回来后再发给患者。若更换或停止某些药物，应及时通知患者。若患者提出疑问，应重新核查，无误后再给患者服用。

（5）发药中，要根据药物不同的特性进行发放及指导。

1）抗生素及磺胺类药物需保持血液内的有效浓度，应当准时服药。

2）某些刺激食欲的健胃药，宜在饭前服，以促使胃液大量分泌。

3）对呼吸道黏膜起安抚作用的保护性镇咳药，服后不宜立即饮水，以免稀释药物，降低疗效。

4）磺胺类药物经肾脏排出，尿少时即析出结晶，引起肾小管堵塞，故应鼓励患者服药后多饮水。

5）服用强心苷类药物前，必须先测患者脉率、心率，注意其节律的变化；脉率低于60次/分或节律不齐时，则不可服用。

6）对牙齿有腐蚀作用或致牙齿染色的药物，如酸类或铁剂，服用时应避免与牙齿直接接触，可用饮水管吸入，服药后及时漱口。

3．发药后处理　发药后要及时将药杯收回、洗净、消毒擦干，收回原处备用。盛油剂的药杯应先用纸擦净后，再洗净消毒。每日消毒擦药杯的小毛巾，清洁药车，并整理药柜。

（三）记录及评价

1．记录　发药后要及时记录给药的名称、剂量、时间及患者的反应。如果患者拒绝服药，可能的话，应写明患者拒绝的原因。

2．评价

（1）通常是给药30分钟后评价用药效果。

（2）评价预期疗效，如疼痛减轻、体温下降等。

（3）观察药物不良反应，如恶心、呕吐、皮疹、生命体征改变等。

（4）及时向医生报告异常情况。

三、口服给药注意事项

1．需吞服的药物通常用40～60℃温开水送下，不要用茶水服药。

2．鼻饲给药　危重患者及不能自行服药患者应喂药；鼻饲患者须将药物研碎，用水溶解后，从胃管用注射器注入，再用少许温开水冲洗胃管。

3．婴幼儿给药　婴幼儿用药剂量严格按照千克体重计算，可使用滴管或汤勺喂药。

4．出院用药宣教　慢性病或出院后需要继续服药的患者，应给予出院指导，告知保管药物的方法，强调遵医嘱按时、安全、正确服药的重要性。

第五节　注　射　法

注射法（parenteral medications）是将一定的无菌药液或生物制剂注入体内，达到用药目的的方法。主要特点是药物吸收快，血药浓度迅速升高，适用于需要药物迅速起效而无法通过口服用药的患者。但注射法会造成一定程度的组织损伤，可引起疼痛或并发症的发生。同时，因为药物吸收快，某些药物的不良反应出现迅速，处理相对困难。常用的注射法包括皮内注射法、皮下注射法、肌内注射法、静脉注射法。

一、注射原则

1. 遵守给药原则　参见本章第一节。

2. 遵守无菌技术原则

（1）注射前：护士必须进行洗手，戴口罩，必要时要戴无菌手套。

（2）注射部位：按要求使用消毒剂进行注射部位皮肤消毒，并保持无菌。

（3）注射器：注射器空筒的内壁、活塞、乳头和针头的针尖、针梗、针栓内壁必须保持无菌。

3. 安全、准确地给药

（1）选择合适的注射器和针头：要根据药液的性质、量，选择合适的注射器及针头。注射器要完整无损，针头要锐利、无垢、无锈、无弯曲。针梗与针栓处无裂缝，针栓与乳头处要紧密牢固、无漏气。一次性物品在有效期内。

（2）选择合适的注射部位：注射前，要选择避开神经、血管的合适部位，不能在有炎症、硬结、瘢痕或皮肤病的部位进针。需长期注射的患者，应经常更换注射部位。

（3）现配现用注射药液：药液在规定的时间内抽取，及时注射，以防药液效价降低或被污染。

（4）注射前：要将注射器内的空气排净。

（5）进针后：注射药物前应抽动活塞，检查是否有回血；静脉注射必须见到回血才可将药液注入血管内；皮下、皮内、肌内注射如发现回血，应拔出针头重新进针，不可将药液注入血管内。

（6）进针角度和深度：掌握合适的进针角度和深度，不同的注射法有不同的进针角度和深度要求，不要将针梗全部刺入注射部位。

4. 无痛注射

（1）患者心理层面：解除患者的思想顾虑，分散其注意力，使肌肉放松，以便进针。

（2）注射技巧：注射时做到"二快一慢"（进针快、拔针快、推药慢），且注药速度均匀。

（3）药物顺序：同时注射多种药液时，应先注射刺激性较弱的药液，然后注射刺激性较强的药液。

二、用物准备

（一）注射器与针头

注射器是由乳头、针筒、活塞、活塞轴、活塞柄组成。针头是由针尖、针梗、针栓组成（图15-1）。

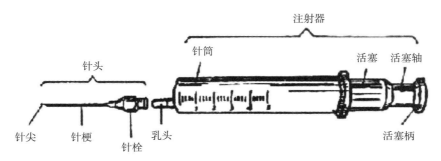

图 15-1 注射器和针头的构造

1．注射器 医院采用的是一次性塑料注射器，使用后即可丢弃。注射器分为针筒和活塞两部分，针筒上有容量刻度，活塞用来推药，属于无菌区域，除活塞柄的部分，其余均不能被污染。注射器的种类依据容量的不同可有 1～50ml，另外有专门用于结核菌素试验（OT）、胰岛素注射的注射器，称为 OT 注射器，前端直接与针头相接，无死腔存在。

2．针头 通常是一次性钢制针头、塑料针栓。针头口径大小、长短不一，国际上用针头每秒的流量来标记规格，18～28G，号码越小，流量越小，对组织的损伤也越小。国内常根据针头长短来标记，常用注射器和针头规格及用途见表 15-1。

表 15-1 注射器、针头的规格及用途

用 途	注射器	针头
皮内试验、注射胰岛素	1 ml	4.5～5.0#
皮下注射	2.5ml	5.5～6.0#
肌内注射	2.5，5ml	6.5～7.0#
静脉注射、静脉采血	5，10，20，50ml	6，7，8，9#

（二）药物的抽吸

1．用物准备 注射盘（内有皮肤消毒液、无菌棉签）。

2．操作程序

（1）洗手，戴口罩，查对药液及医嘱执行单（PDA）。

（2）抽吸药液：①自安瓿中吸药法，将安瓿尖端的药液弹至体部，用砂轮将安瓿颈锯一划痕，再以乙醇棉球消毒安瓿颈，拭去玻璃细屑，掰开安瓿。安瓿颈若有标记，则不需锯安瓿颈。将针尖斜面放入药液中，手持活塞柄，抽动活塞进行吸药（图 15-2）。②自密封瓶内吸药法，除去铝盖的中间部分，用酒精消毒瓶塞，待乙醇干后，向瓶内注入与所需药液等量的空气，倒转药瓶及注射器，使针尖在药液以下，吸取药液至所需量，再以示指固定针栓，拔出针头（图 15-3）。③吸取结晶或粉剂注射液法，用无菌生理盐水、注射用水或专用溶媒将药溶化，待充分溶解后吸取。

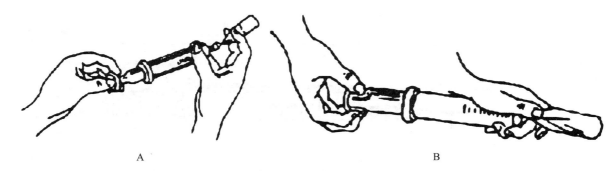

图15-2 自安瓿中吸药法

A.自小安瓿内吸取药液法；B.自大安瓿内吸取药液法。

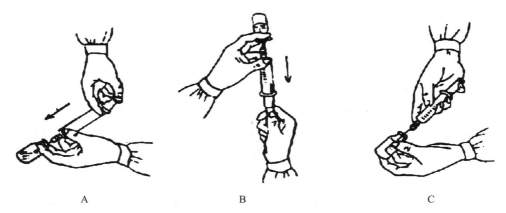

图15-3 自密封瓶内吸取药液法

A.注空气入瓶内；B.倒转药瓶吸药；C.按住针栓拔出针头。

（3）排净空气：在抽吸药液后，将针头垂直向上，轻拉活塞使针头中的药液全部流入注射器内，缓缓推动活塞，使注射器内的空气聚集在乳头部位，再轻推活塞，驱出空气。有的注射器乳头偏向一侧，排气时应使注射器乳头朝上倾斜，使气泡集中于乳头根部，然后如上法驱出。

（4）保持无菌：排气完毕，将针帽套回，粘贴标签于针筒外侧，再次核对医嘱执行单（PDA）无误后置于注射盘内，须将安瓿或药瓶放于一侧以便双人查对。

3．注意事项

（1）严格执行无菌操作原则和查对制度。

（2）根据药液性质抽吸药液：混悬液摇匀后立即抽吸；油剂可稍加温后用粗针头抽吸。

（3）排气时不可浪费药液，以免影响药物准确性。

（4）最好现用现抽吸，避免药液污染和效价降低。

（5）用一个注射器混合两类胰岛素抽吸时，原则是先抽短效胰岛素，后抽中效或长效胰岛素。

三、常用注射法

（一）皮内注射法

皮内注射法（intradermal injections）是将少量药液注入表皮与真皮之间的方法。

1．目的　用于药物过敏试验及预防注射。

2．部位　预防接种在上臂三角肌外侧，药物过敏试验在前臂掌侧下1/3处。此处皮肤较薄，易于注射，且此处肤色浅，易于辨别反应。

3．用物　1ml注射器，4～5号针头，医嘱执行单（PDA），按医嘱备好药液。

4．操作方法　备齐用物携至患者处，核对无误后选择注射部位，以70%乙醇消毒皮肤，待干；注射器排气后，以左手绷紧注射部位皮肤，右手持注射器，针头斜面向上，与皮肤几乎平行刺入皮内；待针尖斜面全部进入皮内后，左手拇指固定针栓，右手推注药液0.1ml，局部可见半球形隆起，并显露毛孔如橘皮状；注射毕，迅速拔出来针头。清理用物，物归原处，按规定时间观察试验结果，并做好记录。

5．注意事项

（1）消毒皮肤切忌用碘酊；进针不要过深，以免将药液注入皮下；注射部位不可用手按揉，以防影响结果的观察。

（2）做药物过敏试验前，应详细询问患者用药史、过敏史和家族史，如患者对需要注射的药物过敏则不可做皮试；药物过敏试验期间患者勿离开注射室，15～20分钟后观察结果，如有不适应立即通知护理人员处理；结果应记录在病历上，阳性用红色标记"＋"，阴性用黑色标记"－"。若为阳性，应告知患者本人及家属。

（二）皮下注射法

皮下注射法（subcutaneous injection）是将少量药液注入皮下组织的方法。

1．目的　在用于不能经口服用的药物或需较口服给药达到治疗效果快、但比肌肉及静脉给药疗效要慢的药物，如预防接种。

2．部位　上臂三角肌下缘、下腿前外侧、腹部（脐周围与腰周围部位），以腹部吸收最快。

3．用物　注射盘，另备1ml或2ml注射器，5～6号针头，医嘱执行单（PDA），按医嘱准备药液。

4．操作方法　备齐用物携至患者处，核对无误后选择注射部位，以安尔碘消毒皮肤。注射前先进行排气，左手绷紧注射部位的皮肤，右手持注射器，以示指固定针栓，使针头与皮肤呈30°～45°（过瘦者可将皮肤捏起，适当减小进针角度），迅速进针2/3或1/2深，固定针栓，以左手回抽无回血后即可注入药液。注射毕，用棉球轻压针刺处，迅速拔针，清理用物。

5．注意事项

（1）若注射针头长度在8mm以下，注射角度可选90°，但很瘦者需捏起，以免注入肌肉层，吸收过快。

（2）对长期注射者，应制订轮流交替注射部位计划，把每个注射部位划分为面积2cm×2cm的小方块，每次注射选一个小方块，两次注射点应间隔2cm，如此左右交替注射，避免在同一个小方块内连续注射。但若注射部位有伤口或已有硬块、萎缩等情形，应避免注射。

（三）肌内注射法

肌内注射法（intramuscular injecton）是将一定量的药液注入肌肉组织的方法。人体肌肉组织有较丰富的毛细血管网，肌内注射后药物可通过毛细血管进入血液，进而达到全身，起到治疗的作用。

1. 目的 适用于需迅速达到疗效且不能经口服用的药物；注射刺激性较强且药量较大的药物；不宜或不能静脉注射的药物，要求比皮下注射更迅速发挥疗效者。

2. 部位 应选择肌肉组织较厚，离大血管及神经较远的部位，如臀大肌、臀中肌、臀小肌、股外侧肌及上臂三角肌。

（1）臀大肌注射法：臀大肌起自髂后上棘与尾骨尖之间的部位。肌纤维平行斜向外下方至股骨上部。坐骨神经被臀大肌覆盖，起自骶丛神经，自梨状肌下孔出骨盆至臀部，约在坐骨结节与大转子之间中点处下降至股部，所以注射时要避免损伤坐骨神经。定位法有2种（图15-4）：①十字法，从臀裂顶点引一水平线，以髂棘最高点向水平线作一垂直平分线，将臀部分为4个象限，其外上象限并避开内角为注射部位；②联线法，取髂前上棘与尾骨联线的外1/3处为注射部位。

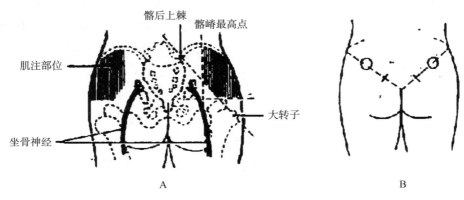

图15-4 臀大肌肌内注射定位法

A. 十字法；B. 联线法。

（2）臀中肌、臀小肌注射法：①以示指尖与中指尖分别置于髂前上棘与髂棘下缘处，髂棘、示指与中指便构成一个三角区，注射部位在示指与中指构成的角内（图15-5）；②髂前上棘外侧三横指处，患儿应以自己手指的宽度为标准。

（3）股外侧肌注射法：为大腿中段外侧，膝上10cm，髋关节下10cm处，约宽7.5cm。

（4）上臂三角肌注射法：上臂外侧，肩峰下2～3横指处。此区肌肉较臀部肌肉少，只能做小剂量注射。

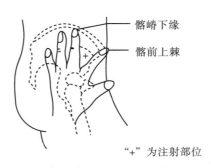

"+"为注射部位

图15-5 臀中肌、臀小肌注射定位法

3．常用注射卧位

（1）侧卧位：患者侧卧，上腿伸直，下腿稍弯曲。

（2）俯卧位：患者俯卧，足尖相对，足跟分开，头偏向一侧。

（3）仰卧位：使药液注入患者臀中肌或臀小肌肉，常用于危重患者及不能翻身的患者。

（4）坐位：可用于臀部注射也可用于三角肌注射。

4．用物　注射盘，5ml注射器，6～7号针头，医嘱执行单（PDA），按医嘱准备药液。

5．操作方法

（1）备齐用物携至患者处，帮助患者采取适当卧位，选定注射部位。

（2）常规皮肤消毒，注意消毒范围直径大于5cm。排净注射器内的空气，以左手拇指、示指错开并绷紧皮肤，右手持针，用手臂带动腕部的力量，将针头迅速垂直刺入皮肤2～3cm（瘦者及患儿酌减），抽动活塞，观察有无回血后固定针头，注入药液。注射毕，左手以棉球按压进针处，快速拔针。清理用物。

6．注意事项

（1）对需要长期注射者，应交替更换注射部位，并选用细长针头，以避免或减少硬结发生。注射部位出现硬结时，可选择热敷、理疗处理。

（2）对2岁以下婴幼儿不宜选用臀大肌注射，因其臀大肌尚未发育好，注射时有可能损伤坐骨神经，最好选择臀中（小）肌注射。

（3）若注射时针头折断，应先稳定患者情绪，嘱患者保持原位不动，尽快用无菌血管钳夹住断端取出；如断端全部埋入肌肉，应速请外科医生处理。

（4）集体肌内注射法：常用于病房内多位患者同时注射。根据医嘱执行单（PDA）核对注射卡及药液，无误后按床号顺序将药液依次排于治疗桌上，遵循无菌原则，依次抽吸药液，将标有患者信息及药物信息的条码贴于针筒上，置于注射盘中铺好的治疗巾内，注射盘注明铺盘时间及失效时间。准备完毕，依据医嘱双人核对。推治疗车于病室内，根据注射本或医嘱执行单（PDA）再次核对床号、患者姓名，无误后进行注射。为一位患者注射后，护士消毒双手，再为下一位患者注射。全部注射完毕后，清理用物。

（四）静脉注射法

静脉注射法（intravenous injection）是自静脉注入药液的方法。可直接进入血液而到达全身，是作用最快的给药方法。

1．目的　使药物较肌内注射给药法更快地发挥疗效；药物因浓度高、刺激性大、量多而不宜采取其他注射方法；用作诊断、试验、输血、输液。

2．部位

（1）四肢浅静脉：常用肘部浅静脉（头静脉、贵要静脉、正中静脉）及腕部、手背、足背部浅静脉（图15-6）。

（2）小儿头皮静脉：小儿头皮静脉极为丰富，分支甚多，互相沟通交错成网，且静脉浅表易见，不易滑动易于固定，尤其在冬天患儿不易着凉，故目前患儿多采用头皮静脉穿刺法。

（3）股静脉：股静脉位于股三角区，在股神经和股动脉内侧。

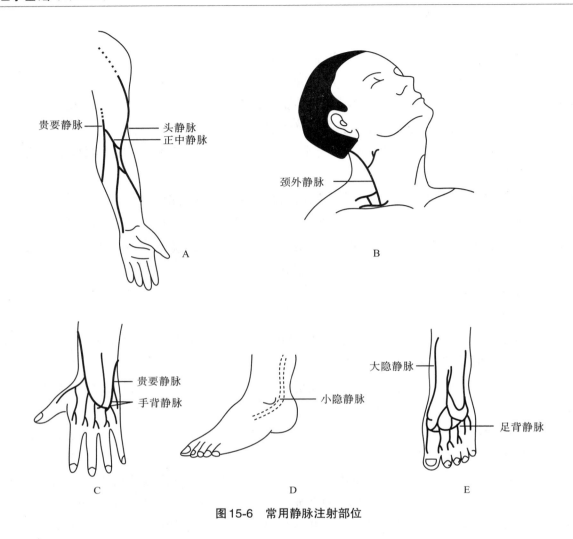

贵要静脉　头静脉　正中静脉

颈外静脉

A

B

贵要静脉　手背静脉

小隐静脉

大隐静脉　足背静脉

C

D

E

图15-6　常用静脉注射部位

3．用物　注射盘内放一根止血带、注射用小垫枕、注射器（规格视药量而定）、6～7号针头、医嘱执行单（PDA），按医嘱准备药液。

4．操作方法

（1）四周浅静脉注射法：用无菌方法吸取药液后放妥，选择合适的静脉。肘下放置小垫枕，在穿刺处上部约5cm处扎紧止血带，常规消毒皮肤。嘱患者握拳，使静脉充盈。穿刺时，以左手指绷紧静脉下端皮肤，使静脉固定，右手持注射器，针尖斜面向上，针头与皮肤呈20°，由静脉上方或侧方刺入皮下，再沿静脉方向刺入，见回血证明针头已在静脉内，可再顺静脉进针少许。松开止血带，嘱患者松拳，固定针头，缓缓注入药液或采集血标本。操作完毕，以棉球按压穿刺部位，迅速拔出针头，嘱患者屈肘片刻，清理用物。

（2）股静脉穿刺或注射法：常用于急救时做加压输液、输血或采集血标本。患者仰卧，下肢伸直且外展外旋，必要时臀下垫沙袋，以充分暴露局部。常规消毒皮肤，待干。术者消毒左手示指及拇指，于股三角区触得股动脉搏动最明显部位并加以固定。右手持注射器，在股动脉内侧0.5cm处垂直刺入，抽动活塞见暗红色血，即表示已达股静脉。固定针头，根据需要注射药物或采集血标本。操作完毕，拔出针头，局部用无菌纱布加压止血3～5分钟。整理用物。

5．注意事项

（1）无菌原则：局部皮肤必须严格消毒，止血带一次性使用。

（2）预防药物外溢：静脉注射对组织有强烈刺激性的药物，一定要确认针头在静脉内方可推药液，以免药液溢出导致组织坏死。

（3）注意观察：在注射过程中，如患者有疼痛或局部隆起，表明针尖已滑出血管或穿透静脉，应拔出针头，更换部位重新穿刺。

（4）勿反复穿刺：如一次穿刺失败，切勿反复穿刺，以免形成血肿。

（5）如采集血标本时抽出鲜红色血液，表示误入股动脉，应立即拔出针头，紧压穿刺处数分钟至不出血为止。

6．静脉注射失败常见原因（图15-7）

（1）针头斜面一般在管腔外，药液溢出至皮下。

（2）针头刺入太深，穿透对侧血管壁。

（3）针刺太深，药物被注入深部组织，有痛感，如只推注少量药液局部不一定隆起。

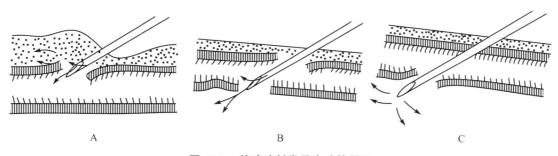

A   B   C

图15-7　静脉注射常见失败的原因

第六节　吸入给药法

吸入给药法（inhalation）是应用雾化装置将药液分散成细小的雾滴以气雾状喷出，使其悬浮在气体中经鼻或口进入患者的支气管和肺泡，以达到治疗效果的方法。吸入法见效快，药物用量较小，不良反应较轻，临床应用广泛。

一、目的

1．治疗呼吸道感染　可消除炎症，减轻咳嗽，稀释痰液，帮助祛痰。

2．改善通气功能　解除支气管痉挛，使气道通畅。

3．预防呼吸道感染　常用于胸部手术前后。

4．湿化呼吸道　配合人工呼吸器使呼吸道湿化。

5．治疗肺癌　应用抗癌药物治疗肺癌。

二、常用药物

1. 糖皮质激素　如布地奈德等。
2. 短效 β_2 受体激动剂　如沙丁胺醇、特布他林等。
3. 短效胆碱M受体阻断剂　如异丙托溴铵等。
4. 黏液溶解剂　如乙酰半胱氨酸、A-糜蛋白酶等。

非雾化吸入制剂用于雾化吸入治疗属于超说明书用药，临床比较普遍，但存在较大的安全隐患，故不推荐常规使用。

三、操作方法

根据所用雾化装置的不同，常用的方法有超声雾化器吸入法、氧气雾化吸入法、射流雾化器吸入法、振动筛孔雾化器吸入法、定量雾化器吸入法。

（一）超声雾化吸入法

超声雾化器是应用超声能将药液变成细微的气雾，随着患者吸气而进入呼吸道。其特点是雾滴小而均匀，药液可以随着深而慢的吸气被吸到终末支气管及肺泡。由于超声破坏液体表面的张力和惯性而产生雾滴，其雾滴大小与振荡频率成反比，频率越高，雾滴越小。频率在1.5Hz时，超声雾化器产生雾滴的直径约25%在2.5μm以下，90%左右的雾滴直径在5μm以下，能直接吸入终末细支气管和肺泡，因此该频率最适合临床雾化吸入治疗的要求。超声雾化器操作步骤如下。

1. 检查雾化器各部件是否连接良好，将所有开关关好，水槽内加冷水250ml，水深约3cm，要浸没雾化罐底部的透声膜。罐内按医嘱放入药液30～50ml，将罐盖旋紧。检查无漏水后，把雾化罐放入水槽内，盖紧水槽盖。
2. 备齐用物并携至患者处，对初次雾化者进行解释，以取得合作。
3. 接通电源，先开灯丝开关（红色指示灯亮），预热3～5分钟（冬季8～10分钟），再开雾化开关（白色指示灯亮），此时，药液即呈雾状喷出。
4. 根据需要调节雾量。
5. 患者吸气时，将面罩覆盖于患者口鼻部，呼气时启开；或将口含嘴放入患者口中，嘱患者紧闭口唇深吸气。每次使用时间为15～20分钟。治疗完毕，先关雾化开关，再关电源开关，否则电子管易损坏。倒净水槽内剩余的水，用细纱布擦干水槽。将雾化罐导管、螺纹管及口含嘴浸泡于消毒液内1小时，再洗净晾干备用（一次性口含嘴或面罩，患者自备）。

（二）氧气雾化吸入法

利用氧气作为动力，氧气高速流动使药液在通过喷射器的细管时成雾状喷出，雾粒运动的速度与气源压力成正比，雾粒的粗细、雾量的大小与气源压力、喷射器细管的直径、前方受阻物质的表面形态、粗细的过滤程度、液体的黏稠度等因素有关。一般要求氧流量8～10L/min。其优点是仅要求患者用潮气量呼吸，无须特殊的训练，对儿童较适合，对3岁以下的婴幼儿可辅以面罩吸入；缺点是耗氧量大，且雾滴的大小受气源量的影响较大。氧气雾化器的操作程序如下。

1. 遵医嘱吸取药液，注入雾化器。

2. 患者取半坐位或坐位，让患者漱口，清洁口腔。

3. 将雾化器管接在氧气装置上，调节氧流量为 6 ～ 10L/min，使药液成为雾状。

4. 患者手持雾化器，正常呼吸，嘱患者用嘴吸气用鼻呼气。如此反复进行直至药液喷完为止，一般 10 ～ 15 分钟即可将 5ml 药液雾化完毕。

5. 治疗结束，关闭氧气，协助患者漱口，擦脸，清洗雾化器，留置患者处以便下次使用。

（三）射流雾化器吸入法

射流雾化器又称空气压缩式雾化器，是根据文丘里（Venturi）喷射原理，利用压缩空气通过细小管口形成高速气流，产生的负压带动液体或其他流体一起喷射到阻挡物上，在高速撞击下向周围飞溅使液滴变成雾状微粒从出气管喷出。

用于下呼吸道病变或感染、气道分泌物较多，尤其伴有小气道痉挛倾向、低氧血症和/或严重气促患者。气管插管患者常选用射流雾化器雾化吸入支气管舒张剂治疗支气管痉挛，然而气管插管可影响气溶胶进入下呼吸道，欲达到相同的疗效，一般需要较大的药物剂量。雾化使用原药雾化，在相对的治疗时间内吸入的雾化量适宜，不易造成气管内壁黏膜发涨及气管堵塞，雾化的颗粒超细，并且不易碰撞结合，人体吸入舒适，而且能进入支气管，临床效果极佳，特别适宜下呼吸道疾病治疗。其操作程序如下。

1. 环境评估　应选择安静整洁的操作环境，易燃环境下慎用，雾化器应放在平整的桌面上，不能放在腿上、床上等倾斜的地方。

2. 消毒　使用前应先对雾化杯、面罩、咬嘴进行消毒处理。

3. 检查性能　使用前应先打开过滤器，查看内部医用过滤棉是否干净，过滤棉不可清洗后重复使用；检查雾化器各部件是否连接良好。

4. 核对医嘱，将正确的药物注入雾化器中。

5. 应遵循"一呼二吸三屏气"的呼吸方法。尽力呼出胸腔气体，将咬嘴放入口中，戴上口罩后做缓而深的吸气，再屏气 5 ～ 10 秒，以让药物迅速沉积，快速达到使用效果。使用过程中应该尽量使用口吸入、鼻呼出（鼻腔保健时应使用鼻吸入、口呼出）。

6. 使用过程中如需添加药水、纯净水，务必关机后才能拧开雾化杯添加。

7. 雾化器每次的工作时间要控制在 20 分钟内，如需继续使用，停机 10 分钟后再继续开机使用。

8. 用完后，先切断雾化器电源再做其他处理。

9. 用药后漱口或喝水。

（四）振动筛孔雾化器吸入法

振动筛孔雾化器是通过压电陶瓷片的高频振动，使药液穿过细小的筛孔而产生药雾的装置，减少超声振动液体产热对药物的影响。筛孔的直径可决定产生药物颗粒的大小。振动筛孔雾化器雾化效率较高且残留药量较少（0.1 ～ 0.5 ml），并具有噪声小、小巧轻便等优点。与射流雾化器和超声雾化器比较，振动筛孔雾化器的储药罐可位于呼吸管路上方，方便增加药物剂量。其操作流程如下。

1. 检查筛孔雾化器的性能，正确连接雾化的各个零件。

2. 打开筛孔，遵医嘱注入雾化吸入药物，关闭筛孔（加入药液量不能超过说明书指定范围）。

3. 连接电源，开启雾化开关。

4. 雾化时儿童取坐位或半坐位，婴儿可由家长抱着。

5. 雾化前不涂油性面霜，若涂有应擦洗后雾化，以避免药物吸附刺激面部皮肤。

6. 若用口含嘴吸入，口吸鼻呼；若用面罩，将面罩固定于鼻梁部，避开眼，平静呼吸即可。

7. 雾化结束后漱口并擦洗面部。

8. 每次雾化结束后，将灭菌注射用水注入雾化器，直至雾化结束，其他零件用流动水清洗晾干。

（五）定量雾化器吸入法

定量雾化器（metered-dose inhaler，MDT）是将药物溶解或悬浮在液体混合推进剂内，放在密封的气筒内，内腔高压，当按压雾化器顶部时，利用其引发正压力，药物即由喷嘴喷出。一般雾滴直径为 $2.8 \sim 4.3\mu m$，目前临床上主要用于哮喘患者，需要用手操作，且需熟练掌握使用技巧。手压式雾化器的操作程序如下。

1. 吸入前振摇，以使药液混匀。

2. 嘱患者缓慢呼气，置喷口于口内4cm，双唇包紧。

3. 缓慢吸气，在深吸气过程中按压驱动装置，继续吸气，尽可能屏气 $5 \sim 10$ 秒，使较小的雾粒在更远的气道沉降，然后再缓慢呼气。

4. 需要再次吸入，应等待至少 $20 \sim 30$ 秒后再吸入药液。间隔一定时间是为了使第一"喷"吸入的药物扩张狭窄的气道后，再次吸入的药物更容易到达远端受累的支气管。

5. 用药后漱口或喝水可减少口腔真菌感染及咳嗽的发生。

第七节　药物过敏试验

药物过敏（drug allergy）指用于预防、诊断、治疗的药物通过静脉注射、肌内注射及口服用药等途径进入机体后，所引起的皮肤和/或黏膜损害的不良反应。药物过敏反应属于过敏反应之一，是药物作为抗原物质与特异质患者体内的抗体发生的免疫反应。药物过敏反应的发生率不高，但近年来随着药物种类的增加，用药范围的扩大，用药频率的增多，药物过敏反应发生的病例和严重程度逐步增加。临床表现有发热、皮疹、血管神经性水肿、血清病综合征等，严重者可发生过敏性休克，如不及时抢救，可危及生命。为防止药物过敏反应发生，在使用高致敏性药物前，除需详细询问用药史、过敏史和家族史外，还要做药物皮肤过敏试验，结果阴性才可用药。药物激发试验（drug provocation test，DPT）目前在国际上被公认为是诊断药物过敏的"金标准"，在国内因其可能会导致过敏性休克等严重过敏反应并没有广泛开展[①]。

---

① 详见《药物激发试验专家共识》。

一、药物过敏反应的机制

药物过敏反应的基本原因在于抗原、抗体相互作用。致敏药物作为一种半抗原，进入人体后与人体组织蛋白质结合而形成全抗原，使T淋巴细胞致敏，进而作用于B淋巴细胞引起分化增殖，使机体呈过敏状态。当过敏体质的人再次接触该抗原时，抗原即和肥大细胞及白细胞表面的IgE相结合而发生作用，引起过敏反应。

二、药物过敏反应的临床表现

药物过敏的临床表现多种多样，可以属于任何类型的过敏反应。

（一）药物热

由药物过敏所致的发热称为药物热，常是药物过敏的最早表现。药物热与一般感染性发热不同，其特征为：如果是首次用药，发热可经10天左右的致敏期后发生；如果是再次用药，由于人体已经致敏，发热可迅速发生。药物热一般是持续的高热，常达39℃，甚至40℃以上。但发热虽高，患者的一般情况尚好，与热度不成比例；应用各种退热措施（如退热药）效果不好；但如停用致敏药物，有时即使不采取抗过敏措施，体温也能自行下降。

（二）药物疹

药物疹一般紧跟药物热发生；但也可能先于药物热发生。皮疹可有多种形态，如麻疹样、猩红热样、湿疹样、荨麻疹样、紫癜样、疱疹样等。有一类固定性药疹，其特点是由同一类药物引起的皮疹，每次发作都发生在同一固定部位。初期为红色，以后逐渐转为黑褐色，很难消退，或甚至终生不退。引起这类皮疹的药物主要有酚酞（通便药）、巴比妥类（镇静药）、磺胺药、重金属盐（如铋剂、锑剂）、砷剂等。但多数药物疹的形态不具特异性，不能根据药物疹的形态来确定致敏药物。

（三）血清病样反应

血清病是首次应用血清（如马血清）制剂，经过10天左右发生的一种过敏反应。临床表现为发热，关节肿痛，肝、脾、淋巴结增大等。因注射异种血清而发生的血清病一般临床表现较轻，常为自限性。随着体内血清水平的下降，通常在3～5天后，急性症状逐渐消失，其他症状随后也逐渐缓解。由于化学治疗剂和抗生素的问世，现在需要应用血清制剂治疗的病已限于有限的几种。但非血清类制剂也可通过类似的机制引起这些临床表现，特别是合成药物。因此也把这类病称为血清病或血清病样反应。

（四）过敏性休克

过敏性休克是过敏反应中最严重的一种，可危及生命。多发生于用药后20分钟内，5%的患者于给药后5分钟内出现症状，10%出现于30分钟以后，少数患者在连续用药过程中出现过敏性休克，一般呈闪电式。表现为：①呼吸道阻塞症状，由喉头水肿和肺水肿导致呼吸困难、胸闷、气促、心悸、口干、发绀、窒息及头晕；②循环衰竭症状，包括面色苍白、冷汗、烦躁不安、脉搏细弱、血压急剧下降甚至测不到；③中枢神经系统症状，由脑组织缺氧、水肿导致意识丧失、昏迷抽搐、尿便失禁。此外，还伴有荨麻疹、恶心、呕吐、腹泻、发热等症状。

三、过敏性休克的急救措施

对过敏性休克处理必须迅速及时，分秒必争，就地抢救。

1. 立即停药，协助患者平卧，保暖。

2. 立即皮下注射0.1%肾上腺素0.5～1.0ml，小儿剂量酌减。症状不缓解，20～30分钟后再皮下注射或静脉注射0.5ml（遵医嘱），直至脱离危险期。

3. 给予氧气吸入，改善缺氧症状。

4. 根据医嘱，静脉注射地塞米松5～10mg或氢化可的松200～300mg加入5%～10%葡萄糖注射液内静脉滴注；应用抗组胺药物，如肌内注射盐酸异丙嗪20～50mg或苯海拉明20～40mg。

5. 静脉滴注10%葡萄糖溶液或平衡溶液扩充血容量。如血压仍不回升时，需给予低分子右旋糖酐，必要时可用去甲肾上腺素、多巴胺、间羟胺（阿拉明）等升压药物。

6. 呼吸抑制时，肌内注射尼可刹米（可拉明）、洛贝林等呼吸兴奋剂。急性喉头水肿窒息时，可行气管切开术。心搏骤停时，立即行闭胸心脏按压术。

7. 在抢救的同时，应密切观察呼吸、脉搏、血压、尿量等病情的变化，并及时记录。要根据病情的变化随时采取相应的抢救措施。

四、易引起药物过敏反应的常用药物

1. 抗菌药　如青霉素、链霉素、庆大霉素、卡那霉素、氯霉素、四环素、磺胺类等。
2. 解热镇痛药　如阿司匹林、氨基比林、水杨酸钠等。
3. 镇静催眠药　如苯巴比妥、氯丙嗪等。
4. 镇咳平喘药　如氨茶碱等。
5. 其他　如血清、疫苗、类毒素等。

五、临床常用药物皮肤过敏试验法

（一）青霉素

青霉素是最常用的广谱抗菌药，毒性较低，最常见的不良反应是过敏反应，其发生率在各种抗生素中最高，可达3%～6%。可发生于任何年龄组，但以青壮年为多见。多数发生于多次接受青霉素治疗的患者，偶尔也见于初次用药的患者。青霉素在水溶液中很快分解，经过分子重排形成青霉烯酸，作为半抗原进入人体后，与人体蛋白结合形成青霉烯酸蛋白及青霉噻唑蛋白而成为全抗原，青霉素溶液在储存过程中产生高分子聚合体，也能与抗体蛋白质结合成全抗原，这些都是致敏物质，当遇到过敏体质的患者时即可发生过敏反应。所以，应在使用青霉素注射液前临时配制，不宜放置过久。更换青霉素不同批号，或停药3天以上，应该重做皮内试验

（表15-2）。

表15-2 常见药物皮肤试验法

药物名称	皮试溶液的配制	皮试方法及结果观察	注意事项
青霉素G钠（钾）	1. 用1ml注射器取20×10^4U/ml的青霉素溶液0.1ml，加注射用水或生理盐水至1ml（含青霉素2×10^4U）摇匀 2. 取上液0.1ml，按上法稀释至1ml（含青霉素2000U） 3. 取每毫升含青霉素2000U的溶液0.1ml，再按上法稀释至1ml（含青霉素200U），摇匀即成	皮内试验： 1. 用75%酒精消毒前臂内侧皮肤 2. 抽取皮试液约0.1ml（20U）行皮内注射（小儿注0.02～0.03ml），使局部形成一个皮丘 3. 20分钟后，如局部出现中心晕团、周围红斑，直径＞1cm，或局部红晕或伴有小水疱者为阳性；对于可疑阳性反应者，应在另一前臂用生理盐水做对照试验	1. 极少数患者可在皮肤试验时发生过敏性休克，常于注射后数秒至5分钟内开始，先皮肤瘙痒、四肢麻木，继而气急、胸闷、发绀、心搏加速、脉细、血压下降、大量出汗等，如不及时抢救，可导致患者死亡。故应做好抢救准备，如常备盐酸肾上腺素、氢化可的松、中枢兴奋药和抗过敏药 2. 试验用药含量要准，配置后在冰箱中保存不应超过24小时，注射器应选1ml
链霉素	1. 取链霉素1g（100×10^4U）加生理盐水3.5ml，溶解后即成4ml（25×10^4U/ml） 2. 取上液0.1ml，加生理盐水0.9ml成2.5×10^4U/ml 3. 取步骤2中的生理盐水0.1ml，加生理盐水0.9ml成2500 U/ml	取皮试液0.1ml（250U）做皮内试验，观察20分钟。其判断标准同青霉素	1. 皮试阴性的患者，注射时也可发生过敏反应，故应做好抢救准备 2. 链霉素发生过敏性休克时抢救措施同青霉素。因链霉素可与钙离子结合，可同时以10%葡萄糖酸钙或稀释一倍的5%氯化钙静脉注射
破伤风抗毒素血清	用1ml注射器取破伤风抗毒素血液药液（1500 U/ml）0.1ml，加0.9ml生理盐水稀释至1ml（150 U/ml）	取皮试液0.1ml（15U）在前臂行皮内试验，15分钟后观察，若硬结直径＞1.5cm，红晕范围直径＞4cm则为阳性。同时应以生理盐水在另一前臂做对照试验	若皮试为阳性，应用阳性脱敏注射法进行注射，每针注射间隔20分钟，在注射前要做好过敏性休克的抢救准备
有机碘对比剂（碘吡啦啥、醋碘苯酸钠、泛影钠、泛影葡胺、胆影钠、碘化油等）	30%有机碘溶液	1. 静脉注射法：用30%有机碘溶液1ml注入静脉，密切观察10分钟，观察有无心悸、颊黏膜水肿、恶心、呕吐、荨麻疹、血压下降及其他不适等反应，如有上述现象，不可注射 2. 口含试验法：以1～5ml对比剂含于口中，5分钟后观察有无上述反应 3. 皮内注射法：以0.05～0.1ml对比剂注入皮内，10～15分钟后，观察如有1cm大小的反应红斑，即为强阳性 4. 结膜试验法：以1～2滴对比剂滴入一侧眼结膜囊内，1分钟后，观察结膜与巩膜充血情况（与对侧对比），如有显著充血，血管扩张、曲张即为强阳性	过敏试验阴性者，在使用碘造影过程中仍可出现过敏反应，需注意

（二）链霉素

链霉素主要针对革兰阴性菌及结核分枝杆菌有较强的抗菌作用。链霉素本身就有毒性作用，主要损害第Ⅷ对脑神经，还可导致皮疹、发热、荨麻疹、血管神经性水肿等过敏反应。其过敏性休克发生率较青霉素低，但死亡率高。链霉素皮肤试验方法见表15-2。

（三）破伤风抗毒素

破伤风抗毒素是一种免疫马血清，对人体是一种异性蛋白，具有抗原性，注射后可引起过敏反应。因此，用药前应先做皮肤过敏试验，曾经使用过破伤风抗毒素，间隔超过1周再使用者，必须重新做皮肤试验（表15-2）。

对过敏试验呈阳性反应的患者需进行阳性脱敏注射法。破伤风抗毒素阳性脱敏注射法是将所需要的破伤风抗毒素剂量分次小剂量注入机体的方法。原理是以小剂量的抗原在一定时间内多次消耗体内抗体，以至全部耗尽，不至于引起临床症状，从而达到脱敏目的。皮试结果阳性者须采用脱敏注射法，按照表15-3每隔20分钟注射一次。

表15-3　破伤风抗毒素脱敏注射法

次数	抗毒血清/ml	加入0.9% 氯化钠注射液/ml	注射方法
1	0.1	0.9	皮下
2	0.2	0.8	皮下
3	0.3	0.7	肌内
4	余量	加至1	肌内

在脱敏注射中，如果发现患者出现全身反应，如气短、发绀、荨麻疹或过敏性休克时，须及时处理。如反应轻微，待消退好转后，酌情减少剂量，增加注射次数，顺利注射完毕。

（四）碘过敏试验法

为了避免应用碘对比剂发生过敏反应，首次用药者应在碘造影前1～2天做皮肤试验（表15-2），结果阴性时才能进行造影试验。

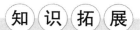

知 识 拓 展

雾化吸入疗法合理用药专家共识（2019）

非雾化吸入制剂不推荐以下使用：

不推荐以静脉制剂替代雾化吸入制剂使用。非雾化吸入制剂的药物无法达到有效雾化颗粒要求，无法经呼吸道清除，可能沉积在肺部，从而增加肺部感染的发生率。如盐酸氨溴索注射液，国内尚无雾化吸入剂型。

不推荐传统"呼三联"方案（地塞米松、庆大霉素、α-糜蛋白酶）。"呼三联"药物无相应雾化吸入制剂，无充分安全性证据，且剂量、疗程及疗效均无统一规范。

不推荐雾化吸入中成药。中成药因无雾化吸入剂，所含成分较多，安全性、有效性证据不足。

因无雾化吸入剂型而不推荐使用的其他药物还包括抗病毒药物、干扰素、低分子量肝素、氟尿嘧啶、顺铂、羟喜树碱、生物反应调节剂（如白细胞介素-2、贝伐单抗）等。

药物激发试验专家共识（2020）

目的：为解决临床合理用药提供安全性保障。药物激发试验是在临床药物应用后出现过敏/超敏反应症状时，评估药物和症状因果关系并提供临床药物选择的一种方法，是一种以寻找阴性结果为目的的体内试验。

适用人群及药品：当患者用药后出现不良反应，经过专业过敏科医生评估后认为病史符合药物过敏、超敏反应特征，临床拟诊为药物过敏、药物超敏反应。在因以下类别的药物出现药物过敏、超敏反应时，受试者可以因查明致敏药物而获得临床用药的安全性保障。①临床广泛使用药物，如β-内酰胺类抗生素、非甾体抗炎药、局部麻醉药；②受试者目前疾病医治中所急需的药物；③测试药物必须是有明确药物成分、含量说明和药品监督管理部门批文的正规药品。

思考与练习

1. 药物的保管原则和安全给药的原则是什么？
2. 常用注射法包括哪几种方法？选择的注射部位分别是什么？
3. 吸入给药法常用药物作用是什么？氧气雾化吸入法操作方法是什么？
4. 药物过敏皮肤试验的方法是什么？护理人员在工作中如何预防药物过敏的发生？
5. 患者发生过敏性休克抢救措施是什么？

（张　欣）

参 考 文 献

［1］李小寒，尚少梅. 基础护理学［M］. 北京：人民卫生出版社，2018.

［2］中华医学会临床药学分会《雾化吸入疗法合理用药专家共识》编写组. 雾化吸入疗法合理用药专家共识（2019年版）［J］. 医药导报，2019，38（2）：135-146.

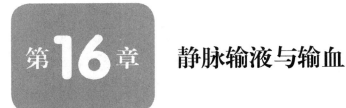

第16章　静脉输液与输血

知识层面：

1. 说出静脉输液目的、常用溶液种类及作用。

2. 说出补液原则及输液的适应证。

3. 识别常见输液反应的主要临床表现、发生原因及防治方法，并学会观察和报告输液反应。

4. 复述静脉输液速度与时间的计算方法。

5. 说出静脉输血的目的及常用血液制剂的种类及作用。

6. 说出安全输血的方法和原则。

7. 识别各种输血反应，说明其原因及其护理措施。

技能层面：

1. 按操作规程正确执行外周静脉导管置换与维护、中心静脉导管维护。

2. 按操作规程正确执行直接输血法、间接输血法。

态度层面：

在理论知识学习中，认真主动，独立思考，做到理论联系实际；在技能学习中，表现出良好的职业素养，表现出对患者的尊重与关爱。

输液与输血是临床常用的重要治疗手段之一，是基础护理操作的重要内容，是护士必须熟练掌握的操作技能。护士必须掌握有关输液、输血的理论知识和操作技能，以便在治疗疾病、保证患者安全和挽救患者生命过程中发挥积极、有效的作用。

第一节　静脉输液

静脉输液（intravenous infusion）是将大量无菌药液直接滴入静脉内的治疗方法。护士的主要职责是遵医嘱建立静脉通道、监测输液过程及输液完毕的处理。同时，还要了解治疗目的、输入药物的种类和作用、预期效果、可能发生的不良反应及处理方法。

一、静脉输液基本知识

（一）原理

静脉输液是利用液体静压原理与大气压的作用使液体进入静脉中。当液体容器具有一定高度，导管出口处部的压力大于静脉压时，液体就输入人体静脉内。因此，无菌药液自输液容器经输液管通过血管通路装置输入静脉内应具备的条件是：

1. 液体容器必须有一定的高度（具有一定的水柱压）。

2. 液面上方必须与大气压相通（除外液体软包装），使液体受大气压的作用，当大气压大于静脉压时，液体向压力低的方向流。

3. 输液管道应通畅，不应扭曲、受压，并确保血管通路装置在静脉管腔内。

（二）目的

1. 补充水分和电解质，维持水、电解质及酸碱平衡。

2. 补充营养，供给热量，促进组织修复，获得正氮平衡。

3. 输入药物，控制感染，治疗疾病。

4. 增加血容量，维持血压，改善微循环。

5. 输入利尿药，以达到消除脑水肿、腹水和其他组织水肿的目的。

（三）输液常用液体种类与作用

临床常用的液体很多，根据病情的需要选择不同种类的液体。静脉输液常用溶液有4类：晶体溶液、胶体溶液、利尿溶液和肠外营养液。

1. 晶体溶液（crystalloid solution）　晶体溶液分子量小，在血管内存留时间短，用于纠正水、电解质紊乱，补充热量及纠正酸中毒。常用的晶体溶液有：

（1）葡萄糖溶液：用于供给热量和水分，临床常用的溶液有5%葡萄糖溶液和10%葡萄糖溶液（为高渗溶液，输入体内迅速利用，对细胞不产生高渗作用）。

（2）碱性溶液：用于调节酸碱平衡，临床常用的溶液有5%碳酸氢钠、11.2%乳酸钠溶液。

（3）等渗电解质溶液：用于供给水分和电解质，维持体液和渗透压平衡。临床常用的溶液有0.9%氯化钠溶液、复方氯化钠溶液（林格液）和5%葡萄糖氯化钠溶液。

2. 胶体溶液（colloidal solution）　胶体溶液分子大，在血管中存留时间长，对维持血浆胶体渗透压、增加血容量及提高血压有显著效果。常用的胶体溶液有：

（1）右旋糖酐：可代血浆使用，包括中分子右旋糖酐和低分子右旋糖酐。

1）中分子右旋糖酐：有提高血浆胶体渗透压和扩充血容量的作用。

2）低、小分子右旋糖酐：能改善微循环，预防或消除血管内红细胞聚集和血栓形成等、亦有扩充血容量作用，但作用较中分子右旋糖酐短暂。

（2）代血浆：为血液容量扩充剂。常用的有羟乙基淀粉、氧化聚明胶、聚乙烯吡咯酮。

（3）血浆制品：输入后能扩增循环血容量，补充蛋白质和抗体，提升免疫力。常用的有5%人血白蛋白、人血免疫球蛋白。

3．利尿溶液　为高渗溶液，可使组织间液大量地转移到血管内，通过尿液迅速排出，因此可以降低颅内压、减轻脑水肿。临床常用的利尿溶液有20%甘露醇、甘油果糖、20%～50%葡萄糖溶液等。

（1）50%葡萄糖注射液：静脉输入50%葡萄糖注射液50～100ml，可在血管中形成一过性高渗透压，并在肾小管中产生利尿作用。但由于50%葡萄糖注射液在体内迅速被氧化，因而会影响它的效果，故很少单独使用，一般与其他脱水剂配合使用。

（2）20%甘露醇注射液：注射后能使组织间液大量转移到血管内，同时药液在肾小管管腔中形成高渗透压，带大量水分自肾脏排出而引起利尿。用于治疗各种原因引起的脑水肿，降低颅内压，防止脑疝，并可有效降低眼压，应用于其他降眼压药无效时或眼内术前准备。需注意的是，甘露醇遇冷易结晶，故使用前应仔细检查，当甘露醇浓度高于15%时，应使用有过滤器的输液器，根据其药理特性，250ml注射液需在半小时内滴注完成。

（3）甘油果糖：注射后进入脑脊液及脑组织较慢，清除也较慢，主要用于缓解急慢性颅内压增高、脑水肿等症状。需注意的是，由于其药理特点要缓慢滴注，500ml注射液需滴注2～3小时，250ml注射液需滴注1～1.5小时。

4．肠外营养液　供给热量，维持正氮平衡，供给多种维生素及矿物质，多用于大手术及重病不能进食者。常用的有葡萄糖、氨基酸、脂肪乳、维生素、矿物质等。

（四）临床补液原则

1．先晶后胶、先盐后糖　晶体溶液可以补充因钠和水进入细胞内引起的功能性细胞外液减少，降低红细胞压积和纤维蛋白原含量，减少毛细血管内血液的黏度，使血液适当稀释，改善微循环的血流灌注；由于胶体溶液分子量大，不易透过血管壁，比普通电解质溶液扩容作用持久；而糖溶液中的糖经体内代谢后成为低张液，扩容作用相对减小。因此，一般补液按先晶后胶、先盐后糖的原则顺序补液。

2．先快后慢　为及时初步纠正体液失衡，早期阶段输液宜快，待病情基本稳定后逐步减慢，形成"快－较快－慢"三个输液速度。中、重度失水，一般在开始4～8小时内输入补液总量的1/3～1/2，余量在24～48小时内补足，并根据病情轻重、年龄、心肺功能进行速度调整。

3．宁少勿多　无论何种水、电解质和酸碱失衡，都不可能在一次准确补足。一般先初步纠正丢失量，然后在1～2天内继续补液直到完全纠正。计算每小时尿量及测量尿比重，可作为估计补液量是否足够的指标之一。每小时尿量在30～40ml、尿比重在1.018，一般表示补液量恰当。

4．补钾四不宜　静脉补钾时应遵照四不宜原则：不宜过早，见尿补钾；不宜过浓，不超过0.3%；不宜过快，成人每分钟30～40滴（小儿酌减）；不宜过多，成人每日不应超过5g，小儿每日0.1～0.3g/kg，应稀释为0.1%～0.3%浓度。

（五）输液滴速与时间的计算

1．已知每分钟滴数，计算输入一定量液体所需的时间（1ml＝20滴）

$$输液时间（分钟）＝液体总量（ml）\times20\div每分钟滴数$$

例如，某人需输1500ml液体，以每分钟60滴的速度滴入，需用多长时间输完？

$$输液时间（分钟）＝1500ml\times20\div60＝500分钟＝8小时33分钟$$

2．已知液体总量与计划使用的时间，计算每分钟需调节的滴数（1ml＝20滴）

$$每分钟滴数（滴）＝液体总量（ml）\times20\div输液时间（分）$$

例如，某人输液体2000ml，需用8小时输完，每分钟滴数是多少？

$$每分钟滴数（滴）＝2000\times20\div（8\times60）＝40000\div480\approx83滴$$

临床上应根据药物和患者情况不同配以适当的输液速度，输液过快，可能会导致中毒，更严重时会导致水肿和心力衰竭；输液过慢，则可能发生药量不够或无谓地延长输液时间，使治疗受影响，并给患者和护理工作增加不必要的负担。通过应用输液泵或微量注射泵能精确控制输送药液的流速和流量，并能对输液过程中出现的异常情况进行报警，同时及时自动阻断输液通路，利于提高给药的安全性和准确性。

二、输液治疗管理概述

（一）输液治疗宗旨与原则

1．宗旨　输液治疗护理是临床最常用的治疗护理手段之一。为了确保输液治疗护理的质量，提高输液治疗的安全性，以人为本，输液治疗护士应具有专业理论、法律知识，以及专业技术、沟通、科研、咨询、患者教育、临床管理、质量控制和预算等能力，规范实践标准，加强职业防护，提高输液治疗护理的安全性，为患者提供安全有效的输液治疗。

2．原则　遵循循证护理原则，以当前最佳证据为依据，在多学科专家及大、中型医院护理人员的合作下达成共识。

（二）输液治疗程序（图16-1）

1．评估治疗方案　评估输液的目的、疗程、药物的性质、要求的输液速度。

2．选择穿刺部位　评估穿刺部位的皮肤状况、静脉能见度、弹性、静脉瓣、直径、长短。

3．评估穿刺者资质　普通医护人员或专业的静脉输液护士。

4．正确应用输液工具　正确的扎止血带方法、穿刺角度、绷紧皮肤、穿刺、送导管的方法、无菌技术。

5．评估患者情况　评估患者病情、年龄、性别、活动状况、配合程度及是否需要进行健康教育。

6．选择穿刺工具　选择穿刺工具类型、导管材质、型号。

7．正确准备穿刺部位　选择正确的消毒剂、使用正确的消毒方法、评估是否需要使用麻醉剂、麻醉剂的量。

8．静脉通路的护理、维持及管理　选择合适的敷料、正确冲/封管、导管固定、留置时间、维护频率、记录及处理数据。

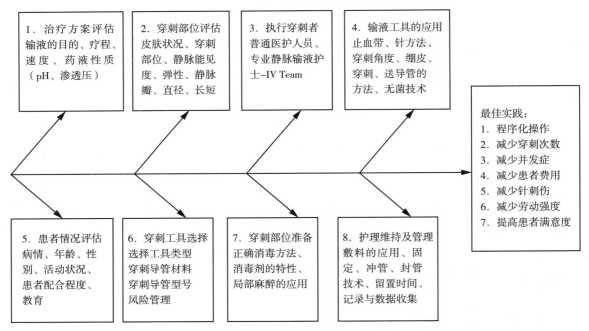

图16-1　Decisiv鱼骨图输液治疗程序化管理方案

（三）输液治疗穿刺部位选择（表16-1）

输液时应根据患者治疗疗程、药物及经济条件选择适宜导管，在保证滴速的情况下，尽可能选择短而细的导管。同时，根据患者的年龄、神志、病情特点、溶液种类、输液时间、静脉情况或即将实施手术部位来选择穿刺的部位。

表16-1　不同输液方法穿刺部位选择

静脉输液方法	穿刺部位
外周导管	1．成人　宜选择上肢静脉作为穿刺部位，避开静脉瓣、关节部位及有瘢痕、炎症、硬结等处的静脉，不宜选择下肢静脉进行穿刺 2．小儿　可选择头皮静脉，如颞浅静脉、额静脉、枕静脉和耳后静脉，但不宜首选头皮静脉，学走路前，可选用足部静脉
CVC（非隧道式）	锁骨下静脉、颈内静脉、股静脉
PICC	贵要静脉、肘正中静脉、头静脉和肱静脉等血管穿刺置管
完全植入式输液港（PORT）	胸壁港可经锁骨下、颈内静脉等部位穿刺置管，手臂港可经贵要静脉、头静脉、肱静脉等部位穿刺置管

注：依据《护士条例》获得护士资格的注册护士可从事基本输液治疗护理工作；执行PICC穿刺者，应为在临床工作5年以上的主管护师，同应经过PICC相关知识的培训并取得培训合格证书；中心静脉导管、皮下埋植式静脉输液港置管操作由具备一定资质的医生执行，护士仅进行置管的配合与相关的维护操作。

（四）输液穿刺工具的种类及应用（表16-2）

表16-2　不同穿刺工具的适应证及慎用证

静脉输液方法	适应证	慎用证
外周导管 头皮钢针	1. 可用于患者单次采取血标本 2. 根据治疗的目的、时间、潜在并发症和操作者个人的经验，谨慎选用头皮钢针给予短期（＜4小时）的静脉输液治疗	1. 成人尤其是老年患者不宜使用下肢静脉（易引发血栓及血栓性静脉炎）；小儿不宜选择头皮静脉 2. 输注刺激性、高渗性、腐蚀性、pH＞9或pH＜5药物时禁用
留置针	1. 输液时间长、输液量较多的患者 2. 老年人、儿童、躁动不安的患者 3. 输全血或血液制品的患者 4. 需做糖耐量试验及连续多次采集血标本的患者	1. 成人尤其是老年患者不宜使用下肢静脉（易引发血栓及血栓性静脉炎）；小儿不宜选择头皮静脉 2. 输注刺激性、高渗性、腐蚀性、pH＞9或pH＜5药物时不宜选用
中等长度导管	1. 预计治疗时间 1～4 周的患者 2. 持续输注等渗或接近等渗的药物 3. 短期静脉注射万古霉素的患者（少于6天的治疗） 4. 需持续镇静与镇痛的患者	持续输注刺激性、高渗性、腐蚀性、pH＞9或pH＜5药物不宜选用。
CVC （非隧道式）	1. 危重及大手术患者 2. 全胃肠外营养患者 3. 输注高渗、刺激性或腐蚀性溶液 4. 监测中心静脉压	1. 局部皮肤有破损 2. 有出血倾向者
PICC	1. 有缺乏外周静脉通道的倾向 2. 有锁骨下或颈内插管禁忌 3. 输注高渗、刺激性或腐蚀性溶液 4. 全胃肠外营养 5. 需反复输血或血制品，或反复采血 6. 需要使用静脉泵 7. 需要长期（＜1年）静脉治疗，如补液治疗或疼痛治疗	1. 预插管途径有感染 2. 肘部血管条件差，如有外伤史、血管外科手术史、动静脉瘘、放射治疗史、静脉血栓形成史等 3. 有严重出血性疾病、严重凝血障碍 4. 上腔静脉压迫综合征者慎用
完全植入式输液港 （PORT）	1. 需要长期或反复静脉输注药物进行治疗的患者 2. 需要进行输血、抽血、肠外营养液、化疗药物输注等静脉操作者	1. 确诊或疑似感染、菌血症或败血症者 2. 有出血倾向者 3. 体形与静脉输液港尺寸不匹配 4. 对静脉输液港材质有过敏者

三、外周静脉输液置管及通路的维持与护理

外周静脉输液常用头皮钢针和留置针进行置管。由于静脉留置针材料柔软，不会对所留置的血管造成伤害；保护血管，减少患者因反复受穿刺而造成血管损伤及精神痛苦；为抢救提供有效的治疗通道及减轻护理人员的工作负担，在临床更为广泛应用。头皮钢针宜用于短期或单次给药，腐蚀性药物不应使用头皮钢针。

（一）外周静脉置管

1．头皮钢针穿刺操作

（1）评估

1）评估病情、年龄、意识、心肺功能、凝血功能、自理能力、合作程度、药物性质、过敏史等。

2）评估穿刺点皮肤、血管及肢体活动度的状况。

3）病房环境整洁、光线充足、减少人员走动。

4）向清醒患者解释输液目的及注意事项，以取得合作。大量输液或输利尿剂提示患者提前排便。

（2）用物准备：治疗盘、输液器、药物、输液贴、止血带、小垫枕、输液卡、治疗车（车下放生活垃圾桶、医用垃圾桶、锐器盒、泡止血带桶）、快速手消。

（3）操作要点

1）准备药液：根据医嘱在治疗室准备药液（以密闭输液袋为例），检查药液质量、有效期，无误后撕开外包装，以安尔碘消毒入针点。按照无菌要求配制药液，现用现配，并混匀（注意药物配伍禁忌），袋上注明该患者姓名、床号、添加药物名称、浓度、剂量、配置时间、给药时间及途径。检查输液器的型号、有效日期、外包装是否严密，合格后打开外包装，取出茂菲式滴管以上部分的输液管，将输液管瓶针自输液袋入针点中心部插入，关闭水止。双人核对药物瓶签及药液质量。

2）核对患者：携用物至患者床旁，核对床号与姓名。进行手消毒。

3）核对药物及排气：核对药名、时间、剂量、浓度、用法，将输液袋倒挂在输液架上，告知患者现在输的液体名称和作用。初次排气至滤网，茂菲式滴管1/2 ～ 2/3满，关闭水止。输液管末端放于输液器包装袋内，置于治疗盘中。

4）选择穿刺部位及第一次消毒：在已选好静脉的肢体下放止血带（一人一用一消毒）及小垫枕，扎止血带，选择穿刺部位，松开止血带。以安尔碘初次消毒皮肤（螺旋式由内至外），范围是以进针点为中心直径5cm，待干（未经待干易引起皮肤感染、湿疹或静脉炎等）。备输液贴。

5）扎止血带及第二次消毒：扎紧止血带（距穿刺点6cm以上，避开关节处，时间不宜过长），用安尔碘同法再次消毒，待干。嘱患者握拳，使静脉充盈。

6）穿刺：取下输液管，手持针栓部摘下护针帽，再次排气，自针头部排出少量液体，关闭水止，绷紧消毒部位下方皮肤后穿刺，头皮针与皮肤呈15° ～ 30°角斜行进针，见回血后将针梗再送入少许。护士以拇指固定针栓，嘱患者"三松"，即松拳、松止血带、松水止，观察液体滴入通畅、患者局部无异常感觉时，以输液贴固定。取出止血带及小垫枕。

7）调节滴速：根据患者年龄、病情、药物性质调节滴速。一般成人40 ～ 60滴/分；儿童20 ～ 40滴/分。告知患者或家属不可随意调节滴速。

8）再次核对：再次核对患者床号、姓名、药名、时间、剂量、浓度、用法。

9）操作后处理：协助患者摆好卧位，冬季勿暴露注射肢体、勿着凉。整理床单位，将应急灯置于患者易取处，告知患者穿刺部位的肢体避免用力过度或剧烈活动，出现异常及时告知医护人员。整理用物，洗手。记录。

10）更换液体：如多瓶液体连续输入，则在第一瓶液体输尽前准备第二瓶液体。双人核对确保无误。常规消毒第二瓶液体，拔出第一瓶内输液插头迅速插入第二瓶内。确认茂菲滴管中的高度1/2～2/3满，输液管中无气泡，输液通畅方可离去。

11）输液完毕后的处理：确认输液完毕后，关闭止水，轻揭输液贴，用无菌棉签或棉球轻压穿刺点上方，快速拔针，局部按压1～3分钟（至不出血为止）。将锐器剪至锐器盒中。

（4）注意事项

1）严格执行无菌技术操作，严格执行查对制度，避免给患者造成不应有的损失。

2）选择粗直、弹性好、易于固定的静脉，避开关节和静脉瓣，下肢静脉不应作为成年人穿刺血管的常规部位。对长期输液的患者，应注意保护和合理地使用静脉。

3）输注2种以上药液时，注意药物间的配伍禁忌。

4）不应在输液侧肢体上端使用血压袖带和止血带。

5）加强巡视，发现问题及时处理，如滴注是否通畅、各连接部位有无漏液现象、输液导管有无扭曲、受压；进针部位有无皮下肿胀与疼痛；及时更换液体瓶或添加药液，输液完毕及时拔除或进行封管处理，严防空气进入血管内形成气栓；要观察患者全身反应，并经常询问患者感觉如何，有无心悸、发冷、寒战情况，发现问题及时处理。

2．静脉留置针

（1）概念：静脉留置针又称静脉套管针，由包括可以留置在血管内的柔软的导管/套管，以及不锈钢的穿刺引导针芯及塑料针座组成。穿刺时将外套管和针芯一起刺入血管中，当套管送入血管后，撤出针芯，仅将柔软的外套管留在血管中进行输液的一种输液工具。密闭式留置针根据是否预防针刺伤可分为普通型留置针和防针刺伤型留置针两种。

（2）留置针型号及用途：常用的静脉留置针导管的外径从大到小可分为18、20、22、24四个型号。18、20G可供成人大量快速输血、输液；对于新生儿、儿童、老年患者，选择22～24G。在满足治疗需求的前提下选用管径最细、内腔最少、创伤性最小的留置针。

（3）密闭式留置针穿刺置管操作

1）评估同前。

2）用物准备：型号合适的密闭式留置针、7cm×6cm透明敷料、无针输液接头、输液器、预充式导管冲洗器、棉签、2%葡萄糖酸氯己定乙醇、清洁手套、胶带、止血带、免洗手消毒液、签字笔、污物罐、锐器桶、医疗垃圾桶、生活垃圾桶。

3）置管操作要点：①评估。选择合适的静脉，首选前臂静脉。②留置针准备。在满足治疗需求的前提下选用管径最细、内腔最少、创伤性最小的留置针。在留置针穿刺前，松动针芯。③患者准备。为患者取舒适卧位，暴露穿刺部位，扎止血带在穿刺点上方10cm，松紧以不超过两横指为宜，时间不超过2分钟。选择血管，松止血带。④穿刺部位皮肤准备。以穿刺点为中心，顺时针螺旋式消毒，稍用力，范围直径大于8cm，待干。⑤穿刺。扎止血带，绷紧皮肤，针尖斜面朝上，以15°～30°角进针，直刺静脉。⑥送导管。见回血后降低角度至5°～10°角，继续进针0.2cm后撤针芯0.2～0.3cm，将导管与针芯一起全部送入血管。⑦撤出针芯。松开止血带，打开滴速调节器，嘱患者松拳，完全撤出针芯。⑧固定。以穿刺点为中心用无菌透明敷料无张力固定，延长管U形固定，无针输液接头要高于导管尖端，且与血管平行，注意不要压迫穿刺点上方的静脉。

4）健康教育：①留置针输液时及输液后，可进行适当活动，如写字、做家务、洗澡等，但避免剧烈运动，如打球、提重物等。②如需沐浴，在留置针外面包裹一层保鲜膜，避免穿刺部位长时间浸泡在水中。③睡觉时避免压迫穿刺部位。④更衣时小心，避免将导管勾出或拔出。⑤保持穿刺部位清洁干燥，如穿刺部位出现肿胀、疼痛等异常不适时，及时告知医护人员。⑥一般留置时间为72～96小时。⑦拔管后按压穿刺点至无出血，一般不小于5分钟。

（4）直型套管针置管操作：由于直型套管针属于开放式套管针，置管方法与头皮套管针不同，置针时松动套管针外套管并复位，左手绷紧皮肤，右手持针，右手拇指与中指握紧套管针回血腔两侧，与皮肤成30°～45°角进针，直刺静脉见到回血后，压低角度成10°～15°将穿刺针送入少许，再将针芯退出0.5cm左右。

左手绷紧穿刺点左侧的皮肤，右手持套管针针翼两侧将套管针外套管送入血管。松开止血带。用左手示指、中指轻压已经植入的套管针外套管前端处的静脉（以防血液溢出），右手取出针芯并连接已准备好的静脉输液管。打开调整器。敷贴固定。

（5）外周静脉输液置管的操作要点

1）头皮钢针置管时，距入针点6cm以上扎压脉带，套管针置管时，距入针点10cm以上扎压脉带。

2）头皮钢针置管时，消毒范围直径大于5cm，套管针置管时，消毒范围直径大于8cm。

3）头皮针与皮肤呈15°～30°角斜行进针，见回血后，将针梗与血管平行进入。套管针在血管上方以15°～30°角进针，见回血再进针0.2cm，拔出导丝于软管外，将整个软管送入血管。

4）导管进入血管后，嘱患者"三松"，即松拳、松止血带、松水止，再观察液体滴入情况。

5）套管针贴膜固定时，由中心向两边贴膜，以免膜内有空气及膜产生张力压伤皮肤。

（6）正确冲封管

1）实施冲封管的指征：①在每次输液之前，应冲洗血管通路装置并抽回血，以评估导管功能，预防并发症；②在每次输液之后，应冲洗血管通路装置，以清除导管内腔中输入的药物，从而减少不相容药物相互接触的风险；③输液结束后应对血管通路装置进行封管，通过使用不同类型的封管液，可以减少内腔堵塞和导管相关性血流感染的风险；④停止输液后每隔6～8小时重复冲管一次。

2）冲封管的注意事项：①所有血管通路装置的冲管和封管应该使用单剂量系统。外周留置针使用不含防腐剂的0.9%氯化钠溶液进行冲管和封管。②冲封管液量：冲管溶液量是导管及其附加装置内容积的2倍，封管溶液量是导管及其附加装置的1.2倍。③冲封管手法：冲管使用脉冲式冲管技术，封管采用正压封管技术。尽可能减少血液回流至血管通路装置内，在传统注射器内保留少量（如0.5～1.0ml）冲管液，防止注射器胶塞变形而引起的血液回流。可用专用预防此类回流设计的预充式冲洗器。同时要注意关闭小夹子和断开连接的正确操作顺序。

（7）使用静脉留置针的注意事项：①使用留置针进行输液时，应严格掌握无菌观念，严格执行无菌技术操作。②留置针带管期间，每24小时更换输液器，每隔3～4天随导管一起更换透明敷料和无针输液接头。发现穿刺点处如有渗血、渗液时，应立即重新消毒，更换敷贴，进行皮肤消毒时，由内向外作圆周状消毒，保持足够的消毒时间，勿用手触摸穿刺部位以防感染。③对于连续输注发泡剂、肠外营养或输注渗透压大于900mOsm/L的药物时，不可使用外周静脉导管。④每次输液前后检查穿刺部位及静脉走向有无红、肿、热、痛及静脉硬化情况，询问患者有无疼痛、感觉异常、麻木、麻刺感。一旦出现穿刺点处红肿，局部有渗液，患者主诉穿刺部位发痒等不适应立即拔除。

（二）外周静脉置管护理

1. 输液故障的排除

（1）液体不滴

1）针头/导管滑出血管外：液体注入皮下组织，局部肿胀并有疼痛，应另选血管重新穿刺。

2）针头斜面/导管紧贴血管壁：妨碍液体下滴，应调整针头位置或适当变换肢体位置，直到滴注通畅为止。

3）针头/导管阻塞：外周留置针输液前应通过抽回血和冲洗导管判断导管是否通畅。一手捏住调节器下输液管，另一手轻轻挤压靠近针头的输液管，若感觉有阻力，松手后又无回血，则表示针头已阻塞。如导管阻塞应更换针头另选静脉重新穿刺。

4）压力过低：由患者周围循环不良或输液瓶位置过低所致，可适当抬高输液袋的位置或使用输液泵。

5）静脉痉挛：由穿刺肢体暴露在冷的环境中时间过长或输入的液体温度过低所致，局部热敷可缓解痉挛。

（2）茂菲滴管内液面过高或过低

1）过高：将输液袋取下，倾斜输液袋，使瓶针露出液面，茂菲滴管内液体缓缓下流直至茂菲滴管内液面适宜，挂回输液瓶于输液架上继续点滴。

2）过低：夹住茂菲滴管下端输液管，用手挤压茂菲滴管，迫使液体下流至茂菲滴管内，当液面升高后，停止挤压，松开茂菲滴管下端的输液管即可。

输液过程中，如果茂菲滴管内液面自行下降，则应检查茂菲滴管上端的输液管与茂菲滴管的衔接是否松动、茂菲滴管有无漏气或裂隙，必要时予以更换。

2. 输液微粒污染

（1）概念

1）输液微粒：指输入液体中的非代谢性颗粒杂质，其直径在1～15mm者占多数，少数可在50～300mm。

2）输液微粒污染：指在输液过程中，将输液微粒带入人体，对人体造成严重危害的过程。

（2）输液微粒污染对人体的危害：主要取决于微粒的大小、形状、化学性质及堵塞人体血管的部位、血运阻断的程度和人体对微粒的反应而定。其危害如下：

1）液体中微粒过多可直接堵塞血管，造成局部血管堵塞、供血不足、组织缺血、缺氧，甚至坏死。

2）由于红细胞聚集在微粒上，形成血栓，引起血管栓塞和静脉炎。

3）微粒本身是抗原，可引起过敏反应及血小板减少症。

4）微粒作为异物进入肺毛细血管，可引起巨噬细胞增殖包围微粒产生肺内肉芽肿。最易受微粒阻塞损害的脏器有肺、脑、肝、肾等部位。

（3）微粒污染的来源：主要来源于药液生产的环境、生产过程中的各环节、包装容器、输液器具，配液与输液技术欠缺、环境不洁等。

1）在药液制作过程中混入异物与微粒，如不洁净的水、空气、工艺过程中的污染。

2）盛药液的容器不洁净。

3）输液容器不洁净。

4）在输液前准备工作中的污染，如切割安瓿、开瓶塞，反复穿刺溶液瓶橡胶塞及输液环境不洁净。

（4）防止和消除微粒污染的措施

1）输液操作方面：①目前多采用密闭式一次性医用塑料输液（血）器，减少污染机会。②输液环境中的空气净化：医院是患者集中的地方，空气中的尘埃、微生物的数量和密度都较高。将空气经过净化装置可减少输液污染的机会和程度。如操作室空气的净化可以采用超净工作台较为理想。在超净工作台内进行输液前的配液及添加药液工作；在输液通气针头或通气管内放置无菌棉花或滤膜，可阻止空气中微粒进入液体中；对监护病房、手术室、产房、婴儿室应定期进行空气消毒，或安装空气净化装置，减少病原微生物和尘埃的数量，使输液环境洁净。③严格无菌技术操作：输液过程中的每一步骤都应按操作规程去做，杜绝因图省事对工作不负责任的态度。④认真检查输入液体质量、透明程度，溶液瓶有无裂痕、瓶盖有无松动、瓶签字迹清晰及有效期等。⑤输入药液最好现用现配，避免污染。

2）制剂方面：生产药厂改善制药环境的卫生条件，安装空气净化装置，防止空气中悬浮尘粒与细菌污染；直接生产药品车间的工作人员要穿工作服、工作鞋、戴口罩，必要时戴手套；选用优质溶质与注射用水；采用先进工艺、先进技术，提高检验技术确保药液质量。

四、输液反应、置管并发症及护理

（一）输液反应与防护

1. 发热反应

（1）原因：输入致热物质（致热源、死菌、游离菌体蛋白、蛋白质或非蛋白质的有机或无机物质）而引起。多由于输液瓶清洁灭菌不完善或灭菌后又被污染，输入的溶液或药物制品不纯、消毒后保管不良等原因所致。

（2）症状：表现为发冷、寒战和发热，轻者发热常在38℃左右，于停止输液数小时后体温可恢复正常。严重者初起寒战，继而高热达41℃，并伴有头痛、恶心、呕吐、脉速等症状。

（3）护理：出现寒战，立即停药，更换液体及输液器，保持通路，准备抢救。对高热者给以物理降温，观察生命体征，必要时按医嘱给予抗过敏药物或激素治疗。除对症处理外，还应对输液器具与溶液进行检测，查找原因。

（4）预防：输液器具做好去热源处理，提倡使用一次性具有过滤装置的输液器；输入的药液最好现配现用。

2．急性肺水肿

（1）原因：由于输液速度过快，短期内输入过多液体，使循环血容量急剧增加，心脏负担过重而引起。

（2）症状：表现为胸闷、气促、咳嗽、咳泡沫痰或泡沫样血痰；严重时稀痰液可由口、鼻涌出，听诊肺部出现大量湿性啰音。

（3）护理：如出现上述症状时，应立即停止输液，通知医生，医护共同进行紧急处理。在病情允许情况下使患者采取端坐位，双腿下垂以减少静脉血回流，减轻心脏负担；给予高浓度氧气，可增加肺泡内压力，减少肺泡内毛细血管渗出液的产生。在氧气湿化瓶中放入20%～30%乙醇，使氧气通过乙醇吸入肺脏，可以减低肺泡内泡沫表面的张力，使泡沫破裂消散。遵医嘱给予镇静、平喘、强心、利尿、扩血管药物，以稳定患者紧张情绪，扩张周围血管，加速液体排出，减少回心血量，减轻心脏负荷。必要时进行四肢轮扎，用止血带或血压计袖带适当加压四肢，以阻断静脉血流，减少回心血量，但加压时确保动脉血通过，且5～10分钟轮流放松一个肢体，待症状缓解后，逐渐解除止血带。

（4）预防：在输液过程中注意滴速不宜过快，液量不可过多，对老年、儿童、心脏病者尤需特别注意。

3．空气栓塞

（1）原因：由于输液导管内空气未排尽、导管连接不紧、有漏缝，或在加压输液、输血时无人守护、液体输完未及时拔针或添加药液等情况下，就有可能发生气栓危险。

（2）症状：患者主诉有突发性胸闷、胸骨后疼痛、眩晕、有濒死感，检查血压降低、呼吸困难、严重发绀，听诊心前区可闻及响亮、持续的水泡音。

进入静脉的空气形成栓子，首先被带到右心房，再进入右心室。如空气量少，则被右心室压入肺动脉，并分散到肺小动脉内，最后到达毛细血管而发生堵塞，其损害比较小；如果空气量大，则在右心室内将阻塞肺动脉入口，使血液不能进入肺内，引起机体严重缺氧而立即死亡。

（3）护理：立即使患者左侧卧位（去枕、头低位），有利于气体浮向右心室尖部，避免阻塞肺动脉入口，随着心脏舒缩将空气与血液混成泡沫，分次小量进入肺动脉内，以免发生阻塞。

（4）预防：输液前护士一定要检查输液器各连接部衔接紧密、不会滑脱；穿刺前必须将输液管内空气排尽。输液过程中按时更换、添加药液，液体将要输完应及时拔除针头；如需加压输液时，护士应严密观察，不得离开患者。拔除近胸腔的、较粗的深静脉导管后，应该立即严密封闭穿刺点。

（二）置管并发症及护理

1．液体渗漏

（1）原因：由于血管选择不当、进针角度过小、固定不牢、局部反复推注药物、穿刺部位过度活动造成药液进入周围组织。长时间输注刺激性药液，使血管内膜损伤而导致渗漏发生。老年人、血管硬化等患者血管弹性降低，静脉内压力增高，血管通透性增加，易导致药液渗漏。非腐蚀性药液进入周围组织为渗出，腐蚀性药液进入周围组织为外渗。

（2）症状：根据渗出液体的性质和种类不同，临床表现存在差异性。一般药液渗出，出现局部组织肿胀、苍白、疼痛等症状。高渗液、酸性或碱性液、细胞毒性液等刺激性强的药液渗出，局部可出现红斑、水疱、焦痂、溃疡或组织坏死。

（3）护理：发生液体渗漏时，应立即停止输液，更换肢体和针头，重新穿刺。抬高患肢以减轻水肿，根据症状，可局部冷敷或热敷20分钟，促进静脉回流和渗出液吸收，减轻疼痛和水肿。如发生外渗，可以选择局部封闭。如出现水疱、焦痂、溃疡或组织坏死则按照伤口处理方法处理。

（4）预防：护理人员应加强基本功训练，选择好穿刺血管的部位；根据患者血管情况或液体滴速要求，适当选择输液工具；输液过程中加强巡视，发现异常及时处理。

2. 静脉炎

（1）原因：由于长期输入浓度较高、刺激性较强的药物，或静脉内置管时间太长，引起化学性或机械性局部炎症；也可因在输液过程中无菌操作不严格而引起局部静脉感染；反复多次在同一部位使用留置针进行静脉穿刺导致静脉损伤，形成机械性静脉炎、细菌性静脉炎、化学性静脉炎、血栓性静脉炎或拔针后静脉炎。

（2）症状：沿静脉走向出现条索状红线，局部组织发红、肿胀、灼热、疼痛，全身伴以畏寒、发热等。静脉炎分级：

0级：无症状。

1级：红，有或无疼痛。

2级：疼痛伴红和/或水肿。

3级：疼痛伴红和/或水肿，可触摸到条索状静脉。

4级：疼痛伴红和/或水肿，可触摸到条索状静脉＞2.5cm。

（3）护理：停止在此处静脉输液，并将患肢抬高、制动；局部用50%硫酸镁溶液行热湿敷，每日2次，每次20分钟。有资料显示，土豆薄片敷也可有效治疗静脉炎；或使用超短波理疗，每日1次，每次15～20分钟；中药如意金黄散局部外敷，可清热、除湿、疏通气血、镇痛、消肿，使用后患者感到清凉、舒适，并有镇痛的作用。如有血栓形成，必要时进行溶栓处理（尿激酶）。如合并全身感染症状，按照医嘱给以抗生素治疗。

（4）预防：以避免感染、减少对血管壁的刺激为原则，严格执行无菌技术操作，输入高渗溶液时，选择粗大的静脉；对血管有刺激性的药物应充分稀释后应用，并减慢点滴速度，防止药液溢出血管外；腐蚀性药物持续性输注建议使用中心静脉导管；在满足治疗需求的情况下，尽量使用较短、较细的导管。同时，责任护士要有计划地更换输液部位，穿刺时避免无损伤血管的内膜和外膜，必要时使用超声引导或可视化技术，以保护静脉，延长其使用时间；应用透气性较好的无菌透明敷料固定；正确地维护导管；正压封管；拔针后做好穿刺点护理。

3. 导管相关性血流感染　留置血管内导管是救治危重患者、实施特殊用药和治疗的医疗操作技术，置管后的患者存在发生感染的危险。

（1）概念：导管相关性血流感染（catheter related blood stream infection，CRBSI）指带有血管内导管或者拔除血管内导管48小时内的患者出现菌血症或真菌血症，并伴有发热（T＞38℃）、寒战或低血压等感染表现。实验室微生物学检查显示：外周静脉血培养细菌或真菌阳性；或者从导管段和外周血培养出相同种类、相同药敏结果的致病菌。除血管内导管外没有其他明确的感染源。

（2）诊断

1）导管为感染来源：确认导管为患者血流感染感染源的方法即诊断标准。诊断方法为：①拔除导管：从尖端分离出的病原体数量大于15个菌落形成单位（cfu），则诊断为同一病原体，或外周血细菌或真菌培养阳性的情况，在孵育时间上从导管样本中检测到病原体阳性的时间较外周静脉血培养获得阳性的时间早于2小时。②病原学诊断：从血液培养和导管尖端（5cm）培养中分离出相同致病菌，导管尖端培养细菌数≥15cfu/平板；从穿刺部位抽血定量培养，细菌数≥100cfu/ml或细菌数相当于对侧穿刺点同时取血培养的4～10倍或对侧同时取血培养出相同致病菌；从外周静脉和导管管腔血液培养中分离出相同致病菌，从导管提取样本得到检测结果比从外周静脉快2小时。

2）具备下述任1项，提示导管极有可能为感染的来源：①具有严重感染的临床表现，并且导管头或导管节段的定量或半定量培养阳性，但血培养阴性，除导管无其他感染来源可寻，并在拔除导管48小时内未用新的抗生素治疗，症状好转；②菌血症或真菌血症患者，有发热、寒战和/或低血压等临床表现且至少血培养阳性，但导管节段培养阴性，且没有其他可引起血行感染的来源可寻。

（3）原因：微生物引起导管相关性血流感染的原因主要有3种。

1）皮肤表面的细菌在穿刺时或之后，通过皮肤、皮下组织，沿导管蔓延至导管尖端的细菌定植，随后引起局部或全身感染。

2）另一感染灶的微生物通过血行播散到导管，在导管上黏附定植，引起CRBSI。

3）微生物污染导管接头和内腔，导致管腔内细菌繁殖，引起感染。

（4）症状：常表现为发热、寒战或置管部位红肿、硬结或脓液渗出。

（5）护理：根据临床表现、感染的严重程度及病原菌的种类使用抗生素。当感染明确存在时，外周静脉导管立即予以拔除，中心静脉导管也最好拔除。

（6）预防：采用多种方法进行教育培训，提高专业水平。选择合适的置管部位，成人应避免股静脉置管。严格执行无菌技术操作，使用最大化无菌屏障：口罩、帽子、无菌手套、无菌衣和长的无菌巾。应用超声引导置管，增加置管成功率，减少操作时间，降低感染等并发症发生率。选择合适的消毒剂、合理更换敷料、注意手卫生可有效预防感染的发生。当导管不再需要时应立即拔除，在紧急情况下置入的导管应尽快更换，最长不能超过48小时。使用抗生素涂层导管及预防性使用抗生素，对感染预防的优势仍需在将来的研究中证实。

五、PICC、CVC 置管与通路维护

（一）PICC 置管与维护

PICC 是经外周静脉（贵要静脉、头静脉、肘正中静脉、肱静脉）穿刺置管的中心静脉导管，导管尖端位于上腔静脉下1/3处或上腔静脉和右心房连接处。需通过放射影像确认导管尖端位置。

1. 置管操作

（1）评估：①评估患者病情、年龄、血管条件、意识状态、治疗需求、心理反应及合作程度；②了解既往静脉穿刺史、有无相应静脉的损伤及穿刺侧肢体功能状况；③评估是否需要借助影像

技术帮助辨认和选择血管；④了解过敏史、用药史、凝血功能及是否安装起搏器。

（2）操作要点

1）确认已签知情同意书。

2）摆放体位，充分暴露穿刺部位，手臂外展与躯干呈45°～90°。

3）测量预置导管长度：从预穿刺点沿静脉走向到右胸锁关节再向下至第3肋间；测量双侧上臂臂围，成人肘上10cm，儿童肘上5cm，并记录。

4）按照无菌操作原则，使用无菌隔离衣、无菌的无粉手套、帽子、口罩、无菌大单。

5）消毒范围以穿刺点为中心直径≥20cm，建议整臂消毒；先用75%乙醇清洁至少3遍，待干后，再用碘伏消毒3遍，或选择取得国务院卫生行政部门卫生许可批件的消毒剂进行消毒。

6）用生理盐水预充导管及所有配件，检查导管完整性，并用生理盐水浸润导管。

7）扎止血带，穿刺。

盲穿：15°～30°实施穿刺，确定回血后，降低角度再进0.5cm，送导入鞘，确保导入鞘进入静脉内；放松止血带，撤出穿刺针芯，送入导管；送至预定长度后拔出导入鞘；固定导管，移去导丝，修剪导管长度，安装减压套筒与连接器，脉冲式冲管，安装输液接头，正压封管。

超声引导的改良赛丁格技术：根据血管中心深度选择相应的导针器型号；安装导针器，将穿刺针插入导针器；移动探头使血管位于屏幕中心标记线上，缓慢穿刺；确定回血后，固定好穿刺针，分离穿刺针和探头；递送导引导丝10～15cm；撤出穿刺针；穿刺点周围局部麻醉；沿导引导丝上方做皮肤切开；放置微插管器；撤出导引导丝；送入导管；送至预定长度后拔出导入鞘；固定导管，移去导丝，修剪导管长度，安装减压套筒与连接器，脉冲式冲管，安装输液接头，正压封管。

8）正确摆放导管位置，用免缝合固定装置及透明敷料固定。

9）透明敷料上注明导管的种类、规格、置管深度，日期和时间，操作者姓名。

10）X线确定导管尖端位置，做好记录。

2. 导管维护及注意事项

（1）成人PICC维护

1）记录导管深度、贴膜更换时间、置管时间，测量上臂围并与置管前对照。

2）输液接头更换的频率不应过于频繁，不宜早于96小时。一般5～7天更换一次（具体应参照产品说明书）。如输注血液或肠外营养液，需24小时更换1次。

3）冲、封管遵循SASH原则：S（生理盐水）、A（药物注射）、S（生理盐水）、H（肝素盐水）（若禁用肝素者，则实施SAS原则）。根据药液选择适当的溶液脉冲式冲洗导管，输注黏稠、高渗、中药制剂、抗生素等对血管刺激较大的液体后，或连续输注的药液不相容时及时进行冲管；封管时使用0～10U/ml肝素盐水正压封管，封管液量应1.2倍于导管＋附加装置容积。

4）更换敷料时，由导管远心端向近心端除去无菌透明敷料，戴无菌手套，以穿刺点为中心消毒，先用乙醇避开穿刺点清洁3遍，待干后，再用碘伏以穿刺点为中心消毒3遍，或选择取得国务院卫生行政部门卫生许可批件的消毒剂进行消毒，消毒面积应大于敷料面积。

5）无菌透明敷料无张力粘贴固定；注明维护日期、时间、置管深度和操作者。

6）记录穿刺部位情况及维护日期、时间。

7）指导患者留置PICC期间注意事项：穿刺部位防水、防牵拉；观察穿刺点周围皮肤情况，有异常及时通知护士；置管手臂不可过度用力，避免提重物、挂拐杖，衣服袖口不可过紧，不可测血压及静脉穿刺；避免盆浴、泡浴。

（2）新生儿PICC维护

1）输液前抽回血，见回血后再用生理盐水2ml脉冲式冲管，连接输液器。

2）输液结束给予生理盐水2ml脉冲式冲管后给予10U/ml肝素盐水1～2ml正压封管。

3）间断给药，每次给药后用2ml生理盐水冲管。

4）输注脂肪乳期间，每6～8小时用生理盐水2ml冲管1次。

（3）注意事项

1）护士需要取得PICC操作的资质后，方可进行独立穿刺。

2）置管部位皮肤有感染或损伤、有放疗史、血栓形成史、外伤史、血管外科手术史或接受乳腺癌根治术和腋下淋巴结清扫术后者，禁止在此置管。

3）穿刺首选贵要静脉，建议采用B超引导下PICC置管术。

4）新生儿置管后体外导管固定牢固，必要时给予穿刺侧上肢适当约束。

5）禁止使用管径＜10ml的注射器给药及冲、封管，使用脉冲式方法冲管。

6）输入化疗药物、氨基酸、脂肪乳等高渗、强刺激性药物或输血前后，应及时冲管。

7）PICC不能用于高压注射泵推注对比剂（耐高压导管除外）。

8）PICC置管后24小时内更换敷料，并根据使用敷料种类及贴膜使用情况决定更换频次；渗血、出汗等导致的敷料潮湿、卷曲、松脱或破损时立即更换。

9）新生儿选用1.9FrPICC导管，禁止在PICC处抽血、输血及输血制品。

10）禁止将导管体外部分人为地移入体内。

3. 并发症

（1）穿刺相关并发症

1）渗血、血肿

原因：导入针型号过大，穿刺不当或创伤性穿刺；选择血管不当；有出血倾向者；抗凝治疗的患者；穿刺部位活动过度。

症状：穿刺点渗血、剧痛、肿、麻木、刺痛、皮肤冷、有斑纹。

预防：穿刺前了解用药史，凝血指标，熟练掌握穿刺技术。

处理：加压止血，加压敷料固定，避免过度活动，停服抗凝剂，必要时给予止血剂。

2）心律失常

原因：与导管尖端位置过深，刺激上腔静脉丛有关；患者体位改变或测量静脉长度不准。

症状：乏力，头晕，心悸，听诊心率不规则，触诊间歇脉搏阙如。

预防：准确测量导管置入长度，避免导管插入过长。

处理：拔出少许导管。

3）误穿动脉

原因：辨认动脉失误；穿刺过深；误入动脉；过度探针。

症状：血液颜色，动脉血液回流，患肢疼痛、麻木、刺痛，皮肤发凉，面色苍白，动脉无搏动。

预防：识别动脉；穿刺不宜过深：回撤导入针；避免"钓鱼"探针。

处理：立即拔除，加压包扎止血。

4）刺激神经

原因：由于穿刺过深而刺激血管周围神经或穿过静脉瓣刺激瓣膜神经。

症状：穿刺部位肿胀或伴有发冷、发热、局部疼痛，麻木、刺痛、不能触摸。

预防：避免穿刺过深；避免在静脉瓣处进针。

处理：症状出现时立即拔出穿刺针，评估手和手臂的活动度，是否疼痛、麻木、刺痛、无力。通知医生。局部红肿、硬结后，严禁热敷，可用冷敷每日2次，48小时后可用理疗，红外线超短波照射每日2次，也可肌内注射维生素B_{12}、维生素B_1每日1次。

（2）导管留置期间并发症

1）机械性静脉炎

原因：与选择导管的型号和血管的粗细不当有关；穿刺侧肢体过度活动；与选择导管的材料过硬有关；也与穿刺者的操作手法、患者血管状况以及选择从头静脉进针有关。

预防：熟练穿刺技巧；选择合理型号；动作轻柔，匀速、缓慢、短距离送管。

处理：立即处理，休息，抬高患肢，避免剧烈活动；热湿敷，20分钟/次，4次/日；轻微活动（握拳/松拳）；若3天后未见好转或更严重，应拔管。

2）化学性静脉炎

原因：刺激性药物、pH/渗透压超出正常范围；不合理的稀释；快速输注；微粒、留置时间与导管尖端位置。

预防：确认导管尖端位置；充分的血液稀释；合理药物稀释；滤器的应用。

处理：X线确认导管尖端，如导管过短通知医生，拔管。导管位置正常可留管观察，抬高患肢，避免受压，遵医嘱给予药物外敷，观察局部及全身变化并记录。

3）细菌性静脉炎

原因：不正确洗手；不正确皮肤消毒；未遵循无菌技术；穿刺时污染导管；敷料护理不良。

预防：严格无菌技术。

处理：通知医生，根据成因处理；拔除导管，留剪前端送培养；按医嘱应用抗生素。

4）血栓性静脉炎

原因：与选择导管的型号和血管的粗细不当有关（导管外周形成血栓）；与穿刺时损伤血管内膜有关（血管内膜形成血栓）。

处理：拔管。

5）穿刺点感染

原因：与违反无菌操作原则有关；皮肤消毒不良；敷料护理不良；洗手不规范；患者免疫力低下。

症状：有分泌物，红、肿、痛，无全身症状。

处理：严格无菌技术；遵医嘱给予抗生素治疗；加强换药；分泌物细菌培养。

6）导管堵塞

原因：给药配伍禁忌，药物之间不相溶；未经盐水冲管就用肝素封管；未正压封管导致血液反流；采血后未彻底冲管；脂肪乳剂沉淀引起管腔阻塞；因患者体位导管打折，静脉血管内膜损伤。

症状：给药时感觉有阻力、输注困难、无法冲管、无法抽到回血、输液速度减慢或停止。

预防：尽量减少穿刺时静脉损伤；采用正确的导管维护技术；注意药物间配伍禁忌；输注脂肪乳剂应定时冲管。

处理：检查导管是否打折，患者体位是否恰当。确认导管尖端位置正确，用10ml注射器缓慢回抽，观察血凝块是否能抽出（不可用暴力推注清除凝块，可致导管破裂或栓塞）。酌情拔管。

7）导管滑脱断裂

原因：

体外部分断裂：未预冲导管，撤导丝时划伤导管；不正确的固定或换药不当；高压注射。

体内部分断裂：送导管时镊子损伤导管；损伤的导丝划破导管。

预防：不要用力冲管；使用10ml及以上管径的注射器；正确固定；不要在导管接缝处缝合或使用缠绕胶带；避免使用利器。

处理：

体外部分断裂：根据导管的类型，修复导管或者拔管。

体内部分断裂：快速反应处理；用手指按压导管远端的血管或立即于上臂腋部扎止血带；患者制动；确定位置；由医生行数字减影血管造影（DSA）术，取出导管。

8）导管移位

原因：过度活动；胸腔压力改变；不正确的导管固定；固定失效导管外移。

症状：滴速减慢、输液泵报警、无法抽到回血、导管外露长度增加、输液时疼痛、呼吸困难、听觉异常。

预防：正确固定；导管尖端位置在上腔静脉。

处理：观察导管功能；禁止将导管体外部分人为移入体内；通知医生；X线定位；必要时更换导管。

（二）CVC置管与维护

中心静脉导管（非隧道式）（non-tunnel CVC）是将导管通过皮肤穿刺进入上、下腔静脉并保留。对于长期持续输液、肠外营养的患者或在抢救危重患者使用周围静脉有困难者，可采用中心静脉导管输液法以保证治疗。其置管操作由医生完成，护士主要负责日常维护。

1. 置管操作

（1）颈外静脉置管法：颈外静脉属于颈部最大的浅静脉。位于颈部外侧皮下，因其表浅且易固定，便于穿刺，但不可多次穿刺。

操作方法：①备齐用物携至床旁，核对床号与姓名，向患者解释，以取得合作。同静脉输液法备好输液瓶，挂在输液架上。②患者去枕平卧，头部移向床沿并转向对侧。选择穿刺点在下颌角与锁骨中点上缘连线的上1/3处，颈外静脉的外侧缘。③打开无菌穿刺包，戴手套，待助手常规消毒皮肤后铺孔巾。术者用1%普鲁卡因在预定穿刺点行浸润麻醉。助手以手指按压颈静脉三角处，阻断血流使颈外静脉充盈。术者手持穿刺针与皮肤呈45°角进针，入皮后改为25°角沿颈外静脉走行向心方向刺入，见到回血即用左手拇指按住针栓孔，右手持备好的导管（后端以平针头连接着10ml注射器），将导管快速由进针孔插入15cm左右，插管时由助手徐徐注入生理盐水。压住颈外静脉近心端，取下10ml注射器，退出穿刺针，撤出孔巾，用平针头将导管与输液器接头相连。固定导管。穿刺点覆盖无菌纱布并以胶布固定。④按需调节滴速，整理用物，协助患者舒适卧位。

（2）锁骨下静脉置管法：锁骨下静脉位于锁骨后下方，有锁骨下动脉伴行。此静脉较浅表、粗大，成人的锁骨下静脉直径可达1～2cm，全长3～4cm，常处于充盈状态，周围有结缔组织固定，血管不易塌陷。另外，锁骨下静脉距离右心房较近，当输入大量高浓度溶液或刺激性较强的药液时，由于管腔较粗、血量较多，药液随即被稀释，因而对血管壁的刺激也小。

操作方法：①根据医嘱看患者，说明操作目的与要求（昏迷者除外），以取得合作；协助排便，并询问对普鲁卡因有无过敏史。②同静脉输液法，备好输液用物及药液。③带穿刺及输液用物至患者床旁，再次核对床号与姓名，无误后将输液器挂在输液架上备用。④使患者呈去枕平卧位，头低肩高（肩下垫软枕），头转向对侧，以显露胸锁乳突肌外形。标记胸锁关节及进针点，进针点在胸锁乳突肌外侧缘与锁骨上缘所形成的夹角平分线上，距顶点0.5～1.0cm处。⑤打开穿刺包，戴手套，待助手常规消毒皮肤后铺孔巾。准备好射管水枪及硅胶管，并抽吸0.4%枸橼酸钠生理盐水，连接穿刺针头。用1%普鲁卡因在预定进针点处行局部浸润麻醉。持针指向胸锁关节，与皮肤成30°～40°角进针，边进针边抽回血，并试穿锁骨下静脉以探测进针方向、角度与深度（一般成人进针2.5cm左右即达锁骨下静脉），退针。⑥术者持射管水枪按试穿方向将穿刺针通过皮肤刺入锁骨下静脉。在穿刺的同时抽吸回血，如见暗红色血液，即证实已进入锁骨下静脉。嘱患者屏气，按注射管水枪上的圆孔及硅胶管末端，急促推动活塞，硅胶管即随液体进入锁骨下静脉。一般右侧射入12～15cm，左侧射入16～19cm即可。⑦将射管水枪与穿刺针头分离，术者以左手示指压住穿刺针顶端硅胶管，右手将穿刺针平稳退出，不可左右转动以防针尖斜面割断硅胶管。待针头即将退出皮肤，左手轻轻按压硅胶管，使针头完全退出。⑧体外硅胶管末端接平针头，以备好的结扎线套在硅胶管上（靠近进针点），撤下孔巾。以0.4%枸橼酸钠生理盐水冲洗硅胶管后连接输液装置，调节滴速后进行静脉滴注。⑨将小纱布垫在进针处以胶布固定。适当收紧第一个瓶口结，线头两端分别用小胶布固定在离瓶口结约2.5cm处，同法收紧和固定第二个瓶口结（两个瓶口结间距为1cm），最后覆盖无菌纱布以宽胶布固定。⑩输液完毕，以0.4%枸橼酸钠生理盐水1～2ml注入硅胶管，然后以无菌小塞塞住平针头针栓孔，并用无菌纱布包裹固定。不影响患者在床上活动。⑪再次输液时，消毒针栓、打开小塞，接上输液装置即可。

（3）注意事项

1）术中严格无菌操作，预防感染。

2）术前叩诊两侧背部肺下界，并听呼吸音，以便在术后不适时作为对照。

3）体表标明进针点与方向，避免覆盖孔巾后不易找到原来确定的位置，而影响穿刺成功率，并避免发生气胸。

4）射管时推注水枪活塞应迅速，使水枪内压力猛增，如缓慢推注虽水枪内液体注完，仍不能射出硅胶管。

5）射管时应压住水枪圆孔处及硅胶管末端，以免将硅胶管全部射入静脉内。

6）体外硅胶管内如有回血，需及时用0.4%枸橼酸钠生理盐水冲注，以免硅胶管被血块堵塞。如输液不畅需注意下列情况：硅胶管弯曲或滑出血管外或固定硅胶管的线结扎过紧。

7）硅胶管外的敷料应隔日更换一次，消毒方法同"颈外静脉置管法"。

2．导管维护

（1）评估

1）评估患者中心静脉导管固定情况，导管是否通畅。

2）评估穿刺点局部和敷料情况；查看贴膜更换时间、置管时间。

（2）换药

1）暴露穿刺部位，垫一次性治疗巾，将敷料水平方向松解，自下而上去除敷料（应顺着穿刺方向，以免导管移位）。

2）先关闭CVC导管夹，用无菌纱布衬垫取下原有输液接头，消毒接口，更换输液接头。

3）打开换药包，戴无菌手套。

4）消毒穿刺点及周围皮肤20cm×20cm，酒精和碘伏由内向外螺旋式消毒各3次，更换敷料，妥善固定。

5）在透明敷料上注明换药者姓名、换药日期和时间。

6）冲、封管应遵循生理盐水、药物注射、生理盐水、肝素盐水的顺序原则。

7）输液结束，应用20ml生理盐水脉冲式冲洗导管，用肝素盐水正压封管，封管液量应1.2倍于导管及辅助装置容积。

（3）指导要点

1）告知患者保持穿刺部位清洁干燥，如贴膜有卷曲、松动或贴膜下有汗液、渗血，及时通知护士。

2）告知患者妥善保护体外导管部分。

（4）注意事项

1）中心静脉导管的维护应由经过培训的医护人员进行。

2）出现液体流速不畅，使用10ml注射器抽吸回血，禁止暴力推注液体。

3）输入化疗药物、氨基酸、脂肪乳等高渗、强刺激性药物或输血前后，应及时冲管。

4）无菌透明敷料每7天更换1次，纱布敷料常规每2日更换1次；出现渗血、出汗等导致的敷料潮湿、卷曲、松脱或破损时，应立即更换。

5）注意观察中心静脉导管体外长度的变化，防止导管脱出。

六、植入式静脉输液港维护

输液港（subcutaneous port，PORT）是一种完全植入皮下可长期留置在体内的静脉输液装置。植入点首选锁骨下窝，由注射座和导管构成，导管末端位于上腔静脉。该通道具有较高的便利性、实用性。由于导管无体外裸露部分，感染概率更低，可用于所有的静脉输液治疗、采集血样等。置管操作由具备一定资质的医生执行，护士仅进行置管的配合与相关的维护操作。

（一）评估

1．根据治疗要求选择最小规格的无损伤针。

2．观察穿刺部位皮肤情况，轻触输液港，判断穿刺座有无移位、翻转。

（二）穿刺给药

1．戴无菌手套，以穿刺点为中心用消毒液进行皮肤消毒，消毒面积应大于敷料面积。

2．穿刺　一手找到输液港注射座的位置，拇指与示指、中指呈三角形，将输液港拱起；另一手持无损伤针自三指中心处垂直刺入穿刺隔（不要过度绷紧皮肤），直达储液槽基座底部；有阻力时不可强行进针。

3．穿刺成功后，抽回血，正确地冲封管后，关闭无损伤针延长管上的拇指夹。

4．如果要保留无损伤针，用无菌纱布垫在无损伤针针尾下方，可根据实际情况确定纱布垫的厚度，用透明敷料固定无损伤针，注明更换敷料和无损伤针的日期和时间。如果无须保留无损伤针，以两指固定港座，撤出无损伤针，以无菌纱布覆盖穿刺点24小时以上。

（三）指导要点

1．指导患者保持穿刺输液港的部位清洁干燥，贴膜有卷曲、松动、贴膜下有汗液等及时通知护士。

2．指导患者妥善保护无损伤针方法。

（四）注意事项

1．静脉输液港的维护应由经过专门培训的医护人员进行。

2．抽吸无回血时，应立即停止输液治疗，寻找原因，必要时行胸部X线检查，确认输液港的位置。

3．敷料、无损伤针至少应每7天更换1次。

4．不应在连接有植入式输液港的一侧肢体上进行血流动力学监测和静脉穿刺。

5．冲、封导管和静脉注射给药时必须使用10ml管径以上的注射器，防止小注射器的压强过大，损伤导管、瓣膜或导管与注射座连接处。

6．输注黏稠、高渗、中药制剂、抗生素等对血管刺激较大的液体后，或连续输注的药液不相容时及时进行冲管。

7．非耐高压输液港禁用于高压注射泵推注对比剂（耐高压输液港除外）。

8．冲、封管时无损伤针针尖斜面宜与输液港港座出口方向相反。

七、导管相关性血流感染预防与控制

（一）导管相关感染的因素

1．主要危险因素　插管时的无菌水平、导管插入的持续时间、持续的导管护理。

2．导管的材料　聚乙烯和聚氯乙烯制成的导管易于病原体黏附。

3．感染病原菌的特性与毒力。

4．患者的机体抵抗力、合并症、抗菌药物等。

（二）导管相关性感染的监测

1．开展目标性监测。

2．评价监测系统。

3．做好监测人员的培训，统一监测方法和标准。

4．监测方法要简单，可接受。

（三）导管相关性感染的预防原则

1．有留置导管指征，避免不必要的导管留置。

2．导管置入和管路维护保持高水平无菌状态。

3．尽可能限制导管留置时间。

4．在使用导管前即刻准备输液并注意无菌操作。

5．对医务人员进行相关知识、技能培训。

（四）导管相关性感染的预防方法

1．使用防护屏障，如口罩、帽子、无菌手套、无菌衣和长的无菌巾。

2．严格无菌操作。

3．严格皮肤消毒。

4．导管根据需要选择最小、最短的导管。

（五）导管维护

1．每日评估导管周围皮肤。

2．评估患者的体温、白细胞数。

3．评估管路是否通畅。

4．按时更换导管贴膜并记录。

5．每日更换输液器。

6．导管内尽量避免输注血制品。

7．注意药物之间的配伍禁忌。

（六）导管更换

1．当导管不再需要时应立即拔除。

2．怀疑是由导管引起的感染，应立即拔除。

3．导管是在紧急情况下置入的则应尽快更换导管，最长不能超过48小时。

4．如果中心静脉导管插管部位化脓，应立即更换。

第二节　输　　血

输血（blood transfusion）指将全血、血液成分和血液制品输入患者循环系统的治疗过程。一个正常人的血液总量占体重的7%～8%，即每千克体重有70～80ml血液。例如，一个体重60千克的人血量为4200～4800ml，平均血量为4500ml。成人一次失血不超过全身血量的10%，对机体无明显损害；若一次失血超过全身血量的20%，即可引起机体活动障碍，需要及时进行输血或补液。

近年来，我国输血事业已有很大进展，如对输血器材的研究、血液的保存、血液成分的分离、对献血者的检验及血型自动化检测等，都取得很大成绩，为安全输血提供了保障。

一、血型与交叉相容配血试验

（一）血型

1. 血型　指在血液中所能检测出的任何遗传多态性。血型通常被限定为血细胞表面抗原的多态性，包括红细胞、血小板和中性粒细胞血型。在非特指的情况下，血型一般指红细胞血型。由于相继发现血型较多，又把多种血型分别归类成血型系统。迄今为止，世界上已发现二十几个血型系统。临床主要应用的是ABO血型系统，Rh系统次之。

（1）ABO血型系统：是一种染色体特征遗传性血型，有A、B、O、AB四种（表16-3）。

表16-3　ABO血型系统

血型	红细胞内抗原	血清中抗体
A	A	抗B
B	B	抗A
AB	A、B	无
O	无	抗A、抗B

（2）Rh系统：在临床上的重要性仅次于ABO血型系统。通常是以D抗原存在与否来表示Rh阳性或阴性。某人红细胞上有D抗原称为Rh阳性，反之，称为Rh阴性。汉族中99%的人为Rh阳性，Rh阴性者不足1%；我国一些少数民族中Rh阴性者占1%～7%，白种人更高。Rh阴性的人输入了Rh阳性血，或由于Rh阳性胎儿的红细胞从胎盘流入Rh阴性母体，就会产生Rh抗体。当再次输入Rh阳性血液后，便会出现一定程度的输血反应。

2. 血型鉴定　确认血细胞上具有遗传多态性的抗原特异性。血型鉴定一般是由血库保存的受血者末梢血或静脉血作标本进行的一种实验操作。把受检者红细胞放在含有抗A、抗B血清试剂内，检测受检者红细胞抗原，再把受检者血清放于已知A型、B型和O型红细胞试剂内检测受检者血清内抗体，二者相符时才可定血型。

（二）交叉相容配血实验

1．概念　检测献血者红细胞与受血者血清或血浆、受血者红细胞与献血者血清或血浆之间相容性的实验。输血前，虽已验明献血者和受血者的 ABO 血型相同，为防止输血后产生输血反应，故在确定输血前仍需再作交叉相容配血实验，检查受血者血清中有无破坏供血者红细胞的抗体。

2．方法　交叉相容配血实验包括直接、间接交叉配血。

（1）直接交叉相容配血实验：用受血者血清和供血者红细胞交叉配合，用来检查受血者血清中有无破坏供血者红细胞的抗体。其结果绝对不可有凝集现象。

（2）间接交叉相容配血试验：用供血者血清和受血者红细胞交叉配合，用来检查输入血液的血浆中有无能破坏受血者红细胞的抗体。

ABO 血型系统中，同种血型的人之间才可以互相输血；AB 型的人可以接受其他各型的血；O 型人的血可以输给其他血型的受血者。这是因为输血时主要考虑供血者的红细胞不被受血者的血清所凝集。但在临床工作中仍以输同型血为原则。用 O 型血液输给其他血型的受血者，也有发生凝集反应的可能，造成不必要的损失。只有在紧急情况下，经过交叉相容配血实验才采用 O 型血输给其他血型患者，而且每次输血量不宜太多、滴血速度不要太快。

二、输血护理评估

（一）出血

成人一次出血量在 500ml 以内不需输血；大量出血超过 1000ml 者，应及时输血，补充血容量，增加心输出量，促进血液循环，提高血压，以保证机体重要脏器的供血。同时，血液中的纤维蛋白原及凝血因子能促进凝血与血小板的产生；输入的电解质可促进钙的正常代谢及神经系统的兴奋，可使血管壁的紧张性增加，从而达到止血目的。

（二）贫血、低蛋白血症

指成年男子的血红蛋白低于 12.50g/L，成年女子的血红蛋白低于 11.00g/L 时且伴以软弱无力，皮肤、黏膜、指甲苍白，活动后气促、心悸，下肢水肿，有明显缺氧症状。成人血红蛋白在 6.00g/L 以上者，一般可以不首先考虑输血。对手术前有贫血、血红蛋白水平过低者，应予以纠正，以提高手术的耐受力。

（三）严重感染

严重烧伤、感染性休克者通过输血可以补充抗体、补体，增强抗感染能力；通过中和、吸附和吞噬等作用，可降低毒素浓度，具有解毒作用。

（四）凝血异常

有凝血功能障碍者手术时常易渗血，输入新鲜血可以补充各种凝血因子，有助于止血。

三、输入血液的种类及其特点

（一）全血

1. 新鲜血　保存了血液中原有的成分。可补充各种凝血因子及血小板，对血液病患者尤为适用。

2. 库存血　在4℃的冰箱内冷藏，可保存2～3周。虽含有血液的各种成分，但随着保存时间延长，血液内的某些成分也会增多。因此，其酸性增高，钾离子浓度上升。

在大量输入库存血时，应警惕酸中毒与高血钾症。库存血适用于各种原因引起的大出血。

（二）血浆

血浆是血液中的液体部分。因它不含血细胞、无凝集元，单独输入时不必检验血型。其保存期长，可发挥与全血相似的作用，更适用于低蛋白血症。

（三）成分血

成分血是根据血液内各成分比重的不同，将它们加以分离提纯而制成的血液组分及单采血液成分的统称。临床上按病情需要补充有关成分。使用成分血的优点是一血多用、节约血源，针对性强、副作用少，经济方便，是目前临床常用的方法。成分血可分为有形成分和血浆成分（表16-4）。

表16-4　成分血分类及其介绍

	品名	作用及适应证	保存	备注
红细胞	浓缩红细胞（CRC）	作用：增强运氧能力 适用：①各种急性失血者；②各种慢性贫血；③高钾血症及肝、肾、心功能障碍者；④小儿、老年人。	110～120ml/袋 4±2℃ ACD：21天 CPD：28天 CPDA：35天	交叉配合实验
	少白细胞红细胞（LPRC）	作用：同CRC 适用：①由于输血产生白细胞抗体，引起发热等输血不良反应的患者；②防止产生白细胞抗体（如器官移植的患者）	4±2℃ 24小时	与受血者ABO血型相同
	红细胞悬液（Crcs）	同CRC	同CRC	交叉配合实验
	洗涤红细胞（WRC）	作用：增强运氧能力 适用：①对血浆蛋白有过敏反应的贫血患者；②自身免疫性溶血性贫血患者；③阵发性睡眠性血红蛋白尿症；④高钾血症及肝肾功能障碍需要输血者	同LPRC	主侧配血实验
	冰冻红细胞（FTRC）	作用：增强运氧能力 适用：①同WRC；②稀有血型患者输血；③新生儿溶血病换血；④自身输血	解冻后4±2℃ 24小时	加原血浆悬浮红细胞要做交叉配血实验，加生理盐水悬浮只做主侧配血实验

续　表

	品名	作用及适应证	保存	备注
血小板	手工分离浓缩血小板（PC-1）	作用：止血 适用：①血小板减少所致的出血；②血小板功能障碍所致的出血	22±2℃（轻振荡）普通袋：24小时 专用袋制备：5天	需做交叉配合实验，要求ABO相合，一次足量输注
	机器单采浓缩血小板（PC-2）	同PC-1	同PC-1	ABO血型相同
白细胞	机器单采浓缩白细胞悬液（Grans）	作用：提高机体抗感染能力 适用：中性粒细胞<0.5×10⁹/L，并发细菌感染，抗生素治疗48小时无效者	22±2℃24小时	严格掌握适应证 必须做交叉配合试验 ABO血型相同
血浆	新鲜液体血浆（FLP）	作用：补充凝血因子，扩充血容量 适用：①补充全部凝血因子（包括不稳定的凝血因子V、Ⅷ）；②大面积烧伤、创伤	4±2℃24小时（三联袋）	要求与受血者ABO血型相同或相容
	新鲜冰冻血浆（FFP）	作用：扩充血容量，补充凝血因子 适用：①补充凝血因子；②大面积创伤、烧伤	-20℃以下1年（三联）	要求与受血者ABO血型相同或相容 37℃摆动水浴融化
	普通冰冻血浆（FP）	作用：补充稳定的凝血因子和血浆蛋白 适用：①主要用于补充稳定的凝血因子缺乏，如Ⅱ、Ⅶ、Ⅸ、Ⅹ因子缺乏；②手术、外伤、烧伤、肠梗阻等大出血或血浆大量丢失	-20℃以下4年	要求与受血者ABO血型相同
	冷沉淀（Cryo）	适用：①甲型血友病；②血管性血友病（Vwd）；③纤维蛋白原缺乏症	-20℃以下1年	要求与受血者ABO血型相同或相容

四、输血途径、方式与操作方法

（一）输血前准备

1. 输血前根据医嘱备血，抽取患者血标本2ml，与已填写完整的输血申请单、血型交叉配血检验单一起送交血库，行血型鉴定和交叉配血试验。

2. 根据输血医嘱，凭提血单取血，护士应与血库人员共同认真查对患者床号、姓名、住院号、血型、交叉、配血实验结果、血量及采血日期、有效期、储血号、输血滤器。同时需注意检查血液质量，确认无误后方可提取。

正常库存血分为两层：上层为血浆，呈淡黄色、半透明；下层为红细胞，均匀暗红色，两者界限清楚，且无凝块。

如血浆变红或浑浊、有泡沫，血细胞呈紫玫瑰色，两者界限不清，或有明显的血凝块等均说明血液有可能变质，不能输入。若血容器封口不严、破裂，标签模糊不清或脱落，也不可应用。如有可疑，请血库人员解释清楚，不可轻易接受。

3. 取血回病区需与另一名护士一同按上述要求再次核对，确定无误后方可输入。

4. 在输血前后及在输入两袋血之间，应滴注0.9%氯化钠注射液。不仅避免浪费血液，还可预防两个供血者的血液发生凝集反应。必须避免与其他溶液相混，如复方氯化钠溶液内含钙剂，可致血液凝固。若渗透压不同，也会使血液变质。

5. 输血前30分钟按照医嘱注射抗过敏药物，如地塞米松、苯海拉明等。

（二）输血途径、方式与操作方法

输血途径可分为静脉输血和动脉输血。静脉输血在临床较常用，包括2种方式：间接输血法与直接输血法。

1. **间接输血法** 将已抽出的血液按静脉输液的方法输给患者。

（1）用物准备：治疗盘、小垫枕、止血带、胶布、无菌纱布（小包装）、0.9%氯化钠注射液、按医嘱准备血液、密闭式输血器（滴管内带滤网）。

（2）操作方法

1）评估：①评估患者年龄、病情、意识状态、自理能力、合作程度；②了解血型、输血史及不良反应史；③评估局部皮肤及血管情况。

2）操作要点：①按相关法规要求双人核对输血相关信息，告知患者输血目的、方法。②建立静脉通路，输注生理盐水，加用抗过敏药物。③约10分钟后，床边双人再次核对，消毒血袋导管，插入输血器。④输血起始滴注宜慢，每分钟20滴，观察15分钟患者无不适后根据病情、年龄及输注血液制品的成分按需调节滴速。血小板1单位血浆100ml需20～30分钟；红细胞输注需先慢后快，200ml血需在2小时内输注完毕。一般成人每分钟40～60滴，儿童酌减。对年老、体弱、心肺疾病受血者更应谨慎，速度宜慢。⑤输血完毕，用生理盐水冲管，记录，整理用物。⑥告知患者及家属输血中的注意事项，出现不适及时通知医护人员。

3）注意事项：输血是一项操作方法精细、难度较大、步骤比较复杂、无菌技术要求极严格的护理技术之一。因此，要求护士在输血工作中以高度责任心认真对待。①严格遵守无菌技术原则和技术操作规程，操作时应专心。②严格执行查对制度，确保输血治疗准确无误。取血时和输血前必须由2名专业技术人员按要求逐项查对，不得遗漏与省略；要仔细检查血液质量。③血制品不得加热，禁止随意加入其他药物，不得自行贮存，尽快应用。④输注开始后15分钟及输血过程应定期对患者进行监测。⑤1个单位的全血或成分血应在4小时内输完。⑥全血、成分血和其他血液制品应从血库取出后30分钟内输注。⑦连续输入不同供血者血液制品时，中间输入生理盐水。⑧出现输血反应立即减慢或停止输血，更换输液器，用生理盐水维持静脉通畅，通知医生，做好抢救准备，保留余血连同储血瓶一并送检，以备检查分析反应原因，并记录。⑨空血袋低温保存24小时，之后按医疗废物处理。

2. **直接输血法** 将供血者血液抽出后，立即输给患者的方法。适用于无血库的医院而患者又急需输血时；也适用于婴幼儿少量输血。

（1）用物准备：治疗盘内备3.8%枸橼酸钠溶液、50ml注射器数具（按输入血量而定）、治疗盘、无菌纱布（小包装）、胶布、血压计、止血带、小垫枕。

（2）操作方法：①将备好的注射器内加入一定量的抗凝剂（50ml血中加3.8%枸橼酸钠溶液5ml）。②供血者与受血者分别躺在邻近的两张床上，各露出一侧上臂。将血压计袖带缠在供血者的上臂并加压充气，使压力维持在100mmHg左右。常规消毒肘部皮肤、取血。③操作时需3人配合：1人抽血，1人做传递辅助工作，1人将抽出的血液输注给受血者。④在连续抽血、输血过程中，只需更换注射器，不必拔针头，但操作者要用手指压住静脉近心端针头斜面部位，并松开袖带，以免出血。⑤输血完毕拔针，以纱布覆盖进针处并用胶布固定之。⑥从供血者血管抽血不可过急、过快。要注意供血者的面色与血压的改变；并注意观察受血者病情的变化。

3. 动脉输血　对于绝大多数出血性休克的患者，采用静脉输血法即可得以缓解。但对少数患者，特别是出血量多、病情危重或伴有心力衰竭者，单靠静脉途径输血有时会起到不良作用。此时应采用动脉输血，能迅速增加心输出量。

动脉输血法是借压力使血液经动脉逆流至主动脉弓，迅速进入冠状动脉和颈总动脉，使脑和心脏的血液供应首先得到改善，有利于对休克的治疗。适用于严重的出血性休克、急救复苏。穿刺部位可选用肱动脉、股动脉；切开插管时多选用左侧桡动脉，以免动脉损伤影响右手功能。

（1）用物准备：灌注的血以室温或37℃为好，过低易导致动脉痉挛。除静脉输血用物外，另有两种器具可供使用：①橡皮球压气法，备无菌带有玻璃插管的橡皮塞、血压计；②动脉输血推注法，备无菌动脉输血注射器。

（2）操作方法

1）橡皮球压气法：在动脉穿刺成功后，将输血橡皮塞在输血瓶口上，连接橡皮球，间歇加压，按照心搏次数，将血液注入。最初以50mmHg压力即可，之后可根据血压上升情况逐渐增加压力。一般以高于患者收缩压10～15mmHg为宜。注意勿使输血瓶内血液被压空，应及时添加血液或0.9%氯化钠注射液。

2）动脉输血推注法：与三通开关相同，动脉输血注射器具有3个开口（可定为甲、乙、丙口），甲口与输血瓶相连，乙口连接动脉穿刺针栓。抽血时，乙阀关闭，甲阀开放，血液通过丙口流至针筒内；当向血管注血时，甲阀关闭，乙阀开放，血液即迅速注入血管。如此反复操作，直至将血液注完为止（以每2～3分钟推注100～200ml为宜或可根据血压情况调整推注速度）。拔针后，穿刺部位以无菌纱布覆盖并压迫5分钟，再加压包扎，以防出血。动脉输血适用于其他方法救治无效的重症休克者，但应用方法须有一定技术，且有损伤一支动脉的可能，故非在必要时不宜采用。

五、输血反应与防护措施

输血反应指与输血具有时序相关性的不良反应。不良反应的原因可能是不良事件，也可能是患者与所输注血液相互作用。输血有一定的危险性，故在输血工作的全过程中，护士要密切观察患者，还须掌握各种输血反应的表现，并能熟练掌握、运用其处理原则与方法。常见的输血反应如下：

（一）发热反应

发热反应是输血中最常见的反应。

1. 原因　输注含有白细胞的血液成分与患者体内已有的抗体发生免疫反应，和/或血液储存过程中白细胞释放可溶性细胞因子等。由致热源引起，血液、贮血器或输血器被致热源污染。经多次输血后，在受血者血液中产生了白细胞凝集素和血小板凝集素，当再次输血时，对所输入的白细胞和血小板发生作用，产生凝集，并在网状内皮系统被破坏（主要在脾），可引起发热反应。

2. 症状　反应症状可出现在输血过程中，或输血后1～2小时内。表现为发冷、发热、寒战，体温可突然升至38～41℃，发热持续时间不等，并伴有头痛、恶心、呕吐。轻者症状持续1～2小时后可缓解，体温逐渐下降至正常。

3. 护理　反应轻者减慢输血速度，症状可自行缓解；若症状继续发展，应立即停止输血，将输血器、剩余血连同储血瓶一同送往化验室进行检验；有畏寒、发冷者应为其保暖，给以热饮料；高热超过39.5℃时应给以物理降温；应用抗过敏药物。

4. 预防　严格按照无菌技术操作规程进行输血工作，并尽量使用一次性输血器，采用密闭式输血方法，减少污染机会。

（二）过敏反应

过敏反应是输血中比较常见的反应。

1. 原因　患者为过敏体质，对某些物质易产生过敏反应，输入血液中的异体蛋白质与机体蛋白质结合形成全抗原可使机体致敏。输入的血液中含有对机体致敏的物质，如献血者在献血前服用过可致敏的食物或药物。献血者的过敏反应性抗体随血液传给受血者，一旦与相应抗原接触，即发生过敏反应。多次输血者体内产生了过敏性抗体，再次输血时，抗原抗体相结合而发生过敏反应。

2. 症状　大多数患者在输血将要完毕时出现症状。其表现轻重不一，往往症状出现得越早，反应表现越严重。其表现可分轻、中、重：

（1）轻度反应：较常见，输血后出现皮肤瘙痒、荨麻疹。

（2）中度反应：出现血管神经性水肿，多见于颜面，表现以眼睑、口唇高度水肿为甚，还可发生喉头水肿，呼吸困难，支气管痉挛，双肺可闻及哮鸣音，大小便失禁。

（3）严重反应：可发生过敏性休克。

3. 护理　立即停止输血，皮下注射1∶1000肾上腺素0.5～1ml，在危急情况下可作静脉注射；按反应程度给予对症处理：轻者给予抗过敏药物，如苯海拉明、异丙嗪、氢化可的松、地塞米松后，症状可缓解；呼吸困难者吸氧；严重喉头水肿者行气管切开；循环衰竭患者应给予抗休克治疗。

4. 预防　勿选用有过敏史的献血者；献血者在采血前4小时应禁食；对有过敏史的受血者输血前应注射抗过敏药物；在输血过程中和输血后，严密注意观察有无异常症状与表现。

（三）溶血反应

溶血反应分血管内溶血和血管外溶血。

1. 血管内溶血反应　是最严重的输血反应。指在受血者循环系统内输入的红细胞被破坏，释放出游离血红蛋白到血浆中而导致机体发生一系列反应。

（1）原因

1）输入异型血：多由ABO血型不相容引起，献血者和受血者血型不符而造成。

2）输入变质血：输血前红细胞已变质溶解。引起血液变质的原因有血液储存过久、血温过高或过低、输血前将血加热或震荡过剧及血液染菌等。血中加入高渗或低渗溶液或能影响血液 pH 变化的药物，致使红细胞大量破坏。

（2）症状：典型的症状是在输血 10 ～ 20ml 后出现，以后随着输入血量的增加而加重。开始由于红细胞凝集成团阻塞部分小血管，可引起头部胀痛、面部潮红、恶心、呕吐、有心前区压迫感、四肢麻木、腰背剧痛。继而，由于凝集的红细胞溶解，大量血红蛋白进入血浆，以致出现黄疸和血红蛋白尿（尿呈酱油色），同时伴寒战、高热、呼吸困难、血压下降。最后，由于大量溶解的血红蛋白从血浆进入肾小管，遇酸性物质而变成晶体，导致肾小管阻塞。另外，由于抗原、抗体的相互作用，引起肾小管内皮缺血、缺氧而坏死脱落，也可阻塞肾小管。此时，患者会出现急性肾衰竭症状，表现为少尿或无尿，尿内出现管型和蛋白，尿素氮滞留，高血钾症和酸中毒，严重者可致死。

（3）护理：立即停止输血，给患者吸氧，通知医生，将剩余血样送检，重做血型鉴定与交叉配血试验，查找原因；建立静脉输液通道，以备抢救时从静脉给药；严密观察患者生命体征，每15 分钟测一次体温、脉搏、呼吸、血压以防休克发生，随时注意患者皮肤有无黄染；保护肾脏，为解除肾血管痉挛，可用双侧腰封或热敷肾区，准确记录每小时尿量，注意尿色，测定尿血红蛋白量；碱化尿液，可口服或静脉注射碳酸氢钠，增加血红蛋白在尿液中的溶解度，减少沉积，避免肾小管阻塞；对尿少、尿闭者可按急性肾衰竭处理；严格控制水分摄入量，纠正水、电解质紊乱，防止血钾水平升高，必要时进行透析疗法。

（4）预防：认真做好血型鉴定与交叉配血试验；输血前认真查对，杜绝差错事故的发生；严格遵守血液保存规则，不可使用变质血液。

2. 血管外溶血反应　多由 Rh 系统的抗体抗 -D、抗 -C 和抗 -E 所造成。临床平时所见 Rh 系统血型反应中，绝大多数是由 D 抗原与其相应抗体所致。患者输血后体内产生针对红细胞血型抗原的异体抗体；当再次输血时，体内异体抗体可与输入红细胞相互作用，导致红细胞裂解和/或清除加速。常由 IgG 抗体引起。释放出血红蛋白转化为胆红素，循环至肝脏后递降分解，通过消化道排出体外。血管外溶血反应一般在输血后一周或更长时间出现，体征较轻，有轻度发热伴乏力、血胆红素水平升高。对此种患者应查明原因，确诊后，尽量避免再次输血。

（四）与大量快速输血有关的反应

1. 心脏负荷过重　多发生在年老、小儿及心功能不健全的患者。症状表现为胸部有紧迫感、呼吸急促、静脉压增高、颈静脉曲张、脉搏加速及血压下降，随即出现发绀和肺水肿。一旦发生心力衰竭，应立即停止输血，通知医生并协助抢救。用西地兰 0.4mg 加入 25% 葡萄糖注射液 20ml中缓慢静注；呋塞米 20mg 静脉推注，有助于利尿和肺水肿的消散，给予加压氧气吸入，必要时给予 20% ～ 30% 酒精湿化氧气吸入，有利于泡沫痰的减少。

2. 出血倾向　原因是患者在出凝血过程中会丢失或消耗大量血小板及凝血因子，和/或血液成分中血小板及不稳定凝血因子含量随着保存期延长而下降，和/或以具有抗凝作用枸橼酸盐为主要成分血液制剂大量输注，和/或抗休克扩容时大量静脉输注晶体液使患者机体残存的血小板与凝血因子含量更低。临床表现包括手术区域异常渗血、静脉穿刺点出血、皮肤出现出血点、齿龈出血，严重者出现血尿。

在大量输血的同时要注意钙的补充（可按输血1000ml补钙1g计算）。如已输入4000ml血后，应考虑输入一定量的血浆代替全血。需大量输血时，最好采用新鲜血液，或有计划地穿插输入新鲜血液，有利于防止出血倾向。

3. 枸橼酸中毒、低血钙　正常情况下缓慢输血，不会引起枸橼酸中毒，因为枸橼酸在肝脏内很快代谢为碳酸氢钠。但在肝肾功能不良、机体代谢障碍、体温过低、休克情况下，或大量快速输血（每分钟输入100ml以上）时，可造成枸橼酸积聚，同时它与钙结合导致血钙水平下降，血循环受抑制，脉压小，心电图Q-T间期延长。因此，对大量快速输血者，如广泛创伤、体外循环、换血者都应注意及时给予钙的补充或输入新鲜血。

4. 酸碱失衡　随着库存血保存时间越长，血液成分变化越大，pH变低，酸性增加。而需大量输血者，常是因休克伴代谢性酸中毒的患者，经大量输入保存时间较长的库存血可加重酸血症。因此，每输血500ml，应给予5%碳酸氢钠注射液30～70ml，从另一静脉输入。如能按血液酸碱度补充碱剂，则更为理想。

5. 体温过低　大量输入库存冷血，可使体温≤36℃；可引起心室纤颤、心输出量减少，甚至心脏骤停；可使血管收缩，降低组织灌注；低温又能干扰枸橼酸及乳酸代谢，造成凝血功能障碍，渗血增加。故大量输入库存冷血引起的低体温对患者极其不利。一般主张冬季提前30分钟从血库取血，在室温下自然升温后再输入。

（五）其他反应

1. 空气栓塞　由于操作不当或在加压输血时易出现。临床症状与防治措施见静脉输液一节中有关内容。

2. 微血管栓塞　血液久存后，血小板、白细胞、细胞碎屑在血液内形成小的凝集块。血液库存时间越长，凝集块越多，有的凝集块直径约50μm，可通过一般的滤网进入人体。如果有大量凝集块输入人体，可广泛地堵塞毛细血管，造成局部血管阻塞、供血不足、组织缺血、缺氧，进入肺毛细血管可造成肺栓塞。

3. 输血传播感染（transfusion-transmitted infection，TTI）　病原体通过输血过程从献血者体内进入受血者体内并引起相应的感染或疾病。当感染或疾病有可能经输血传播，无论其通过输血传播实际发生可能性的大小，将这些感染或疾病称为可经输血传播的感染，如乙型肝炎、疟疾等。

通过输血传播的肝炎主要是乙型肝炎（非甲非乙型肝炎次之），其潜伏期较长，在输血后2～3个月发病，输血后有乙型肝炎的临床表现，实验室检查肝功能异常、乙肝表面抗原阳性，即可诊断为输血后乙型病毒肝炎。通过输血传播的疟疾通常在输血后1～2周内发生，多为间日疟。其发作的症状与由疟蚊传播疟疾类似。梅毒、艾滋病均可通过输血传播。

预防输血传播疾病的措施包括严格选择供血者和详细询问病史。凡有黄疸史、肝功能异常、半年内接受过血液制品的人；近期患过疟疾、疑有梅毒、艾滋病者，均不能列为供血者，且要严格禁止此类人员献血。

知 识 拓 展

静脉中等长度导管临床应用专家共识

1. 中等长度导管定义

外周静脉置入的中等长度导管又称中线导管（midline），导管长度20～30cm，从肘窝处上下两横指常规穿刺或采用超声引导技术从上臂置入贵要静脉、头静脉或肱静脉内，导管尖端位于腋静脉胸段或可到达锁骨下静脉。

长外周导管（有时定义为迷你中线，mini-midline）：长8～10cm，用常规穿刺技术放置在前臂或手的浅静脉，或采用超声引导技术放在上臂中段深静脉，其尖端不超出腋窝。

2. 适应证

①预计治疗时间为1～4周的患者；②持续输注等渗或接近等渗的药物；③短期静脉注射万古霉素的患者（少于6天的治疗）；④需持续镇静与镇痛的患者；⑤间歇性或短期输注高渗透压、腐蚀性药物等（因存在未被检测的外渗风险，需谨慎）。

3. 禁忌证

①避免持续输注发疱剂药物治疗；②导管尖端未达腋静脉胸段或锁骨下静脉时，不适宜用于胃肠外营养、渗透压＞900mOsm/L 的补液治疗；③有血栓、高凝状态病史、四肢的静脉血流降低（如麻痹、淋巴水肿、矫形、神经系统病症）、终末期肾病需要静脉保护时；④乳腺手术清扫腋窝淋巴结、淋巴水肿的患者；⑤拟穿刺肢体部位有疼痛、感染、血管受损（瘀紫、渗出、静脉炎、硬化等）、计划手术或放疗的区域均不宜置管。

静 脉 治 疗 护 理 技 术 操 作 规 范

1. 护理技术的应用

静脉输液：输液过程中，应定时巡视，观察患者有无输液反应，穿刺部位有无红、肿、热、痛、渗出等表现。输入刺激性、腐蚀性药物过程中，应注意观察回血情况，确保导管在静脉内。

肠外营养：宜现用现配，应在24小时内输注完毕。如需存放，应在4℃冰箱内，并应复温后再输注。应注意观察患者对肠外营养的反应，及时处理并发症并记录。

密闭式输血：输血前和床旁输血时应分别双人核对输血信息，无误后才可输注。输血起始速度宜慢，应观察15分钟，无不适后再根据患者病情、年龄及输注血制品的成分调节滴速。血制品不应加热，不应随意加入其他药物。全血、成分血及其他血液制品应从血库取出后30分钟内输注，1个单位的全血或成分血应在4小时内输完。输血过程中应对患者进行监测。输血完毕应记录，空血袋应低温保存24小时。

2. 敷料的更换

无菌透明敷料应至少每7天更换一次，无菌纱布敷料应至少每2天更换一次；若穿刺部位发生渗液、渗血时应及时更换敷料；穿刺部位敷料发生松动、污染等完整性受损时应立即更换。

3. 输液（血）器及输液附加装置的使用

输注药品说明书所规定的避光药物时，应使用避光输液器。输注脂肪乳剂、化疗药物及中药制剂时宜使用精密过滤输液器。输液附加装置包括三通、延长管、肝素帽、无针接头、过滤器等，应尽可能减少输液附加装置的使用。输液附加装置宜选用螺旋接口，常规排气后与输液装置紧密连接。经输液接头（或接口）进行输液及推注药液前，应使用消毒剂多方位擦拭各种接头（或接口）的横切面及外围。

4. 输液（血）器及输液附加装置的更换

输液器应每24小时更换一次，如怀疑被污染或完整性受到破坏时，应立即更换。用于输注全血、成分血或生物制剂的输血器宜4小时更换一次。输液附加装置应和输液装置一并更换，在不使用时应保持密闭状态，其中任何一部分的完整性受损时都应及时更换。外周静脉留置针附加的肝素帽或无针接头宜随外周静脉留置针一起更换；PICC、CVC、PORT附加的肝素帽或无针接头应至少每7天更换一次；肝素帽或无针接头内有血液残留、完整性受损或取下后，应立即更换。

5. 导管的拔除

外周静脉留置针应72～96小时更换一次。应监测静脉导管穿刺部位，并根据患者病情、导管类型、留置时间、并发症等因素进行评估，尽早拔除。PICC留置时间不宜超过1年或遵照产品使用说明书。静脉导管拔除后应检查导管的完整性，PICC、CVC、PORT还应保持穿刺点24小时密闭性。

循 证 资 源

➤ 输液导管相关静脉血栓形成防治中国专家共识（2020版）：DOI：10.19538/j.cjps.issn1005-2208.2020.04.03.

➤ 血管导管相关感染预防与控制指南（2021版）[J].

DOI：10.12138/j.issn.1671-9638.20216196.

➤ 内科输血和输血反应分类（2019）

http://www.nhc.gov.cn/wjw/wsbzxx/wsbz.shtml

➤ 2021 Infusion therapy standards of practice.

Infusion Therapy Standards of Practice, 8th Edition: Journal of Infusion Nursing（lww.com）

思考与练习

1. 简述溶血反应发生时的护理措施。

2. 患者，女性，45岁。因左侧乳腺癌行左侧乳腺癌根除术。术后拟为其进行8个疗程的化疗。请论述：①可为患者选择什么输液工具；②针对该输液工具如何对患者进行健康教育。

（李 灵 孙文彦）

参 考 文 献

[1] 李小寒，尚少梅. 基础护理学［M］. 北京：人民卫生出版社，2018.

[2] 吴玉芬，杨巧芳，夏琪. 静脉输液治疗专科护士培训教材［M］. 第2版. 北京：人民卫生出版社，2021.

[3] 血管导管相关感染预防与控制指南（2021版）［J］. 中国感染控制杂志，2021，20（4）：387-388.

[4] 静脉治疗护理技术操作规范［J］. 中国护理管理，2014（1）：1-4.

第**17**章　急危重患者病情观察与护理

　　危重患者指病情严重，随时可能发生生命危险的患者。危重患者病情观察是护理工作的一项重要内容，也是护理危重患者的先决条件，患者生命体征的变化，瞳孔、意识的变化，精神状态的紊乱，排泄物的异常等都提示危重患者的状况。危重患者的抢救技术是抢救成功的关键，直接影响到患者的生命和生命质量，护士必须熟练掌握常用的抢救技术，保证抢救工作及时、准确、有效地进行。

第一节　病　情　观　察

一、病情观察的概念及意义

　　病情观察，即医务人员在诊疗和护理工作中运用视、听、嗅、触等感觉器官及辅助工具来获得患者信息的过程。及时准确的病情观察可以为诊断、治疗、护理及并发症的预防提供必要的临床依据。病情观察是护士必须掌握的护理技巧，要求护士具有高度的责任心、渊博的医学知识及敏锐的观察力，为危重患者的抢救赢得时间。

　　病情观察的主要意义包括：①为疾病的诊断、治疗和护理提供科学依据；②判断疾病的发展趋向和转归；③了解治疗效果和用药反应；④及时发现危重患者病情变化的征象以便采取有效措施，及时处理，防止病情恶化。

二、病情观察的方法

病情观察的方法有直接观察法和间接观察法两类。直接观察法是利用感觉器官或借助医疗仪器对患者进行观察。主要包括视诊、触诊、叩诊、听诊、嗅诊等。间接观察法通过医护联系、阅读病历及交接班报告、询问患者及家属等，了解发病经过、病史、症状、诊断、治疗原则和护理措施等。

三、病情观察的内容

（一）一般情况

1. 发育与体形　发育状态通常以年龄与智力、体格成长状态（如身高、体重及第二性征）之间的关系来进行综合判断。体形是身体各部发育的外观表现，包括骨骼、肌肉的成长与脂肪的分布状态等，临床上把成人的体形分为匀称性、瘦长型、矮胖型等。

2. 饮食与营养　注意观察患者的食欲、食量、进食后反应、饮食习惯，有无特殊嗜好或偏食等。营养状态通常可根据皮肤的光泽度、弹性、毛发指甲的润泽程度、皮下脂肪的丰满程度、肌肉的发育状况等综合判断。

3. 表情与面容　疾病及情绪的变化可引起表情和面容的变化。患病后，患者常表现为痛苦、忧虑、疲惫或烦躁。临床上典型面容包括：①急性面容，表情痛苦、面颊潮红、呼吸急促、鼻翼扇动、口唇疱疹等，一般见于急性感染性疾病；②慢性病容，面容憔悴、面色苍白或灰暗、目光暗淡、消瘦无力等，常见于慢性消耗性疾病；③病危面容：面色苍白或铅灰、表情淡漠、双目无神、眼眶凹陷、四肢厥冷，见于休克等患者；④贫血面容，面色苍白、唇舌及结膜色淡，疲乏无力，见于贫血患者。此外，临床上还有二尖瓣面容、甲亢面容、满月面容、脱水面容、面具面容等。

4. 姿势与体位　姿势指一个人的举止状态，患病时可出现特殊姿势，如腹痛时患者捧腹而行。体位指身体休息时所处的状态，包括自主体位、被动体位、强迫体位。昏迷或极度衰弱患者不能自行调整变换肢体位置常采取被动体位，胆石症、肠绞痛患者发作时常采取强迫体位。

5. 皮肤与黏膜　注意观察皮肤黏膜的颜色、温度、湿度、弹性及有无出血、水肿、皮疹、皮下结节、囊肿等情况。贫血患者可出现皮肤黏膜苍白，缺氧患者可出现发绀，休克患者可出现皮肤湿冷，严重脱水、甲状腺功能减退者皮肤弹性变差，心力衰竭患者可出现下肢和全身水肿。

（二）生命体征

生命体征是机体内在活动的反应，在病情观察中占据重要地位。体温、脉搏、呼吸、血压均受大脑皮层的控制和神经体液的调节，正常人能够维持相对恒定。当机体患病时，生命体征变化最为敏感。

（三）意识

意识是大脑皮质功能活动的综合表现，是对环境的知觉状态。正常人意识清晰，反应敏捷、准确，语言流畅、准确，思维合理，情感活动正常，对时间、地点、人物的判断力和定向力正常。意识障碍指个体对外界环境刺激缺乏正常反应的一种精神状态，任何原因引起大脑高级中枢功能损害时，都可以出现意识障碍。

1. 嗜睡（somnolence） 是轻度的意识障碍。患者持续地处于睡眠状态，能被唤醒，醒后能正确回答问题，但反应迟钝，停止刺激后很快入睡。

2. 意识模糊（confusion） 意识障碍程度较嗜睡深，表现为思维和语言不连贯，对时间、地点、人物的定向力完全或有部分障碍，可有错觉、幻觉、躁动不安、谵妄或精神错乱。

3. 昏睡（stupor） 患者处于熟睡状态，不易唤醒。较强刺激可被唤醒，醒后答非所问，且很快又入睡。

4. 昏迷（coma） 是严重的意识障碍，表现为意识持续地中断或完全丧失。按其程度可分为：①浅昏迷，随意活动消失，对周围事物及声、光刺激全无反应，对强烈的疼痛刺激可有回避动作及痛苦表情，但不能觉醒。吞咽反射、咳嗽反射、角膜反射及瞳孔对光反射存在，生命体征无明显改变。②深昏迷，随意活动完全消失，对各种刺激皆无反应，各种生理反射消失，可有呼吸不规则、血压下降、尿便失禁、全身肌肉松弛、去大脑强直等。

（四）瞳孔

瞳孔变化是颅内疾病、药物中毒等病情变化的一个重要指征。观察瞳孔包括2个方面。

1. 瞳孔的形状、大小 正常人瞳孔等大等圆，直径2～5mm，对光反射灵敏。一般认为瞳孔直径大于5mm为瞳孔散大。双侧瞳孔散大，常见于颅内压增高、颅脑损伤及濒死状态；一侧瞳孔散大，常提示可能发生脑疝。瞳孔直径小于2mm为瞳孔缩小，小于1mm为针尖样瞳孔。双侧瞳孔缩小，常见于有机磷农药、氯丙嗪、吗啡等药物中毒；单侧瞳孔缩小提示同侧小脑幕裂孔疝早期；双侧瞳孔时大时小、变化不定，对光反射差，常为脑干损伤的特征。

2. 瞳孔对光反应 正常人瞳孔对光反应灵敏。危重或昏迷患者根据程度不同，对光反应可以存在、迟钝或消失。

（五）心理状态

观察患者的语言和非语言行为、思维能力、认知能力、情绪状态、感知情况等是否处于正常状态，是否出现记忆力减退、思维紊乱、反应迟钝、语言行为异常等情况，以及有无焦虑、恐惧与忧郁等情绪反应。

（六）治疗后反应

患者入院后进行的各种检查可能对患者产生不同程度的损伤，护士应了解其注意事项，观察生命体征，倾听患者主诉，及时发现并发症并给予妥善处理。此外，患者用药后，护士应注意观察药物的疗效、副作用及毒性反应。

（七）其他

注意观察患者的睡眠及自理能力。

第二节　危重患者的护理

危重患者病情危重，病情变化快，随时会有生命危险，需要严密的、连续的病情观察和全面的监护与治疗。危重患者护理质量的高低，在提高患者生存率、减少各种并发症、缩短住院时间、减轻后遗症等方面起着重要的作用。危重患者的护理质量管理是重要的一环，是反映医院护理质量水平的重要指标，也综合反映一个医院科学管理水平和医疗技术水平的高低。

现代急救医疗体系对危重患者的救护由院外急救、急诊急救、重症监护三个部分组成。院外急救指发生了各种危及生命的急症、创伤、中毒、灾难事故等患者的医院前期急救，是患者自发病开始到医院就医这一阶段的救护。急诊抢救指患者在医院内接受的首次医疗护理急救，其主要职责是对来院的急诊患者进行迅速诊断和处理，使患者尽快转危为安或接受专科医护人员的住院治疗。重症监护室运用现代化的仪器设备及监测手段，对危重患者实施床边的全身加强治疗。重症患者经过院前急救和/或急诊抢救后，仍病情危重，可转入重症监护病房。本节重点介绍医院内危重患者抢救工作的组织管理。

一、抢救工作的组织管理

1. 建立责任明确的系统组织结构　在接到抢救任务时，应立即指定抢救负责人，组成抢救小组。全院性抢救常用于大型灾难等突发状况，由院长（医疗院长）组织实施，各科室均参与抢救工作。科室内的抢救一般由科主任、护士长负责组织实施，各级人员必须听从指挥。抢救小组要分工明确、互相配合。抢救过程中态度严肃认真、动作迅速正确，既要分工明确，又要密切协作。

2. 抢救方案　根据患者情况制订抢救方案，医生、护士应共同参与抢救方案的制订，使危重患者能及时、迅速地得到抢救。护士应根据患者的情况和抢救方案制订抢救护理计划，明确护理诊断和预期目标，确定护理措施，解决患者现存或潜在的健康问题。

3. 抢救核对　各种急救药物的使用均须经两人核对。执行口头医嘱时，护士必须向医生复述一遍，双方确认无误后方可执行，抢救完毕需及时由医生补写医嘱。抢救中各种急救药物的安瓿、输液空瓶、输血空瓶等应集中放置，以便事后查对。

4. 抢救记录　一切抢救工作均应做好记录，记录要求准确、清晰、扼要、完整，且注明执行者与执行时间。

5. 抢救交接　做好交接班工作，保证抢救和护理措施的落实。

6. 抢救讨论　参加医生组织的查房、会诊、病例讨论，熟悉危重症患者的病情、重点监护项目及抢救过程，达到医护密切配合。

7. 抢救用物的日常管理　一切抢救用品应合理放置，保证应急使用。物品放置做到五定：定数量品种、定点安置、定人保管、定期消毒灭菌、定期检查维修。护士应熟悉抢救物品性能和使用方法，并能排除一般故障。抢救后及时整理补充抢救用物，传染病患者按照要求进行消毒，严格控制交叉感染。

二、抢救设备管理

（一）抢救设备

1. 抢救室　急诊应设单独的抢救室；病区抢救室应设置在靠近护士办公室的单独房间内。抢救室要宽敞、明亮、安静、整洁。

2. 抢救床　最好选用能升降的活动床，必要时另备心肺复苏板。

3. 抢救车　按要求配置各种常用急救药物和物品。①常用急救药物：中枢兴奋药、升压药、降压药、强心剂等；②急救物品：血压计、听诊器、开口器、压舌板、舌钳、手电筒、止血带、输液器、输血器、各种注射器及针头、皮肤消毒剂等。

4. 抢救设备　包括氧气筒及氧气表装置或中心供氧装置、电动吸引器或中心负压吸引装置、心电监护仪、心电图机、除颤器、心脏起搏器、简易呼吸器、呼吸机、电动洗胃机、输液泵、微量注射泵等。

（二）抢救设备的管理

1. 定数量　急救药品按其作用分类定位放置，标签和安瓿上的药品含量必须醒目，每日补足规定的备用量。重要物品和麻醉药品应清点交班。

2. 定点放置　各种物品须定点存放，不可擅自移换位置，以免紧急时不能迅速取用。

3. 定人管理　各种物品有专人负责保管。

4. 定期检查、消毒及维修　定期检查设备的性能、定期维修、保洁和消毒，保证应急使用性能完好、实用。

5. 熟练掌握各种设备的操作方法及排除简单故障。

三、危重患者的病情监测

危重患者的脏器功能监护一般按系统进行，如中枢神经系统、心血管系统、呼吸系统、泌尿系统、消化系统、血液和免疫系统等。其中以心、肺、肾三脏器的监护为重点。

（一）中枢神经系统功能监测

包括意识水平、瞳孔、生命体征、头痛及呕吐情况、肢体活动及反射、脑电图、CT、MRI、颅内压等。

（二）心血管系统功能监测

包括心率、心律、无创和有创动脉血压、中心静脉压、肺动脉压、肺动脉楔压、心输出量、心脏指数等。

（三）呼吸系统功能监测

包括呼吸运动、频率、节律、呼吸音、潮气量、痰液情况，机械通气患者需进行呼吸力学和肺顺应性监测。此外，还需关注患者痰培养、血气分析、胸片的检查结果。

（四）泌尿系统功能监测

包括尿量，血/尿钠浓度，血/尿尿素氮、肌酐，血肌酐清除率等。

四、危急值处理

（一）危急值的概念

危急值（critical value）指能够提示患者生命处于危险或危急状态的检查数据或结果。患者出现危急值指标时，应立即采取适宜的抢救措施，涉及检验科、放射科、病理科、心电图等多个部门的检验、检查项目。危急值项目可根据医院实际情况认定，至少应包括血钙、血钾、血糖、血气、白细胞计数、血小板计数、凝血酶原时间、活化部分凝血活酶时间等。

（二）危急值的处理原则

中国医院协会将强化临床危急值报告制度列为2014—2015年患者十大安全目标之一，要求医院根据医院实际情况确定危急值项目，建立规范的临床危急值报告制度与流程。

在危急值报告制度的执行过程中，护士的主动关注对促进危急值的及时报告和医生及时采取有效的干预措施具有重要作用。护士接到报告后，应按照所在医院规定的流程及时处理，使患者的危险信息得到有效传递，避免因漏报、延报错过最佳抢救时机，提高救治效果和抢救成功率。危急值报告流程可参考《检验危急值在急危重病临床应用的专家共识（成人）》（图17-1）。

五、危重患者的护理

（一）气道管理

1. 清醒患者应鼓励其定时做深呼吸或轻拍背部，进行咳嗽训练，协助分泌物咳出。

2. 昏迷患者常因咳嗽、吞咽反射减弱或消失，呼吸道分泌物及唾液等积聚咽喉，引起呼吸困难或窒息。因此，应将昏迷患者头偏向一侧，及时吸引呼吸道分泌物，保持呼吸道通畅。

3. 留置人工气道的患者应做好气道湿化，按需吸痰，保持气道通畅，防止插管堵管。妥善固定插管，避免发生管路滑脱和皮肤黏膜压疮。吸痰时注意无菌，按需更换呼吸机管路，预防肺部感染。

（二）基础护理

1. 眼部护理 眼不能自行闭合的患者应注意眼部护理，可涂红霉素眼膏或盖凡士林纱布，保护角膜。

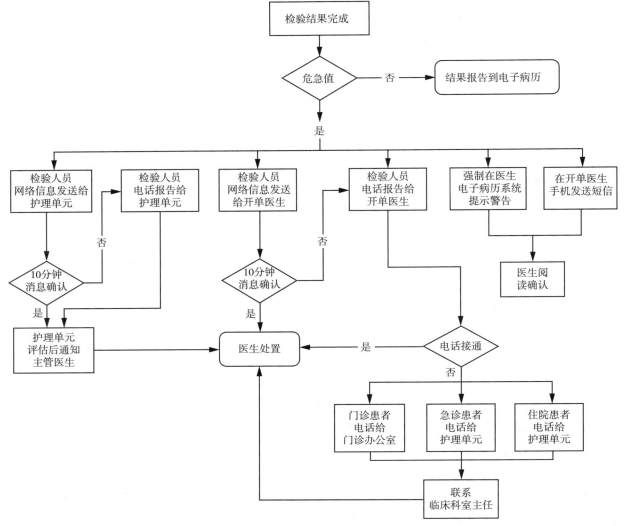

图 17-1　危急值报告流程

2．口腔护理　保持口腔清洁，增进食欲，防止口腔感染。

3．皮肤护理　长期卧床患者应定时翻身、擦洗，保持局部皮肤清洁干燥，防止发生皮肤压疮。

4．维持肢体功能　病情许可时给予患者做被动全范围关节活动，如屈伸、内收、外展、旋转等，并做按摩，以促进血液循环，增加肌肉张力，帮助恢复功能，预防静脉血栓。

5．排泄护理　协助患者排尿便，必要时遵医嘱给予灌肠或导尿。

6．导管护理　妥善固定各种导管，安全放置，防止扭曲、受压、堵塞、脱落。保持引流管通畅，注意严格执行无菌操作防止感染。

（三）营养支持

危重患者分解代谢增强，机体消耗大，因此需补充营养和水分。对不能进食者，可给予肠内或肠外营养支持。对水分损失较多的患者，补充足够的水分及电解质。

（四）安全管理

对意识丧失、谵妄、躁动的患者，要注意安全，合理使用约束工具防止坠床。牙关紧闭、抽搐的患者，可用牙垫、开口器，防止舌咬伤。准确执行医嘱，确保患者医疗安全。密切观察生命体征及病情变化，做好抢救工作。

（五）心理护理

危重患者常面临巨大的心理压力，护士应把握危重患者的心理特点，做到：①关心、同情、尊重患者，态度和蔼、宽容、诚恳；②操作前向患者解释，操作时认真娴熟，给患者安全感；③采用多种方式，与患者进行有效沟通；④鼓励患者参与自我护理活动和治疗方法的选择；⑤鼓励家属探视；⑥减少不必要的环境刺激；⑦室内悬挂时钟，让患者有时间概念；⑧保护患者隐私。

第三节　心肺脑复苏术

心肺复苏（cardiopulmonary resuscitation，CPR）是针对心搏、呼吸停止所采取的抢救措施，即应用胸外按压形成暂时的人工循环并恢复心脏自主搏动和血液循环，用人工通气代替自主呼吸并恢复自主呼吸，达到促进苏醒和挽救生命的目的。脑复苏是心肺功能恢复后，主要针对保护和恢复中枢神经系统功能的治疗，其目的是加强对脑细胞损伤的防治，促进脑功能恢复，此过程决定患者的生存质量。

一、心搏骤停的原因

1. 意外事件　遭遇雷击、电击、溺水、自缢、窒息等。
2. 器质性心脏病　如急性广泛性心肌梗死、急性心肌炎等。
3. 神经系统病变　脑炎、脑血管意外、脑部外伤等疾病导致的脑疝。
4. 手术和麻醉意外。
5. 其他　缺氧、高/低血钾、高/低体温、低血容量、创伤、张力性气胸、心包填塞、血栓、中毒等。

二、心搏骤停的临床表现

心搏骤停的临床表现包括：①突然意识丧失，或伴有短暂全身抽搐以后意识丧失；②大动脉（颈动脉或股动脉）搏动消失，血压测不出；③心音消失；④心电监测或心电图提示心室颤动、心电－机械分离、心室停搏；⑤自主呼吸消失或仅出现濒死叹息样呼吸；⑥瞳孔散大、对光反射消失（循环停止1分钟后）；如用较大剂量的镇痛药物，瞳孔可不散大；⑦皮肤苍白或发绀。

心搏骤停虽然可以出现上述多种临床表现，但其中以意识突然丧失和大动脉搏动消失这两项最为重要，仅凭这两项就可以做出心搏骤停的判断，并立即开始CPR。

三、心搏骤停对重要脏器的损害

心搏骤停会导致人体自主循环停止，机体处于全身性/系统性缺血缺氧状态。人体重要脏器对缺氧敏感的顺序为脑、心、肾、肝。随着缺血、缺氧的时间延长，各脏器的损伤会越发严重，而初始复苏成功率和神经功能恢复的可能性也会越发降低。

脑组织在缺血、缺氧4～6分钟后开始受损，超过10分钟没有接受任何急救就会造成不可逆的脑损伤。因此，必须进行及时有效地抢救，在心搏停止4分钟内实施CPR，直至心搏、呼吸和神志全部恢复。初级心肺复苏的主要目的是提供脑组织最低的血流。

四、成人基础和高级生命支持

《2020美国心脏病协会心肺复苏及心血管急救指南》将成人基础生命支持、高级生命支持、复苏后生命支持、康复，甚至包括特殊心律失常的处理，以及特殊情况下的复苏整合成为一个主题——成人基础和高级生命支持。虽然CPR中的各种生命支持方法有"基础"和"高级"之分，但在实际的抢救中，基础生命支持、高级生命支持、原发病及其他特殊情况的处理往往并不是分开的步骤，而需要高度整合并与救治效果密切相关。这种整合更有助于医务人员更新理念，更好地指导临床实践。

由于在心搏骤停病因、施救场景、配套医疗条件、转运需求中的不同，院外心搏骤停（out-of-hospital cardiac arrest，OHCA）和院内心搏骤停（in-hospital cardiac arrest，IHCA）有着各自不同的生存链（图17-2）。无论OHCA还是IHCA，与预后相关的基本环节都包括以下几个方面：心搏

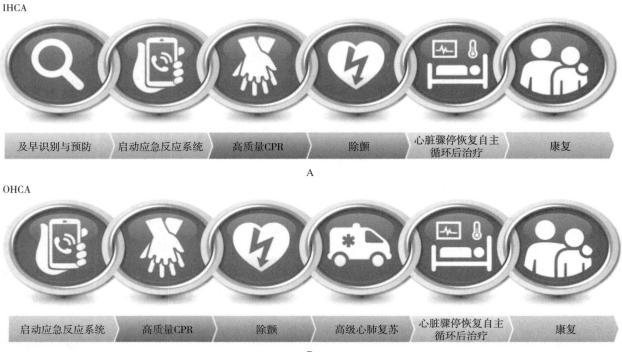

图 17-2　成人 IHCA 和 OHCA 生存链

A．IHCA；B．OHCA。

骤停的预防和早期预警，心搏骤停发生时的早期识别和及时启动抢救，无自主循环时的充分生命支持和及早达到自主循环恢复的努力，自主循环恢复后的脏器功能监护、支持、保护、及时的预后评估和康复。

（一）确认现场环境安全。

确保现场对施救者和患者均是安全的。

（二）检查患者有无反应，现场呼救/启动应急反应系统

双手轻拍患者肩膀，在患者耳边大声呼唤。如果患者无意识、反应，立即现场呼救或启动应急反应系统。呼叫旁人帮助，或通过移动设备启动应急反应系统（如果适用），取得自动体外除颤仪及急救设备。

（三）识别心搏骤停

立即检查患者的呼吸和脉搏，时间5～10s。确定自主呼吸的方法：扫视患者胸部，观察胸廓起伏。如患者无呼吸，或仅有濒死叹息样呼吸，即被认为是非正常呼吸。确定颈动脉搏动的方法：示指和中指指尖平齐并拢，从气管正中部位向旁滑移2～3cm，在胸锁乳突肌内侧触摸颈动脉搏动。

（四）启动复苏

1. 若患者有脉搏但无正常呼吸，给予人工呼吸，每5～6秒一次，或每分钟10～12次。每2分钟检查一次脉搏，如无脉搏，即开始CPR。疑似阿片类药物中毒的患者，遵医嘱使用纳洛酮。

2. 若患者无呼吸或仅有濒死叹息样呼吸且无脉搏，立即开始高质量心肺复苏。

（五）安置体位

确保患者仰卧于坚固的平坦表面上。若患者卧于软床上，应在患者背部垫以硬板。若患者俯卧，应小心地将其翻过来。若怀疑患者头颈部有损伤，将患者翻转为仰卧位时应尽量使其头部、颈部和躯干保持在一条直线上。为患者去枕，头后仰，解开衣领口、领带、围巾及腰带。

（六）胸外按压

1. 抢救者站在或跪于患者一侧。

2. 按压部位　胸骨中央下半部分，可用两乳头连线中点进行定位。

3. 按压手法　一只手的手掌根部置于按压部位，另一手掌根部叠放其上，双手十指紧扣，以手掌根部为着力点进行按压。

4. 按压姿势　双肘关节伸直，身体稍微前倾，使肩、肘、腕位于同一轴线上，与患者身体平面垂直。用上身重力按压，按压与放松时间相同。

5. 按压深度　5～6cm。

6. 按压频率　100～120次/分。

7. 胸廓回弹　每次按压后胸廓完全回弹，但放松时手掌不离开胸壁。若胸廓回弹不充分，会导致按压之间心脏的充盈量及胸外按压产生的血液流动下降。

8. 尽量减少按压中断（10秒以内），按压分数（胸外按压时间占整个CPR时间的比例）≥60%。

（七）人工呼吸

1. 检查气道，清除口腔、气道内分泌物和呕吐物，取下活动性义齿。

2. 开放气道　当怀疑患者头部或颈部损伤时，使用推举下颌法以减少颈部和脊椎移动。若推举下颌法不能开放气道，改用仰头抬颌法。

（1）仰头抬颌法：一只手放在患者前额，用手掌把额头用力向后推，使头部向后仰，另一只手的手指放在下颌骨处，向上抬颌，使牙关紧闭，下颌向上抬动。注意避免用力压迫下颌部软组织，以免造成气道梗阻。

（2）推举下颌法：把手放置于患者头部两侧，肘部支撑在患者躺的平面上，托紧下颌角，用力向上托下颌，如患者紧闭双唇，可用拇指把口唇分开。

3. 人工通气

在建立人工气道前，按压-通气比率为30:2。建立高级气道以后，按压与通气可不同步，通气频率为10次/分。每次送气应持续1秒以上，避免过快送气或用力过度，减少吹气量及气道正压峰值水平。对大多数未建立人工气道的成人，推荐送气500～600ml潮气量，既可降低胃胀气和误吸的危险，又可提供足够的氧气。

（1）口对口呼吸：①使用个人保护装置，如纱布/隔离膜、带单向阀的通气面罩；②保持气道通畅，捏住患者的鼻孔，防止漏气；③施救者用口唇把患者口部完全罩住，缓慢吹气，使胸廓扩张；④松开捏鼻孔的手，抢救者头稍抬起，侧转换气，同时观察患者胸廓复原情况。

（2）球囊-面罩通气：①抢救者位于患者头部正上方位置，简易呼吸器连接氧气，调节氧气流量＞10L/min，使储氧袋充盈；②患者头部后仰，面罩狭窄处位于患者鼻梁处；③一只手以EC手法固定面罩：拇指和示指放在面罩一侧，形成C形，并将面罩边缘压向患者面部；剩下的3个手指提起下颌角，形成E形，开放气道，使面部紧贴面罩；④另一只手挤压球囊，给予人工呼吸；如果气道开放不漏气，挤压1L成人球囊1/2～2/3量或2L成人球囊1/3量可获得满意的潮气量。

（八）电除颤

电除颤（defibrillation）指给予心脏一次电击，使全部或大部分心肌细胞在瞬间同时去极化，造成心脏短暂的电活动停止，然后由最高自律性的起搏点（通常为窦房结）重新主导心脏节律的治疗过程。引起心搏骤停的两种致命性心律失常是心室颤动和无脉性室性心动过速，电除颤是最为有效的救治方法。实施电除颤的主体设备是除颤仪，其中能够自动分析识别可除颤心率的称为自动体外除颤仪（automated external defibrillator，AED）。电除颤每延迟1分钟，抢救成功率降低7%～10%，因此应及早进行除颤。

1. 开启AED。

2. 将AED电极片贴在患者身上，然后将电极与AED连接。

（1）电极片放置位置：①前侧位放置：一片贴于右锁骨正下方，另一片贴于左乳头外侧，上缘位于腋下1～2厘米；②前后位放置：一片贴于左侧胸部介于患者胸骨与乳头之间，另一片贴在患者背部的左侧紧挨脊柱。

（2）若患者胸部多毛，AED电极片可能粘到毛发上且无法粘贴到皮肤，应在使用AED前剃掉放置电极片部位的毛发。

（3）若患者胸部有很多水，应快速擦干胸部再贴上电极片。

（4）若患者有植入式除颤器或起搏器，不宜直接将AED放于装置上，以免妨碍除颤。

3．操作者离开患者，让AED分析心律，判断是否需要除颤。

4．如AED建议除颤，在除颤前先确认周围无人接触患者，然后按下电击按钮。单向波除颤器首次除颤能量为360J，双向波动除颤器首次除颤能量应根据除颤仪品牌和型号推荐，一般为120或150J。

5．除颤后，立即进行胸外按压。约5个心肺复苏循环或2分钟后，AED提示重复步骤3和4。

（九）复苏药物

1．建立血管通路　心搏骤停患者立即建立血管通路，包括静脉通路、骨内通路、中心静脉通路。其他通路都不可行时，可考虑气管内给药。

2．肾上腺素　对于不可除颤的心搏骤停，尽早给予肾上腺素。用法为1mg静脉推注，每3～5分钟重复1次。每次从周围静脉给药后应该使用20ml生理盐水冲管，以保证药物能够到达心脏。对于可除颤的心搏骤停，在最初数次除颤尝试失败后可给予肾上腺素。

3．胺碘酮　为Ⅲ类抗心律失常药物，能够治疗各种心律失常。初始剂量为300mg溶入20～30ml葡萄糖液内快速推注，3～5分钟后再推注150mg，维持剂量为1mg/min持续静脉滴注6小时。该药物可引起低血压和心动过缓，应注意监测患者的心率、血压。

4．利多卡因　仅作为无胺碘酮时的替代药物。

5．不建议在心搏骤停中常规使用钙剂、碳酸氢钠或镁剂。

（十）复苏的高级技术和装置

1．高级气道　高级气道支持（口/鼻咽通气道、喉罩、气管插管等）是维持气道通畅和稳定的重要方法，但是否建立高级气道、建立高级气道的时机及高级气道的选择，都与施救人员的技能、抢救环境和患者状态等多种因素相关。如建立高级气道会中断胸外按压，施救者可考虑持续操作直到患者对初始复苏和除颤无反应或未实现自主循环恢复时。

2．CPR辅助设备

（1）机械按压装置：机械按压装置可能提高按压质量，并且在抢救过程中节省人力资源。但由于可能增加中断按压的时间，给除颤造成不便影响，不建议常规使用机械按压装置。特定情况下，如高质量徒手胸外心脏按压施行存在困难时（如在救护车中、导管室施救人员身穿铅衣、长时间复苏和存在传染病防护要求等），如能控制安装或撤除装置导致中断按压的时间，可考虑使用机械按压装置。

（2）主动按压－释放CPR和吸气阻力阀：主动按压－释放的作用原理是在胸外心脏按压时，

在胸廓回弹时主动上提胸廓，从而增加胸内负压，增加血液回流，进而增加下次按压时的每搏输出量。而通过吸气阻力阀能限制上述过程导致的过度通气，从而达到提高CPR效果的目标。可在抢救者受过充分培训并且能轻易获取设备时使用。

（十一）自主循环恢复后的救治

经过初级或高级生命支持后自主循环恢复患者的首要目标：稳定复苏后血流动力学、优化生命参数及解除心搏骤停的病因和诱因，应尽快转入ICU治疗。

1. 气道管理　保持气道开放，维持气道通畅。对尚未恢复自主呼吸或处于昏迷状态的患者，可建立高级气道，并做好管路固定、预防管路滑脱、吸痰等人工气道的护理。

2. 呼吸支持　使用球囊-辅助通气或呼吸机支持，维持正常的通气和氧合指标。根据动脉血气分析、呼气末二氧化碳分压、血氧饱和度等进行氧浓度或呼吸机参数的调节。

3. 循环支持　严密监测患者的生命体征和心电图，维持收缩压不低于90mmHg，平均动脉压不低于65mmHg，必要时给予液体复苏、血管活性药物、纠正酸中毒和心律失常，维持血流动力学稳定，保证器官和组织灌注。

4. 急诊冠状动脉造影　患者自主循环恢复后，尽快完成心电图检查。对怀疑有心源性病因或心电图有ST段抬高的OHCA患者，无论昏迷或清醒都应尽快行急诊冠状动脉造影。早期的急诊冠状动脉造影和开通血管治疗，可显著降低心源性心搏骤停患者的病死率及改善神经功能预后。

5. 目标温度管理（targeted temperature management，TTM）　复苏成功后，如果患者仍处于昏迷状态（不能遵从声音指示活动），应尽快使用多种体温控制方法将患者的核心体温控制在32～36℃，并稳定维持至少24小时，复温时应将升温速度控制在0.25～0.50℃/h。目前，用于临床的控制低温方法包括降温毯、冰袋、新型体表降温设备、冰生理盐水输注、鼻咽部降温设备和血管内低温设备等，医务人员应根据工作条件和患者实际情况灵活选择。由于给予冷冻生理盐水快速输注降温可增加低体温治疗并发症的发生率，已不推荐该方法在院前条件下常规使用。TTM治疗期间，应该选择食管、膀胱或肺动脉等处进行核心温度监测。TTM治疗过程中患者会出现寒战、心律失常、水电解质紊乱、凝血功能障碍和感染等并发症，应进行严密监测和对症处理，避免加重病情。

6. 神经功能的监测与保护　复苏后神经功能损伤是患者致死、致残的主要原因，应重视对复苏后患者的神经功能连续监测和评价，积极保护神经功能。目前推荐使用的评估方法包括临床表现（瞳孔、昏迷程度、肌阵挛等）观察、神经电生理检查（床旁脑电图、体感诱发电位等）、影像学检查（CT、MRI）及血液标志物检查等。有条件的单位可以进行脑电图等连续监测，定期评估神经功能。神经功能预后评估，可在心搏骤停后72小时或体温恢复正常72小时后（实施TTM患者）开始评估。

（十二）心搏骤停后的康复和生存

建议对心搏骤停存活者及其照护者进行焦虑、抑郁、创伤后应激和疲劳度的结构化评估。建议心搏骤停存活者在出院前进行生理、神经、心肺和认知障碍方面的多模式康复评估和治疗。建议心搏骤停存活者及其照护者接受全面的多学科出院计划，以纳入医疗和康复治疗建议，以及恢复活动/工作的预期。

五、终止心肺复苏的指征

1. 脑死亡　①不可逆的深度昏迷；②无自发呼吸；③脑干反射消失；④脑电活动消失（电静息）。

2. 无心搏和脉搏。

3. 正规复苏30分钟以上。

4. 心电图变为直线。

5. 复苏成功，转入下一阶段治疗。

六、心肺复苏的主要并发症

1. 颈或脊柱损伤　主要发生在开放气道时。对于疑有颈或脊柱损伤的患者必须谨慎进行该项操作，否则会加重其损伤程度。

2. 胃膨胀　主要发生于通气量过大和通气流速过快时。胃的显著膨胀可导致反流、误吸，并使膈肌抬高，而减少肺气体容量。如发生反流，应使患者头偏向一侧，清除口腔污物后再摆正头部，继续进行复苏急救。注意不要为了防止胃膨胀而向腹部施加压力，因为这样会牵扯肝脏，有造成肝破裂的危险。

3. 骨折及脏器破裂　包括肋骨骨折、胸骨骨折、血气胸、肺挫伤、肝脾撕裂、脂肪栓塞等，多由胸外按压压力过猛和按压位置不当所致，掌握正确的胸外按压位置与适当施力十分重要。按压应平稳、规律，按压与松弛时间应相等，避免突然性动作。

4. 电除颤造成的并发症

（1）心脏并发症：①心肌损害，可见于反复高电量电击；②心律失常；③心搏骤停，高电量除颤后长时间不复跳，可进一步加重心肌缺血，导致更严重的心律失常、室性心动过速和心室颤动。

（2）非心脏并发症：①肺水肿，在转复后立即或数小时出现；②体循环栓塞，多见于电转复后；③一过性低血压；④骨骼肌损伤；⑤心脏起搏系统电极短路。

第四节　创伤急救技术

创伤可造成机体组织、脏器的严重损害，甚至危及生命，其中心跳呼吸骤停、大出血、休克、颅脑损伤、骨折等严重损害需要采取迅速有效的现场急救，以降低伤员的死亡率、伤残率。因此，急救人员必须熟练掌握急救技术，在复杂的现场情况下能迅速地做出正确的判断，实施有效止血、包扎、固定和搬运。

一、止血法

出血是创伤最常见的并发症，及时有效地止血对减少出血致死率和致残率具有积极的意义。

（一）出血的分类

1. 动脉出血　血液颜色鲜红，由断裂动脉血管的近心端随心脏搏动呈喷射状射出，短时间内即可大量出血，如不及时止血，伤员很快会出现失血性休克，甚至因大量失血而死亡。

2. 静脉出血　血色暗红，血液由断裂静脉的远心端缓慢流出，出血量逐渐增多。

3. 毛细血管出血　血色鲜红，为渗出性，往往出血量较小并自行凝固而自愈，危险性较小；但如果伴随重要脏器损伤或出血面积过大，也可发生失血性休克，威胁生命。

（二）止血的方法

1. 止血方法

（1）指压止血法：为临时应急措施，救护人员用手指、手掌或拳头将伤口近心端的动脉向深部的骨骼压迫以阻断血流，达到止血的目的。急救者只有熟悉解剖知识，掌握四肢动脉的位置才能正确有效地实施指压法。①头颈部出血：在气管外侧与胸锁乳突肌锁骨头外侧，摸到颈总动脉，将其向后方压至颈椎即可。操作时应注意，不能同时压迫两侧颈总动脉，以免脑部缺血、缺氧而昏迷。②肩部出血：在锁骨上窝和胸锁乳突肌锁骨头外侧，摸到锁骨下动脉，将其向后压至第一肋骨。③上臂出血：根据受伤部位压迫腋动脉或肱动脉。在腋窝中点用拇指将腋动脉压至肱骨头；在肱二头肌内侧用四指指腹将肱动脉压至肱骨干。④下肢出血：在髂前上嵴与耻骨联合连接中点，用拇指将股动脉压至耻骨上支。运用指压法止血的同时，还应做伤口的加压包扎、钳夹或动脉结扎止血。

（2）加压包扎法：此方法适用于体表及四肢的小动脉或小静脉出血。将无菌敷料覆盖在伤口上，再用绷带、三角巾、多头带做加压包扎，抬高患肢，包扎松紧度以达到止血目的即可。紧急情况下，也可用清洁的布料、纱布覆盖伤口。有骨折或异物时不能使用。

（3）止血带止血法：对加压包扎止血、钳夹或结扎止血无效时，才可应用止血带止血法。常用的有勒紧止血法、绞紧止血法、橡皮止血带止血法、卡式止血带止血法、充气止血带止血法（图17-3）。在紧急情况下也可用绷带、布带、三角巾等代替。在抢救现场，可就地取材，使用手

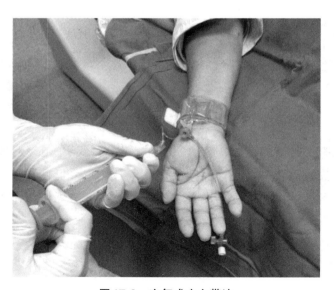

图17-3　充气式止血带法

帕、布袋等止血。

2．注意事项

（1）正确选择位置：止血带应扎在伤口的近心端。上臂扎止血带时，不可扎在下1/3处，以防损伤桡神经。

（2）保护局部皮肤：皮肤与止血带之间要加衬垫。

（3）压力适当：以远端动脉搏动刚好消失为准。

（4）严格掌握时间：使用止血带前，先将受伤的肢体抬高2分钟，使血液尽量回流；原则上止血带止血时间不能超过4小时，每隔1小时放松1～2分钟。放松止血带期间可用指压止血法。

（5）明确标记：必须在伤员衣服或其他明显位置做明显标记，标明开始使用止血带的日期、时间和部位。

二、包扎法

包扎具有保护创面、压迫止血、固定骨折、局部用药、减轻疼痛等作用。为了防止开放性创伤受到污染，要及时包扎伤口。包扎时应全部覆盖伤口，尽可能做到无菌操作。包扎最常使用的材料是绷带、三角巾和多头带。如现场急救，可就地取材，如清洁的毛巾、手绢、衣服等。

（一）绷带包扎法

卷轴绷带基本包扎法是最实用、传统的方法，是各种包扎技术的基础。

1．包扎方法 先将绷带尾部在肢体上稍用力斜绕一周，使尾部不会松动为宜。采用螺旋式缠绕法由下向上，每绕1圈将上圈绷带遮住2/3，并保持边缘平行（图17-4）。最后平绕1圈将绷带终端中间撕开，一端反绕1圈后，与另一端打平结固定；也可折叠终端毛边向内以胶布固定。检查肢端血运情况，保持绷带松紧适度。

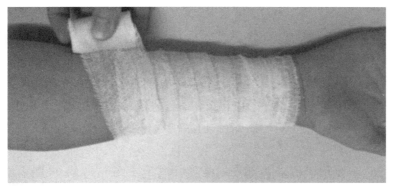

图17-4 螺旋形包扎法

2．注意事项

（1）包扎前须进行创面清理、消毒。

（2）包扎时要使伤员处于舒适的体位，包扎肢体保持功能位，骨隆起处应加衬垫。

（3）包扎应从下向上、从左向右、从远心端向近心端，固定绷带打结时避开伤口处、受压处、摩擦处和骨隆突。有骨折或内脏器官外露，应用无菌纱布覆盖，然后用盆状容器扣在暴露器官上，再行包扎。

（4）包扎牢固、松紧适度，观察肢体末端颜色、温度，以防血液循环障碍。血循环障碍的外部表现是手指、足趾端发凉，甲床呈灰色或蓝色，动脉搏动弱于健侧甚至消失，触摸刺激无感觉，不能自主活动。检查血运障碍的方法：用力压甲床，放松压力后，甲床由苍白迅速恢复粉红色，表示血流通畅；如不能恢复，颜色灰白、发凉、发绀，表示血运出现障碍。

（二）三角巾包扎法

三角巾制作简单，使用方便、灵活，是各种创伤常用的包扎材料，可运用于身体各部位较大伤口的包扎。

1. 包扎方法

（1）臂悬带：主要用于托起前臂或覆盖肩部创伤敷料并定位（图17-5）。患者取直立或坐位，抬起伤臂使手部高于肘部，横放在胸前。将三角巾长边一端拉过健侧肩部，一端暂垂下，三角尖伸出肘部。拉住上端角从健侧肩部绕过颈后，尖端直到患者前面。托住前臂，将垂下的三角尖端拉起，兜住手和上臂，在患侧锁骨上窝处打平结。将伸出肘部的三角尖拉向前臂外侧，用胶布或别针使之固定在三角巾前面。

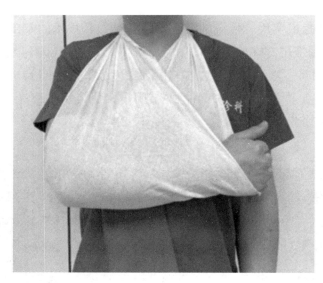

图17-5　上肢悬吊包扎法

（2）头部三角巾：主要用于覆盖头部伤口敷料并固定（图17-6）。将三角巾长边折一道边，横放于前额头上，使底边中点接近眉心上正中位，两端角垂于头后，三角尖拉到枕后。拉起两端角自耳部上方绕至头后压住三角巾三角尖，交叉至前额中部打成平结。手扶头部，另一只手轻轻拉住脑后三角尖，把三角巾收紧并反折到头上面，用胶布或别针固定在头顶三角巾上。

2. 注意事项

（1）包扎牢固，松紧适度。

（2）及时检查血液循环状态，注意倾听患者主诉，及时调整悬带位置。

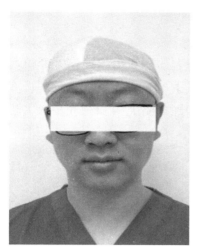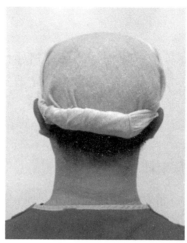

图17-6　头部三角巾包扎法

（三）多头带包扎法

多头带常用于不易包扎和面积过大的部位，主要分为四头带包扎法、腹部包扎法、胸部包扎法。

1. 包扎方法

（1）四头带包扎法：根据需要包扎的部位选择长方形布一块，分别沿两长端中间剪开到适当部位，消毒后用于包扎伤口。常用于头部、下颌、眼部、鼻部等位置的包扎。①下颌包扎法：将四头带中心托住下颌，四头带上、下两对终端分别在颈后和头顶部打结；②头部包扎法：将四头带中心盖住伤口，四头带上、下两对终端分别在枕后和颌下打结；③鼻部包扎：将四头带中心盖住鼻部，四头带上、下两对终端分别在颈后打结；④眼部包扎：将四头带中心盖住眼部，四头带上、下两对终端分别在颈后打结。

（2）腹带包扎法：腹带中间为包腹带，两侧各有多条相互重叠的带脚。操作时需两人配合，患者平卧，一人将一侧带脚卷起，从患者腰下递至对侧，另一人在对侧接过带脚；将腹带平放于患者腰背部，展开两侧带脚。沿腹带重叠次序逐一将带脚紧贴腹部包裹，带脚互相交错压住，松紧度要适宜。后将剩余的一对带脚打结固定。放置腹带时要注意方向，如伤口在上腹部，应由上而下包扎；如伤口在下腹部，则由下而上包扎。

（3）胸带包扎法：胸带比腹带多两条竖带，包扎前先将胸带平放于患者背后，展开两侧带脚，将两竖带从患者背部向前经颈部两侧置于胸前，然后按腹带包扎方法包扎两侧带脚，最后将竖带和带脚在胸前打结固定。

2. 多头带包扎的注意事项

（1）根据伤口位置选择合适的多头带。

（2）多头带包扎松紧要适宜，以能伸入一个手指为宜。

（3）包扎完毕打结时，打结部位应避开伤口处。

（4）及时观察包扎的松紧度，如出现松动应重新包扎。

三、固定法

固定可对骨折、关节严重损伤、肢体挤压伤和大面积软组织损伤等部位起到保护作用，减轻痛苦，减少并发症，便于转送伤员。内固定要通过手术完成，所以急救现场多用外固定。固定器材最理想的是夹板，有木质夹板、金属夹板、可塑性树脂夹板和充气塑料夹板等，也可使用支具进行固定，在急救现场可就地取材，如使用硬纸板、木板条，甚至书本、树枝等。

（一）常见骨折固定法

1. 锁骨骨折　将带状巾两端分别呈"8"字形绕双肩，尽量使伤员双肩后张，拉紧带状巾两端后在背后打结。

2. 上臂骨折　将长、短夹板分别置于前臂后外侧和前内侧，夹板两端用绷带绑扎固定，肘关节屈曲90°，后用三角巾将前臂悬吊于胸前，颈后打结。

3. 前臂骨折　将夹板置于前臂掌、背侧，夹板两端用绷带绑扎固定，肘关节屈曲90°，拇指朝上，用三角巾将前臂悬吊于胸前，颈后打结。

4. 大腿骨折　将长、短夹板分别置于肢体内外两侧，关节处用衬垫保护，空隙处用衬垫填塞，绷带分段绑扎固定。

5. 小腿骨折　将两块夹板分别置于肢体内外两侧（从足跟到大腿），关节处用衬垫保护，空隙处用衬垫填塞，绷带分段绑扎固定。

6. 颈椎骨折　保持颈与躯干成一条直线，先于枕部放置一个薄软枕，然后再用软枕或沙袋固定头两侧，最后用三角巾将头与担架进行固定，如有条件也可直接用颈托外固定。

7. 胸腰椎骨折　伤员去枕平卧于硬板平车（硬板担架）上，腰部垫软枕，用绷带将伤员双肩、腰部、臀部、双下肢、足部固定在硬板平车（硬板担架）上；或让伤员俯卧于硬板上，在胸部和腹部垫衬垫，再用绷带将伤员固定于木板上。

（二）骨折固定的注意事项

1. 先止血再固定　开放性软组织损伤应先止血、包扎，再固定。

2. 避免感染　污染的开放性伤口应进行简单清创；开放性骨折断端外露时，不可将外露的骨折断端还纳，以免造成感染。

3. 挽救生命　固定过程中，如发生休克、大出血、体温过低等威胁生命的情况，须尽早处理。

4. 夹板固定注意事项　①长度适当：夹板的长度须超过骨折部位上下两个关节；②保护局部皮肤：夹板与皮肤之间须加衬垫，以免皮肤摩擦破损或固定不牢靠；③固定松紧适宜：过紧会影响血液循环，过松会影响固定效果；④密切观察：肢体固定时，必须要露出指（趾）端以便随时观察末梢血液循环状况；⑤局部制动、科学搬运：固定后局部制动，避免不必要的搬运，搬运过程要实施科学搬运，避免二次损伤。

四、搬运法

搬运是转运伤员必不可少的重要环节。正确、稳妥、迅速的搬运对伤员的救治和预后非常重要；搬运不当会加重损伤，增加痛苦，增加治疗费用，造成致残或死亡，因此要根据伤情及现有条件正确选用适当的搬运方法。

（一）徒手搬运法

1. 单人搬运法 用于转运路程较近、伤势比较轻的伤员。

（1）扶持法：救护人员站在伤员一侧，使伤员近侧手臂从后揽住救护人员的颈部，救护人员用外侧的手牵着伤员近侧手腕，另一手从后扶持伤员腰背部，使其身体略靠着救护人员，伤员在救护人员辅助下行走。适用于病情轻、能够站立行走的伤员。

（2）抱持法：救护人员一手托伤员背部，另一手托大腿，将伤员抱起，如伤员能配合，可让其一手揽住救护者的颈部。

（3）背负法：如伤员能站立，救护者站在伤员前面，微弯背部，将伤员背起；如伤员不能站立，救护人员躺在伤员一侧，一手紧握伤员双臂，另一手抱腿部，用力翻身，将伤员背在背上，而后慢慢站起。不适用呼吸困难、胸部创伤的伤员。

2. 双人搬运法

（1）椅托式：伤员左侧救护人员右膝跪地，伤员右侧救护人员左膝跪地，各以一手伸入患者大腿之下互相紧握，另一手彼此交替支持患者背部，患者如清醒可用双手臂揽住救护人员的颈部。适用于气胸伤员。

（2）拉车式：需2名救护人员，一名救护员站在伤员头部，两手插到腋前，将其抱在怀内，另一名救护人员站在伤员足部，夹住伤员两腿，两人协调一致，慢慢抬起、前行。

（3）平托式：2名救护人员并排将伤员平抱，也可一前一后、一左一右将伤员平抬。

3. 三人搬运法 3名救护人员并排站在伤员一侧，一名救护人员托住肩胛骨，一名救护人员托住腰臀部，另一名救护人员托住双下肢，三名救护人员同时轻轻抬起伤员、协调一致前行。

4. 多人搬运法 用于搬运脊柱损伤的伤员，主要目的是保持脊柱伸直，同时保证头颈部与躯干成一直线。搬运可由4～6名救护人员一起进行，四人搬运时，由一名救护人员专管头部的牵引固定，其他三名救护人员按照三人搬运法实施，四名救护人员步调一致；六人搬运时，救护人员可分成两排，分别站在伤员两侧，两名救护人员专管头部，保持颈部固定，两名救护人员托住背部和臀部，两名救护人员托住下肢，协调一致轻轻将伤员抱起。搬运过程要轻柔、步调一致，尽快将伤员置于硬板担架或推车上。

（二）担架搬运法

当把患者搬运至安全地带或现场易于行走时，可使用担架。担架结构简单、轻便耐用，是急救现场转运过程中最常用的工具，适用于转运路程较远、躯干或下肢骨折伤员或急危重症伤员。担架的种类很多，如帆布担架、铲式担架、充气担架等，分别供不同患者选择使用。

1. 移患者上担架法 在尽可能不改变患者体位的情况下，将患者平抬上担架，这一要求对于创伤所致的多发性骨折患者尤为重要。如救护人员为4人，每名救护人员将双手分别平放插入在患者头、胸、臀、下肢的下方，使患者身体保持在同一平面直线上，听统一号令，将患者一同抬起，平移放至担架上；如救护人员为2人，方法是在患者身下平塞入一个床单并拉平展开。救护人员分别站在患者头、足部，拉起床单的4个角，共同用力平兜起患者并移至担架上。

2. 担架运送法　使患者平躺在担架床上，必要时系好束带。如救护人员为4人，则分别站在担架的四角；如为2人，则分站在担架前后。抬起担架时尽量保持患者身体在水平状态；行走时患者足在前，头在后；下楼梯时，在前面救护人员应将担架举高，使担架保持平衡；各种原因导致的休克患者，应保持担架水平位或头部稍低位，切忌头高足低位。

3. 移患者上救护车法　救护车上多安置有轨道滑行装置。移动时使患者头在前，将担架放在轨道上滑入车内。如无此装置，救护人员应合力将担架抬起，保持头部稍高位而抬入救护车内。

4. 移患者下救护车法　将担架抬下救护车时，救护人员要注意保护患者。如从轨道上滑行，要控制好滑行速度，尽可能保持担架平稳。

（三）搬运的注意事项

1. 搬运前，应根据情况实施止血、包扎、固定或CPR等急救措施。
2. 根据不同的伤情及现场情况选择适当的搬运方式和工具。
3. 搬运时，动作轻巧、协调一致，注意观察伤员的病情变化。
4. 担架搬运时，患者头在后，足在前，便于后面救护人员能够随时观察伤员病情变化；要系好安全带，避免伤员跌落；救护人员要脚步一致，平稳前进，在上下坡时应及时调整担架高度，使伤员保持水平位。

第五节　洗　胃　术

洗胃（gastric lavage）是将胃管插入患者胃内，反复注入和吸出一定量的溶液，以冲洗并排除胃内容物，减轻或避免吸收中毒的胃灌洗方法。

一、目的

1. 治疗　消除胃内毒物或刺激，减少毒物的吸收，挽救患者的生命；减轻各种原因引起的胃黏膜水肿，减轻恶心、呕吐症状，增强舒适感。
2. 检查　为某些手术或检查做准备。

二、适应证

主要适用于非腐蚀性毒物如有机磷、安眠药、各种金属类及生物碱等中毒者。一般口服中毒物6小时以内无洗胃禁忌证的患者。

三、禁忌证

强腐蚀性毒物（强酸、强碱），肝硬化伴食管静脉曲张，近期内有上消化道出血及胃穿孔者禁忌洗胃。昏迷、惊厥、无呕吐反射、处于休克状态禁用口服催吐法。

四、操作前准备

1. 用物准备

（1）口服催吐法：量杯、压舌板、水温计、弯盘、防水布、水桶2只（洗胃液、污水），遵医嘱根据洗胃的目的及毒物的性质选择洗胃液。温度25～38℃，用量为10 000～20 000ml。

（2）灌注洗胃法：漏斗洗胃器、量筒、橡胶围裙、橡胶单及治疗巾或一次性垫巾、弯盘、石蜡油、棉签、纱布、胶布、污物桶，必要时准备压舌板、开口器。遵医嘱根据洗胃的目的及毒物的性质选择洗胃液。

（3）电动吸引器洗胃法：电动吸引器1台，洗胃管1根，开放式静脉输液器1套，Y形管1个，夹子2个，5000ml以上容器的输液瓶1个，瓶盖上有2根玻璃管及连接橡胶管。其他的用物与灌注洗胃法相同。常用洗胃液详见表17-1。

表17-1 常用洗胃液

毒物	洗胃溶液	禁忌药物
巴比妥类（安眠药）	1:15 000～1:20 000 高锰酸钾洗胃，硫酸钠导泻	
灭鼠药（磷化锌）	1:15 000～1:20 000 高锰酸钾洗胃，0.1%硫酸铜洗胃10分钟后，服0.5%～1%硫酸铜溶液10ml，每5～10分钟口服一次，配合用压舌板等刺激舌根引吐	鸡蛋、牛奶及其他油类食物
有机磷农药中毒	温清水、2%碳酸氢钠或1:5000高锰酸钾溶液	敌百虫禁用碱性药物，敌百虫遇碱性药物可分解成毒性更强的敌敌畏；对硫磷禁用高锰酸钾
DDT、六六六	温开水或生理盐水，50%硫酸镁导泻	油性泻药
酚类、煤酚皂	用温开水、植物油洗胃至无酚味为止，洗胃后多次服用牛奶、蛋清保护胃黏膜	
苯酚（石炭酸）	1:15 000～1:20 000 高锰酸钾洗胃	洗胃后服蛋清水、牛奶、豆浆、米汤等，以保护胃黏膜
氰化物	3%过氧化氢引吐后，1:15 000～1:20 000 高锰酸钾洗胃	
酸性物	镁乳、蛋清水、牛奶	强酸药物
碱性物	5%醋酸、白醋、蛋清水、牛奶	强碱药物
酒精中毒	1%碳酸氢钠液或温开水	

2. 患者准备 患者了解洗胃目的、方法、注意事项并配合操作。

3. 护士准备 实施洗胃前，要求护士衣帽、头发整洁，修剪指甲，洗手，戴口罩。待做好个人准备后，至床旁完成对患者的评估，要详细评估毒物的种类、性质，口腔内及头部有无腐蚀现象。准备并检查所需用物。

4. 环境准备 环境整洁、宽阔明亮、温度适宜、屏风。

五、操作步骤与流程

1. 操作前核对、解释　携用物至患者床旁，再次核对患者姓名及床号，向患者解释洗胃的目的，征得患者同意。

2. 洗胃

（1）口服催吐法：用手指、筷子或压舌板等刺激咽后壁或舌根处，诱发呕吐。若不易呕出时，饮清水200～300ml，再次催吐，反复灌洗，直至吐出的灌洗液澄清、无味。

（2）灌注洗胃法：是用洗胃器经口腔插入患者胃内，利用重力或虹吸原理，将胃内容物及毒物排出（图17-7）。

1）摆放体位：清醒的患者可采取半坐位或坐位，中毒较重者或昏迷患者取左侧卧位，以减少毒物进入十二指肠。用橡胶围裙保护患者胸前。取下义齿，置纱布、弯盘于口角边，以接取口腔分泌物。

2）插管：用石蜡油（其他润滑剂也可）润滑胃管前端。嘱意识清醒的患者做吞咽动作，自患者口腔轻轻插入洗胃管45～50cm，证实在胃内后，用胶布固定。在插管时若患者有呛咳反应，应立即退出。

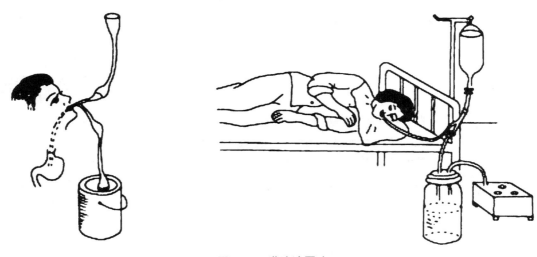

图17-7　灌注洗胃法

为昏迷患者插管时，用开口器撑开患者的口腔，置牙垫于患者上下磨牙之间；用左手托住患者下颌，将洗胃管插至患者咽部，再托起头部使下颌靠近胸骨柄，以加大咽部通道的弧度，使洗胃管易于沿咽后壁向下插入至胃内。

3）灌洗：污物桶放于患者床旁。将洗胃器漏斗放置低于胃的位置，挤压橡皮球，抽出全部胃内容物。然后漏斗举至高于患者口腔30～40cm，将溶液缓慢倒入漏斗内200～300ml灌洗，当漏斗内的溶液尚未流尽时，速将漏斗倒转放置低于胃的位置，利用虹吸原理引出胃内液体并使其流入污物桶中。每次灌洗后尽量抽尽灌洗液。如液体不能顺利流出，可使用洗胃器上的皮球加压吸引，如此反复灌洗，直至流出无味、澄清液体为止。通常洗胃总量2～10L。第一次洗出的胃内容物应保留标本送检。灌洗时观察患者反应，记录使用溶液的量、回流液的量及形状、颜色等。

4）整理：灌洗完毕，捏住胃管迅速拔出，协助患者漱口、洗脸后卧床休息，整理床铺及用物。

（3）电动吸引器洗胃法：用电动吸引器连接洗胃管洗胃，在抢救急性中毒患者时，能迅速有效地清除毒物，节省人力及准确地计算洗胃的液体量，避免患者的呕吐物污染衣物，可防止毒物的吸收。优点：能自动、迅速、彻底清除胃内毒物。其原理是利用电磁泵作为动力源，通过自控电路的控制，使电磁阀自动转换动作，分别完成向胃内冲洗药液和吸出胃内容物的过程。

1）检查：接通电源，检查全自动洗胃机。

2）插管：润滑胃管前端、插管，证实胃管在胃内后固定。

3）连接管路：将已配好的洗胃液倒入水桶内，将3根橡胶管分别与机器的药管（进液管）、胃管、污水管（出液管）相连，药管的另一端放入洗胃液桶内，并且始终浸没在洗胃液的液面下。污水管的另一端放入空水桶内，胃管的另一端与已插好的患者胃管相连，调节药量流速。

4）冲洗：按"手吸"键，吸出胃内容物，再按"自动"键，机器即开始对胃进行自动冲洗。冲洗时"冲"灯亮，吸引时"吸"灯亮。若发现有食物堵塞管道，水流减慢、不流或发生故障时可交替按"手冲"和"手吸"键，重复冲洗数次，直到管道通畅，再按"手吸"键，吸出胃内残留液体，防止胃潴留。按"自动"键，自动洗胃继续进行。直至洗出液澄清、无味为止。

5）观察：洗胃过程中，应随时观察洗出液的性质、颜色、气味、量及患者面色、脉搏、呼吸和血压的变化，有无洗胃并发症的发生。

6）拔管：洗胃完毕，反折胃管，拔出。

7）整理：协助患者漱口、洗脸。必要时更衣，嘱患者卧床休息。整理床单位，清理用物。洗胃后，应将药管、胃管和污水管同时放入清水中，按"清洗"键清洗各管腔，清洗毕，将各管同时取出，待机器内水完全排尽后，按"停机"键关机，以免各管道被污物堵塞或腐蚀。

8）记录：记录灌洗液名称、量，洗出液的颜色、气味、性质、量及患者的反应。

六、操作要点

1. 根据洗胃的目的及毒物的性质选择洗胃液。

2. 洗胃管插入的长度、洗胃液温度和用量。

3. 洗胃的适应证及禁忌证。

4. 洗胃并发症识别及处理。

七、注意事项

1. 当中毒物质不明时，应先抽取患者胃内容物立即送检，同时选用温开水或等渗盐水洗胃，待毒物性质明确后，再采用对抗剂洗胃。

2. 患者吞服腐蚀性毒物时禁忌洗胃，可按医嘱给予药物或迅速给予物理性对抗剂，如牛奶、植物油、蛋清、米汤等以保护胃黏膜。

3. 在洗胃过程中，密切观察患者的病情变化，配合抢救。当患者感觉腹痛或吸出血性液体，或出现血压下降等情况时，应立即停止洗胃，通知医生紧急处理，并做详细记录。

4. 给昏迷患者洗胃时需慎重。患者应去枕平卧，头偏向一侧，以防止分泌物或液体吸入气管内导致窒息。

5. 每次灌入量在200～300ml，反复灌注。当灌入量太多，液体可从口鼻流出，有发生窒息的危险。灌入量过多还易造成胃扩张，使胃内压力上升，加速毒物的吸收。一旦发生胃扩张还会兴奋迷走神经，引起反射性心搏骤停。对心肺功能不良的患者，应注意慎重使用洗胃法。

6. 给幽门梗阻患者洗胃时，应在饭后4～6小时或空腹时进行，并记录胃内潴留量。

7. 洗胃并发症　急性胃扩张、胃穿孔，大量低渗液洗胃致水中毒、水电解质紊乱、酸碱平衡失调，昏迷患者误吸或过量胃内液体反流致窒息，迷走神经兴奋致反射性心搏骤停。还可能出现洗胃并发症征象，如患者感到腹痛，吸出血性液体或出现休克现象，应立即停止洗胃，与医生共同采取相应的急救措施。

第六节　氧疗与吸痰

一、氧疗

氧气疗法（oxygen therapy）简称氧疗，是通过吸入高于空气中氧浓度的氧气，以提高动脉血氧分压（PaO_2）和动脉血氧饱和度（SaO_2）、增加动脉氧含量（CaO_2）、纠正低氧血症的治疗方法。氧气是一种最常用、但又常易被误用的物质。若不能根据患者的病情变化选择合适的吸氧装置，把握氧气吸入浓度和时间，不但达不到治疗效果，甚至可能会给患者带来伤害。

（一）缺氧的分类

氧是生命活动所必需的物质。如果组织得不到足够的氧或不能充分利用氧，组织的代谢、功能甚至形态结构都可能发生异常改变，这一过程称为缺氧。

1. 低张性缺氧　吸入氧浓度过低、外呼吸功能障碍、静脉血分流入动脉血等，导致PaO_2降低、CaO_2减少、组织供氧不足。常见于高山病、慢性阻塞性肺疾病、先天性心脏病等。

2. 血液性缺氧　血液中血红蛋白数量减少或性质改变，造成CaO_2降低或氧合血红蛋白释放氧不足。常见于贫血、一氧化碳中毒、高血红蛋白血症等。

3. 循环性缺氧　全身性或局部性血液循环障碍，造成组织器官血液量减少或流速减慢。常见于休克、心力衰竭、栓塞等。

4. 组织性缺氧　组织中毒、细胞损伤等，造成组织细胞利用氧异常。常见于氰化物中毒、大量放射线照射等。

（二）缺氧的程度

1. 轻度缺氧　$PaO_2 \geqslant 50mmHg$，$SaO_2 > 80\%$。仅有轻度发绀，无明显呼吸困难，神志清楚。

2. 中度缺氧　PaO_2 30～50mmHg，SaO_2 60%～80%。发绀明显，呼吸困难，神志清楚或烦躁不安。

3. 重度缺氧　$PaO_2 < 30mmHg$，$SaO_2 < 60\%$。显著发绀，三凹征明显（胸骨上窝、锁骨上

窝和肋间隙凹陷），神志呈昏迷或半昏迷状态，失去正常活动能力。

（三）氧疗的适应证

1. 各种原因引起的急慢性呼吸衰竭，$PaO_2 < 60mmHg$，$SaO_2 < 90\%$。
2. 慢性阻塞性肺疾病患者 $PaO_2 < 50mmHg$。
3. 有组织缺氧但无明显低氧血症的患者，如心输出量降低、贫血、休克、CO 中毒等。
4. 麻醉手术后预防性给氧。

（四）氧疗的供氧装置

医院内的供氧装置主要为氧气筒及氧气压力表、管道氧气装置（中心供氧装置）2种。

1. 氧气筒和氧气压力表装置

（1）氧气筒：是一圆柱形无缝钢筒，筒内可耐高压 15.15MPa 的氧。构造为：①总开关，在筒的顶部，可控制氧气的放出，压力越大，说明氧气贮存量越多。②气门，在氧气筒颈部的侧面，有一气门与氧气表相连，是氧气自筒中输出的途径。③氧气表，由压力表、减压器、流量表、湿化瓶及安全阀组成。压力表的指针能够显示氧气筒内氧气的压力；减压器能够将氧气压力减低至 $0.2 \sim 0.3MPa$，使流量平衡，保证安全；湿化瓶能够湿润氧气；安全阀能够使过高压力的氧气溢出，保证安全。

（2）氧气筒装表方法：①将氧气筒置于架上。用扳手将总开关打开，使少量氧气从气门冲出，随即关好总开关，以达清洁该处的目的，避免灰尘吹入氧气表内。②将氧气压力表的旋紧螺帽与氧气筒的螺丝接头衔接，用手初步旋紧，然后将表稍向后倾，再用扳手旋紧，使氧气表直立，检查有无漏气。③先旋开总开关，再开流量调节阀，检查氧气流出量是否通畅，以及全套装置是否适用。最后关上流量调节阀，推至病室待用。

氧气筒内的氧气供应时间可按照下列公式进行计算：可供氧时间＝（氧气表压力 -5）×氧气筒容积（L）/ 氧流量（L/min）×60 分钟。

（3）氧气筒使用注意事项：①严格遵守操作规程，注意用氧安全，切实做好"四防"，即防震、防火、防热、防油。氧气筒内的氧气压力很高，在搬运时避免倾倒撞击，防止爆炸。氧气助燃，氧气筒应放阴凉处，周围严禁烟火和易燃品，距明火至少5m，距暖气至少1m。氧气表及螺旋口上勿涂油，误用带油的手拧螺旋，避免引起燃烧。②供氧时先调节流量，再连接鼻导管；停氧时先分离鼻导管，再关流量表开关，以免关开倒置导致大量气体冲入呼吸道，损伤肺组织。③用氧过程中可根据观察患者的脉搏、血压、精神状态、皮肤颜色、温度、呼吸方式、SpO_2 等有无改善来衡量氧疗效果，还可测定动脉血气分析判断疗效，选择适当的用氧浓度。④氧气筒内氧气不可用尽，氧气筒内氧气压力应至少保留 0.5MPa（$5kg/cm^3$），以防灰尘进入筒内，造成再次充气时发生爆炸的危险；⑤对未用和已用完的氧气筒应分别注明"满"或"空"的字样，便于及时储备，以应急需。

2. 管道氧气装置（中心供氧装置） 医院氧气集中由中心供氧站负责供给。设管道至各病区、门诊、急诊、手术室等。供氧站有总开关控制，各用氧单位配氧气表，打开流量表即可使用。

流量表安装方法：①将流量表安装在中心供氧管道氧气流出口处，接上湿化瓶；②打开流量开关，调节流量，检查指示浮标或数值（电子流量表），全套装置无漏气后备用。

3．氧气袋　氧气袋是一个长方形的能够充入氧气的橡胶枕，橡胶枕一角有一根橡胶管，上有调节器可调节氧流量。使用前先将枕内灌满氧气，接上湿化瓶或导管，调节流量即可给氧，可用于缺氧患者的转运。

（五）氧疗装置特点

按氧流量大小，氧疗装置可分为低流量和高流量两类。低流量氧疗装置包括鼻导管、普通面罩、储氧面罩等，所供给的气流不能完全满足患者吸入气量的需要，因而必须提供室内空气以补充部分吸入气体。低流量氧疗装置提供的吸入氧气浓度不稳定，且不能精细地调节，受患者潮气量和呼吸频率、氧流量、储氧气囊大小影响。一般而言，在相同的氧流量下，患者通气量越大，则吸氧浓度就越低；反之通气量越小，吸氧浓度就越高。此外，面罩给氧时吸氧浓度较鼻导管高，若加用储氧囊则吸氧浓度更高。高流量氧疗装置包括文丘里面罩、经鼻高流量湿化氧疗装置，所供给的气流能完全满足患者吸入气量的需要，因此所供气流至少应达到每分通气量的4倍。高流量氧疗装置提供的吸入氧浓度恒定。不同氧疗装置的特点详见表17-2。

表17-2　不同氧疗装置的特点

氧疗装置	提供氧流量	适用人群	优点	缺点
鼻导管	$1 \sim 5L/min$	无高碳酸血症风险的低氧血症患者	1．简便、经济 2．满足大部分轻症患者需要 3．耐受性相对好，不影响患者进食和语言表达	1．吸入氧气浓度不稳定，受潮气量、呼吸频率等因素影响 2．不能提供高浓度氧 3．长时间或5L/min流量以上时湿化不足，耐受性变差
普通面罩	$5 \sim 10L/min$	严重的单纯低氧血症患者。不宜用于伴高碳酸血症的低氧血症患者	1．简便、经济 2．能利用呼出气体的湿热提供较好的湿化，适用于缺氧严重而无CO_2潴留的患者	1．幽闭感，影响进食和语言表达，有误吸风险 2．氧流量$<5L/min$会导致CO_2重复吸入
储氧面罩	$6 \sim 15L/min$	需高氧疗需求的患者。不宜用于有高碳酸血症风险的患者	提供更高浓度氧，适用于严重缺氧患者	1．幽闭感，影响进食和语言表达，有误吸风险 2．若流量不足，非重复呼吸面罩会增加吸气负荷 3．部分重吸罩可能导致CO_2重复吸入，加重CO_2潴留
文丘里面罩	$2 \sim 15L/min$	低氧血症伴高碳酸血症的患者	1．精准给氧 2．患者呼吸模式不影响吸入氧气浓度 3．基本无CO_2重复吸入	1．费用高，湿化效果一般，吸入氧气浓度优先 2．氧流量与吸入氧气浓度之间需匹配
经鼻高流量湿化氧疗装置	空氧混合气流量$8 \sim 80L/min$，氧浓度$21\% \sim 100\%$	需高浓度氧疗的患者。高碳酸血症患者慎用	1．精准给氧，良好温化和湿化，舒适性、依从性好 2．应用范围广泛，效果、舒适度优于普通氧疗	需专门设备和导管

1. 鼻导管　是一根连接氧气流量表与患者鼻腔的导管，为临床上最常用的氧疗装置。大多数情况下，吸入氧气浓度与氧流量的关系为：吸入氧气浓度＝0.21＋0.04×氧流量（L/min）。当氧流量超过8L/min时，吸入氧气浓度不再明显提高，该公式不再适用。

2. 普通面罩　从氧流量表输出的氧气由导管进入面罩，面罩部分可存储患者每次呼吸之间的氧气，而呼气主要通过面罩两侧的开孔排出。患者吸气时，若氧流量不足以满足患者最大吸气峰流速的需要，周围空气即由两侧小孔进入，患者实际吸入的氧气浓度下降。简单氧气面罩所能提供的氧气浓度一般为35%～55%。

3. 储氧面罩　在普通面罩的基础上增加了一个储氧袋。如果面罩和储氧袋之间没有单向活瓣，称为部分重复呼吸面罩，提供的氧气浓度可达到60%。如果在储氧袋与面罩衔接处及面罩侧孔各增加一个单向阀，称为非重复呼吸面罩。储氧袋内氧气可进入面罩，但呼出气体不能再返回储氧袋内；周围空气不能在吸气时进入面罩内。因此，非重复呼吸面罩可提供高达100%的氧气。

4. 文丘里面罩　根据文丘里原理，氧气经过狭窄的气孔进入面罩时，喷射气流的周围形成负压，将周围空气从侧孔吸入，使空气进入吸入气流。通过改变氧气流速、流出口径或调节管道壁上侧孔大小，可以控制吸入的空气量，从而调节吸入氧的浓度，使之达到预定水平。文丘里面罩可控制氧气浓度在25%～50%，面罩内氧气浓度比较稳定，耗氧量较少，基本上无重复呼吸。

5. 经鼻高流量湿化氧疗装置　该装置主要包括空氧混合装置、湿化治疗仪、高流量鼻塞及连接呼吸管路，能够给患者提供相对恒定的吸氧浓度（21%～100%）、温度（31～37℃）和湿度的高流量（8～80L/min）气体，并通过鼻塞进行氧疗。该装置具有很好的舒适性，通过吸入高流量气体可产生一定水平的呼气末正压，冲刷上呼吸道生理死腔，维持黏液纤毛清除系统功能，降低患者上气道阻力和呼吸功，改善患者的换气和部分通气功能，对Ⅰ型呼吸衰竭患者具有积极的治疗作用。

（六）氧疗的副作用

1. CO_2潴留和呼吸抑制　常见于Ⅱ型呼吸衰竭患者，由于$PaCO_2$长期处于高水平，呼吸中枢失去了对CO_2的敏感性，呼吸的调节主要依靠缺氧对外周化学感受器的刺激来维持。若吸入高浓度氧气，则缺氧刺激呼吸的作用消失，导致CO_2潴留、呼吸抑制甚至停止。因此，对该类患者应加强气道管理，保持气道通畅；给予控制性氧疗，使动脉血PaO_2维持在55～60mmHg，SpO_2 88%～90%；当患者出现SpO_2下降、神志改变、呼吸频率和心率改变、尿量减少等变化，及时通知医生进行动脉血气分析，必要时遵医嘱给予呼吸兴奋剂或机械通气。

2. 肺不张　呼吸空气时，肺内含有大量不被血液吸收的氮气。高浓度氧疗时，肺泡气中氮气被大量置换，一旦支气管堵塞，其所属肺泡内的氧气被肺循环血液迅速吸收，引起吸入性肺不张。预防方法包括：吸氧浓度尽量低于60%，机械通气时应用呼气末正压，鼓励患者深呼吸、咳嗽排痰。

3. 氧中毒　由于长期吸入高浓度氧或高气压氧而出现的临床综合征，主要影响呼吸与中枢神经系统。预防氧中毒的关键在于吸入100%氧时间不宜超过6小时，吸入60%氧气时间不宜超过24小时。患者出现胸骨后灼热感、疼痛、呼吸增快、恶心、呕吐、烦躁、干咳、进行性呼吸困难、SpO_2下降等疑似氧中毒情况时，应立即通知医生，遵医嘱处理。

4. 晶状体后纤维组织增生　仅见于新生儿，以早产儿多见。由于视网膜血管收缩、视网膜纤维化，最终可出现不可逆转的失明。因此，新生儿应控制吸氧浓度和吸氧时间。

5. 呼吸道分泌物干燥　氧气是一种干燥气体，吸入后可导致呼吸道黏膜干燥，呼吸道分泌物黏稠，纤毛运动抑制，痰液不易咳出。因此，吸氧流量＞4L/min，或环境干燥、呼吸道分泌物多、黏稠不易排出，吸氧流量＜4L/min但患者主诉上呼吸道干燥不适时，应给予湿化。吸氧流量＞15L/min、经人工气道氧疗者，宜使用加温湿化。

6. 医疗器械相关压疮　宜选择型号适宜的鼻导管或面罩，正确佩戴。加强对器械下方和周围受压皮肤进行评估，对易发生压疮的患者增加皮肤评估频次，并采取有效预防措施。

（七）操作方法

1. 用物准备

（1）供氧装置：①安装好氧气压力装置（压力表、减压器、流量表、安全阀）的氧气筒，或管道氧气装置（中心供氧装置）；②氧气流量表；③湿化瓶（内含灭菌注射用水）。

（2）氧疗装置：鼻导管、面罩或储氧面罩。

（3）其他：小药杯（内盛冷开水）、棉签、用氧四防卡（防震、防火、防热、防油）。

2. 操作方法

（1）核对医嘱：核对吸氧时间、方法及流量。

（2）评估患者并解释：评估患者的病情、意识、呼吸、缺氧程度、心理状况及合作程度，解释吸氧的目的、方法、注意事项及配合要点。

（3）确认流量表、氧疗装置、湿化装置连接紧密。

（4）调节氧流量，流量应以流量计浮标中间位置为准，检查装置是否通畅。

（5）佩戴氧疗装置

1）鼻导管：用湿棉签清洁双侧鼻腔，检查鼻腔内有无分泌物堵塞或异常。将鼻导管前端置于患者鼻孔中，深度为1.5cm。

2）普通面罩：将面罩置于患者面部，系带放于枕后，松紧适宜，保持面罩与面部贴合。

3）储氧面罩：连接患者前，检查单项活瓣是否工作正常。调节氧气流量，充盈储氧袋。面罩佩戴方法同普通面罩，在吸氧过程中保持储氧袋充盈，避免塌陷。

4）文丘里面罩：面罩佩戴方法同普通面罩。应先设定吸氧浓度，再调节氧流量，氧流量与文丘里装置保持一致。

5）经鼻高流量湿化氧疗：①机器位置低于或平行于患者；②根据患者鼻孔大小选择合适的鼻塞，以不超过鼻孔孔径1/2为宜；③设置温度、氧流量和氧浓度；④连接鼻塞，调节固定带，松紧适宜。

（6）停止氧疗时，应先取下鼻导管或面罩，再关闭流量表及氧气开关。停用氧气瓶时，先关闭总开关，释放余氧后，再关闭流量开关。停止经鼻高流量氧疗时，待装置上的氧浓度降至21%后，再关机，拔除电源、气源；装置冷却后，取下湿化液罐。

3. 操作要点

（1）根据患者病情及医嘱，合理选择吸氧装置。

（2）开始吸氧时，先调节氧流量，再佩戴氧疗装置。停止吸氧时，先取下氧疗装置，再关闭氧气。

（3）吸氧过程注意用氧安全和患者的反应。

4．注意事项

（1）吸氧过程中，注意观察患者意识状态、心率、呼吸、SpO_2或动脉血气分析结果，未达目标SpO_2范围、临床表现或动脉血气分析结果未改善或进一步恶化，及时通知医生。观察患者有无氧疗并发症。

（2）观察患者鼻腔黏膜情况，黏膜干燥时宜使用水基润滑剂涂抹。

（3）观察管路与患者的连接情况，管道破损、断裂和可见污染时应立即更换。经鼻高流量管路存有积水时应立即清除。

（4）记录给氧时间、氧流量、患者反应。

（5）对患者、家属或陪护人员进行健康教育：①勿自行调节氧流量；②讲解摘戴氧疗装置的方法和移除氧疗装置的时机；③如有头痛、头晕、鼻黏膜干燥等情况，及时通知医务人员。

二、吸痰

吸痰（suctioning）是一项重要的急救护理技术，适用于存在咳嗽无力、反射迟钝或会厌功能不全不能有效咳痰的危重、年老、昏迷及麻醉后患者，以及误吸呕吐物的患者。根据患者有无人工气道，可分为经人工气道吸痰和经口/鼻吸痰；根据使用吸痰管不同，可分为开放式吸痰和密闭式吸痰；根据吸痰管插入深度，可分为深吸痰和浅吸痰。

操作时动作应准确、轻柔、敏捷。

（一）用物准备

中心负压装置/电动负压吸引器，吸引连接管，一次性吸痰管，冲洗液（500mg/L含氯消毒剂），快速手消毒剂。留取痰标本时，准备痰液收集器。经口鼻吸痰时，可根据需要准备压舌板、开口器、口咽通气道。

（二）操作方法

1．评估患者并解释

（1）评估有无吸痰指征：①气道内有可听见、看到的分泌物；②听诊可闻及肺部粗湿啰音；③考虑与气道分泌物相关的血氧饱和度下降和/或血气分析指标恶化；④排除呼吸机管路抖动和积水后，呼吸机监测面板上流量和/或压力波形仍呈锯齿样改变；⑤考虑与气道分泌物增多相关的机械通气时潮气量减小，或容积控制机械通气时吸气峰压增大；⑥考虑吸入上呼吸道分泌物或胃内容物等状况时；⑦需留取痰标本。

（2）评估患者的意识及合作程度，向清醒患者解释吸痰的目的及吸痰过程中可能产生的不适，取得配合。

（3）评估患者的病情、心律、心率、血压、呼吸、血氧饱和度、痰液情况。

（4）评估机械通气患者呼吸机设置参数设置情况，评估使用人工气道患者气管插管的型号、置入深度。

2. 预给氧　吸痰前给予高浓度氧气吸入30～60秒，可提高血液中的氧储备，避免吸痰中缺氧造成伤害。机械通气患者可调节呼吸机给予纯氧气，非机械通气患者可调节氧流量至10L/min。

3. 打开负压吸引器，调节负压大小，一般成人−80～−150mmHg（−11～−20kPa）。

4. 选取合适型号的吸痰管（吸痰管外径小于气管插管内径1/2），用无菌方法戴右手手套及拿取吸痰管，连接负压吸引器。

5. 吸引痰液（开放式吸痰）

（1）经人工气道吸痰：①断开呼吸机管路，注意呼吸机端接口处保持无菌；②右手持吸痰管以无负压状态迅速插入气管导管内，深度超过气管导管长度2～3cm，置入过程中感觉有阻力或刺激咳嗽时，将吸痰管退出1～2cm；③左手施加负压，右手持吸痰管边旋转边上提，吸引痰液；④吸痰后立即连接气管插管与呼吸机。

（2）经口/鼻吸痰：经口/鼻以无负压状态插入吸痰管，遇阻力少许上提吸痰管后开始施加负压，边后退边旋转。昏迷、不合作、牙关紧闭的患者，可使用压舌板/口咽通气道/开口器协助开放气道后进行吸痰。

6. 吸痰过程中观察患者的面色、呼吸、血氧饱和度、心率、心律、血压。若患者出现发绀或加重、心率下降、心律失常、脉搏血氧饱和度＜90%时，立即停止吸痰，报告医生予以处理。

7. 分离吸痰管，冲洗吸引连接管，脱手套。

8. 吸痰后，再次给高浓度氧30～60秒，然后调整吸氧浓度至吸痰前水平。

9. 洗手，再次评估患者的面色、呼吸、血氧饱和度、心率、心律、血压、呼吸音和机械通气波形，记录吸引物的颜色、形状和量。

（三）操作要点

1. 吸痰前、中、后应注意观察患者的生命体征、血氧饱和度，及时发现并发症。

2. 吸痰前后给予高浓度氧，避免患者缺氧。

3. 负压调节−80～−150mmHg（−11～−20kPa），避免导致气道黏膜损伤和肺不张。

4. 吸痰时应严格无菌操作，避免导致肺部感染。

（四）注意事项

1. 吸痰是一种具有潜在损害的操作，应把握吸痰的指征，做到适时吸痰、按需吸痰。

2. 不推荐常规气管内滴注。不在吸痰前常规进行气管内生理盐水滴入。如果痰液过于黏稠难以吸出，可在吸痰前注入5～10ml无菌生理盐水，帮助痰液咳出。

3. 痰液多时，吸痰与吸氧应交替进行。当氧饱和度下降至90%以下，应停止吸痰，并给予吸纯氧，待氧饱和度恢复正常后再行吸痰。

4. 单次吸痰时间（从置入到退出吸痰管）≤15秒，以免长时间吸痰导致患者缺氧。若痰液较多无法一次吸净，先恢复呼吸机通气5分钟，更换吸痰管后再次吸引。

5. 机械通气患者吸痰时，应先进行口咽部和/或鼻咽部吸引，更换吸痰管后再进行气道内吸引。

6. 吸痰可能导致多种并发症，包括气道黏膜损伤、支气管痉挛、心率和血压升高/降低、心律失常、心搏骤停、缺氧、肺不张、肺部感染、颅内压增高等。因此，在吸痰前应进行充分评估，吸痰过程中、吸痰后应加强并发症的观察。吸痰时应轻柔，避免暴力操作。

知 识 拓 展

有机磷农药中毒洗胃建议（2016）

1. 有机磷农药分类

有机磷农药属于有机磷酸酯或硫化磷酸酯类化合物。按毒性，有机磷农药可分为4类：①剧毒类，如甲拌磷、内吸磷、对硫磷等；②高毒类，如甲基对硫磷、甲胺磷、氧乐果、敌敌畏等；③中毒类，如乐果、乙硫磷、敌百虫、二嗪农、毒死蜱等；④低毒类，如马拉硫磷、辛硫磷、氯硫磷等。

2. 有机磷农药中毒洗胃与催吐

中毒后尽早进行洗胃，早期、彻底的洗胃是抢救成功的关键。凡口服有机磷农药中毒者，在中毒后4～6小时均应洗胃。口服有机磷农药量大、中毒程度重的患者，若就诊时已经超过6小时，仍可考虑洗胃。而催吐仅在不具备洗胃条件时进行，不主张药物催吐。对明确有机磷农药中毒的患者宜用温清水、2%碳酸氢钠（敌百虫禁用）或1∶5000高锰酸钾溶液（对硫磷类禁用）洗胃。当无法立刻明确患者中毒药物的种类时，临床救治中多应用清水洗胃。对于意识障碍的患者，在洗胃前应做好气道保护，必要时可行气管插管后再洗胃。目前尚无证据显示有机磷农药中毒患者可从反复洗胃中获益，因此，除非有明确的证据显示胃内尚有大量有机磷农药残留，不主张反复洗胃。

循 证 资 源

➤ 成人氧气吸入疗法护理.中华护理学会团体标准，2020 http：//www.zhhlxh.org.cn/cnaWebcn/article/2128

➤ 成人有创机械通气气道内吸引技术操作.中华护理学会团体标准，2020 http：//www.doc88.com/p-44859593586886.html

➤ 成人气道分泌物的吸引专家共识（草案）.中华医学会呼吸病学分会呼吸治疗学组，2014 http：//guide.medlive.cn/guideline/7384

➤ 检验危急值在急危重病临床应用的专家共识（成人），2013 http：//guide.medlive.cn/guideline/4891

➤ 2016 中国心肺复苏专家共识 http：//guide.medlive.cn/guideline/12604

> 成人经鼻高流量湿化氧疗临床规范应用专家共识，2019 http：//guide.medlive.cn/guideline/17865

> Part 3：Adult Basic and Advanced Life Support：2020 American Heart Association Guidelines for Cardiopulmonary Resuscitation and Emergency Cardiovascular Care https：//www.ahajournals.org/doi/10.1161/CIR.0000000000000916?url_ver＝Z39.88-2003&rfr_id＝ori：rid：crossref.org&rfr_dat＝cr_pub%20%200pubmed

思 考 与 练 习

1. 患者误服敌百虫5小时后来急诊就诊，给予洗胃机洗胃治疗。此时应选取何种洗胃液，洗胃时应注意什么？

2. 患者，男性，80岁。因心前区疼痛10天以不稳定性心绞痛收入院。患者入院第2天在病房内突发意识丧失。请论述：①患者出现了什么问题？②针对该问题应实施哪些护理措施？

3. 患者，女性，85岁。因结肠癌行右半结肠切除术。术后患者出现痰多，呼吸困难，SpO_2降至80%。请论述：①患者出现了什么问题？②针对该问题应实施哪些护理措施？

（胥小芳 张 艳）

参 考 文 献

［1］王立祥，孟庆义，余涛. 2016中国心肺复苏专家共识［J］. 中华危重病急救医学，2016，28（12）：1059-1079.

［2］李小寒，尚少梅. 基础护理学［M］. 北京：人民卫生出版社，2018.

［3］美国心脏协会. 基础生命支持实施人员手册［M］. 浙江：浙江大学出版社，2016.

［4］Panchal AR，Bartos JA，Cabañas JG，et al. Part 3：Adult Basic And Advanced Life Support：2020 American Heart Association Guidelines For Cardiopulmonary Resuscitation And Emergency Cardiovascular Care［J］. Circulation，2020，142（16_Suppl_2）.

第18章 安宁疗护发展与终末期患者护理

学习目标

知识层面：

1. 说出临终、临终关怀的基本概念。
2. 描述临终患者的心理、行为反应和生理变化。
3. 简述临终关怀服务的哲理和护理内容。
4. 阐述死亡的定义。
5. 以尊重和认真负责的态度做好尸体护理工作。

技能层面：

按操作规程正确执行尸体料理。

态度层面：

在理论知识学习中，认真主动，独立思考，做到理论联系实际；在技能学习中，表现出良好的职业素养，以尊重和认真负责的态度做好尸体护理工作。

生老病死是人类自然发展的客观规律，死亡是人生旅途的必经之路，也是生命过程的最后一个阶段。护理人员在患者将要到达人生终点的时刻，要了解患者的心理和生理反应，提供身心两方面恰当、正确的护理，提高临终患者的生命质量，维护人的尊严。同时，对临终患者家属给予安慰和指导，使其早日从悲伤中得以解脱。

第一节 安宁疗护

一、安宁疗护的定义

安宁疗护（palliative care）指以患者及其家属作为照护共同体，以多学科协作为模式，对患者实施的全人照护，旨在为无法治愈性疾病患者及家属提供身体、心理、精神及社会支持和舒适护理服务。安宁疗护秉承以患者为中心的全面照护理念，为患者提供有效的疼痛和其他症状控制，识别患者和家属的心理、社会和精神需求，并根据需求制订个体化整体照护计划，应用治疗性沟通技巧为患者和家属提供辅导和支持，尊重患者的选择与意愿，促成符合伦理和法规的治疗决策。

二、安宁疗护的起源

安宁疗护起源于英国的临终关怀（hospice care），hospice的原意是"客栈""救济院"等，是为中世纪基督教信徒朝圣时建立的用来养病或者休息的驿站，是一种早期的慈善服务机构。国际临终关怀学术界普遍认为，现代临终关怀事业发端于1967年西西里·桑德斯博士在英国伦敦创办的圣克里斯托弗临终关怀院（St.Christopher'Hospice），旨在为身患绝症的患者解除痛苦，帮助其有尊严、没有痛苦、平静地离世。继圣克里斯托弗临终关怀院后，临终关怀首先在英国得到迅速发展，很多地方相继建立了临终关怀机构。经过近半个世纪的发展，英国的临终关怀机构已经形成较为成熟的模式。1948年7月英国国家医疗健康服务体系创建，是英国社会福利制度中最重要的部分之一，其将临终关怀纳入国家医疗健康服务体系的一部分，临终者无论是在公立医院还是私营临终关怀机构中接受临终关怀服务，均无须缴纳任何费用，全由国家负担。截至目前，英国有200多家独立的安宁疗护中心。英国安宁疗护具有相关制度完善、服务内容全面、民众参与度高、募集资金渠道多样等特点，是世界安宁疗护的典范。

三、开展安宁疗护的意义

安宁疗护是医学人道主义精神的具体体现。根据医学人道主义核心，尊重人的价值，安宁疗护就是对临终前和无治疗希望的晚期患者不依赖于痛苦的无效治疗方法，而是致力于科学的心理关怀和精湛的护理手段，最大限度地减轻患者的痛苦，更好地使患者平静地离开人间，使患者死而无憾，生者（家属）问心无愧。安宁疗护符合辩证唯物主义生死观的要求。死亡是生命过程的一部分，是必然的过程，科学技术可以延长人的生命，但无法使人永生。既然人必然要死，就应与优生一样要优死，这是人类文明和时代进步的标志。

第二节　终末期患者护理

一、临终的概念

临终即濒死（dying），指患者已接受治疗性和姑息性的治疗后，虽然意识清楚，但病情加速恶化，各种迹象显示生命即将终结。临终是生命活动的最后阶段。医学界通常把临终者定义为疾病对根治性治疗无反应，且病情不断恶化，生存期相对短的患者。

二、临终患者的反应及护理

（一）临终患者的心理反应及护理

当一个个体接近死亡时，其心理反应是十分复杂的。心理学家库伯勒·罗斯博士（Dr.Elisabeth Kubler-Ross）观察了400位临终患者，提出临终患者通常需经历否认期、愤怒期、协议期、忧郁期、接收期5个心理反应阶段。

1. 否认期（denial）　患者得知自己病重将面临死亡，其心理反应是"不，这不会是我，这不是真的"，以此极力否认，拒绝接受事实，他们怀着侥幸的心情四处求医，希望是误诊。这些反应是一种防卫机制，可减少不良信息对患者的刺激，使患者躲避现实的压迫感，从而有较多的时间来调整自己，面对死亡。这段时间的长短因人而异，大部分患者能很快停止否认，而有些患者会持续地否认甚至直至死亡。

护理措施：

（1）护理人员应尊重患者的反应，不要揭穿患者的防卫机制，也不要欺骗患者，坦诚温和地回答患者对病情的询问，且注意医护人员对患者病情的言语一致性。

（2）在与患者交谈中，采取理解、同情的态度，认真聆听。经常陪伴在患者身旁，注意非语言交流，协助患者满足心理需要，让他感到他并没有被抛弃，时刻受到护理人员的关心。

（3）与患者沟通时，护理人员要注意自己的言行，可主动地表示愿意和患者一起讨论死亡，在交谈中因势利导，循循善诱，使患者逐步面对现实。

（4）对家属给予支持，使之了解患者的行为。

2．愤怒期（anger）　当患者否认无法再持续下去时，常表现为生气与激怒，产生"为什么是我，这不公平"的心理反应，往往将愤怒的情绪向医护人员、朋友、家属等接近他的人发泄，或对医院的制度、治疗等方面表示不满，以弥补内心的不平。

护理措施：

（1）护理人员应明白患者愤怒是心理调适的反应，理解患者发怒是源于害怕和无助，而不是针对护理人员本身，将患者的发怒看成一种有益健康的正常行为，认真倾听患者的心理感受，允许患者以发怒、抱怨、不合作行为来宣泄内心的不快，但应注意预防意外事件的发生。

（2）护理工作中不能因患者的愤怒而影响情绪和行为，更不能采取任何个人攻击行为。

（3）提供及时、有效的护理，尽量满足患者的合理要求。

（4）做好患者家属的工作，给予患者宽容、关爱和理解。

3．协议期（bargaining）　患者愤怒的心理消失，接受临终的事实。患者为了尽量延长生命，做出许多承诺作为交换条件，出现"请让我好起来，我一定……"的心理。此期患者变得和善，对自己的病情抱有希望，能配合治疗。

护理措施：

（1）护理人员应观察患者的反应，因为处于这一时期的患者对治疗是积极的，对疾病抱有希望，试图通过自己的合作和友善的态度来改变命运，延长生命。

（2）护理人员应给予指导和关心，加强护理，尽量满足患者的要求，使患者更好地配合治疗，以减轻痛苦，控制症状。

（3）患者的协议行为可能是私下进行的，护理人员不一定能观察到，在交谈中，应鼓励患者说出内心的感受，尊重患者的信仰，积极引导，减轻压力。

4．抑郁期（depression）　当患者发现身体状况日益恶化，协议无法阻止死亡来临，可产生很强烈的失落感"好吧，那就是我"，出现悲伤、退缩、情绪低落、沉默、哭泣等反应，要求与亲朋好友见面，希望有他喜爱的人陪伴照顾。有的患者甚至有自杀想法。

护理措施：

（1）护理人员应多给予同情和照顾，经常陪伴患者，允许其用不同方式宣泄情感，如忧伤、哭泣等。

（2）给予精神支持，尽量满足患者的合理要求，安排亲朋好友见面、相聚，并尽量让家属陪伴身旁。

（3）注意安全，预防患者自杀。

（4）若患者因心情忧郁忽视个人清洁卫生，护理人员应协助和鼓励患者保持身体的清洁与舒适。

5. 接受期（acceptance） 这是临终的最后阶段。在一切的努力、挣扎之后，患者变得平静，产生"好吧，既然是我，那就去面对吧"的心理，接受即将面临死亡的事实，患者喜欢独处，睡眠时间增加，情感减退，等待死亡的到来。

护理措施：

（1）护理人员应尊重患者，不要强迫其交谈，给予临终患者一个安静、明亮、单独的环境，减少外界干扰。

（2）继续保持对患者的关心、支持，加强生活护理，让其安详、平静地离开人世。

上述5个心理反应阶段是因人而异的，5个阶段发生的顺序和时间并没有一定规律，可能同时发生，有的可以重合，有的可以提前，有的可以推后，也有的可以始终停留在某个阶段。

（二）临终患者的生理反应与护理

1. 疼痛 临床表现为烦躁不安，血压及心率改变，呼吸变快或减慢，瞳孔放大，不寻常的姿势，疼痛面容，如五官扭曲、眉头紧锁、眼睛睁大或紧闭、双眼无神、咬牙。

护理措施：

（1）相信患者对于疼痛的诉说，忌擅自判断患者的疼痛程度：许多患者害怕他们会在极度痛苦中死去，当患者表达或表现出这种恐惧时，护士应亲切地对待他们，安慰并告诉他们可以采取减轻疼痛的措施，以减轻恐惧。

（2）观察疼痛的性质、部位、程度、持续时间及发作规律。

（3）协助患者选择减轻疼痛的最有效方法。若患者选择药物镇痛，可采用世界卫生组织推荐的三步阶梯疗法控制疼痛。三步阶梯疗法是：第一步，对轻度疼痛使用非阿片类镇痛剂；第二步，对重度疼痛使用弱效的阿片药物，可考虑加用非阿片镇痛剂；第三步，对重度疼痛使用强效阿片或合用非阿片镇痛剂。三步镇痛阶梯的核心是根据患者的疼痛程度确定治疗方案。同时，应注意观察用药后的反应，把握好用药的阶段，选择恰当的剂量和给药方式，达到控制疼痛的目的。

（4）某些非药物控制方法也能取得一定的镇痛效果，如松弛术、音乐疗法、催眠意象疗法、外周神经阻断术、针灸疗法、生物反馈法等。

（5）护理人员采用同情、安慰、鼓励方法与患者交谈沟通，稳定患者情绪，并适当引导使其注意力转移减轻疼痛。

2. 肌肉张力丧失 临床表现为尿便失禁，吞咽困难，无法维持良好舒适的功能体位，肢体软弱无力，不能进行自主躯体活动，脸部外观改变呈希氏面容（面肌消瘦、面部呈铅灰色、眼眶凹陷、双眼半睁半滞、下颌下垂、嘴微张）。

护理措施：

（1）维持良好、舒适的体位，定期翻身，更换体位，避免局部长期受压，促进血液循环，避免压疮产生。

（2）加强皮肤护理。注意尿便失禁者，会阴、肛门附近皮肤的清洁、干燥，必要时留置导尿；大量出汗时，应及时擦洗干净，勤换衣裤。床单位保持清洁、干燥、平整、无碎屑。

（3）重视口腔护理，晨起、餐后、睡前协助患者漱口，保持口腔清洁卫生；口唇干裂者可涂石蜡油，有溃疡或真菌感染者酌情涂药；口唇干燥者可适量喂水，也可用湿棉签湿润口唇或用湿纱布覆盖口唇。

3. 胃肠道蠕动逐渐减弱　临床表现为恶心、呕吐、食欲减退、腹胀、便秘、脱水、口干。

护理措施：

（1）护理人员主动向患者和家属解释恶心、呕吐的原因，以减少焦虑，取得心理支持。

（2）提供良好的进食环境，注意食物的色、香、味，少量多餐，以减轻恶心，增进食欲。

（3）给予流质或半流质饮食，便于患者吞咽。必要时采用鼻饲法或完全胃肠外营养，保证患者营养供给。

（4）加强监测，观察患者电解质指标及营养状况。

4. 循环功能减退　临床表现为皮肤苍白、湿冷、大量出汗，四肢发绀、斑点，脉搏快而弱、不规则或测不出，血压降低或测不出，心尖搏动常为最后消失。

护理措施：

（1）观察体温、脉搏、呼吸、血压、皮肤色泽和温度，并做好记录。

（2）患者四肢冰冷不适时，应加强保暖，必要时给予热水袋。

5. 呼吸功能减退　临床表现为呼吸频率由快变慢，呼吸深度由深变浅，出现鼻翼呼吸、潮式呼吸、张口呼吸等，最终呼吸停止。由于分泌物在支气管内潴留，出现痰鸣音及鼾声呼吸。

护理措施：

（1）保持室内空气新鲜，定时通风换气。

（2）神志清醒者采用半卧位，扩大胸腔容量，减少回心血量，改善呼吸困难。昏迷者采用仰卧位头偏向一侧或侧卧位，防止呼吸道分泌物误入气管引起窒息或肺部并发症。

（3）保持呼吸道通畅，防止痰液堵塞，必要时使用吸引器吸出痰液。

（4）视呼吸困难程度给予吸氧，纠正缺氧状态，改善呼吸功能。

6. 感知觉、意识改变　临床表现为视觉逐渐减退，由视觉模糊发展到只有光感，最后视力消失。眼睑干燥，分泌物增多。听觉常是人体最后消失的一个感觉。意识改变可表现为嗜睡、意识模糊、昏睡、昏迷等。

护理措施：

（1）提供适宜的环境，环境安静、空气新鲜、通风良好、有一定的保暖设施、适当的照明，避免临终患者视觉模糊产生害怕、恐惧心理，增加安全感。

（2）及时用湿纱布拭去眼部分泌物，如患者眼睑不能闭合，可涂金霉素、红霉素眼膏或覆盖凡士林纱布，以保护角膜，防止角膜干燥发生溃疡或结膜炎。

（3）护理中应避免在患者周围窃窃私语，以免增加患者的焦虑。可采用触摸患者的非语言交流方式，配合柔软温和的语调、清晰的语言交谈，使临终者感到即使在生命的最后时刻，也并不孤独。

三、临终患者家属的反应及护理

（一）临终患者家属的反应

患者的临终过程也是其家属心理应激的过程，患者家属也会经历否认期、愤怒期、协议期、抑郁期、接收期的心理反应阶段。临终患者常给家庭带来生理、心理、社会压力。他们在感情上难以接受即将失去亲人的现实，在行动上四处求医以求得奇迹出现，延长亲人的生命。当看到亲人死亡不可避免时，他们的心情十分沉重、苦恼、烦躁不安。

（二）临终患者家属的护理

1. 满足家属照顾患者的需要　费尔斯特（Ferszt）和霍克（Houck）提出临终患者家属的7大需要：①了解患者病情、照顾等相关问题的发展；②了解临终关怀医疗小组中，哪些人会照顾患者；③参与患者的日常照顾；④知道患者受到临终关怀医疗小组良好照顾；⑤被关怀与支持；⑥了解患者死亡后相关事宜（处理后事）；⑦了解有关资源，如经济补助、社会资源、义工团体等。

2. 鼓励家属表达感情　护理人员要与家属积极沟通，建立良好的关系，取得家属的信任。与家属会谈时，提供安静、隐私的环境，耐心倾听，鼓励家属说出内心的感受、遇到的困难，积极解释临终患者生理、心理变化的原因，减少家属疑虑。

3. 指导家属对患者的生活照料　指导、解释、示范有关的护理技术，使其在照料亲人的过程中获得心理慰藉。

4. 协助维持家庭的完整性　协助家属在医院环境中安排平时的家庭活动，如共进晚餐、看电视、下棋等，以增进患者的心理调适，保持家庭完整性。

5. 满足家属本身的生理需求　对家属多关心体贴，帮助其安排陪伴期间的生活，尽量解决实际困难。

第三节　临终关怀

一、临终关怀的概念

临终关怀（hospice care）又称善终服务、安宁照顾、安息所等。临终关怀指由社会各层次（护士、医生、社会工作者、志愿者，以及政府和慈善团体人士等）组成的团队向临终患者及其家属提供的包括生理、心理和社会等全面的支持和照料。其目的在于使临终患者的生命质量得以提高，能够无痛苦、舒适地走完人生的最后旅途，并使家属的身心得到维护和增强。

二、临终关怀的发展

古代的临终关怀在西方可以追溯到中世纪西欧的修道院和济贫院，当时是为危重病濒死的朝圣者、旅游者提供照料的场所，使其得到最后的安宁；在中国可以追溯到两千多年前的春秋战国时期人们对年老者、濒死者的关怀和照顾。

现代的临终关怀创始于20世纪60年代，创始人为桑德斯博士（DC Saunders）。1967年桑德斯博士在英国创办了世界上第一所"圣克里斯多弗临终关怀院"，被誉为"点燃了世界临终关怀运动的灯塔"。从此以后，美国、法国、日本、加拿大、荷兰、瑞典、挪威、以色列等60多个国家相继出现临终关怀服务。1988年7月我国天津医学院在美籍华人黄天中博士的资助下，成立了中国第一个临终关怀研究中心，同年10月上海诞生了中国第一家临终关怀医院——南汇护理院。这些都标志着我国已跻身于世界临终关怀研究与实践的行列。此后，除西藏外，沈阳、北京、南京、河北、西安等30个省、市、自治区都相继开展临终关怀服务，建立临终关怀机构。临终关怀把医学对人类所承担的人道主义精神体现得更加完美，它是一项利国利民的社会工程。

三、临终关怀的原则

对临终患者的护理应体现出护理关怀照顾的核心，用护士的爱心、耐心、细心、同情心，体现出珍重生命质量，尊重患者尊严和权利的宗旨，使患者感到舒适并获得支持。护理临终患者的原则有4个方面。

1. 以照护为主　照护临终患者不是通过治疗使其免于死亡，而是通过全面的身心照料，控制症状，解除痛苦，消除焦虑、恐惧，获得心理、社会支持，使其得到最后安宁。因此，临终关怀是把以治愈为主的治疗转变为以对症为主的照护，一般在死亡前3～6个月实施。

2. 提高生命质量　临终患者的基本需求有3个：保持生命、解除痛苦、无痛苦的死亡。在尊重生命和死亡的自然过程方面，临终关怀提供临终患者适度、姑息性治疗，以症状控制、减轻或解除痛苦为目标，不以延长临终者的生存时间为目标，以提高临终阶段的生存质量为宗旨，为临终患者提供一个安适、温暖、有意义的生活。

3. 加强死亡教育　死亡教育是探讨生与死的一个教学过程，是运用与死亡有关的医学、护理学、心理学及精神、经济、法律、伦理学等知识对人们进行教育，帮助人们树立正确的生死观、生命价值观、生命伦理观，使受教育者更加珍惜生命，欣赏生命，减少盲目的轻生和不必要的死亡，并正确地对待和接受死亡。对临终者进行死亡教育，使其将死亡视为生命的一部分，承认生命是有限的，死亡是一个必然的过程，正确理解生命的完整与本质，完善人生观，以健全的身心走完人生的旅途。

4. 注重患者心理，实施人道主义照护　临终患者的心理是极其复杂的，且因人的经济状况、政治地位、文化程度、宗教信仰、职业与年龄等不同而有差异。因此，要注意了解和理解患者的心理和社会需求，对其进行安抚、同情、体贴、关心，因势利导地使其心理获得平衡，正视现实，摆脱恐惧，平静地面对死亡，维护人的尊严和权利。在临终关怀服务中对患者充满爱心、关心和同情心，理解临终患者，尊重他们的权利和尊严，也尊重患者选择死亡的权利，力求使其在最少的痛苦下，安详地、有尊严地告别人生。

5. 提供全面、整体服务　整体服务是指全方位服务，包括：①对临终患者的生理、心理、社会等方面给予关心和照护；②为患者提供全天即24小时的服务；③既关心患者，又关心患者家属；④既为患者生前提供服务，又为其死后提供居丧服务等。

第四节 死亡概述及死亡后护理

一、死亡的判断

死亡是机体生命活动和新陈代谢的终止，目前死亡标准分为2种：心死亡和脑死亡。心死亡是人的血液循环完全停止，脉搏、呼吸停止，这是人类公认的死亡标准，也是最容易观察和确定的形式。脑死亡是脑组织或脑细胞全部死亡，包括大脑、小脑、脑干在内的全部功能完全而永久不可逆地丧失和停止。

目前我国脑死亡的诊断标准是：包括脑干在内全脑功能丧失的不可逆转状态，临床诊断深昏迷，脑干反射完全消失，无自主呼吸靠呼吸机维持，呼吸暂停试验阳性，以上必须全部具备。脑电图平直，经颅脑多普勒超声成脑死亡图形，体感诱发电位P14以上波形消失，此三项中必须有一项。

二、死亡过程的分期

死亡不是骤然发生的，而是一个逐渐进展、由量变到质变的过程，一般可分为3期。

（一）濒死期

濒死期（agonal stage）又称临终状态，是死亡过程的开始阶段。此期机体各系统的功能发生严重障碍，中枢神经系统脑干以上部位的功能处于深度抑制状态，表现为意识模糊或丧失，各种反射减弱或迟钝，肌张力减退或消失，心搏减弱，血压下降，呼吸微弱或出现潮式呼吸及间断呼吸。此期生命处于可逆阶段，若得到及时有效的抢救治疗，生命可复苏；反之，则进入临床死亡期。

（二）临床死亡期

临床死亡期（clinical death stage）中枢神经系统的抑制过程已由大脑皮层扩散到皮层下部位，延髓处于极度抑制状态。表现为心搏、呼吸完全停止，瞳孔散大，各种反射消失，但各种组织细胞仍有微弱而短暂的代谢活动。此期一般持续5～6分钟，超过这个时间，大脑将发生不可逆的变化。此期重要器官的代谢过程尚未停止，及时采取积极、有效的急救措施仍有复苏的可能。

（三）生物学死亡期

生物学死亡期（biological death stage）是死亡过程的最后阶段。此期整个中枢神经系统及各器官的新陈代谢相继停止，并出现不可逆的变化，整个机体已不可能复活。随着此期的进展，相继出现早期尸体现象（尸冷、尸斑、尸僵等）及晚期尸体现象（尸体腐败等）。

1. 尸冷 是最先发生的尸体现象，死亡后因体内产热停止，散热继续，尸体温度逐渐降低称为尸冷。一般死亡后24小时，尸体温度与环境温度相同。

2. 尸斑 死亡后血液循环停止，由于地心引力的缘故，血液向身体的最低部位坠积，皮肤呈现暗红色斑块或条纹称为尸斑。尸斑的出现时间是死亡后2～4小时。若患者死亡时为侧卧，则应将其转为仰卧，以防面部颜色改变。

3. 尸僵 尸体肌肉僵硬，并使关节固定称为尸僵。形成机制主要是三磷酸腺苷（ATP）学说，即死后肌肉中ATP不断分解而不能再合成，致使肌肉收缩，尸体变硬。尸僵多首先从小块肌肉开始，以下行型发展最为多见，表现为先由咬肌、颈肌开始，向下至躯干、上肢和下肢。尸僵一般在死后1～3小时开始出现，4～6小时扩展到全身，12～16小时发展至高峰，24小时后尸僵开始减弱，肌肉逐渐变软，称为尸僵缓解。

4. 尸体腐败 死亡后机体组织的蛋白质、脂肪和碳水化合物因腐败细菌的作用而分解的过程称为尸体腐败。一般在死后24小时后出现。尸体腐败常见的表现有尸臭、尸绿等。尸臭是肠道内有机物分解从口、鼻、肛门溢出的腐败产生的气味。尸绿是尸体腐败时出现的色斑，一般在死后24小时先在右下腹出现，逐渐扩展至全腹，最后波及全身。

三、死亡后的护理

死亡后的护理包括死亡者的尸体护理和家属哀伤辅导。尸体护理（postmortem care）是对临终患者实施整体护理的最后步骤，也是临终关怀的重要内容之一。做好尸体护理不但是对死者人格的尊重，而且是对死者家属心灵上的安慰，体现了人道主义精神和崇高的护理职业道德。尸体护理应在确认患者死亡，医生开具死亡诊断书后尽快进行，既可防止尸体僵硬，也可避免对其他患者产生不良影响。护理人员应以唯物主义死亡观和严肃认真的态度尽心尽职做好尸体护理工作，尊重患者的意愿，满足家属的合理要求。家属哀伤辅导要求护理人员对丧亲者给予情绪上支持和心理疏导，缓解其身心痛苦，使死者家属早日从悲痛中解脱出来。

（一）尸体护理

1. 目的
（1）尸体清洁，维持良好的尸体外观，易于辨认。
（2）安慰家属，减轻哀痛。

2. 用物
衣裤、尸单、血管钳、不脱脂棉球、剪刀、尸体识别卡3张、梳子、松节油、绷带、擦洗用具、屏风或围帘。有伤口者备换药敷料，必要时备隔离衣和手套。

3. 操作方法
（1）填写尸体识别卡，备齐用物携至床旁，屏风遮挡。
（2）劝慰家属，减轻哀痛。
（3）撤去一切治疗用物（如输液管、氧气管、导尿管等），便于尸体护理。
（4）尸体仰卧，头下垫枕，防止面部瘀血变色。
（5）清洁面部，有义齿者代为装上使脸部稍显丰满，闭合口、眼，符合习俗。
（6）填塞孔道，用血管钳将棉球垫塞于口、鼻、耳、肛门、阴道等孔道，防止体液外溢，注意棉花不可外露。

（7）脱去衣裤，擦净全身，更衣梳发。

（8）用松节油擦净胶布痕迹，有伤口者更换敷料，有引流管者应拔出后缝合伤口或用蝶形胶布封闭并包扎。

（9）穿上衣裤，将1张尸体识别卡系在尸体右手腕部，用尸单包裹尸体，用绷带在胸部、腰部、踝部固定牢固，将第2张尸体识别卡系在尸体腰前的尸单上。

（10）运送尸体至太平间，置于停尸屉内，将第3张尸体识别卡放尸屉外面。

（11）处理床单位，非传染病患者按一般出院患者方法处理，传染病患者按传染病患者终末消毒方法处理。

（12）整理病历，完成各项记录，按出院手续办理结账手续。

（13）整理患者遗物交家属，若家属不在，应由两人清点后，列出清单交护士长保管。

4．注意事项

（1）尸体护理应在确认患者死亡，医生开具死亡诊断书后尽快进行。

（2）传染病患者的尸体应用消毒液擦洗，并用消毒液的棉球填塞各孔道，尸体用尸单包裹后装入不透水的袋中，并做出传染标识。

（3）护理人员应以严肃、认真的态度进行尸体护理，体现对死者的尊重及对生者的抚慰。

（4）尸体识别卡放置正确，便于识别。

（二）家属哀伤辅导

失去亲人是一个重大的生活事件，在霍姆斯（Molmes）和拉赫（Rahe）编制的社会再适应评定量表中，按照生活改变单位（LCU）排列出重大的生活事件，其中丧偶高达100LCU，是最强的应激事件，直接影响丧亲者的身心健康。哀伤辅导可以减轻哀伤者精神层面的情绪负荷，协助其适应失落之后的外在环境，并促进哀伤者重新建立自我和社会关系。因此，哀伤辅导对于尽快恢复个人心理状态及家庭功能来说意义重大。

1．丧亲者的心理反应　根据安格尔（Eegel）理论，丧亲者心理反应可分4个阶段。

（1）震惊与不相信：这是一种防卫机制，将死亡事件暂时拒之门外，让自己有充分的时间加以调整。此期在急性死亡事件中最明显。

（2）觉察：意识到亲人确实死亡，痛苦、空虚、气愤情绪伴随而来，哭泣常是此期的特征。

（3）恢复期：家属带着悲痛的情绪着手处理死者的后事，准备丧礼。

（4）释怀：随着时间的流逝，家属能从悲哀中得以解脱，重新对新生活产生兴趣，将逝者永远怀念。

2．影响丧亲者调适的因素

（1）对死者的依赖程度：家人对死者经济上、生活上、情感上依赖性越强，面对患者死亡后的调适越困难。常见于配偶关系。

（2）病程的长短：急性死亡病例，由于家人对突发事件毫无思想准备，易产生自责、内疚心理；慢性死亡病例，家人已有预期性心理准备，则较能调适。

（3）死者的年龄与家人的年龄：死者的年龄越轻，家人越易产生惋惜和不舍，增加内疚和罪恶感。在我们社会中，"白发人送黑发人"历来是最悲哀的感觉。家属的年龄反映人格的成熟，影响到解决处理后事的能力。

（4）其他支持系统：家属存在其他支持系统（亲朋好友、各种社会活动、宗教信仰、宠物等），且能提供支持满足其需要，则较易调整哀伤期。

（5）失去亲人后的改变：失去亲人后生活改变越大、越难调适，如中年丧夫、老年丧子。

3．家属哀伤辅导要点

（1）支持与帮助：首先应与哀伤者建立良好的关系，取得信任，以同理心给予安慰，提供具体、实际的帮助。对于哀伤反应强烈的哀伤者，安排其亲友处理日常事务。

（2）鼓励回忆与追思：鼓励哀伤者认识、面对、接受丧失的事实，采用不加评价的倾听，促进其表达自己的想法。理解和接收哀伤者的情绪及行为反应，如哭泣等。

（3）鼓励表达与释放：鼓励哀伤者表达与释放情感，可以反复哭泣、诉说、回忆、表述（可采取多种方式，如写日记、回忆录等），做到耐心地倾听及情感上的支持。

（4）协助面对哀伤过程：了解、评估居丧者的人格特点，使其了解面对及经历居丧过程的重要性。鼓励其适应丧亲生活，展望未来，对未来的生活做出规划。

4．哀伤辅导注意事项

（1）注意应以同理心倾听家属倾诉，承认哀伤者为失去亲人的事实而悲痛。

（2）帮助哀伤者接受丧失亲人的现实。

（3）鼓励哀伤者表达对逝者的情感。

（4）鼓励哀伤者适应失去亲人存在的生活，引导展望未来。

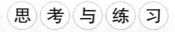

思 考 与 练 习

1．简述临终患者的心理反应及护理措施。

2．简述临终关怀的5个基本原则。

（郭欣颖）

参 考 文 献

［1］卢美玲，罗志芹．终末期癌症病人安宁疗护需求研究进展［J］．护理研究，2022，36（5）：850-857.

［2］郑红玲，成琴琴，谌永毅，等．安宁疗护照护质量研究现状［J］．护理研究，2021，35（7）：1203-1207.

［3］王治军，周宁，路桂军．中西文化比较视域下的中国特色安宁疗护［J］．中国医学伦理学，2022，35（2）：222-229.

［4］林君忆，陈芷谦，郭巧红．论以专业照护为依托的多维安宁疗护模式［J］．医学与哲学，2022，43（1）：38-41.

第**19**章　标本采集

医生在对患者进行临床诊断和治疗的过程中，往往需要对患者的血液、体液、分泌物、排泄物及组织细胞等标本进行检验，了解患者疾病发生、发展的程度。高质量的检验标本是获得准确而可靠的检验结果的首要环节，护士应熟练、正确地进行标本采集、保管及运送，使检验结果真正成为指导临床治疗、护理的重要依据。

第一节　标本采集的意义及原则

一、标本采集的定义

标本采集（specimens collection）指根据检验项目的要求采集患者的血液、体液（胸腔积液、腹水）、排泄物（尿、粪）、分泌物（痰、口/鼻咽分泌物）、呕吐物和脱落细胞（食管、阴道）等标本，通过物理、化学或生物学的实验室检查技术和方法进行检验，作为疾病判断、治疗、预防，以及药物监测、健康状况评估等的重要依据。

二、标本采集的意义

检验标本在一定程度上能够反映机体正常的生理现象和病理改变，医生常通过检验结果，结合临床相关资料和其他辅助检查，对患者进行综合判断。因此，标本采集非常重要，它可以：①协助明确疾病诊断；②制订诊疗方案；③推测病程进展；④观察病情变化。

三、标本采集的原则

（一）遵照医嘱

各种标本的采集均应严格遵照医嘱执行。医生填写的检验申请单应字迹清楚、目的明确、签全名。若对检验申请单有疑问，及时核准、核实后方可执行。

（二）充分准备

1. 护士准备　洗手，修剪指甲，戴帽子、口罩、手套等，必要时穿隔离衣。采集标本前应明确检验项目、检验目的、采集标本量、采集时间、采集方法及注意事项。

2. 患者准备　采集标本前，经护士解释，对留取标本的目的、方法、临床意义、配合要点有一定认知，并按要求在情绪、体位、进食/禁食等方面做好准备。

3. 物品准备　根据检验目的准备好必需的物品，在选择的容器外壁贴上标签或条形码，注明患者科室、床号、姓名、住院号、标本类型、标本采集时间等。

4. 环境准备　环境清洁、安静、光线或照明充足、温湿度适宜，必要时保护患者隐私。

（三）严格查对

严格查对是保证标本采集无误的重要环节。采集标本前应认真核对医嘱、检验申请单、标签/条形码、标本采集容器，以及患者信息，收集完毕送检前应再次查对。

（四）规范采集

标本采集的时间、方法、顺序及量，标本容器，抗凝剂或防腐剂的使用等，均会影响标本的质量，护士应根据不同标本的采集要求规范操作。需患者自己留取标本（如24小时尿液标本、痰液标本、粪便标本等）时，应详细告知患者留取标本的方法和注意事项，以保证采得高质量符合要求的标本。

（五）正确送检

标本采集后应及时送检，不可放置过久，以免影响检查结果。标本运送的过程中，应防止过度震荡、容器破损、标本污染、标本丢失或混淆、污染环境等。

第二节　血液标本的采集

血液通过循环系统与全身各个组织器官密切联系，在维持机体正常的新陈代谢、内外环境的平衡及功能调节等方面起重要作用。血液系统疾病除直接累及血液外，也可以影响全身组织器官，而组织器官的病变也可直接或间接地引起血液发生变化。因此，血液检查是临床最常用的检验项目，它可以反映机体各种功能及异常变化，为判断患者病情进展及治疗疾病提供参考。

一、血液标本的种类

（一）全血标本

全血是由血细胞和血浆组成，保留了血液全部成分，在体外经抗凝而获得，主要用于临床血液学一般检查，如血液常规检查和血细胞形态学检查。

（二）血浆标本

血浆是去除了红细胞的全血，在体外经抗凝离心后获得，用于化学成分测定和凝血项目检测。

（三）血清标本

血清是血液离体凝固后分离出来的液体，与血浆相比较，主要是缺乏纤维蛋白原，某些凝血因子也发生了改变，主要用于化学和免疫学等检测，如测定肝功能、血清酶、脂类、电解质等。

二、血液标本的采集方法

按照采集部位，血液标本的采集方法可分为毛细血管采血法、静脉采血法和动脉采血法。

（一）毛细血管采血法

毛细血管采血法获得的血标本是微动脉血、微静脉血和毛细血管血混合的末梢全血。凡用血量较少（＜0.1ml）的检验项目均可用此法采血，如血常规、血涂片形态学检查和血糖测定等。

1. 用物准备　一次性采血针、微量吸管、消毒用物等。

2. 采集部位　通常为手指（左手无名指或中指指尖内侧）或耳垂，婴幼儿可选拇指或足跟。局部有水肿、炎症、发绀或冻疮等病变不可作为穿刺部位。

3. 操作方法

（1）轻轻按摩采血部位，使局部组织自然充血。

（2）消毒皮肤，待干燥后，紧捏采血部位两侧。

（3）使用一次性采血针迅速刺入患者皮肤，深度以 2 ～ 3mm 为宜，使血液自然流出或稍加挤压后流出。

（4）使用消毒棉签/棉球擦去第 1 滴血液，吸取一定量的血液进行检测。

（5）采血结束后，使用无菌干棉签按压采血部位止血。

4. 注意事项

（1）采血时可稍加挤压，但切忌用力挤压，以免混入过多组织液。

（2）采血要迅速，防止流出的血液发生凝固。

（二）静脉采血法

静脉采血法（venous blood specimen collection）是临床上广泛应用的采血方法，所采集的静脉血能准确反映全身循环血液的真实情况。静脉采血法按采血方式可分为普通采血法和真空采血法。

其中，真空采血法是目前最佳的静脉采血方法。

1．用物准备

（1）真空采血管：原理是将带有橡胶塞的试管抽成不同的负压度，利用带安全装置的针头和软导管组合成全封闭的负压采血系统，并且由采血管内的负压大小来控制采血量，实现定量采血。采血管橡胶塞的颜色代表采血管的不同用途（表19-1）。

表19-1 真空采血管的种类和及主要用途

采血管橡胶塞的颜色	用途	标本	添加剂	标本混匀方法
红色（玻璃管）	生化/免疫学试验	血清	无促凝剂	采血后无须混匀
红色（塑料管）	生化/免疫学试验	血清	促凝剂	采血后立即颠倒混匀5～8次
金黄色	生化/免疫学试验	血清	促凝剂/分离胶	采血后立即颠倒混匀5～8次
绿色	生化试验	血浆	肝素锂、肝素钠	采血后立即颠倒混匀5～8次
浅绿色	生化试验	血浆	肝素锂/分离胶	采血后立即颠倒混匀5～8次
紫色	血常规试验、交叉配血	全血	EDTA-K_2或K_3	采血后立即颠倒混匀5～8次
蓝色	凝血试验	血浆	柠檬酸钠：血液＝1：9	采血后立即颠倒混匀3～4次
黑色	红细胞沉降率试验	全血	柠檬酸钠：血液＝1：4	采血后立即颠倒混匀5～8次
灰色	血糖试验	血浆	葡萄糖酵解抑制剂（氯化钠）/草酸钾或EDTA-Na_2	采血后立即颠倒混匀5～8次

（2）采血针及持针器：一般使用直式采血针，血培养标本采集时使用蝶翼式采血针，使用注射器采血时准备转注装置。采血针的型号应根据静脉的特点、位置、采血量进行选择，一般选用22G采血针。凝血功能与血小板功能相关检测、采血量大于20ml时宜使用21G及以下的采血针。

（3）消毒剂：碘酊与异丙醇复合制剂，葡萄糖酸氯己定，聚维酮碘与乙醇复合制剂，碘、醋酸氯己啶与乙醇复合制剂，75%医用酒精等。

（4）其他：止血带、止血用品（无菌棉球、纱布或棉签，医用胶带）、一次性或消毒垫巾、医用手套、锐器盒等。

2．采集部位

（1）首选手臂肘前区静脉，优先顺序依次为正中静脉、头静脉及贵要静脉。

（2）无法进行肘前区静脉采血时，可选择手背的浅表静脉。全身严重水肿、大面积烧伤等特殊患者无法在肢体找到合适的穿刺静脉时，可选择颈部浅表静脉、股静脉采血。

（3）不宜选用的静脉：①手腕内侧的静脉，穿刺疼痛感明显且容易损伤神经和肌腱；②足踝处的静脉，可能会导致静脉炎、局部坏死；③乳腺癌根治术后同侧上肢的静脉（3个月后，无特殊并发症可恢复采血）；④化疗药物注射后的静脉；⑤血液透析患者动静脉造瘘侧手臂的血管。

3．操作方法

（1）核对医嘱，贴标签或条形码：核对医嘱、检验申请单、检验标签或条形码、真空采血管，核对无误后将标签或条形码贴于真空采血管外壁。

（2）核对患者，评估并解释：携用物至床旁，核对患者信息、真空采血管及检验标签（或条形码），向患者及家属解释标本采集的目的及配合方法。核对患者过敏史；对于乳胶过敏的患者，需使用不含乳胶材料的手套、止血带、医用胶带等物品；对于禁用含碘制剂的患者，宜使用75%的酒精或其他不含碘剂的消毒剂进行消毒；对于酒精过敏或禁用的患者，可使用碘伏、过氧化氢溶液等不含酒精成分的消毒剂进行消毒。

（3）选择静脉：嘱受检者取坐位或卧位，使上臂与前臂呈直线，手掌略低于肘部，充分暴露采血部位。在采血部位上方5.0～7.5cm处系止血带，嘱患者握拳，选择容易固定、明显可见的静脉，将一次性垫巾置于穿刺部位下，松开止血带。

（4）消毒

1）皮肤消毒（一般血标本）：以穿刺点为圆心，以圆形方式自内向外进行消毒，消毒范围直径5cm，消毒2次。消毒剂发挥作用需与皮肤保持接触至少30秒，待自然干燥后穿刺，可防止标本溶血及灼烧感。消毒后如需重新触摸血管位置，应在穿刺前再次消毒采血部位。

2）皮肤消毒（血培养标本）：①三步法。第一步使用75%酒精擦拭穿刺部位并待干30秒以上；第二步使用1%～2%碘酊作用30秒或1%碘伏作用60秒；第三步使用75%酒精进行脱碘。碘过敏患者在第一步消毒基础上，再用75%酒精消毒60秒，充分待干后采血。②一步法。0.5%葡萄糖酸氯己定作用30秒（不适用于2个月以内的新生儿），或70%异丙醇消毒后自然干燥（适用于2个月以内的新生儿）。

3）血培养瓶消毒：去除血培养瓶的塑料瓶帽，切勿打开金属封口环和橡胶塞，使用75%酒精或70%异丙醇消毒，自然干燥60秒。

（5）采血

1）系止血带、握拳：在采血部位上方5.0～7.5cm处系止血带，嘱患者握拳（避免反复拍打采血部位），使静脉更加充盈，以利于成功穿刺。

2）采血针准备：使用真空采血系统时，按照说明书的要求组装采血针和持针器。使用注射器采血时，在采血前确认注射器内空气已排尽。

3）绷紧皮肤：在穿刺部位下方握住患者手臂，拇指于穿刺点下方2.5～5.0cm处向下牵拉皮肤固定静脉，避免触碰消毒区。

4）穿刺：保持针头斜面向上，使采血针与手臂呈30°左右角刺入静脉。成功穿刺入静脉后，沿静脉走向再进针少许，保持采血针在静脉内的稳定。

5）采血：①使用真空采血系统。将第一支采血管推入持针器/连接到采血针上，并在开始采集第一管血时松开止血带。等待采血管真空耗竭、血流停止后从持针器/采血针上拔出采血管，检查采血量。如需多管采血，可将下一支采血管推入持针器/连接到采血针上，并重复上述采血过程。②使用注射器采血：固定注射器，缓慢匀速回抽针栓至所需血量。③使用蝶翼针且仅采集柠檬酸钠抗凝标本时，宜弃去第一支采血管。被弃去的采血管用于预充采血组件的管路，无须完全充满。

6）拔针按压：采血完毕，嘱患者松拳。拔出采血针后，在穿刺部位覆盖无菌棉签、棉球或纱布等，按压穿刺点5分钟，直至出血停止；凝血功能异常的患者宜适当延长按压时间。

7）血标本转注（注射器采血时）：将血液从注射器转注至真空采血管中。转注时，避免对注射器针栓施加压力，让血液自行流入采血管直至血流停止，确保正确的血液与添加剂比例，并减少溶血的发生。

8）混匀标本：采血后立即轻柔颠倒混匀，混匀次数按产品说明书或参照表19-1要求。

9）操作后处理：①整理床单位，协助患者取舒适体位；②再次核对患者信息、血标本及检验标签；③嘱患者避免曲肘按压，以免增加额外压力，导致出血、淤血、疼痛；④整理用物，洗手，记录。

10）标本送检：①采血后应及时送检，宜在2小时内完成送检及离心分离血清/血浆（全血检测标本除外），以免影响检验结果；②血培养瓶应在2小时内送至实验室孵育或上机；如不能及时送检，应将血培养瓶置于室温下，切勿冷藏或冷冻；③标本送检时避免剧烈震荡，导致标本溶血。

4. 注意事项

（1）饮食：①患者在采血前不宜改变饮食习惯，24小时内不宜饮酒。②需要空腹采血的检测项目包括（不限于）糖代谢、血脂、血液流变学（血黏度）、骨代谢标志物、血小板聚集率（比浊法）。空腹要求至少禁食8小时，以12～14小时为宜，但不宜超过16小时。采血宜安排在上午7：00～9：00，空腹期间可少量饮水。

（2）运动和情绪：采血前24小时不宜剧烈运动，采血当天避免情绪激动，采血前静息至少5分钟。若需运动后采血，则遵循医嘱，并告知检验人员。

（3）采血时间：采血时间有特殊要求的检测项目包括但不限于以下6个方面。①血培养：寒战或发热初起时，抗菌药物应用之前采集最佳。②促肾上腺皮质激素及皮质醇：生理分泌有昼夜节律性，常规采血时间点为8：00、16：00和24：00。③女性性激素：生理周期的不同阶段有显著差异，采血日期需遵循医嘱，采血前与患者核对生理周期。④药物浓度监测：具体采血时间需遵医嘱，采血前与患者核对末次给药时间。⑤口服葡萄糖耐量试验：试验前3天正常饮食，试验日先空腹采血，随后将75g无水葡萄糖溶于300ml温水中，在5分钟内喝完；以喝下第一口糖溶液的时间点为计时起点，喝下2小时时采血，其他时间点采血需遵医嘱。⑥血液疟原虫检查：最佳采血时间为寒战发作时。

（4）输液对采血的影响：一般在输液结束3小时后采血。对于输注成分代谢缓慢且严重影响检测结果（如脂肪乳剂）的宜在下次输注前采血。紧急情况必须在输液期间采血时，应在输液的对侧肢体或同侧肢体输液点的远端采血。

（5）采血顺序：不同采血管的采血顺序如下：①血培养瓶；②柠檬酸钠抗凝采血管（蓝色、黑色）；③血清采血管（金黄色、红色）；④肝素抗凝采血管（绿色、浅绿色）；⑤EDTA抗凝采血管（紫色）；⑥葡萄糖酵解抑制采血管（灰色）。

（6）血培养采血要求：①采集套数。成人每次应采集2～3套，每套从不同穿刺点进行采集，2～5天内无须重复采集；如怀疑感染心内膜炎，应重复采集多套；儿童通常仅采集需氧瓶。②采血量。成人每瓶采血量8～10ml，或按说明书采集。婴幼儿及儿童采血量不应超过患者总血量的1%，具体采血量参考说明书。③采血顺序：若采血量充足，注射器采集的血液先注入厌氧瓶，后注入需氧瓶；蝶形针采集的血液反之。若采血量不足，优先注入需氧瓶。

（7）血液标本无法正常采集时的处理：①轻微调整进针位置。如采血针刺入静脉过深，可略微抽出；如穿刺不够，可将采血针向静脉中略推入；不宜在不明静脉走向时盲目探查。②如穿刺已成功，采集中途血流突然停止，可能是血管壁贴附了针孔，可将采血针旋转半周。③如怀疑真空采血管真空度不足，应及时更换采血管。

（8）疑似动脉、神经损伤时的处理：①如穿刺部位快速形成血肿或采血管快速充盈，应怀疑穿刺到动脉。须立即终止采血并拔出采血针，按压采血部位5～10分钟，直至出血停止。②采血过程中，若患者感到穿刺部位近端或远端有放射性电击样疼痛、麻刺感或麻木感，应怀疑穿刺到神经。须立即终止采血并拔出采血针止血，必要时请医生对神经损伤程度进行评估及处理。

（9）患者晕厥的应急处理：立即停止采血，拔出采血针止血。将患者置于平卧位，松开衣领。如疑似患者为空腹采血发生低血糖可予以口服糖水；观察患者生命体征及意识恢复情况，如生命体征不稳定立即呼叫急救人员。

（10）预防标本溶血：①消毒后，穿刺部位自然干燥；②避免穿过血肿部位采血。③使用注射器采血时，确保针头固定牢固，防止出现泡沫；避免过度用力抽拉针栓；④颠倒混匀含有添加剂的标本时动作轻柔，避免暴力。

（三）动脉采血法

动脉血标本采集是从动脉留取血标本的方法，主要用于血气分析和乳酸测定。

1. 用物准备

（1）动脉血气针：含有冻干肝素盐或其他适当的抗凝剂的自充式、高密度聚丙烯材质、一次性专用动脉采血针。

（2）其他用物：消毒剂、止血用品、垫巾、锐器盒、手套，无须准备止血带。

2. 采集部位　桡动脉为首选部位，也可选择肱动脉、足背动脉，股动脉通常是动脉采血最后选择的部位。留置动脉导管的患者，可经动脉导管采血。

3. 操作方法（以桡动脉为例）

（1）核对医嘱、检验申请单、检验标签或条形码。

（2）核对患者：携用物至床旁，核对患者信息、血气针、检验标签或条形码。

（3）评估患者并记录信息：①评估并记录患者的体温、氧疗方式、呼吸机参数、吸入氧气浓度并记录。如吸氧方式改变，应在采血前至少等待20～30分钟，以达到稳定状态。②评估患者的血压及凝血功能。③评估患者穿刺部位有无创伤、感染、硬结、皮疹、破溃等，避免从以上部位获取标本。

（4）向患者及家属解释标本采集的目的及配合方法。

（5）穿刺前准备

1）选择采血部位：自桡动脉穿刺采血前，应进行改良艾伦（Allen）试验（图19-1）：①嘱患者握拳约30秒；若患者无法配合，操作者可握紧患者拳头。②数秒钟后，嘱患者伸开手指，此时手掌因缺血变苍白。③将压迫尺动脉的手指抬起，保持对桡动脉压迫，观察手掌颜色恢复的时间。④将压迫尺动脉的手指抬起，保持对桡动脉压迫，观察手掌颜色恢复的时间。若手掌颜色在5～15秒之内恢复，提示尺动脉供血良好，该侧桡动脉可用于动脉穿刺。若手掌颜色没有在5～15秒之内恢复，提示该侧手掌侧支循环不良，该侧桡动脉不适宜穿刺。

2）确定穿刺点位置：患者上肢外展，手掌朝上。触摸患者桡动脉，搏动最明显处即穿刺点位置，确认该点解剖位置以便穿刺时能够再次识别。

3）采血器准备：按照说明书要求，将针栓调整到预设位置。

4）戴手套：消毒穿刺部位皮肤后，如需用手指再次确认穿刺点，需戴无菌手套。

5）消毒：消毒患者穿刺区域皮肤，消毒范围≥8cm。消毒操作者示指及中指，范围为第1、2指节掌面及双侧面。

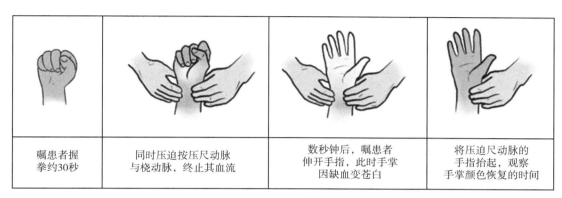

嘱患者握	同时压迫按压尺动脉	数秒钟后，嘱患者	将压迫尺动脉的
拳约30秒	与桡动脉，终止其血流	伸开手指，此时手掌	手指抬起，观察
		因缺血变苍白	手掌颜色恢复的时间

图19-1 侧支循环检查（改良艾伦试验方法）

（6）穿刺采血：操作者用左手示指、中指固定搏动最强处血管。另一只手单手以持笔姿势持动脉采血器，距离定位示指5～10mm，针头斜面向上逆血流方向，与皮肤呈30°～45°缓慢穿刺，见血后停止进针，待动脉血自动充盈采血器至预设位置后拔针。

（7）按压止血：拔针后立即用棉球或纱布按压，至少按压3～5分钟，直至出血停止。高血压、凝血时间延长或应用抗凝药物患者，应延长按压时间。如未能止血或开始形成血肿，应重新按压直至完全止血。不可使用加压包扎替代按压止血。

（8）排气：立即检查标本中有无气泡，若标本中有气泡立即排出。

（9）标本处理：拔针后立即封闭动脉血气针，并根据产品说明书要求使血液与动脉血气针内的抗凝剂充分混匀，标记标本。

（10）操作后处理：整理床单位，再次核对，整理用物，洗手，记录。

（11）标本送检：立即送检，并在30分钟内完成检测。如需进行乳酸检测，需在15分钟内完成检测。

4．注意事项

（1）避免穿刺部位血肿：动脉穿刺容易出现渗血或血肿，发生率与患者年龄（老年人动脉壁弹性组织减少，穿刺孔不易闭合）、穿刺针头直径、是否接受抗凝治疗、有无严重凝血障碍等有关。应注意充分按压，重视检查按压的效果。血肿较小时，应密切观察肿胀范围有无增大。若肿胀逐渐局限、不影响血流时，可不予特殊处理。若肿胀程度加剧，应立即按压穿刺点。局部按压无效时，应给予加压包扎或遵医嘱处理。

（2）穿刺部位选择：选择采血部位时，应综合考虑穿刺的难易程度（血管直径，是否易于暴露、固定或穿刺等），可能导致周围血管神经损伤的危险程度，以及是否容易按压止血进行选择。此外，还应评估穿刺部位侧支循环情况，避免穿刺远端发生缺血并发症。

（3）动脉血气分析的质量控制：①采血后及时送检。动脉血标本放置时间过长，可由于血细胞持续代谢，影响检验值的准确性。②确保标本合理抗凝。抗凝或混匀不当会导致标本凝固或产生微小凝块，影响检测结果的准确性，并造成血气仪障碍。③避免标本稀释。避免使用液态肝素作为抗凝剂。④减少气体指标影响。使用血气针进行采血，尽量避免抽拉针栓，采血后第一时间充分排气。⑤避免溶血。避免使用过细采血针头，避免抗凝混匀过程剧烈，避免使用气动传送装置运送标本，避免标本与冰直接接触。⑥避免误采静脉血。选择恰当的采血部位，提高采血技能。

第三节　尿液标本的采集

尿液是血液经过肾小球滤过、肾小管和集合管重吸收和排泌所产生的终末代谢产物。尿液的组成和性状分析可反映机体代谢状况，并受机体各系统功能状态的影响。尿液检验不仅对泌尿系统疾病的诊断、疗效观察有临床意义，对其他系统疾病的诊断、预后判断、用药安全监测也具有重要的参考价值。

一、尿液标本的种类

尿液标本的种类和采集方式的选择取决于尿液检测的目的（化学检查、有形成分显微镜检查和细菌学检查等）、患者状况和检验要求。根据时间或检验项目，临床常用的尿液标本可分为晨尿、随机尿、计时尿和特殊试验尿标本（表19-2）。

表19-2　尿液标本的种类及应用范围

标本种类	定义	应用范围
晨尿	清晨起床后的第一次尿液标本	常规筛查、直立性蛋白尿检查、细胞学检查
随机尿	任意时间的尿液标本	常规筛查、细胞学检查等
餐后尿	午餐后2小时尿液标本	检查病理性蛋白尿、尿胆原和糖尿
3小时尿	上午6：00～9：00尿液标本	有形成分排泄率检验
12小时尿	晚8：00～次日上午8：00尿液标本	12小时有形成分计数
24小时尿	上午8：00～次日上午8：00尿液标本	化学成分定量检测
中段尿	不间断排尿过程中，弃去前、后时段的尿液	常规筛查、细胞学检查、微生物培养
导管尿（经尿道）	经尿道留取尿液标本	常规筛查、微生物培养
导尿管（经输尿管）	经输尿管留取尿液标本	鉴别肾脏与膀胱感染

（一）晨尿标本

晨尿指清晨起床后、未进早餐和做运动之前第一次排出的尿液。晨尿一般在膀胱中的存留时间达6～8小时，其各种成分浓缩，已达到检验或培养所需浓度。可用于肾脏浓缩功能的评价、人绒毛膜促性腺激素的测定及尿液有形成分的检查。晨尿中高浓度的盐类冷却至室温后可形成结晶，干扰尿液有形成分的检查。住院患者最适宜采集晨尿标本。

（二）随机尿标本

随机尿指患者无须任何准备，不受时间限制，随时排出的尿液标本。随机尿易受饮食、运动、药物的影响，可能导致低浓度或病理性临界值浓度物质和有形成分的漏检，不能准确地反映患者情况。随机尿标本新鲜、易得，最适合门诊、急诊患者的尿液筛查。

（三）计时尿标本

计时尿指采集规定时间段内的尿液标本，如治疗后、进餐后、白天或卧床休息后3小时、12小时或24小时内的全部尿液，常用于化学成分的定量测定、内生肌酐清除率试验和细胞学检查。准确计时和规范操作（防腐方法、食物或药物禁忌等）是确保计时尿检查结果可靠的重要前提。临床最常见采集的计时尿标本是24小时尿。由于一天内24小时不同时间段尿液中不同成分的排泄率不同，为准确定量分析，必须连续采集24小时尿并测量、记录总尿量，混匀后取适量标本送检。

（四）特殊试验尿标本

包括中段尿、导管尿、膀胱穿刺尿、尿三杯试验、尿液红细胞形态检查、浓缩稀释试验、直立性蛋白尿等。

1. 尿培养标本　通过采集清洁尿标本（中段尿、导管尿、膀胱穿刺尿等）进行病原微生物培养、鉴定和药物敏感试验，协助临床诊断和治疗。

2. 尿三杯试验　嘱患者连续排尿，分别采集前段、中段、末段的尿液，分别装于3个尿杯中。适用于泌尿系统出血部位的定位和尿道炎的诊断。

3. 尿液红细胞形态检查　患者保持正常饮食，勿大量饮水。5：00～6：00清洁外阴后排去第一次尿液，采集第2次晨尿的中段尿，离心后进行检测。主要用于泌尿系统出血部位的诊断。

4. 浓缩稀释试验　患者保持正常饮食，勿大量饮水。8：00排尿弃去，自10：00～20：00每隔2小时采集1次尿液，此后至次日8：00合并采集1次，共7次尿液，测量并记录每次尿量及尿比重。主要用于评价远端肾小管的浓缩稀释功能。

5. 直立性蛋白尿　对于有些无症状的尿蛋白阳性患者，采取卧位8小时后采集尿液标本，用于检测尿蛋白，以证实有无直立性蛋白尿。

二、尿液标本的采集方法

（一）用物准备

根据检验项目和采集方法的不同，用物准备如下：

1. 晨尿/随机尿等标本　一次性尿标本容器，一次性尿检杯。

2. 计时尿标本　清洁带盖的集尿瓶（容量3000～5000ml），防腐剂。常用防腐剂包括：

（1）甲醛：100ml尿液中加入40%甲醛0.5ml，对尿液中细胞、管型等有形成分有固定作用。过量的甲醛可干扰尿液显微镜检查，并使尿糖呈假阳性。

（2）甲苯：100ml尿液中加入甲苯0.5ml，常用于尿糖、尿蛋白等定性或定量检查。

（3）麝香草酚：100ml尿液中加入麝香草酚＜0.1g，可用于尿液显微镜检查，尤其是结核分枝杆菌检查，以及化学成分检测的标本保存。过量的麝香草酚可使尿蛋白定量试验呈假阳性。

（4）浓盐酸：1L尿液中加入10ml浓盐酸，常用于定量测定17-羟皮质类固醇、17-酮类固醇、儿茶酚胺、草酸盐、钙、磷等的尿液防腐。因其可破坏有形成分，沉淀溶质及杀菌，不能用于尿液常规检查。

（5）硼酸：100ml尿液中加入1g硼酸，在24小时内可抑制细菌生长，可由尿酸盐沉淀。用于蛋白质、尿酸、5-强吲哚乙酸、羟脯氨酸、皮质醇、雌激素、类固醇等检查。不能用于检查尿液的pH。

（6）碳酸钠：24小时尿液加入约4g碳酸钠，用于卟啉、尿胆原检查，不能用于尿液常规检查。

3. 尿培养标本　无菌培养瓶、无菌手套、消毒液、无菌棉签或无菌棉球、0.05%醋酸氯己定溶液等，必要时备一次性导尿包、一次性注射器等。

4. 清洁便盆或尿壶、小垫、屏风、检验标签或条形码等。

（二）采集方法

1. 核对检验单及患者信息，在标本容器上粘贴检验条形码。

2. 评估患者并解释　核对患者。评估患者的病情、意识及合作程度，向患者解释操作目的、方法、注意事项及配合要点。

3. 指导或协助患者进行会阴部清洁。

4. 标本采集

（1）晨尿/随机尿等标本：①能下床活动的患者，给予标本容器，嘱患者将尿液留于容器内；②行动不便的患者，协助在床上使用便盆或尿壶，收取足量尿液置于一次性尿标本容器中；③留置导尿的患者，于集尿袋下方引流孔处收集尿液。

（2）计时尿标本：①在检验单上注明留取尿液的起止时间。②留取24小时尿标本，嘱患者于8：00排空膀胱后开始留取尿液至次日8：00留取最后一次尿液。留取12小时尿标本：嘱患者于8：00排空膀胱后开始留取尿液至20：00留取最后一次尿液。③嘱患者先排在便盆或便壶内，再收集到集尿瓶内。④集尿瓶应放置在阴凉处，于第一次尿液倒入后，根据检验要求加入防腐剂。⑤留取最后一次尿液后，测总量，记录于检验单上。⑥充分混匀后，取适量尿液置于一次性尿标本容器中送检，余尿弃去。

（3）尿培养标本

1）屏风遮挡，协助患者取适宜的卧位，放好便盆。

2）戴手套，按导尿术清洁、消毒外阴和尿道口。

3）留取尿标本：①中段尿标本，使用0.05%醋酸氯己定溶液消毒尿道口；指导患者将尿液排在便盆中，在不间断排尿过程中，弃去前、后时段排出的尿液，在无菌标本容器内留取5～10ml中段尿液；②导尿术留取尿培养标本，按照导尿术要求分别清洁、消毒外阴、尿道口，再按照导尿术引流尿液，见尿后弃去前段尿液，在无菌标本容器内留取5～10ml中段尿液；③留置导尿管留取尿培养标本，消毒尿管外部，用无菌注射器通过导尿管抽吸尿液送检。

4）脱手套。

5. 操作后处理 协助患者清洁外阴，整理衣裤，整理床单位及用物。

6. 洗手，必要时记录。

7. 标本送检 ①采集尿标本后应及时送检，一般应在2小时内完成检验，避免尿液有形成分破坏，细胞、管型减少，结晶、细菌增多。②对于不能在2小时内完成检验的标本需冷藏或使用防腐剂。尿标本最多冷藏6小时，冷藏时要避光加盖。③使用轨道传送或气压管道运送标本时，避免尿液产生过多泡沫，以免引起细胞溶解。

（三）注意事项

1. 尿液标本必须新鲜，及时送检。

2. 盛尿标本的容器必须有盖，避免尿标本漏出，造成污染。

3. 按要求留取尿液标本，避免污染。①留取标本前应洗手，清洁外生殖器、尿道口及周围皮肤；②女性患者避免阴道分泌物或月经血污染尿液，男性患者避免精液混入尿液；③避免化学物质（表面活性剂、消毒剂）、粪便等其他污染物混入尿液；④留取尿培养标本时，应严格执行无菌操作，使用无菌容器采集。

4. 尿培养标本应在使用抗生素前采集。

5. 每种防腐剂的用途和使用方法不同，不能错用或替代。

6. 患者自己留取标本时，详细告知患者留取标本的方法及注意事项，强调正确留取尿标本对检验结果的重要性。

第四节 粪便标本的采集

粪便是由食物在体内被消化吸收营养成分后剩余的产物。粪便主要成分包括未被消化的食物残渣、已经被消化但未被吸收的食糜、消化道分泌物、食物分解产物、肠道脱落的上皮细胞、细菌等。粪便标本的检查对下消化道炎症、出血鉴别、寄生虫感染、肿瘤筛查、胃肠道吸收与消化功能、黄疸鉴别等具有重要意义。

一、粪便标本种类

1. 常规标本 用于检查粪便的形状、颜色、细胞等。

2. 潜血标本 用于检查粪便内肉眼不能察见的微量血液。

3. 培养标本 用于检查粪便中的致病菌。

4. 寄生虫及虫卵标本 用于粪便中的寄生虫、幼虫及虫卵计数检查。

二、粪便标本的采集方法

（一）用物准备

清洁便盆、检查手套、检验标签或条形码、检便盒（内附棉签或便检匙）。采集粪便培养标本时准备无菌棉签和无菌培养容器。难以获得粪便、排便困难者、进行蛲虫检查时准备直肠拭子。

（二）采集方法

1. 核对检验单及患者信息，在标本容器上粘贴检验条形码。

2. 评估患者并解释　核对患者，评估患者的病情、意识及合作程度，向患者解释操作目的、方法、注意事项及配合要点，嘱患者在采集标本前排空膀胱。

3. 洗手，戴手套。

4. 嘱患者在清洁便盆内排便。

5. 标本采集

（1）常规标本及潜血标本：用棉签或检便匙取5～10g新鲜粪便或2ml稀便，置于检便盒内。尽可能采集含脓、血、黏液等异常部分的新鲜粪便，外观无异常粪便应从粪便表面、深处及粪端多处采集标本。

（2）培养标本：用无菌棉签取2～5g黏液、脓、血部分或中央部分粪便，置于无菌培养容器内，塞紧瓶塞。

（3）寄生虫及虫卵标本：①检查寄生虫及虫卵，同常规标本及潜血标本；②检查蛲虫，夜间12点或清晨排便前，用浸泡生理盐水的无菌棉签或透明膜拭子自肛门周围皱壁处拭去粪便标本，置于试管内并塞好管口；③检查阿米巴滋养体，将便盆加热至接近人体的体温，排便后连同便盆立即送检；④查寄生虫体，患者服驱虫药后，嘱患者在清洁便盆内排便，检查蛔虫、钩虫、蛲虫的数目。

6. 操作后处理　整理用物，消毒便盆，洗手，必要时记录。

7. 标本送检　一般常规检查应在采集后1小时内完成检验，否则可因pH及消化酶等的影响导致其有形成分被破坏。寄生虫及虫卵检查不宜超过24小时。肠内原虫滋养体应立即送检，运送及检查时需保温，保持滋养体活力以利于检出。

（三）注意事项

1. 盛粪便标本的容器必须有盖，盛便后不漏不溢。

2. 粪便标本不能被尿液、消毒剂及污水等污染，以免粪便有形成分被破坏。灌肠或服用油类泻剂的粪便常因过稀且混有油滴，影响检验结果，不宜做检验标本。

3. 使用化学法进行粪便潜血试验检测时，患者在检查前3天禁食肉类、动物血和大量含过氧化物酶的蔬菜等食物，并禁服铁剂及维生素C等可干扰实验的药物。

4. 采集培养标本应注意无菌操作，使用无菌培养容器。

5. 难以获得粪便或排便困难者及幼儿可采用直肠拭子法，将拭子或无菌棉签前端用无菌甘油或生理盐水湿润，然后插入肛门4～5cm（幼儿2～3cm），轻轻在直肠内旋转，擦拭直肠表面黏液后取出，置于无菌试管中或保存液中送检。

第五节　痰液标本的采集

痰液是气管、支气管和肺泡的分泌物。正常情况下，支气管黏膜的腺体和杯状细胞分泌少量黏液，使呼吸道黏膜保持湿润。当呼吸道黏膜受到刺激理化因素、感染等刺激时，痰量会增多，痰液的透明度及性状也会发生改变。痰液检验主要用于呼吸系统炎症、结核、肿瘤、寄生虫病的诊断，对支气管哮喘、支气管扩张、慢性支气管炎等疾病的诊断、疗效观察和预后判断有一定价值。

一、痰液标本的种类

1. 痰液常规标本　检查痰液中的细菌、虫卵或癌细胞等。
2. 痰液培养标本　检查痰液中的致病菌，为选择抗菌药物提供依据。
3. 24小时痰液标本　检查24小时痰液的量及性状，协助诊断。

二、痰液标本的采集方法

（一）用物准备

1. 痰液常规标本　一次性痰液标本容器。
2. 痰液培养标本　无菌痰液标本容器、漱口溶液（朵贝液、冷开水）。
3. 24小时痰液标本　广口大容量痰液标本容器、防腐剂（苯酚等）。
4. 无法咳痰或不合作者　一次性集痰器、吸痰用物（吸引器、吸痰管）、含氯消毒剂。

（二）采集方法

1. 核对检验单及患者信息，在标本容器上粘贴检验条形码。
2. 评估患者并解释　核对患者，评估患者的病情、意识及合作程度，向患者解释操作目的、方法、注意事项及配合要点。
3. 标本采集　能够自行留取痰液标本的患者采用自然咳痰法留取痰液标本，无法咳痰或不合作患者采用吸痰法留取痰液标本。

（1）痰液常规标本：①自然咳痰法，指导患者在清晨醒来未进食前先用清水漱口，数次深呼吸后用力咳出气管深处的痰液，盛于痰盒内，盖好痰盒；②吸痰法，协助患者取适当卧位，叩击患者背部，将无菌痰液标本容器分别连接吸引器和吸痰管，按吸痰法将痰吸入无菌痰液标本容器内，加盖。

（2）痰液培养标本：①自然咳痰法，指导患者在清晨醒来未进食前，先用朵贝液再用冷开水清洁口腔和牙齿。深吸气后，用力咳出呼吸道深部的痰液于无菌痰标本容器中；咳痰困难时可使用生理盐水进行雾化吸入；②吸痰法：同痰液常规标本。

（3）24小时痰液标本：在广口大容量痰液标本容器内加少量清水，请患者留取痰液。从7∶00第一口痰起开始留取痰标本，直至次日7∶00，将24小时的全部痰液收集于广口大容量痰液标本容器内。

4. 操作后处理　根据患者需要给予漱口或口腔护理。整理用物，洗手。记录痰液的颜色、性状，24小时痰液标本记录痰液总量。
5. 标本送检　立即送检。

（三）注意事项

1. 清晨患者痰量及痰液内细菌较多，宜在此时收集痰液，提高阳性率。

2. 勿将漱口水，口腔、鼻咽分泌物（如唾液、鼻涕）等混入痰液中。

3. 如查癌细胞，应用10%甲醛溶液或95%乙醇溶液固定痰液后立即送检。

4. 做24小时痰量和分层检查时，嘱患者将痰吐在无色广口大玻璃瓶内，加防腐剂防腐。

5. 留取痰液培养标本时，应用冷开水漱口数次，尽量排除口腔内大量杂菌。

第六节　咽拭子标本的采集

一、咽拭子采集目的

咽拭子细菌培养或病毒分离有助于白喉、化脓性扁桃体炎、急性咽喉炎、病毒感染的诊断。

二、咽拭子标本的采集方法

（一）物品准备

无菌棉拭子采样管、无菌压舌板、试管架、密封袋、专用密封箱、检验标签或条形码、手消毒液等。

（二）采集人员防护装备

遵循标准预防的原则，根据感染暴露风险等级进行采集人员防护。必要时穿隔离衣/防护服，佩戴医用防护口罩、护目镜/面屏、双层手套、防护鞋套等。

（三）采集方法

1. 核对检验单及患者信息，在无菌拭子采样管上粘贴检验标签或条形码。

2. 评估患者并解释　核对患者。评估患者的病情、意识及合作程度，向患者解释操作目的、方法、注意事项及配合要点。

3. 洗手，戴手套　将无菌拭子采样管放置在试管架上，打开无菌棉拭子采样管管盖，管盖向上置于试管架上，取出无菌棉拭子。

4. 标本采集

（1）鼻咽拭子：①用棉拭子棒测量患者鼻尖到耳垂距离，并用手指做标记；②询问患者既往有无鼻部手术、鼻中隔偏曲等，去除鼻腔分泌物；③将棉拭子以垂直鼻子（面部）方向插入鼻道内鼻腭处，直到拭子估测距离或遇到阻力为止；④将棉拭子在鼻内停留10～15秒，轻轻旋转棉拭子3圈，拭去分泌物。

（2）口咽拭子：①让患者面对光线，张开嘴发出"啊"声；②压舌板轻压舌面；③将棉拭子在双侧扁桃体和咽后壁区域旋转擦拭或轻轻刮取，尽量避免接触舌、牙齿、悬雍垂、面颊或口唇。

5. 将棉拭子垂直向下推入无菌采样管底部，棉拭子头完全浸泡在保存液中，折断无菌拭子杆（低于管口）弃于医疗垃圾桶内，旋紧管盖。再次核对，脱手套，洗手。

6. 标本送检　尽快送检。为传染病患者采集咽拭子标本时，先将咽拭子标本放入独立密封袋中密封保存，手卫生，再将密封袋放入专用密封转运箱内，将转运箱擦拭消毒后再进行送检。

（四）注意事项

1. 采样部位要深入到鼻咽部、咽后壁和两侧扁桃体处。

2. 患者张嘴采集标本时，嘱其尽量不要做呼气动作。

3. 操作中，拭子不得触及无菌拭子采样管管口及其他部位。

4. 采集过程中，采样管应保持无菌。

5. 避免在进食后2小时内采样，以免刺激咽部引起呕吐等不适。

6. 采样管应直立送检，避免泼洒。

循 证 资 源

➤ 静脉血液标本采集指南. 中华人民共和国卫生行业标准，2020

http：//www.nhc.gov.cn/wjw/s9492/202004/31b4fa14ee174bb1999142525ceba608.shtml

➤ 临床微生物实验室血培养操作规范. 中华人民共和国卫生行业标准，2018

http：//www.nhc.gov.cn/wjw/s9492/201710/f5612af688db482193a08b15e3091a29.shtml

➤ "成人动脉血气分析临床操作实践标准（第2版）. 北京护理学会，2022

https://www.bjhlxh.com/website/detail/%E9%A6%96%E9%A1%B5/%E8%A1%8C%E4%B8%9A%E8%B5%84%E8%AE%AF/7650b646a0564430b618843398d05bfe/902daa5372f1422297a51f2f24fff9ef/%2Fwebsite%2Flist

思 考 与 练 习

1. 简述静脉血标本的采集顺序。

2. 简述采集尿标本的注意事项。

（胥小芳）

参 考 文 献

［1］静脉血液标本采集指南. 中华人民共和国卫生行业标准，2020.

［2］临床微生物实验室血培养操作规范. 中华人民共和国卫生行业标准，2018.

［3］动脉血气分析临床操作实践标准. 北京护理学会，2017.

［4］新型冠状病毒感染的肺炎感染防控知识梳理护理人员（第3版）. 北京市护理质量控制和改进中心，2020.

［5］许文荣，林东红. 临床基础检验学技术［M］. 北京：人民卫生出版社，2015.

［6］刘成玉，林发全. 临床检验基础［M］. 北京：中国医药科技出版社，2015.

第**20**章 冷、热疗法

第一节 概 述

冷、热疗法作为物理治疗方法，具有多种形式。在临床护理工作中，护士应了解各种冷、热疗法的特点，熟悉冷、热疗法的效应，掌握冷、热疗法的目的、方法、禁忌证，确保安全有效地使用冷、热疗法。

一、冷、热疗法的概念

冷、热疗法（cold and heat therapy）是利用低于或高于人体温度的物质作用于人体表面，通过神经传导引起皮肤和内脏器官血管的收缩或舒张，改变机体各系统体液循环和新陈代谢，达到治疗目的的方法。

二、冷、热疗法的效应

人体皮肤分布着多种感受器，如冷觉感受器、温觉感受器、痛觉感受器等，能产生各种感觉。冷觉感受器位于真皮上层，温觉感受器位于真皮下层，痛觉感受器广泛分布于皮肤表层。冷觉感受器比较集中于躯干上部和四肢，数量较温觉感受器多4～10倍。因此，机体对冷刺激的反应比热刺激敏感。当温觉感受器及冷觉感受器受到强烈刺激时，痛觉感受器也会兴奋，使机体产生疼痛。

当皮肤感受器感受温度或疼痛刺激后，神经末梢发出冲动，经过传入神经纤维传到大脑皮层感觉中枢，感觉中枢对冲动进行识别，再通过传出神经纤维发出指令，机体产生行动。当刺激强烈时，神经冲动可不经过大脑，只通过脊髓反射使整个反射过程更迅速，以免机体受损。

冷、热疗法作用于皮肤表面，但会使机体产生局部或全身反应，包括生理效应和继发效应。

1. 生理效应　冷、热疗法的应用机制使机体产生不同的生理效应（表20-1）。

表20-1　冷热疗法的生理效应

生理指标	生理效应	
	用热	用冷
血管收缩/扩张	扩张	收缩
细胞代谢率	增加	增加
需氧量	增加	增加
毛细血管通透性	增加	增加
血液黏稠度	降低	增加
血液流动速度	增快	减慢
淋巴流动速度	增快	减慢
结缔组织伸展性	增强	减弱
神经传导速度	增快	减慢
体温	上升	下降

2. 继发效应　用冷、热疗法超过一定时间，将产生与生理效应相反的作用。机体为了组织免受损伤而产生的防御作用，转换机体对冷或热刺激所产生的生理作用，而出现的短暂的相反作用，称为继发效应。如冷疗法可以使血管收缩，但持续用冷疗法30～60分钟后，则血管扩张，这是机体避免长时间用冷疗法对组织造成损伤而引起的防御反应，称为"狩猎式反应"；同样情况，持续用热疗法30～45分钟后，则血管收缩。因此，用冷、热疗法应有适宜的时间，以20～30分钟为宜，如需反复使用，中间必须予1小时的休息时间，让组织有复原过程，防止产生继发效应而抵消生理效应。

三、影响冷、热疗法效果的因素

（一）方式

冷、热疗法应用方式不同，效果不同。冷、热疗法分为干法（干冷及干热）和湿法（湿冷及湿热）两大类。因为水是一种热的良好导体，其传导能力及渗透力比空气强。因此，在同样的温度条件下，湿冷、湿热的效果优于干冷、干热。以热疗为例，湿热法具有穿透力强、不易使患者皮肤干燥、体液丢失较少且患者的主观感觉较好等特点，而干热法具有保温时间较长、不会浸软皮肤、烫伤危险性较小及患者更易耐受等特点。在临床应用中，应根据病变部位和病情特点进行选择，同时注意防止冻伤、烫伤。

（二）部位

不同厚度的皮肤对冷、热反应的效果不同，皮肤较厚的区域，如脚、手，对冷、热的耐受性大，冷、热疗法效果比较差；而皮肤较薄的区域，如前臂内侧、颈部，对冷、热的敏感性强，冷、热疗法效果比较好。皮肤的不同层次对冷、热反应也不同，在皮肤浅层，冷觉感受器较温觉感受器浅表且数量也多，故浅层皮肤对冷较敏感。血液循环也能影响冷、热疗法的效果，血液循环良好的部位，可增强冷、热疗法的效果。

（三）面积

冷、热疗法的效果与应用的面积大小有关。面积越大，冷、热疗法的效果就越强；反之则越弱。但须注意使用面积越大，患者的耐受性越差，且会引起全身反应，如大面积热疗，导致广泛性周围血管扩张，血压下降，若血压急剧下降，患者容易发生晕厥；而大面积冷疗法，导致血管收缩，并且周围皮肤的血液分流至内脏血管，使患者血压升高。

（四）时间

冷、热疗法的时间对治疗效果有直接影响，在一定时间内其效应随着时间的增加而增强。如果时间过长，会产生继发效应而抵消治疗效应，甚至还可引起不良反应，如疼痛、皮肤苍白、冻伤、烫伤等。

（五）温度

冷、热疗法的温度与机体治疗前体表的温度相差越大，机体对冷、热刺激的反应越强。环境温度也可影响冷热效应，如环境温度高于或等于身体温度时用热，传导散热被抑制，热效应会增强；而在干燥冷环境中用冷，散热会增加，冷效应会增强。

（六）个体差异

年龄、性别、身体状况、居住习惯、肤色等影响冷、热疗法的效果。婴幼儿由于神经系统发育尚未成熟，对冷、热刺激的耐受性较低；老年人由于感觉功能减退，对冷、热刺激的敏感性降低，反应比较迟钝。女性对冷、热刺激的敏感性高于男性。昏迷、血液循环障碍、血管硬化、感觉迟钝等患者，其对冷、热的敏感性降低，尤其要注意防止烫伤与冻伤。长期居住在热带地区者对热的耐受性较高，而长期居住在寒冷地区者对冷的耐受性较高。浅肤色者对冷、热的反应比深肤者强烈，而深肤色者对冷、热刺激更为耐受。

第二节　冷疗法的应用

冷疗法（cold therapy）是利用低于人体温度的物质，作用于局部或全身皮肤，达到止血、镇痛、抗炎及降温目的的治疗方法。根据应用的面积及方式，冷疗法分为局部冷疗法和全身冷疗法。局部冷疗法包括冰袋、冰囊、冰帽、化学制冷袋的使用和冷湿敷法；全身冷疗法包括温水擦拭、乙醇擦拭。

一、冷疗法的作用和目的

1. **减轻局部充血或出血**　冷疗法可使局部血管收缩，毛细血管通透性降低，减轻局部充血；还可使血流减慢，血液的黏稠度增加，有利于血液凝固而控制出血。适用于软组织受伤后48小时内、扁桃体摘除术后、鼻出血等。

2. **减轻疼痛**　冷疗法可抑制细胞的活动，减慢神经冲动的传导，降低神经末梢的敏感性而减轻疼痛；使血管收缩，毛细血管的通透性降低，渗出减少，减轻由于组织肿胀压迫神经末梢引起的疼痛。适用于急性损伤初期、牙痛、烫伤等。

3. **控制炎症扩散**　冷疗可使局部血管收缩，血流减少，细胞的新陈代谢和细菌的活力降低，从而限制炎症扩散。适用于炎症早期。

4. **降低体温**　冷刺激直接与皮肤接触，通过传导与蒸发的物理作用，使体温降低，患者舒适。适用于高热、中暑患者。

二、应用冷疗法患者的评估

在用冷疗法之前，护士应全面收集患者的资料，评估影响患者实施冷疗法的因素及是否存在冷疗法的禁忌。

（一）影响冷疗效果的因素

详见本章第一节。

（二）禁忌

1. **血液循环障碍**　见于皮肤大面积受损、全身微循环障碍、休克、周围血管病变、动脉硬化、糖尿病、神经病变、水肿等患者，因循环不良，组织营养不足，若使用冷疗法，会进一步引起血管收缩，加重血液循环障碍，导致局部组织缺血、缺氧而变性坏死。

2. **慢性炎症或深部化脓病灶**　因冷疗法使局部血流减少，妨碍炎症吸收。

3. **组织损伤、破裂或有开放性伤口处**　因冷疗法可降低血液循环，增加组织损伤，且影响伤口愈合。尤其大范围组织损伤，应绝对禁止。

4. **对冷过敏**　对冷过敏者使用冷疗法可出现红斑、荨麻疹、关节疼痛、肌肉痉挛等过敏症状。

5. **慎用冷疗法的情况**　如昏迷、感觉异常、年老体弱、婴幼儿、关节疼痛、心脏病、哺乳期产妇胀奶等应慎用冷疗法。

6. **冷疗的禁忌部位**　①枕后、耳郭、阴囊处，以防冻伤；②心前区，以防引起反射性心率减慢、心房颤动或心室颤动及房室传导阻滞；③腹部，以防腹泻；④足底，以防反射性末梢血管收缩影响散热或引起一过性冠状动脉收缩。

三、冷疗的方法

（一）局部冷疗

常用冰袋、化学致冷袋、冰囊、冰帽、冰槽、冷湿敷等方法。

1. 冰袋（ice bags） 达到降温、止血、镇痛、抗炎目的。方法是将小冰块装冰袋1/2 ～ 2/3满，排气并夹紧袋口，检查无破损、漏水后将冰袋装入布套，放置所需处，高热降温置冰袋于前额、头顶部和体表大血管流经处（颈部两侧、腋窝、腹股沟等）；扁桃体摘除术后将冰囊置于颈前颌下。

注意事项：①检查冰袋有无漏水，是否夹紧。冰块融化后应及时更换，保持布袋干燥。②观察用冷部位局部情况、皮肤色泽，防止冻伤。倾听患者主诉，有异常立即停止用冷。③如为降温，冰袋使用后30分钟需测体温，当体温降至39℃以下，应取下冰袋，并在体温单上做好记录。

2. 化学致冷袋（hot and cold packs） 可代替冰袋，维持时间2小时，具有方便、实用的特点。化学致冷袋有2种：①一次性致冷袋，是将两种化学制剂充分混合后使用。在使用过程中，需观察制冷袋有无破损、漏液现象，以防损伤皮肤。②可反复使用致冷袋，又称超级致冷袋。它是内装凝胶或其他冰冻介质的致冷袋，将其放入冰箱内4小时，其内容物由凝胶状态变为固态，使用时取出，在常温下吸热，又由固态变为凝胶状态（可逆过程）。使用后，冷袋外壁用消毒液擦拭，置冰箱内，可再次使用。

3. 冰帽（ice caps） 达到头部降温、预防脑水肿的目的。方法是将头部置冰帽中，后颈部、双耳郭垫海绵。若冰槽降温，患者双耳塞不脱脂棉球，防止冰水流入耳内；双眼覆盖凡士林纱布，保护角膜。

注意事项：①观察冰帽有无破损、漏水，冰帽或冰槽内的冰块融化后，应及时更换或添加；②监测肛温，维持肛温在33℃左右，不低于30℃，以防心室颤动等并发症出现。

4. 冷湿敷（cold moist compress） 达到降温、止血、抗炎、镇痛目的。方法是受敷部位涂凡士林，上盖一层纱布，受敷部位下垫橡胶单和治疗单；敷布浸入冰水中，长钳夹起拧至半干（不滴水为度）敷于患处；每3 ～ 5分钟更换一次敷布，持续15 ～ 20分钟。

注意事项：①观察局部皮肤情况及患者反应；②若冷敷部位为开放性伤口，须按无菌技术处理伤口；③如为降温，冷湿敷30分钟后应测量体温，并记录。

（二）全身冷疗

常用温水擦浴或乙醇擦浴、降温灌肠、冰毯机、低温溶液静脉注射等方法。主要用于高热患者降温。

1. 温水擦浴（tepid water sponge bath）或乙醇擦浴（alcohol sponge bath） 达到全身用冷、为高热患者降温的目的。乙醇是一种挥发性液体，擦浴时在皮肤上迅速蒸发，吸收和带走机体大量的热，而且乙醇又具有刺激皮肤血管扩张的作用，因而散热能力较强。温水擦浴的温度是32 ～ 34℃；乙醇擦浴的水温、浓度分别是30℃，25% ～ 35%乙醇200 ～ 300ml。方法为擦浴时冰袋置头部，热水袋置足底；以离心方向擦浴，擦浴顺序是两上肢、背腰部、两下肢；擦至腋窝、肘窝、手心、腹股沟、腘窝处稍用力并延长停留时间，以促进散热；胸前区、腹部、后颈、足底为擦浴的禁忌部位；擦浴毕，取下热水袋；擦浴后30分钟测量体温，若低于39℃，取下头部冰袋。时间为每侧四肢、背腰部3分钟，全过程20分钟以内。

注意事项：①擦浴过程中，注意观察局部皮肤情况及患者反应，有异常停止擦浴，及时处理；②乙醇擦浴禁用于新生儿及血液病患者；③擦浴时，以拍拭（轻拍）方式进行，避免摩擦生热影响降温效果。

2. 冰毯机（ice blanket machine） 医用冰毯全身降温仪简称"冰毯机"。分为单纯降温法和亚低温治疗法2种。前者用于高热患者降温，后者用于重型颅脑损伤患者。冰毯机是利用半导体制冷原理，将水箱内蒸馏水冷却后通过主机与冰毯内的水进行循环交换，促进与毯面接触的皮肤进行散热，达到降温目的。使用时，在毯面上覆盖中单，帮助患者脱去上衣，整个背部贴于冰毯上连有肛温传感器，可设置肛温上、下限，根据肛温变化自动切换制冷开关，将肛温控制在设定范围。冰毯机使用过程中应注意监测肛温、传感器是否固定在肛门内、水槽内水量是否足够等。

四、冷疗的评价

1. 治疗效果 是否达到目的，分析影响冷疗的因素，调整冷疗的方式。
2. 不良反应 是否出现冷疗的不良反应，包括局部皮肤情况及患者反应。
3. 护患沟通 护患沟通是否有效，患者是否理解和配合。

第三节 热疗法的应用

热疗法（heat therapy）是用高于人体温度的物质，作用于局部或全身皮肤，达到促进血液循环、抗炎、镇痛、保暖与舒适目的的治疗方法。热疗法包括热水袋、烤灯、热湿敷、热水坐浴等。

一、热疗法的作用和目的

1. 促进炎症的消散和局限 热疗使局部血管扩张，血液循环速度加快，促进组织中毒素、废物的排出；血量增多，白细胞数量增多，吞噬能力增强和新陈代谢增加，营养状态改善，使机体局部或全身的抵抗力和修复能力增强。炎症早期用热可促进炎性渗出物吸收与消散，炎症后期用热可促进白细胞释放蛋白溶解酶，使炎症局限。

2. 减轻疼痛 热疗可降低痛觉神经兴奋性，改善血液循环，加速致痛物质排出和炎性渗出物吸收，解除对神经末梢的刺激和压迫，减轻疼痛。热疗可使肌肉松弛，增强结缔组织伸展性，增加关节的活动范围，减轻肌肉痉挛、僵硬及关节强直所致的疼痛。

3. 减轻深部组织的充血 热疗使皮肤血管扩张，使平时呈闭锁状态的大量动静脉吻合支开放，皮肤血流量增多。由于全身循环血量重新分布，可减轻深部组织的充血。

4. 保暖与舒适 热疗可使局部血管扩张，促进血液循环，将热带至全身，使体温升高，并使患者感到舒适。适用于年老体弱、早产儿、危重、末梢循环不良的患者。

二、应用热疗法患者的评估

在用热疗法之前，护士应全面收集患者的资料，评估影响患者实施热疗法的因素及是否存在热疗法的禁忌。

（一）影响热疗的因素

详见本章第一节。

（二）禁忌

1. 未明确诊断的急性腹痛　热疗法虽能减轻疼痛，但易掩盖病情真相，贻误诊断和治疗，有引发腹膜炎的危险。

2. 面部危险三角区的感染　因该处血管丰富，面部静脉无静脉瓣，且与颅内海绵窦相通，热疗法可使血管扩张，血流增多，导致细菌和毒素进入血液循环，促进炎症扩散，造成严重的颅内感染和败血症。

3. 各种脏器出血　热疗法可使局部血管扩张，增加脏器的血流量和血管通透性而加重出血。

4. 软组织损伤或扭伤的初期（48小时内）　热疗法可促进血液循环，加重皮下出血、肿胀、疼痛。

5. 其他　①心、肝、肾功能不全者：大面积热疗使皮肤血管扩张，减少对内脏器官的血液供应，加重病情；②皮肤湿疹：热疗可加重皮肤受损，增加痒感；③急性炎症，如牙龈炎、中耳炎、结膜炎：热疗可使局部温度升高，有利于细菌繁殖及分泌物增多，加重病情；④孕妇：热疗可影响胎儿的生长；⑤金属移植物部位：金属是热的良好导体，热疗易造成烫伤；⑥恶性病变部位：热疗可使正常与异常细胞加速新陈代谢而加重病情，且又促进血液循环而使肿瘤扩散、转移；⑦麻痹、感觉异常者慎用；⑧睾丸：用热会抑制精子发育并破坏精子。

三、热疗的方法

（一）干热疗法

常有热水袋、烤灯、暖箱、化学加热袋等方法。

1. 热水袋（hot water bags）　可达到保暖、解痉、镇痛、舒适的目的。成人和2岁以上儿童适宜热水袋水温60～70℃，昏迷者、老年人、婴幼儿、感觉迟钝者及循环不良者水温应低于50℃。操作方法：①用温度计测量水温；②放平热水袋，一手持热水袋口边缘，另一手灌水至1/2～2/3满，排净空气；③擦干，加布套或包裹后使用；④放置在所需部位，袋口朝身体外侧；⑤使用时间不超过30分钟。若皮肤出现潮红、疼痛应停止使用，并在局部涂凡士林以保护皮肤。

注意事项：①经常检查热水袋有无破损，热水袋与塞子是否配套，以防漏水；②炎症部位热敷，热水袋灌水1/3满，以免压力过大，引起疼痛；③特殊患者使用热水袋，应再包一块大毛巾或放于两层毯子之间，以防烫伤；④加强巡视，定期检查局部皮肤情况，必要时床边交班。

2. 烤灯（hot lamps）　达到抗炎、镇痛、解痉、促进创面干燥结痂、保护肉芽组织生长目的。

方法是灯距为30～50cm，温热为宜（用手试温），防止烫伤。治疗时间为20～30分钟。应观察有无过热、心悸、头晕感觉及皮肤反应，皮肤出现红斑为剂量合适。

注意事项：①根据治疗部位选择不同功率灯泡：胸、腹、腰、背500～1000W，手、足部250W，（鹅颈灯40～60W）；②由于眼内含有较多的液体，对红外线吸收较强，一定强度的红外线直接照射可引发白内障。因此，前胸、面颈照射时应戴有色眼镜或用纱布遮盖；③意识不清、局部感觉障碍、血液循环障碍、瘢痕者，治疗时应加大灯距，防止烫伤；④红外线多次治疗后，治疗部位皮肤可出现网状红斑，色素沉着。

3. 暖箱（infant incubator） 暖箱可为出生体重低于2kg患儿、新生儿硬肿症患儿、低体温新生儿提供适宜的温度，以维持体温在正常范围。应根据患儿体重和出生天数调节所需温度，保持相对湿度为55%～65%。暖箱应放置平稳，避免阳光直射。定时测体温、脉搏、呼吸，发现问题及时处理。注意暖箱的清洁、消毒。

4. 化学加热袋（chemo warm up bags） 化学加热袋是密封的塑料袋，内盛2种化学物质，使用时，将化学物质充分混合，使袋内的两种化学物质发生反应而产热。由于化学物质反应初期热温不足，以后逐渐加热并有一高峰期，化学加热袋最高温度可达76℃，平均温度为56℃，可持续使用2小时左右。化学加热袋使用方法与热水袋相同，一定要加布套或包裹后使用。必要时可加双层包裹使用。

（二）湿热疗法

常有热湿敷、热水坐浴、温水浸泡等方法。

1. 热湿敷（hot moist compress） 达到解痉、抗炎、消肿、镇痛目的。使用方法同冷湿敷。敷布浸入50～60℃热水，拧干，抖开。若患者热敷部位不禁忌压力，可把热水袋放置在敷布上再盖以大毛巾，以维持温度。3～5分钟更换一次敷布，时间15～20分钟。

注意事项：①观察皮肤颜色、全身情况，以防烫伤；②面部热敷者，应间隔30分钟方可外出，以防感冒；③若热敷部位有伤口，须按无菌技术处理伤口。

2. 热水坐浴（hot site bath） 达到抗炎、消肿、镇痛目的，用于会阴部、肛门疾病及手术后。热水坐浴前先排尿、排便，因热水可刺激肛门、会阴部易引起排尿、排便反射。配置药液于浴盆内1/2满，水温为40～45℃，时间15～20分钟。

注意事项：①坐浴部位若有伤口，坐浴盆、溶液及用物必须无菌；坐浴后应用无菌技术处理伤口；②女性患者经期、妊娠后期、产后2周内、阴道出血和盆腔急性炎症不宜坐浴，以免引起感染；③坐浴过程中，注意观察面色、脉搏、呼吸，倾听患者主诉，有异常应停止坐浴，扶患者上床休息。

3. 温水浸泡（warm soak） 达到抗炎、镇痛、清洁、消毒创口目的，用于手、足、前臂、小腿部感染。配置药液于浴盆内盛1/2满，水温为43～46℃，时间30分钟。

注意事项：①浸泡部位若有伤口，浸泡盆、药液及用物必须无菌；浸泡后应用无菌技术处理伤口；②浸泡过程中，注意观察局部皮肤，倾听患者主诉，随时调节水温。

四、热疗的评价

1. 治疗效果　是否达到目的，分析影响热疗的因素，调整热疗的方式和使用方法。
2. 不良反应　是否出现热疗的不良反应，包括局部皮肤情况及患者反应。
3. 护患沟通　护患沟通是否有效，患者是否理解和配合。

思 考 与 练 习

1. 冷热应用中有哪些禁忌，其原因是什么？
2. 对于扭伤脚踝的患者，如何应用冷热技术帮助其恢复。

（康晓凤）

参 考 文 献

［1］李小寒，尚少梅. 基础护理学［M］. 第6版. 人民卫生出版社，2017：277-297.

［2］Berman A J. Kozier & Erb's fundamentals of nursing：concepts，process，and practice. 10th Ed. Hoboken，New Jersey，2016：856-863.

［3］张新梅，刘玉婷，刘雪. 冷疗凝胶对婴幼儿发热降温的效果评价［J］. 中国实用护理杂志，2016，16（13）：1250-1251

［4］江燕，李佳，李娟. 下颌骨截骨术后局部间歇冷热疗与持续冷热疗效果的观察［J］. 中华护理杂志，2013，9（2）：777-778.

［5］中华医学会放疗分会热疗专业委员会.中国肿瘤热疗临床应用指南（2017．V1．1）（浅部热疗）［J］. 中国全科医学，2017（31）：3892-3892.

［6］赖加京，张铭华，陈道华. 冷热疗法在运动损伤治疗与康复中的应用［J］. 深圳中西医结合杂志，2019，29（22）：2.

［7］夏玲，张兆波. 冷疗法在骨科康复中临床应用进展［J］. 中国康复医学杂志，2014，29（6）：4.

［8］沈佩，周学筱，石凡，等. 肿瘤热疗生物学机制研究进展［J］. 中华放射肿瘤学杂志，2021，30（12）：5.

［9］中国临床肿瘤学会肿瘤热疗专家委员会，中日医学科技交流协会热疗专家委员会，中华医学会放疗分会热疗学组. 肿瘤热疗中国专家共识［J］. 实用肿瘤杂志，2020，35（1）：1-10.

第一节　医疗护理文件的意义及书写原则

医疗护理文件（medical case file）是医院重要的档案资料，又称"病历"或"病史"，我国卫生部定名为"病案"。病案是患者在住院期间的各种检查、治疗与观察的扼要记录，也是患者就医的全部医疗、护理记录档案，它反映了疾病的全过程。病案由各级医务人员共同写成，其中一部分由护士负责记录。

医疗护理文件由门诊病案和住院病案两部分组成。门诊病案包括首页、副页、各种检查报告单。住院病案包括4个方面内容：①医疗记录，主要是医生采集病史和检查、诊治的记录。具体项目有医嘱单、入院记录、病程记录、出院记录、专科记录、会诊记录等；②护理记录，主要由护士记录有关患者的一般情况、主诉、病情变化，以及医嘱执行情况和所采取的护理措施等。如体温单、护理记录单、手术护理记录单等；③检查记录，主要是各种化验回报单和诊断性检查的报告单，如心电图、超声波、病理检查报告单等；④各种证明文件，如患者所在单位的有关证明、住院通知单、病危通知单。

一、医疗护理文件的重要意义

1. 病案是医务人员临床实践的原始记录文件。完整的病案记录是诊断、治疗、护理的重要依据。当患者出现危急情况或再次入院治疗时，都需要根据既往的病案加以综合判断分析，才能做出正确的处理。例如，护理记录中的体温、脉搏、呼吸、血压、出入量等，常是医生了解患者病情进展、进行明确诊断并制订和调整治疗方案的重要参考依据。

2. 病案资料是医护教学最好的教材，一些特殊病例还可以作为进行个案教学分析与讨论的良好素材，对于医学生和护士学生实习和教学是十分重要的资料。

3. 各项医疗与护理记录，如护理记录单、危重患者护理观察记录等可在一定程度上反映出一个医院的医疗护理服务质量，它既是医院护理管理的重要信息资料，又是医院进行等级评定及对护理人员考核的参考资料。

4. 完整的医疗护理记录也是科研的重要资料，尤其是对回顾性研究具有重要的参考价值。同时，它也是医学统计的原始记录，为流行病学研究、传染病管理、防病调查等提供了统计学方面的资料，是卫生管理机构制定和调整政策重要的原始依据。

5. 完整的病案资料是具有重要法律作用的文件。凡属伤残处理、医疗纠纷等一些诉讼案件，其调查处理过程中都要依据病案记录加以判断，以明确医生、护士等有关人员有无法律责任。

二、医疗护理文件书写原则

及时、准确、完整、简要、清晰是书写各项医疗与护理记录的基本原则。

1. 及时 为保证医疗护理记录的时效性，及时反映患者的病情变化和治疗情况，不得拖延或提早记录，更不能漏记、错记。如因抢救急重症患者未能及时记录的，有关医护人员应在抢救结束后4小时内据实补充记录，并注明抢救完成时间和补记时间。

2. 准确 指记录的内容真实、无误，尤其对患者的主诉和行为应进行详细、真实、客观地描述，避免掺杂护理人员的主观认识。遵循谁执行谁签字的原则。书写错误时，在错误字词上划双横线，并在上面签名。

3. 完整 眉栏、页码逐项填写，避免遗漏。记录应连续，不留空白。每项记录后签全名，以示负责。如患者出现病情恶化、拒绝接受治疗护理或有自杀倾向、意外、请假外出、并发症先兆等特殊情况，应详细记录并及时汇报、交接班等。

4. 简要 要求记录内容重点突出、流畅、简洁。使用医学术语和公认的缩写，避免含糊不清或过多修辞，以方便医护人员快速获取所需信息。

5. 清晰 按要求使用红、黑色签字笔书写。一般白班（7am ～ 7pm）用黑色签字笔，夜班（7pm ～ 7am）用红笔记录。字迹清楚端正，表格整洁，无涂改、剪贴和简化字。

三、规范护理文件书写的要求

1. 护理文件书写应当用蓝黑或碳素墨水。

2. 使用中文书写和医学术语，通用外文缩写。

3. 书写护理文件时文字工整，字迹清晰，表述准确，语句通顺，标点正确。

4. 书写过程中若出现错误，应在错字上用双线标识，签署全名，不得采用刮、粘、涂等方法掩盖或去掉原来的字迹。

5. 实习、试用护士书写的护理文件应当经过本院具有执业证书的护理人员审阅、修改并签名。

6. 进修和下级护理人员应该由上级护理人员审查、修改，并注明修改日期、签名，并保持原记录清楚、可辨。

7. 因抢救急危患者未及时书写病历的，有关护理人员应当在4小时内据实补记，并加以注明。

8. 楣栏填写完整，护理文件的各项内容按要求逐项填写，不得有空项、漏项。

9. 书写完毕，必须清楚签署全名，盖章无效。

第二节 医疗护理文件的记录方法

一、体温单

体温单不仅只记录体温、脉搏、呼吸、血压，还记录患者的其他情况，如出入院时间、每日的液体出入量、身高、体重等。体温单记录的内容非常重要，通过记录可以了解患者的基本情况。

（一）楣栏

用黑色签字笔填写患者的姓名、入院日期、病史及病案号，其中住院日期应写全年、月、日。

（二）日期

用黑色签字笔填写。每页的第1天应写月、日，其余6天只写日。如果在6天当中遇到新的月份开始，则应写全月、日；如果遇到新的年度开始，则应写全年、月、日。

（三）手术日期

用黑色签字笔填写。术后24小时为术后第1天，填写"1"，依次一直填写至术后第10天为止。若在10天内再次手术，第1次手术日数作为分母，第2次手术日数作为分子。依次填写至第2次手术后第10天为止。

（四）在40～42℃之间

用红笔在相应格内纵向填写入院、手术、分娩、转入、转出、出院、死亡的时间，时间应记为几时几分，并应填写在相应的格内。请假也写在此格里，但不用写时间。填写时不要超过42℃及40℃横线。患者请假或因故离院须经医生批准，并履行相应手续，护士方可在体温单上注明离院日期。

（五）体温

体温每小格为0.2℃，用蓝铅笔记录。腋下温度用"×"代表，口腔温度用"●"代表，肛门温度用"○"来代表。相邻的2次温度用蓝铅笔线连接，若体温在粗线上不用连接。物理降温30分钟后复测的温度，画在采用降温措施前的同一纵格内，用红圈"○"表示并用红色虚线与降温前的温度连接。下次测得的温度与降温前的温度连接。如患者高热经多次采用降温措施后，仍持续高热，受体温单记录空间的限制，需将体温变化情况记录在护理记录单上。

（六）脉搏

脉搏每小格为4次，用红铅笔记录。脉搏用"●"表示，相邻的脉率用红色实线连接。心率以"○"表示，相邻的心率用红色"—"连接。当患者出现心率与脉率不等时，在脉率与心率2个曲线之间的空间用"红色"填满。体温与脉搏在同一点上，用蓝笔划体温，在体温外划一红色"○"表示。

（七）呼吸

在体温单34℃以下相应时间的呼吸栏内，用红铅笔记录一分钟呼吸次数，相邻的2次呼吸要上下交替书写。

（八）大便

大便次数用红色铅笔记录。在每天下午测体温时询问患者，每天记录一次。灌肠用"E"表示。例如，灌肠后排便1次则记录为"1/E"；灌肠后仍无排便则记录为"O/E"；患者在灌肠后排便1次，后又自行排便1次，则记录为"11/ E"。大便失禁用"※"标。3天内无大便者，应报告医生并给予处理，特殊情况例外。

（九）液体出入量

包括输入的液量、尿量、引流量等，用黑色签字笔记录。记录时应注意单位要为"毫升"。液体出入量按医嘱记录24小时总量，并填写在相应的格内。小便失禁用"※"表示。

（十）血压

用黑色签字笔记录，记录采用分数式，即收缩压/舒张压kPa或mmHg，如连续测血压，则上午写在前半格内，下午写在后半格内。

（十一）身高和体重

用黑色签字笔记录。新入院患者需要时可测身高，但必须测量体重，记录于当日格内。凡不能下地活动的患者，应标明"平车"二字。身高以"厘米"（cm）为单位，体重以"千克"（kg）为单位。

（十二）页数

用黑色签字笔填写阿拉伯数字。

二、电子体温单记录规范

1. 电子体温单自动生成患者姓名、性别、年龄、入院日期、科室、病案号等眉栏内容，以及日期、住院日数、术后日数等表格栏内容，注意核对信息准确性。

2. 在办理入院手续后体温单自动显示入院时间。录入转科、出院、呼吸心跳停止等医嘱后体温单自动显示事件时间。生产、请假等事件需在体温单的"事件登记"窗口录入具体名称及时间。以上信息显示在体温单40～42℃之间。

3. 如在10天内再次手术，电子记录方式为第1次手术日数作为分母，第2次手术日数作为分子。

4. 体温、脉搏、呼吸、疼痛记录方法

（1）在相应时间内准确录入体温、脉搏和呼吸数值。

（2）体温每小格为0.2℃。蓝"×"表示腋温，蓝"●"表示口温，蓝"○"表示肛温。

（3）脉搏每小格为4次。红"●"点表示脉率，红"○"表示心率。

（4）相邻2次体温以蓝直线自动连接，相邻2次脉搏以红直线自动连接。如果数值落在粗线上不予连接。

（5）体温≥38.5℃时，使用药物或物理降温30分钟后测量的体温，以红"○"显示，自动以红虚线与降温前的数值连接。下次测得的温度与降温前温度连接。如果体温不降或遵医嘱不采取降温措施时，不用红"○"显示，但需在护理记录中详细记录。

（6）体温与脉搏重叠时，显示脉搏红"○"包裹体温蓝"×"。

（7）短绌脉者要同时测量心率、脉率，并准确录入，在脉搏和心率2条曲线之间以红直线自动填满。心率/脉率低于或高于体温单预设值时，体温单不能录入及显示。

（8）呼吸以数字表示，显示在呼吸栏相应时间内，相邻2次呼吸上下错开。

（9）患者住院期间每天都应有体温、脉搏、呼吸记录。请假或外出检查返回后应及时补测并据实记录。

（10）体温测量频次需按照各科要求具体执行，详见《体温测量规范》。

（11）采用数字疼痛评分、视觉模拟评分和笑脸法等疼痛评估量表为患者每日进行疼痛评估，并将数值录入体温单疼痛栏。

5. 在相应栏内准确录入大便、入量、尿量、引流量、呕吐量、腹围、血压、体重、身高等数值，项目名称要求齐全，并与数值一一对应。

6. 大便次数显示在前一日内（记录前一日2pm至当日2pm的大便次数）。

（1）特殊表示方法：1/E表示灌肠后大便一次；0/E表示灌肠后无大便；11/E表示灌肠前自行排便一次，灌肠后又排便一次。使用甘油灌肠剂（110ml/支）后的大便次数按照灌肠后的实际情况规范记录；使用开塞露（20ml/支）后的大便次数无须按照灌肠记录。

（2）"※"表示大便失禁或假肛等。"※/E"表示灌肠后排便多次。

（3）若需记录排便量时，大便次数作为分子，排便量作为分母，如1/200表示排便1次，量为200ml。

（4）连续3天未排便应给予及时处理，特殊情况除外。

7．入量为24小时总量，尿量为24小时尿量。

8．入院时测量体重及血压，录入入院评估单后，体温单自动显示在相应位置。每周至少有一次血压及体重记录，特殊情况遵医嘱测量后录入。入院时或住院期间因病情不能测体重时，体温单上录入"平车""轮椅"或"卧床"。

9．原则上出院打印电子体温单。如因手术、会诊或医生查房需要及时打印。

三、体温测量规范

（一）内科病房

1．体温正常患者，每日测量1次，2pm。

2．体温异常患者，测量频率依照以下要求。

（1）37.2℃≤体温≤37.5℃时，每日2次，2pm-6pm。

（2）37.6℃≤体温≤38℃时，每日3次，10am-2pm-6pm。

（3）38.1℃≤体温≤38.5℃时，每日4次，10am-2pm-6pm-10pm。

（4）38.6℃≤体温≤39℃时，每日5次，6am-10am-2pm-6pm-10pm。

（5）体温≥39.1℃时，每日6次，2am-6am-10am-2pm-6pm-10pm。

（6）以每日最高的体温数值作为以上的监测频率，直到体温连测3日均正常，改为每日1次。

3．新入院患者，每日测量3次，10am-2pm-6pm。连测3日，若体温正常，改为每日1次，若不正常，按照体温异常测量频率进行监测。

4．特级护理患者，每日4次，6am-10am-2pm-6pm。

（二）外科/耳鼻喉科病房

1．新入院患者，按评估时间测量一次生命体征，并常规测量2pm体温。

2．体温＜37.5℃，每日1次，2pm；体温≥37.5℃，每日4次，6am-10am-2pm-6pm，连续3日体温＜37.5℃后改测1次。

3．手术患者

（1）术前1日2次，2pm-6pm。

（2）手术当日及术后3日，每日4次，6am-10am-2pm-6pm。

（3）术后3日体温均＜37.5℃，每日1次，2pm。

（4）术后3日体温≥37.5℃，每日4次，6am-10am-2pm-6pm，连续3日体温＜37.5℃后每日1次。

（三）妇产科

1．新入院患者，按评估时间填写一次生命体征，并常规测量2pm体温。

2．体温＜37.5℃，每日1次，2pm；体温≥37.5℃，每日4次，6am-2pm-6pm-10pm，连续3日体温＜37.5℃后每日1次。

3．手术患者

（1）术前1日2次，2pm-6pm。

（2）手术当日及术后3日，每日3次，6am-2pm-6pm。

（3）术后3日体温均＜37.5℃，每日1次，2pm。

（4）术后3日体温≥37.5℃，每日4次，6am-2pm-6pm-10pm，连续3天体温＜37.5℃后每日1次。

4．其他

（1）使用利凡诺引产的患者，自使用利凡诺当日至生产每日3次，2pm-6pm-6am。

（2）胎膜早破的患者，至生产每日3次，2pm-6pm-6am。

（3）特殊用药（如平阳霉素、博来霉素、升血象药物等）当日测3次，2pm-6pm-6am。

（四）眼科病房

1．新入院患者，按评估时间填写一次生命体征，并常规测量2pm体温。

2．体温＜37.5℃，每日1次，2pm；体温≥37.5℃，每日4次，6am-2pm-6pm-10pm，连续3日体温＜37.5℃后每日1次。

3．手术患者

（1）术前1日2次，2pm-6pm。

（2）手术当日及术后2日，每日3次，6am-2pm-6pm。

（3）术后2日体温均＜37.5℃，每日1次，2pm。

（4）术后2日体温≥37.5℃，每日4次，6am-2pm-6pm-10pm，连续3天体温＜37.5℃后每日1次。

（五）儿科病房

1．所有患儿常规每日测量3次，6am-2pm-6pm。

2．若患儿体温≥37.5℃，次日10am加测一次。

3．使用物理降温或药物降温后1小时测量体温并记录。

（六）新生儿重症监护病房

1．患儿常规每日4次，2pm-6pm-2am-6am。

2．体温不升或升高患儿采取措施30分钟后复测体温。

（七）神经内科/皮肤科病房

1．新入院患者，体温正常每日3次，6am-2pm-6pm，连测3天后每日1次。

2．体温≥37.5℃，每日4次，6am-10am-2pm-6pm，连续3日体温＜37.5℃后每日1次。

（八）特殊说明

1. 特级护理患者，每日4次，6am-10am-2pm-6pm。

2. 国际医疗部、保健医疗部、急诊等科室参照对应科室的测量频率测量体温。

3. 如遇患者因检查或其他特殊情况外出而无法测量体温时，需在护理记录中注明，根据患者病情酌情决定是否补测体温，但所有住院患者每日测量频次不得少于1次。

四、医嘱

医嘱（physician order）是医生根据患者病情的需要，为达到诊治的目的而拟定的书面嘱咐，由医护人员共同执行。医嘱的内容包括日期、时间、床号、姓名、护理常规、护理级别、饮食、体位、药物（注明剂量、用法、时间等）、各种检查及治疗、术前准备和医生护士的签名。一般由医生开写医嘱，护士根据医嘱负责执行。

（一）医嘱的种类

1. 长期医嘱 有效时间超过24小时。无停止医嘱一直有效。如维生素C 100mg tid。

2. 临时医嘱 仅在12～24小时以内有效，有的需立即执行，只执行1次。盐酸哌替啶注射液50mg肌内注射st。

3. 备用医嘱 分长期备用医嘱和临时备用医嘱2种。

（1）长期备用医嘱（PRN）有效期在24小时以上，必要时使用，但需有执行时间，2次执行时间在4小时以上。

（2）临时备用医嘱（SOS）仅在12小时内有效，超过12小时自动失效。

（二）医嘱的处理

医生开具医嘱后（一般在早晨查房后10点前开完），由主班护士进行处理。

1. 临时医嘱处理 医生开写临时医嘱于临时医嘱单上，注明日期和时间，并签上全名。需立即执行的医嘱，护士执行后，必须注明执行时间并签上全名。有限定执行时间的临时医嘱，护士应及时转抄至临时治疗本或交班记录本上。会诊、手术、检查等各种申请单应及时送到相应科室。手术前准备医嘱医生可按临时医嘱开在临时医嘱单上，除术前准备第一项医嘱，如"明日上午8点在全麻下行腹腔镜胃大部切除术"外，均应写明具体时间。执行护士签全名。

2. 长期医嘱处理 医生开写长期医嘱于长期医嘱单上，注明日期和时间，并签上全名。护士将长期医嘱单上的医嘱分别转抄至各种执行卡上（如服药单、注射单、治疗单、输液单、饮食单等），转抄时须注明执行的具体时间并签全名。定期执行的长期医嘱应在执行卡上注明具体的执行时间。如硝苯地平10mg tid po，在口服药单上则应注明硝苯地平10mg 8am、12n、4pm。护士执行长期医嘱后应在长期医嘱执行单上注明执行时间，并签全名。

3. 备用医嘱

（1）临时备用医嘱（SOS）：医生开写在临时医嘱单上，12小时内有效。如地西泮5mg po sos，过时未执行，则由护士用红笔在该项医嘱栏内写"未用"二字。

（2）长期备用医嘱（PRN）：医生开写在长期医嘱单上，须注明执行时间。如盐酸哌替啶注射液50mg im q6h PRN，护士每次执行后，在临时医嘱单内记录执行时间并签全名，以供下接班护士参考。

4. **停止医嘱处理**　停止医嘱时，应把相应执行单上的有关项目用红笔注销（表示为：DC），同时注明停止日期和时间，并填写停止日期、时间，最后在执行者栏内签全名。

5. **重整医嘱处理**　凡长期医嘱单超过3张，或医嘱调整项目较多时需重整医嘱。重整医嘱时，由医生进行，在原医嘱最后一行下面画一红横线，在红线下用红笔写"重整医嘱"，再将红线以上有效的长期医嘱，按原日期、时间的排列顺序抄于红线下。抄录完毕核对无误后签上全名。当患者手术、分娩或转科后，也需重整医嘱，即在原医嘱最后一项下面画一红横线，并在其下用红笔写"术后医嘱""分娩医嘱""转入医嘱"等，然后再开写新医嘱，红线以上的医嘱自行停止。医生重整医嘱后，由当班护士核对无误后在整理之后的有效医嘱执行者栏内签上全名。

（三）注意事项

医嘱必须经医生签名后为有效。一般情况下不执行口头医嘱，但在抢救或手术过程中，接受医生下达口头医嘱，护士执行口头医嘱时，应先复诵一遍，双方确认无误后方可执行，事后4小时内应据实补写医嘱。

（四）医嘱执行制度

1. 医嘱由护士及时接收。未使用PDA的科室护士接收医嘱后，及时打印临时医嘱执行单及长期医嘱执行单。

2. 执行医嘱前必须认真阅读医嘱内容，核对患者信息。

3. 执行医嘱时必须经第二人认真核对，正确执行医嘱。

4. 使用PDA执行长期医嘱后再次核对有无漏执行项目；未使用PDA的科室执行长期医嘱后需在长期医嘱执行单上打"√"，签字并记录执行时间。长期医嘱包括长期输液、长期注射、长期口服药和长期处置治疗等。

5. 使用PDA执行临时医嘱后核对有无漏执行项目；未使用PDA的科室执行临时医嘱后需在临时医嘱执行单上签字并记录执行时间。临时医嘱包括皮肤试验、临时处置治疗、临时输液、临时口服药、临时注射等。

6. 毒麻药使用时，需双人核对，并做好登记，记录用药患者姓名、使用时间、剂量、余量、执行人签字。如遇护士单独值班，请医生核对签字。

7. 对于皮肤试验医嘱，经双人核对后执行。对皮肤试验结果进行双人判读，结果录入医嘱系统。

8. 手术室护士在执行医嘱后，在临时医嘱单的相应医嘱条目上签字、注明给药日期和时间。

9. 护士将出院带药交给患者时，要认真核对医嘱后发放。

10. 凡需下一班执行的临时医嘱，要认真交班，并在交班本上注明。

11. 一般情况下不执行口头医嘱，抢救时或手术中除外。严禁执行电话医嘱。因抢救执行口头医嘱时，护士应向医生复述医嘱内容，取得确认后方可执行。执行后要保留空安瓿并记录，待医嘱补齐后再次核对。

12. 护士要正确执行医嘱。当发现医嘱有疑问时，护士应及时向医生反馈，核实后方可执行。当医生拒绝核实有疑问的医嘱时，护士有责任向上级医生或科主任报告。

（五）医嘱单打印规范

1. 自动生成长期医嘱单和临时医嘱单的眉栏内容，核对信息准确性。

2. 医嘱单打印字迹清晰整齐，医嘱内容完整，有执行人和执行时间。

3. 长期医嘱单和临时医嘱单应在患者转科及出院前全部打印，如因手术、会诊或医生查房需要及时打印。

4. 患者进行手术或转科时，原医嘱将停止。术后需重新开具医嘱，可延续打印，转科后需重新开具医嘱并在新医嘱单上打印。

5. 患者出院、死亡时，所有医嘱全部自动停止。

6. 医嘱单随出院病历入医院病案室管理（医嘱执行单在病房保存，有效期为2年）。

（六）使用医嘱系统处理医嘱的规定

1. 医生录入，开具医嘱后及时通知护士。

2. 主管护士及时处理医嘱，若发现医嘱违反法律法规、规章或诊疗技术规范，应及时向开具医嘱的医生确认核对，及时更改。

3. 使用PDA核对并执行，系统自动记录执行人及执行时间。

4. 领药审核（查询-审核药品-提交药品），在周末及节假日根据药房摆药安排提交药品。

5. 补录医嘱 护士录入护理级别；根据医嘱补充录入材料费，要求准确、及时、完整。

6. 撤销医嘱

（1）遇医生需停止长期医嘱，主管护士需撤销长期已执行医嘱，并通知医生停止、撤销医嘱，退药自动生成。

（2）遇医生需停止临时医嘱，主管护士需撤销已执行医嘱，并通知医生停止、撤销医嘱，再由主管护士进行患者退药申请，提交退药。

7. 领取毒麻药时，由医生开具毒麻药处方、主管护士携带毒麻处方和空安瓿一同交药房领药。

8. 新入院及转入患者，需将患者在电脑中转移至主管医生和责任护士名下，并录入护理级别。患者转科/出院之前要完成领药和退药，待需关注医嘱清空后主管护士将其转移至转出病房/出院区。

9. 主管护士每日下班前要核查有无退药并及时办理退药。

10. 患者信息处理与查询

（1）病房主管护士负责核对医嘱系统中的患者姓名和病历号，及时更新床号等动态数据。

（2）见转科和出院医嘱，及时为患者办理转科和出院手续。当日转科或出院患者必须当日完成医嘱处理。

（3）护士可以利用医嘱处理系统查询患者基本信息、医疗信息和费用信息等。注意保护患者个人隐私。

五、病室报告

病室交班报告是由值班护士书写的书面交班报告，其内容为值班期间病室的情况及患者病情的动态变化。通过阅读病室交班报告，接班护士可全面掌握整个病区的患者情况，明确继续观察的问题和实施的护理。

（一）书写要求

1. 应在经常巡视和了解患者病情的基础上认真书写。

2. 填写时，先写姓名、床号、住院号、诊断，再简要记录病情、治疗和护理。

3. 书写内容应全面、真实、简明扼要、重点突出。

4. 字迹清楚，不得随意涂改、粘贴，日间用黑色签字笔书写，夜间用红钢笔书写。

5. 对新入院、转入、手术、分娩患者，在诊断的右下角分别用红笔注明"新""转入""手术""分娩"，危重患者用红笔注明"危"或做红色标记"※"。

6. 写完后，注明页数并签全名。

（二）病室报告书写顺序及写法

1. 用黑色签字笔填写眉栏各项，如病室、日期（__年__月__日）、患者总数、入院、转入、出院、转出、手术、分娩、病重、病危、死亡等人数。电子病室报告自动生成病室名称。

2. 出院、转出患者的姓名、床号、诊断，电子病室报告自动生成。

3. 死亡患者的姓名、床号、诊断，电子病室报告自动生成。

4. 出院、转出及死亡按发生时间选择日间或夜间病情栏内书写。

5. 新入院、转入患者姓名、床号，患者性别、年龄、入院诊断均为电子病室报告自动生成，同时录入入院原因。

6. 当日手术患者姓名、床号、诊断电子病室报告自动生成，麻醉方式、手术名称录入准确。

7. 次日手术患者姓名、床号、诊断电子病室报告自动生成，麻醉方式、手术名称录入准确。

8. 病危或病重患者姓名、床号、诊断电子病室报告自动生成。

9. 病危患者均需要书写，如果当日病危患者较多，只选择3名病情最重的书写。

10. 患者姓名、床号、诊断等内容需书写人核对，如与实际不符时需手动修改。

11. 危重患者病情书写内容

（1）体温、脉搏、呼吸及血压只写数值，不标单位，并注明时间，日间2pm、夜间6am。

（2）2pm以后入院的病危患者，第一行日间体温、脉搏、呼吸、血压记录时间为实际测量时间，夜间体温、脉搏、呼吸、血压记录时间为6am。

（3）记录患者意识、生命体征、体位、皮肤完整性、特殊主诉，异常检验、治疗及给药、护理措施、伤口情况、引流情况、睡眠、病情变化及下一班需要重点观察和注意事项等。

（三）病室报告书写注意事项

1. 患者总数、病重、病危人数填写准确。

2. 电子病室报告自动生成页数。

3. 报告应按照书写顺序及要求书写。

4. 全部顶格书写。仅危重患者报告内容时，第一行前面空两格。

5. 报告内容要前后衔接，如白班交班时渗血较多，夜间应注明是否终止或仍渗血，是新鲜还是陈旧性血液等。

6. 报告中注意措辞恰当，无错别字，使用医学术语，不可写"不吃不喝""打哈欠""心口痛""打点滴"等口头语。不得伪造，发现错误及时修改。

7. 患者进行特殊辅助检查如钡餐、胃肠道造影等，只写在交班本中，不用写在病室报告中。

8. 日间报告由主管护士填写，夜间由后夜班护士填写，自动生成签名。

（四）特殊情况病室报告书写要求

1. 日间入院，夜间病危，在夜间栏内书写病危患者病室报告。

2. 夜间入院者，姓名、床号、诊断写在前，内容写在夜间病情栏内。

3. 若当日无出入院患者时，为避免病室报告空白，应挑选一名病室中最重的患者书写于病室报告中。

第三节　病案的排列及保管

医疗与护理文件是医院重要的档案资料。由门诊病历和住院病历两部分组成。门诊病历包括首页、副页和各种检查报告单；住院病历包括医疗记录、护理记录、检查记录和各种证明文件等。由于医疗与护理文件是医护人员临床实践的原始文件记录，对医疗、护理、教学、科研、执法等方面都至关重要，所以无论是在患者住院期间还是出院后均应妥善管理。

一、病案的排列顺序

1. 住院期间病历排列顺序
（1）体温单（按时间先后倒排）。
（2）医嘱单（按时间先后倒排）。
（3）入院记录。
（4）病史及体格检查。
（5）病程记录（手术、分娩记录单等）。
（6）会诊记录。
（7）各种检验和检查报告。
（8）护理记录单。
（9）长期医嘱执行单。

（10）住院病历首页。

（11）门诊和/或急诊病历。

2. 出院（转院、死亡）后病历排列顺序

（1）住院病历首页。

（2）入院记录或入出院记录病程记录。

（3）首次病程记录。

（4）病程记录（按照日期顺序排列），包括：①每日病程记录；②会诊记录；③手术前访视患者记录；④术前讨论记录；⑤术前访视记录；⑥麻醉记录；⑦各类手术记录；⑧麻醉恢复记录；⑨术后病程记录；⑩转出记录；⑪转入记录；⑫交、接班记录；⑬死亡讨论。

（5）出院记录或死亡记录。

（6）治疗性操作记录（冠状动脉造影、MRI、CT等）。

（7）有关病程进展的记录或治疗表单。

（8）辅助检查报告单（B超、X线、肺功能等）。

（9）心电图。

（10）各类化验回报单。

（11）病理检查回报单。

（12）体温单（按时间先后顺排）。

（13）死亡证明书。

（14）长期医嘱执行单（按时间先后顺排）。

（15）临时医嘱执行单（按时间先后顺排）。

（16）各类知情同意书：①手术操作志愿书；②授权委托书；③麻醉知情同意书；④输血知情同意书；⑤其他知情同意书；⑥住院患者使用自费药物项目协议书。

（17）手术安全核对表。

（18）手术风险管理分级表。

（19）日常生活评定Barthel指数量表。

（20）护理记录单。

二、病历的保管

（一）门（急）诊病历

1. 门（急）诊病历原则上由患者负责保管。医疗机构建有门（急）诊病历档案室或者已建立门（急）诊电子病历的，经患者或者其法定代理人同意，其门（急）诊病历可以由医疗机构负责保管。

2. 门（急）诊病历由医疗机构保管的，医疗机构应当在收到检查检验结果后24小时内，将检查检验结果归入或者录入门（急）诊病历，并在每次诊疗活动结束后首个工作日内将门（急）诊病历归档。

（二）住院病历

1. 患者住院期间，住院病历由所在病区统一保管。因医疗活动或者工作需要，需将住院病历带离病区时，应当由病区指定的专门人员负责携带和保管。

2. 医疗机构应当在收到住院患者检查检验结果和相关资料后24小时内归入或者录入住院病历。

3. 患者出院后，住院病历由病案管理部门或者专（兼）职人员统一保存、管理。

4. 医疗机构应当严格病历管理，任何人不得随意涂改病历，严禁伪造、隐匿、销毁、抢夺、窃取病历。

5. 各种医疗与护理文件按规定放置，记录和使用后必须放回原处。

6. 必须保持医疗与护理文件的清洁、整齐、完整，防止污染、破损、拆散、丢失。

7. 患者及家属不得随意翻阅医疗与护理文件，不得擅自将医疗护理文件带出病区；因医疗活动或复印、复制等需要带离病区时，应当由病区指定专门人员负责携带和保管。

（三）各种记录的保存期限

医疗与护理文件应妥善保存。

1. 体温单、医嘱单、特级护理记录单作为病历的一部分随病历放置，患者出院后送病案室长期保存。

2. 门（急）诊病历档案的保存时间自患者最后一次就诊之日起不少于15年。

3. 患者本人或其代理人、死亡患者近亲属或其代理人、保险机构有权复印或复制患者的门（急）诊病历、住院志、体温单、医嘱单、化验单（检验报告）、医学影像检查资料、特殊检查（治疗）同意书、手术同意书、手术及麻醉记录单、病理报告、护理记录、出院记录及国务院卫生行政部门规定的其他病历资料。

4. 发生医疗事故纠纷时，应于医患双方同时在场的情况下封存或启封死亡病例讨论记录、疑难病例讨论记录、上级医师查房记录、会诊记录、病程记录、各种检查报告单、医嘱单等，封存的病历资料可以是复印件，封存的病历由医疗机构负责医疗服务质量监控的部门或者专（兼）职人员保管。

三、纠纷病历的管理

（一）《医疗事故处理条例》中有关医疗机构病历管理规定

医疗机构应当由负责医疗服务质量监控的部门或者专（兼）职人员负责受理复印或者复制病历资料的申请。受理申请时，申请人应按照下列要求提供有关证明材料：

1. 申请人为患者本人的，应当提供其有效身份证明。

2. 申请人为患者代理人的，应当提供患者及其代理人的有效身份证明、申请人与患者代理人关系的法定证明材料。

3. 申请人为死亡患者近亲属的，应当提供患者死亡证明及其近亲属的有效身份证明及申请人是死亡患者近亲属的法定证明材料。

4. 申请人为死亡患者近亲属代理人的，应当提供患者死亡证明、死亡患者近亲属及其代理人的有效身份证明、死亡患者与其近亲属关系的法定证明材料、申请人与死亡患者近亲属代理关系的法定证明材料。

5. 申请人为保险机构的，应当提供保险合同复印件、承办人员的有效身份证明、患者本人或者其他代理人同意的法定证明材料；患者死亡的，应当提供保险合同复印件、承办人员的有效身份证明、死亡患者近亲属或者其代理人同意的法定证明材料，合同或者法律另有规定的除外。

（二）紧急封存病历程序

1. 患者家属提出申请后，护理人员应及时向科主任、护士长汇报，同时向医务处、医患关系办公室汇报。若发生在节假日或夜间，直接通知医院总值班。

2. 在各种证件齐全的情况下，由医院专职管理人员（病案科人员）、患者家属双方在场的情况下封存病历（可封存复印件）。

3. 特殊情况时需要由医务人员将原始病历送至病案室。护理人员不可直接将病历交予患者或家属。

（三）封存病历前护士应完善的工作

1. 完善护理记录，护理记录要完整、准确、及时；护理记录相关内容与医疗记录一致，如患者病情变化及死亡时间等。

2. 检查体温单、护理病历首页（评估单）、护理记录单、医嘱单是否完整，包括医生的口头医嘱是否及时记录。

3. 病历封存后，由医务处指定专职人员保管。

（四）可复印病历资料

门（急）诊病历和住院病历中的住院志（即入院记录）、体温单、医嘱单、化验单（检验报告）、医学影像检查资料、特殊检查（治疗）同意书、手术同意书、手术及麻醉记录单、病理报告、护理记录、出院记录等。

第四节　护理病历的书写

一、护理病历书写的重要性

在临床应用护理程序的过程中，有关患者的健康资料、护理诊断、护理目标、护理措施和效果评价等，均应有书面记录，这些记录构成护理病历。护理病历记录了患者病情变化、发展和护理过程，是护士根据收集到的资料制订护理计划、评价护理效果和护士思考过程的记录。书写完整的护理病历是护士应该掌握的一项基本技能。符合要求的护理病历不仅要在内容上如实地反映疾病的变化过程，反映护士对护理和预防教育进行思考分析的经过，还要在格式上符合基本要求。患者的特级护理记录是病历中的永久保存部分。

二、护理病历的种类及书写要求

（一）护理记录书写基本要求

1. 护理记录书写总体要求

（1）眉栏项目内容完整、正确。

（2）书写内容应当客观、真实、准确、完整，语句通畅，与医疗记录相关内容保持一致，不得有伪造。

2. 对于纸质护理记录，在书写过程中发现错误，用同色笔双横线划掉错误，继续书写；若写完后发现错误，用同色笔双横线划掉错误，在错误上方正确书写并签上修改者全名。不得采用刀刮、粘、涂等方法修改。对于电子护理记录，发现书写错误后，只限原始记录护士登录自己的用户名和密码进行修改。

3. 护理记录要突出专科特点，记录时间应具体到分钟。

4. 使用中文和通用的外文缩写，无正式中文译名的症状、体征、疾病名称等可以使用外文。

5. 对于纸质护理记录，需文字工整、字迹清晰，使用黑色签字笔记录。日间、夜间笔迹颜色统一。

6. 护理记录由执行护理措施的护士签署全名或盖名号章，没有取得护士执业资格的护士书写记录后，要由带教护士审阅，签署二人全名（带教护士/被带教者）。

（二）危重患者护理记录书写规范

1. 对病危患者、部分病重患者、抢救患者、各种复杂或新开展的大手术患者应填写危重患者护理记录单。

2. 眉栏填写　科室、患者姓名、住院病历号、床号、记录日期（__年__月__日）、页码。

3. 出入量记录　根据医嘱执行，将出入量种类及数值记录在相应内容栏内。

（1）入量：包括每餐进食种类和含水量，饮水量，输液及输血量等（注明药名、单位、浓度、剂量、用法等）。

（2）出量：包括尿量、大便量、呕吐量及各种引流液量等。在病情栏内，记录其颜色、性质等。

（3）当班护士应做好日间小结和24小时总结，在日间小结和24小时小结数字下画双红线。

4. 生命体征记录　详细、准确记录生命体征，记录时间应具体到分钟（12小时制），其中体温、脉搏、呼吸至少每日4次。病情出现变化时随时记录。

5. 病情记录

（1）病情变化记录内容：包括患者意识、病情变化、各种仪器的设定参数或模式、各种管道及引流性质、病情观察要点、护理措施。

（2）具体内容：①患者主诉（不适、感觉、生理和心理问题）；②护士所观察到病情变化、临床表现（如意识变化、皮肤潮红、大汗、面色苍白）、心理及行为的改变，以及重要的异常实验室检查等；③治疗、护理措施、护理效果等（如翻身、右侧卧位、皮肤状况描述）；④对危急值的临床处理措施及效果进行观察并及时记录。

6. 手术患者记录　患者返回病室时间，麻醉方式，手术名称，意识情况，生命体征、伤口出血情况，管路及引流情况，皮肤状况，疼痛处理等。

7. 专科护理记录　根据专科护理特点书写。

8. 特殊用药　记录用药名称、剂量、给药速度、时间、途径、用药观察及用药效果等。

9. 抢救记录　详细描述病情变化经过，准确记录抢救过程、时间及停止抢救时间，并与医疗记录一致，因抢救未能及时书写护理记录的，应在抢救结束后4小时内据实补记。

10. 记录频次　日间至少每2小时记录一次，夜间至少每4小时记录一次，病情变化随时记录。

（三）一般患者护理记录书写规范

1. 根据护理级别及病情需要对一般患者住院期间病情变化进行客观记录。

2. 病情记录相关内容

（1）患者生命体征发生变化时要进行记录，并记录采取的治疗、护理措施及效果。

（2）记录与疾病密切相关的饮食、睡眠、排泄及出入量的异常改变。

（3）记录专科异常化验结果及辅助检查和相应治疗。

（4）特殊检查及治疗应记录名称、项目及检查治疗后的病情观察。

（5）使用特殊药物时应记录给药名称、给药时间、剂量、用法及用药后的效果。

（6）记录一般手术及有创操作。重点记录手术或有创操作名称、患者意识状态、生命体征、皮肤、伤口、引流等情况。

（7）加强输血过程的观察，在输血前、中、后进行记录，异常情况随时记录。

（8）病情变化时的症状，采取的治疗、护理措施及效果，突出专科特点。

（9）病情突变进行抢救的患者，应改记危重患者护理记录，一般护理记录单上注明日期、时间及"见危重患者护理记录"。

（10）必要时记录检查、治疗、手术、用药及专科知识的宣教。

（11）对危急值的临床处理措施及效果进行观察并及时记录。

3. 转科记录　记录急诊、病房、重症监护室、产房、新生儿室等科室之间的转科患者交接情况，主要包括患者一般状况、皮肤、管路、治疗、用药等护理重点措施。由转出科室记录日期、时间、去向，转入科室记录具体内容。

（四）入院评估单（通用）书写规范

1. 护士应在患者入院后24小时内完成护理评估，在医院信息系统上填写"入院评估单（通用）"。

2. 一般资料　病房、床号、科别、病案号、姓名、年龄、性别、民族、入院日期及时间、入院方式、入院诊断、患者既往史、过敏史、家族史、用药史，以及教育程度、职业、宗教信仰、费用支付情况、婚姻、家庭子女情况等。

3. 体格检查 生命体征、神经系统、循环系统、呼吸系统、皮肤完整性（有压疮风险患者启用"防范患者压疮记录表"），以及视力状况、听力状况、心理状态。

4. 生活习惯 饮食状况、活动、自理能力（有跌倒风险患者启用"防范患者跌倒记录表"）及吸烟饮酒情况。

5. 健康教育需求及宣教内容 入院护理指导、检查、治疗、用药及专科护理指导、出院护理指导等。

6. 护理病历首页（评估单）填写要求

（1）评估单项目填写完整、正确，无漏项。

（2）评估内容要与客观实际情况及医生病历相符。

（3）护理评估由护士完成。

（五）患者转科交接记录书写规范要求

为保证患者转科过程的顺利及医疗护理安全，特制定此规范要求。

1. 一般患者专科 一般患者转科室，包括一级护理、二级护理、三级护理的患者，转出科室及转入科室需将患者情况记录在一般患者护理记录上。

2. 病危、病重患者转科

（1）所有转入、转出急诊监护病房、重症监护室、内科重症监护室、冠心病重症监护治疗室的患者需填写《重症患者转科交接记录》。

（2）从急诊抢救室转出收住院的患者需填写《重症患者转科交接记录》。

（3）普通病房危重患者转科需填写《重症患者转科交接记录》。

3. 介入治疗的患者专科

（1）所有病房做介入治疗的患者需填写《心脏介入治疗患者交接记录单》《放射科介入治疗患者交接记录单》。

（2）急诊综合病房、急诊监护室做介入治疗的患者需填写《心脏介入治疗患者交接记录单》《放射科介入治疗患者交接记录单》。

（3）急诊留观、急诊抢救室做介入治疗后收住院的患者需填写《心脏介入治疗患者交接记录单》《放射科介入治疗患者交接记录单》。

4. 手术患者交接

（1）所有病房到手术室做手术的患者需填写《手术患者交接记录单》。

（2）急诊留观、急诊抢救室到手术室做手术后收住院的患者需填写《手术患者交接记录单》。

5. 新生儿专科

（1）在手术室出生回产科病房、特需产科病房的新生儿需填写《新生儿交接记录单》。

（2）在手术室、产科病房、特需产科病房出生的新生儿入住新生儿重症监护室治疗时，需填写《新生儿交接记录单》。

第五节　护理信息系统应用

一、信息系统在电子病历书写中的应用

（一）电子病历系统的基础功能

电子病历系统指医疗机构内部支持电子病历信息的采集、存储、访问和在线帮助，并围绕提高医疗质量、保障医疗安全、提高医疗效率而提供信息处理和智能化服务功能的计算机信息系统，既包括应用于门（急）诊、病房的临床信息系统，也包括检查检验、病理、影像、心电、超声等医技科室的信息系统。

电子病历系统应当具有用户授权与认证、使用审计、数据存储与管理、患者隐私保护和字典数据管理等基础功能，保障电子病历数据的安全性、可靠性和可用性。电子病历的管理以建立数据中心为基础，实现信息实时上传和自动备份到医院数据中心和第三方存储中心，在设定一定权限的基础上实现数据资源共享，并保障数据安全。

电子病历系统功能分为必需、推荐和可选3个等级。必须功能指电子病历系统必须具备的功能；推荐功能指电子病历系统目前可以暂不具备，但在下一步发展中应当重点扩展的功能；可选功能指为进一步完善电子病历系统，医疗机构根据实际情况选择实现的功能。

（二）电子病历系统的基本要求

为更好地发挥电子病历在医疗工作中的支持作用，促进以电子病历为核心的医院信息化建设工作，电子病历应用过程中应遵循《中华人民共和国执业医师法》《医疗机构管理条例》《病历书写基本规范》《电子病历基本规范（试行）》和《电子病历基本架构与数据标准（试行）》等法律、法规和规范性文件。

目前国内评级参考《电子病历应用等级评价管理办法及评价标准》，其是新医改革的重要内容之一，是为保证我国以电子病历为核心的医院信息化建设工作顺利开展，逐步建立适合我国国情的电子病历系统应用水平评估和持续改进体系，而制定的分级评价方法和标准。这意味着电子病历信息系统应充分发挥临床诊疗决策支持功能，实现诊疗服务环节全覆盖，实现院内各诊疗环节信息互联互通，建立紧密型医联体，应当实现医联体内各医疗机构电子病历信息系统互联互通；也是为了将来医院信息系统能够顺利地接入国家人口健康信息平台，而后并入国家健康大数据平台。

总的来说，医院通过加强对电子病历的管理和建设，探索建立健全智慧医院标准、管理规范和质量控制方式方法，发挥互联网、大数据、云存储、云计算、区块链、机器人等有关技术在医疗管理工作中的优势，逐步使患者在就诊过程中享受到更智能、更高效、更便捷、更安全、更富有人性化的个体化诊疗。

二、临床护理信息系统的应用

（一）临床移动护理系统

2002年北京协和医院开始在呼吸科使用临床移动护理信息系统，此外，中国人民解放军总医院、北京同仁医院、天坛医院等也相继在临床使用了移动护理信息系统。移动护理信息系统是护士工作站在患者床边的扩展和延伸，是解决临床信息最后20米的重要工具，其解决方案以医院信息系统为支撑基础，以掌上电脑（PDA）、移动护理车为平台，以无线局域网为传输交换信息平台，充分利用医院信息系统的数据资源，实现了医院信息系统向病房扩展和数据的及时交换，将发生的信息及时采集并同步到相关系统，保持数据一致性，保证医嘱执行的实时有效和准确，极大地推动了医院的信息化建设和数字化发展趋势，完整了医院信息链，实现了医嘱系统与流程的闭环管理，起到规范各项工作流程、有效减少医疗差错、提升医院的整体水平、保障医疗质量和医疗安全的作用。

移动护理信息系统的加入优化了传统的护理服务流程和服务模式，提高了临床护理工作效率，减轻了护士工作负荷，有利于患者在各个医疗环节的质量控制和管理，保证护理工作质量安全。

（二）全流程医疗数据闭环管理

闭环的概念来自自动控制，指输出信号会被取出用来作为输入的一部分反馈，这样输出也会影响到系统的输入。不加入反馈环节的管理系统是开环管理系统，加入反馈环节的管理系统就是闭环管理系统。医嘱系统的闭环管理指以特定输出信号为基准，每一环节的输出均与之匹配，检查各项的执行是否正确，实现操作过程的精细化。

以药品类医嘱流程为例，传统的电子医嘱流程基本模式是：医生开立医嘱→护士审核确认医嘱→医嘱信息发送至药房→药房确认发药→护士核对药品→执行医嘱。医生通过医院信息系统对患者开立医嘱，医嘱的开立、审核、发药等每一步操作的具体时间与操作人员都能够被医院信息系统准确地记录。由于受当时科技水平与信息化发展理念的限制，核对医嘱与执行医嘱的环节未能被纳入信息系统中实时监控，在传统的医嘱流程中核对医嘱是通过单据、人工口头核对等手工模式处理，工作量大、效率低、易出错，容易发生给药错误等不良事件。执行医嘱的环节也无法实时管控，医嘱由谁执行、何时执行、执行结果等具体情况都是通过手工记录，真实性与准确性都无法保证，影响了医嘱全生命周期的完整性和可信性。传统的医院信息化大多依赖于电脑的功能实现，由于在护士工作站与床边患者之间还存在着"最后20m"的距离，使护士对患者的护理缺少有效的监控措施。医院患者安全和医疗质量的保证依赖的是对医院所有环节的闭环管理。移动护理则是达到闭环管理的重要工具。

医院信息系统与移动护理信息系统相结合，弥补了临床信息化的"最后20米"，完成了医嘱的全生命周期的最后一个环节。以医生下达的电子医嘱为输入，护士审核确认扫码在药疗、检查、检验、治疗、手术、输血、护理等核对患者执行相应医嘱等环节与之相匹配，实现全流程数据跟踪与闭环管理，并依据知识库实现全流程实时数据核查与管控，消除了不良事件发生的隐患，保障了患者的安全，相比于传统的出现问题后再采取措施要更有意义，实现了有效的事前预防。

三、护理管理信息系统的应用

将信息化技术应用于护理管理过程中，是实现现代化医疗建设的重要手段。随着信息化技术在护理管理中的广泛应用，护理质量管理信息系统的建设也日趋完善。护理质量管理信息化可视护理质量管理在信息化平台的基础上对质量相关指标进行统计、分析，对发现的护理质量问题进行改进。

护理敏感指标的概念是由美国护士协会首先提出的。它是用于评估护理服务的过程和结局定量评价和监测影响，患者结局的护理管理，临床实践等各项功能的资料指导护士，照顾患者感知及组织促进的监测评价标准。我国护理质量管理逐步走向科学化和精细化。国家护理质量数据平台于2016年建立，医院如何科学、客观地提取护理敏感指标作为护理信息护理管理重要参考依据，进行数据分析，可以依托信息化平台获取护理敏感质量指标数据，可提高准确性及时效性，使管理者对护理质量做出更加准确的评价，进而实现护理质量的持续性改进。护理管理者通过不良事件上报并形成相应的报表和统计图表。管理者通过数据分布与趋势，分析结果，进行护理质量纵向变化、趋势比较，直观掌握各病区护理质量现状，使数据成为质量管理的依据。

借助信息化平台收集、汇总和分析护理敏感质量指标数据，有效提高护理敏感质量指标统计的及时性和准确性，不仅有利于加强护理质量的过程控制，还便于护理管理者对指标进行回顾分析，降低管理时间成本，促进护理质量提高。

四、护理信息系统的发展趋势

（一）第三代互联网

互联网经历了两代，现在正在开启第三代，也就是万物互联。万物互联从两个维度扩展了互联网，一个是时间维度，从过去断断续续的连接变成全时段的跟踪；另一个是空间维度，将我们能够想象到的各种物品连到网络中。Iot（Interner of Things）指通过射频识别、红外感应器、全球定位系统、激光扫描器等信息传感设备，按约定的协议，把任何物品与互联网相连接，进行信息交换和通信，以实现对物品的智能化识别、定位、跟踪、监控和管理的网络。物联网的核心和基础仍然是互联网，是在互联网基础上的延伸和扩展的网络。其用户端延伸和扩展到了任何物品与物品之间，进行信息交换和通信。医疗领域是最大的应用行业之一，它正在寻找新的方法将智能设备集成到多种功能中。

（二）智慧医疗定义及基本内容

1. 定义　物联网技术是未来智慧医疗的核心，其实质是通过将传感器技术、RFID技术、无线通信技术、数据处理技术、网络技术、视频检测识别技术、全球定位系统技术等综合应用于整个医疗管理体系中进行信息交换和通信，以实现智能化识别、定位、追踪、监控和管理的一种网络技术，从而建立起实时、准确、高效的医疗控制和管理系统。

2. 基本内容　目前物联网技术在医疗行业中有多方面的用途，其基本内容包括：

（1）人员管理智能化：通过人员管理智能化，能够实现对患者的实时监护、流动管理、出入控制与安全，以及对医护人员的智能化管理。例如，婴儿安全管理系统可加强出入婴儿室和产妇病房的人员管理，对控婴管理、母亲与护理人员身份的确认，在偷抱或误抱时及时发出报警，同时可对新生婴儿身体状况信息进行记录和查询，确保新生婴儿安全。

（2）医疗过程智能化：依靠物联网技术通信和应用平台，实现包括实时付费、网上诊断、网上病理切片分析、设备互通，以及挂号、诊疗、检验结果查询、住院、手术、护理、出院、结算等智能服务。

（3）供应链管理智能化：包括实现药品、耗材、器械设备等医疗相关产品在供应、分拣、配送等各个环节的供应链管理。依靠物联网技术，在医院管理方面实现对医院资产、血液、医院消毒物品等的管理。产品物流过程涉及很多企业的不同信息，企业需要掌握货物的具体地点等信息，从而做出及时反应。在药品生产上，物联网技术可对生产流程、市场流动及患者用药进行全方位监测。物联网技术可实现对药品的智能化管理。

（4）医疗废弃物管理智能化：可追溯化是用户可以通过界面采集数据、提炼数据、获得管理功能，并进行分析、统计、报表，以做出管理决策，这也为医院提供了一个数据输入、导入、上载的平台。

（5）健康管理智能化：实行家庭安全监护，实时得到患者的全面医疗信息。远程医疗和自助医疗实现了信息及时采集和高度共享，可缓解资源短缺、资源分配不均的窘境，降低公众医疗成本。

随着信息技术的飞速发展，第三代互联网时代的到来，大数据、物联网、区块链、云计算等技术将在门诊服务、智慧病房、远程医疗、药品安全、医疗安全管理、智能物流、智慧教育、管理决策等方面不断创新与迭代。未来将是人与人工智能结合的时代，我们应持续培养专业护理人才，构建优秀护理团队，为护理信息化标准建设奠定坚实基础，共同迎接护理事业发展的美好明天。

循 证 资 源

➤ 电子病历系统功能应用水平分级评价方法及标准
http://www.gov.cn/xinwen/2018-12/09/content_5347261.htm

思 考 与 练 习

1. 简述病案管理的书写原则。
2. 叙述医院信息系统的现状和发展趋势。

（张雅琴）

参 考 文 献

［1］李小寒，尚少梅. 基础护理学［M］. 第6版. 人民卫生出版社，2017：277-97.

［2］黄桂兰. 医疗纠纷与护理病历质量探讨［J］. 中国病案，2006，7（8）：27.

［3］孙沂振，沈云学，唐鹤云. 电子病历概述［J］. 医学信息学杂志，2009，30（3）：1-5.

附　录

附表　2018—2020 NANDA-I 护理诊断

领域/分类/编码	护理诊断名称
领域1. 健康促进	
分类1. 健康意识	
00097	娱乐活动参与减少
00262	愿意加强健康素养
00168	静坐的生活方式
分类2. 健康管理	
00230	虚弱的老年综合征
00231	有虚弱的老年综合征的危险
00215	社区健康缺陷
00188	有危险倾向的健康行为
00099	健康维持无效
00078	健康管理无效
00162	愿意加强健康管理
00080	家庭健康管理无效
00043	保护无效
领域2. 营养	
分类1. 摄入	
00002	营养失衡：低于机体需要量
00163	愿意加强营养[A]
00216	母乳分泌不足
00104	母乳喂养无效
00105	母乳喂养中断
00106	愿意加强母乳喂养
00269	青少年进食动力无效
00270	儿童进食动力无效
00271	婴儿进食动力无效

续　表

领域/分类/编码	护理诊断名称
00107	婴儿喂养模式无效
00232	肥胖
00233	超重
00234	有超重的危险
00103	吞咽受损
分类2. 消化	
目前无诊断	
分类3. 吸收	
目前无诊断	
分类4. 代谢	
00179	有血糖水平不稳定的危险
00194	新生儿高胆红素血症
00230	有新生儿高胆红素血症的危险
00178	有肝功能受损的危险
00263	有代谢综合征的危险
分类5. 水电平衡	
00195	有电解质失衡的危险
00025	有体液容量失衡的危险
00027	体液容量不足
00028	有体液容量不足的危险
00026	体液容量过多
领域3. 排泄和交换	
分类1. 排尿功能	
00016	排尿受损
00020	功能性尿失禁
00176	充盈性尿失禁
00018	反射性尿失禁
00017	压力性尿失禁
00019	急迫性尿失禁
00022	有急迫性尿失禁的危险
00023	尿潴留
分类2. 胃肠道功能	
00011	便秘
00015	有便秘的危险

续　表

领域/分类/编码	护理诊断名称
00012	感知性便秘
00235	慢性功能性便秘
00236	有慢性功能性便秘的危险
00013	腹泻
00196	胃肠运动功能障碍
00197	有胃肠运动功能障碍的危险
00014	大便失禁
分类3. 皮肤功能	
目前无诊断	
分类4. 呼吸功能	
00030	气体交换受损
领域4. 活动/休息	
分类1. 睡眠/休息	
00095	失眠
00096	睡眠剥夺
00165	愿意改善睡眠
00198	睡眠型态紊乱
分类2. 活动/运动	
00040	有失用综合征的危险
00091	床上活动障碍
00085	躯体移动障碍
00089	轮椅移动障碍
00237	坐位障碍
00238	站立障碍
00090	移动能力受损
00088	步行障碍
分类3. 能量平衡	
00273	能量场失衡
00093	疲乏
00154	漫游
分类4. 心血管/肺反应	
00092	活动不耐受
00094	有活动不耐受的危险
00032	呼吸型态无效

续　表

领域/分类/编码	护理诊断名称
00029	心输出量减少
00240	有心输出量减少的危险
00033	自主通气受损
00267	有血压不稳定的危险
00200	有心肌组织灌注减少的危险
00201	有脑组织灌注无效的危险
00204	周围组织灌注无效
00228	有周围组织灌注无效的危险
00034	呼吸机戒断反应性功能障碍
分类5. 自理	
00098	家庭维持障碍
00108	沐浴自理缺陷
00109	更衣自理缺陷
00102	进食自理缺陷
00110	如厕自理缺陷
00182	愿意加强自理
00193	自我忽视
领域5. 感知/认知	
分类1. 注意力	
00123	单侧忽略
分类2. 定向力	
目前无诊断	
分类3. 感觉/知觉	
目前无诊断	
分类4. 认知	
00128	急性精神错乱
00173	有急性精神错乱的危险
00129	慢性精神错乱
00251	情绪控制不稳
00222	冲动控制无效
00126	知识缺乏
00161	愿意加强知识
00131	记忆受损
分类5. 沟通	
00157	愿意加强沟通

续　表

领域/分类/编码	护理诊断名称
00051	语言沟通障碍
领域6. 自我感知	
分类1. 自我概念	
00124	绝望
00185	愿意加强希望
00174	有人格尊严受损的危险
00121	个人身份障碍
00225	有个人身份障碍的危险
00167	愿意加强自我概念
分类2. 自尊	
00119	长期低自尊
00224	有长期低自尊的危险
00120	情境性低自尊
00153	有情境性低自尊的危险
分类3. 体像	
00118	体像受损
领域7. 角色关系	
分类1. 照顾角色	
00061	照顾者角色紧张
00062	有照顾者角色紧张的危险
00056	抚养障碍
00057	有抚养障碍的危险
00164	愿意加强抚养
分类2. 家庭关系	
00058	有依恋受损的危险
00063	家庭作用功能障碍
00060	家庭作用中断
00159	愿意加强家庭作用
分类3. 角色扮演	
00223	关系无效
00229	有关系无效的危险
00207	愿意加强关系
00064	抚养角色冲突
00055	角色扮演无效
00052	社交障碍

续　表

领域/分类/编码	护理诊断名称
领域8. 性	
分类1. 性身份	
目前无诊断	
分类2. 性功能	
00059	性功能障碍
00065	性型态无效
分类3. 生殖	
00221	分娩过程无效
00227	有分娩过程无效的危险
00208	愿意加强分娩过程
00209	有母婴关系受损的危险
领域9. 应对/压力耐受性	
分类1. 创伤后反应	
00260	有复杂移民过度的危险
00141	创伤后综合征
00145	有创伤后综合征的危险
00142	强奸创伤综合征
00114	环境改变应激综合征
00149	有环境改变应激综合征的危险
分类2. 应对反应	
00199	活动计划无效
00226	有活动计划无效的危险
00146	焦虑
00071	防御性应对
00069	应对无效
00158	愿意加强应对
00077	社区应对无效
00076	愿意加强社区应对
00074	家庭应对受损
00073	家庭应对失能
00075	愿意加强家庭应对
00147	死亡焦虑
00072	否认无效
00148	恐惧
00136	哀伤

续　表

领域/分类/编码	护理诊断名称
00135	复杂性哀伤
00172	有复杂性哀伤的危险
00241	情绪调节受损
00125	无能为力
00152	有无能为力的危险
00187	愿意加强能力
00210	韧性受损
00211	有韧性受损的危险
00212	愿意加强韧性
00137	长期悲伤
00177	压力过多
分类3. 神经行为压力	
00258	急性物质戒断综合征
00259	有急性物质戒断综合征的危险
00009	自主神经反射异常
00010	有自主神经反射异常的危险
00049	颅内适应能力下降
00264	新生儿戒断综合征
00116	婴儿行为紊乱
00115	有婴儿行为紊乱的危险
00117	愿意加强婴儿行为的有序性
领域10. 生活原则	
分类1. 价值	
目前无诊断	
分类2. 信仰	
00068	愿意加强精神健康
分类3. 价值/信仰/行为一致性	
00184	愿意加强决策
00083	决策冲突
00242	自主决策受损
00244	有自主决策受损的危险
00243	愿意加强自主决策
00175	道德困扰
00169	宗教信仰受损
00170	有宗教信仰受损的危险

续　表

领域/分类/编码	护理诊断名称
00171	愿意加强宗教信仰
00066	精神困扰
00067	有精神困扰的危险
领域11. 安全/保护	
分类1. 感染	
00004	有感染的危险
00266	有术区感染的危险
分类2. 躯体损伤	
00031	气道清除无效
00039	有吸入的危险
00206	有出血的危险
00048	牙齿受损
00219	有眼干的危险
00261	有口干的危险
00155	有跌倒的危险
00245	有角膜损伤的危险
00035	有受伤的危险
00250	有尿道损伤的危险
00087	有围手术期体位性损伤的危险
00220	有烫伤的危险
00045	口腔黏膜完整性受损
00247	有口腔黏膜完整性受损的危险
00086	有周围神经血管功能障碍的危险
00038	有躯体创伤的危险
00213	有血管创伤的危险
00249	有压力性溃疡的危险
00205	有休克的危险
00046	皮肤完整性受损
00047	有皮肤完整性受损的危险
00156	有突发婴儿死亡的危险
00036	有窒息的危险
00100	手术恢复延迟
00246	有手术恢复延迟的危险
00044	组织完整性受损
00248	有组织完整性受损的危险

续　表

领域/分类/编码	护理诊断名称
00268	有静脉血栓栓塞的危险
分类3. 暴力	
00272	有女性割礼的危险
00138	有他人指向性暴力的危险
00140	有自我指向性暴力的危险
00151	自残
00139	有自残的危险
00150	有自杀的危险
分类4. 环境灾害	
00181	污染
00180	有污染的危险
00265	有职业性损伤的危险
00037	有中毒的危险
分类5. 防御过程	
00218	有碘化造影剂不良反应的危险
00217	有过敏反应的危险
00041	乳胶过敏反应
00042	有乳胶过敏反应的危险
分类6. 体温调节	
00007	体温过高
00006	体温过低
00253	有体温过低的危险
00254	有围手术期体温过低的危险
00008	体温调节无效
00274	有体温调节无效的危险
领域12. 舒适	
分类1. 躯体舒适	
00214	舒适受损
00183	愿意改善舒适
00134	恶心
00132	急性疼痛
00133	慢性疼痛
00255	慢性疼痛综合征
00256	分娩痛

续　表

领域/分类/编码	护理诊断名称
分类2. 环境舒适	
00214	舒适受损
00183	愿意改善舒适
分类3. 社交舒适	
00214	舒适受损
00183	愿意改善舒适
00054	有孤独的危险
00053	社会隔离
领域13. 成长/发展	
分类1. 成长	
目前无诊断	
分类2. 发展	
00112	有发展迟滞的危险

索　引